"十一五"高等医药院校精品课程规划教材

（供临床医学、护理学、预防医学、医学检验、麻醉学、医学影像、口腔医学、药学等专业用）

Human Physiology

人体生理学

主　编　夏　强　胡丽华

副主编　梁华为　王琳琳　虞燕琴　宋　萍

浙江大學出版社

内容简介

生理学是医药院校各专业课程设置中重要的医学基础主干课程，是一门研究生命活动规律的科学。本书作为生理学课程教材，内容涵盖了细胞、血液、血液循环、呼吸、消化与吸收、能量代谢与体温、尿的生成与排出、感觉器官、神经系统、内分泌和生殖等生理学教学内容。同时，本书在阐述生理学基本教学内容的基础上，结合现代生理学进展，适当增加了新概念。本书结合各专业教育教学特点，在编写思路上力求体现生理学教学的基本要求，在保证基本内容的前提下，减少篇幅，并在每章前列出教学要求和内容提要，在每章后给出密切联系教学内容的复习思考题，便于学生抓住要点进行学习和复习。

本书适用于临床医学、护理学、预防医学、医学检验、麻醉学、医学影像、口腔医学、药学、生物学、生物技术等各类专业使用。

图书在版编目（CIP）数据

人体生理学／夏强，胡丽华主编．—杭州：浙江大学出版社，2005.8(2012.1 重印)
“十一五”高等医药院校精品课程规划教材
ISBN 978-7-308-04377-9

Ⅰ．人…　Ⅱ．①夏…②胡…　Ⅲ．人体生理学－医学院校－教材　Ⅳ．R33

中国版本图书馆 CIP 数据核字（2005）第 087895 号

人体生理学
夏强　胡丽华　主编

责任编辑　阮海潮
出版发行　浙江大学出版社
（杭州市天目山路 148 号　邮政编码 310007）
（网址：http://www.zjupress.com）
排　　版　杭州中大图文设计有限公司
印　　刷　杭州杭新印务有限公司
开　　本　787mm×1092mm　1/16
印　　张　21.75
字　　数　557 千
版 印 次　2005 年 8 月第 1 版　2012 年 1 月第 9 次印刷
印　　数　23051—26050
书　　号　ISBN 978-7-308-04377-9
定　　价　33.00 元

前　言

为了适应新世纪我国高等医学教育事业发展的需要，推动医学教育改革、加强特色教材建设，本编写组完成了这本《人体生理学》教材的编写，供医学教育各专业的学生使用。

本教材的目标是，通过本教材的学习，使学生系统掌握生理学知识，并为顺利通过国家执业医师考试打下基础。本教材在生理学内容的深度上涵盖了国家执业医师考试大纲中的生理学内容。本教材结合现代生理学进展，适当增加了新概念，在形式上力求创新，在每章前列出“教学要求”，使学生能在本章开篇学习时就能明确本章的学习要求和掌握的主要内容；在“教学要求”后列出“内容提要”，简要地给出本章需要掌握的内容细节，以帮助学生较快把握本章的主要知识点；在每章后给出“复习思考题”，便于学生抓住要点进行学习和复习。

由于我们的水平有限，书中难免存在问题和错误，恳切希望使用本教材的教师和学生提出宝贵意见，以便改进。

作　者

《人体生理学》编委会名单

主　编　夏　强　胡丽华

副主编　梁华为　王琳琳　虞燕琴　宋　萍

编　委　（以姓氏笔画为序）

王会平　王　珏　叶治国

吴莉萍　张世忠　陈宝平

林国华　夏满莉　高　琴

目　　录

第一章

绪　论

【教学要求】

了解生理学的概念和研究层次，掌握内环境与稳态、生理功能的调节和自动控制等基本概念。

【内容提要】

1.生理学是研究生命活动规律的科学。

2.生理学的研究水平包括细胞、器官和系统、整体三个水平。

3.内环境是指由细胞外液构成的细胞生存的环境。正常机体，其内环境的理化性质经常保持相对稳定，即稳态。

4.机体对各种功能活动的调节方式主要有三种，即神经调节、体液调节和自身调节。①通过神经系统的活动对机体功能进行的调节称为神经调节，它在机体的所有调节方式中占主导地位。神经调节的基本方式是反射。②体液调节是指由内分泌细胞或某些组织细胞生成并分泌的特殊的化学物质(如激素、肽类和细胞因子等)，经由体液运输，到达全身或局部的组织细胞，调节其活动。③自身调节是指机体的器官、组织、细胞不依赖于神经和体液调节，而由自身对刺激产生适应性反应。

5.生理功能调节可以通过自动控制原理来理解。负反馈、正反馈和前馈控制是较重要的概念。反馈作用与原效应作用相反，使反馈后的效应向原效应的相反方向变化，这种反馈称为负反馈；反馈作用与原效应作用一致，起到促进或加强原效应的作用，这种反馈称为正反馈；在受控部分的状态尚未发生改变之前，机体通过某种监测装置得到信息，以更快捷的方式调整控制部分的活动，用以对抗干扰信号对受控部分稳态的破坏，这种调控称为前馈控制。

第一节 生理学的定义和研究水平

一、生理学的定义

生理学(physiology)是研究生命活动规律的科学。生理学是生物学的一个分支,是以生物机体的生命活动现象和机体各个组成部分的功能为研究对象的一门科学。人体生理学的任务就是研究正常状态下人体及其各组成部分的功能及其发生机制,以及内外环境变化对机体功能的影响。

二、生理学的主要研究方法和水平

生理学是一门实验性科学。研究方法对生理学的发展起着十分重要的作用,主要有动物实验、人体实验和调查研究。动物实验包括急性和慢性动物实验,是生理学研究采用的主要方法,但由于动物与人类的差别,不能把动物实验的结果简单地套用于人体。所以进行人体实验、获得人类的生理参数和了解功能调节机制是人类了解自己的最有效途径,只有在不影响人体健康的情况下,才允许进行人体实验。调查研究是以人的群体为对象进行的,如人体生理正常值需要在大样本人群中进行测量和统计。

构成身体的最基本单位是细胞,由许多不同的细胞构成器官,行使某生理功能的不同器官互相联系,构成一个器官系统,整个身体就是由各个器官系统互相联系、互相作用而构成的一个复杂的整体。因此,生理学的研究是在细胞、器官、系统以及整体这三个水平上进行的。通过在细胞和分子水平的研究,可以分析某种细胞、构成细胞的分子或基因的生理特性、功能及其调节机制;在器官和系统水平的研究,可以了解一个器官或系统的功能、其在机体中所起的作用和内在机制,以及各种因素对它活动的影响;而整体水平的研究就是以完整的机体为研究对象,观察和分析在各种生理条件下不同的器官、系统之间互相联系、互相协调的规律。值得指出的是,这三个水平的研究相互间不是孤立的,而是互相联系、互相补充的,要阐明某一生理功能的机制,一般需要对细胞和分子、器官和系统,以及整体三个水平的研究结果进行分析和综合,才能得出比较全面的结论。

第二节 机体的内环境及其稳态

人体生存的外部环境即外环境,包括自然环境和社会环境。人体内绝大部分的细胞并不与外环境直接接触,而是生活在一个液体环境即细胞外液中。相对于外环境而言,由细胞外液构成的细胞生存的环境称为内环境(internal environment)。内环境对细胞的生存以及维持细胞的正常生理功能十分重要。细胞通过细胞膜从内环境摄取氧和其他营养物质,同时将二氧化碳和其他代谢产物排到内环境中,再通过机体的呼吸和排泄等途径排出体外。

正常机体,其内环境的理化性质如温度、渗透压、pH、离子浓度等经常保持相对的稳定,这种内环境理化性质相对稳定的状态称为稳态(homeostasis)。在高等动物中,内环境的稳态是细胞维持正常生理功能的必要条件,也是机体维持正常生命活动的必要条件。内环境的稳态包含两方面的含义:一方面是指内环境理化性质总是在一定水平上保持相对恒定,不随外环境的变化而出现明显的变动；另一方面，内环境的理化因素并不是静止不变的，在正常生理状态下有一定的波动，但其变动范围很小。因此，内环境稳态是一个动态的、相对稳定的状态。

第三节　生理学与临床医学的关系

虽然生理学隶属于生物学的二级学科，但也是一门基础医学科学，与临床医学有着十分密切的关系。人们必须在了解正常人体各个组成部分功能和调节的基础上，才能理解在各种疾病情况下身体某个或某些部分发生的改变，才能对疾病作出正确的诊断和治疗。因此，生理学对于医学生来说是一门非常重要的基础理论课程。

生理学是以剖析生命现象的机制为目的的一门自然科学，而临床医学则是以对人类的疾病进行诊断、治疗以及预防为目的的应用科学。可以说，疾病就是机体在一定条件下受病因作用后，其维持生命的稳态调节紊乱而发生的异常生命活动过程。人如果是健康的，即使稳态受各种环境因素的影响而有暂时的紊乱，只要是在自动调节范围之内，这种紊乱是可以回复的。这种回复过程是机体维持稳态的表现，而对疾病来说则为自然治愈。如果致病因素强大，机体不能通过自身的调节能力维持稳态，便表现出患病症状，此时，必须施加干预以帮助机体回复稳态，这就是治疗。为了进行正确的治疗，必须掌握引起疾病的原因以及患者的机能状态。如果正确了解了引起疾病的原因，就有可能去除病因来预防疾病。

第四节　生理功能的调节

人体生理功能的调节是指人体对内外环境变化所做出的适应性反应的过程。通过机体各部分功能活动的相互协调和配合，可使机体适应各种不同的生理情况和外界环境的变化，也可使被扰乱的内环境重新得到恢复。机体对各种功能活动的调节方式主要有三种，即神经调节、体液调节和自身调节。

一、神经调节

通过神经系统的活动对机体功能进行的调节称为神经调节(nervous regulation)。神经调节在机体的所有调节方式中占主导地位。神经调节的基本方式是反射(reflex)。反射是指在中枢神经系统的参与下，机体对刺激产生的规律性应答。反射活动的结构基础是反射弧，它由5个基本成分组成，即感受器、传入神经纤维、神经中枢、传出神经纤维和效应器。感受器能够感受体内外的各种刺激，并将刺激能量转变成体内可传导的电信号(动作电位)，通过传入神经纤维传至相应的神经中枢；中枢对传入信号进行分析、处理或整合后，发出指令(电信号——动作电位)，通过传出神经纤维到达效应器，效应器完成反射动作。反射的完成有赖于反射弧结构的完整和功能正常，其5个组成部分的任何一个部分结构被破坏或功能障碍，均可导致反射不能完成。神经调节的特点是产生效应迅速、调节作用精确、作用时间较短暂。

二、体液调节

体液调节(humoral regulation)是指由内分泌细胞或某些组织细胞生成并分泌的特殊

的化学物质，经由体液运输，到达全身或局部的组织细胞，调节其活动。化学物质包括内分泌细胞分泌的激素、某些组织细胞分泌的肽类和细胞因子等。化学物质经血液这种体液途径运输到达特定组织发挥作用，是体液调节的主要方式。有些化学物质可不经过血液运输，而是经由组织液扩散作用于邻近的细胞，调节这些细胞的活动。另外，某些激素可由非内分泌细胞合成和分泌，如下丘脑和心血管系统的一些细胞也能合成激素。体液调节的特点是产生效应较缓慢、作用广泛、持续时间较长。

三、自身调节

自身调节(autoregulation)是指机体的器官、组织、细胞不依赖于神经和体液调节，而由自身对刺激产生适应性反应的过程。例如血管壁的平滑肌在受到牵拉刺激时，会发生收缩反应；心肌被拉长后，收缩前的初长度直接影响其收缩力量等。自身调节是一种局部调节，其特点是调节幅度较小、灵敏度较低，但在某些器官和组织具有重要的生理意义。

第五节　生理功能调节的自动控制原理

总的说来，生理功能调节的目的主要包括两个方面，一是维持内环境的稳态，二是使机体的生理功能适应机体活动的需要，使内环境在一定的水平上保持稳态。前者主要通过反馈控制系统来实现，而后者则由开环控制系统、前馈控制系统和反馈控制系统共同完成。

一、非自动控制系统

非自动控制系统是一个开环控制系统，实际上就是单一的反射过程，其从感受器接受刺激到效应器产生动作是单方向一次性完成的，其中枢不受效应器动作的反作用，从控制论的原理解释，即系统内控制系统的输入部分不受输出部分的影响。如寒冷刺激作用于机体可引起下丘脑-腺垂体-甲状腺活动加强，使体内甲状腺激素升高，促使机体产热、体温增高，但体温增高不能改变寒冷刺激通过感受器传入中枢的输入信号对控制部分的影响。在这种情况下，刺激决定着反应，而反应不能改变刺激。这种控制系统无自动控制的能力(图 1-1)。

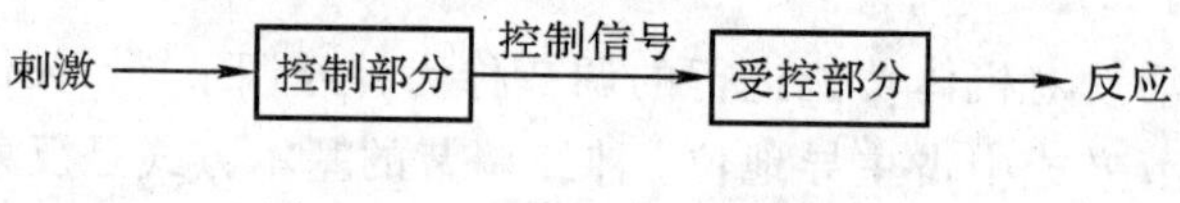

图 1-1　非自动控制系统示意图

二、反馈控制系统

反馈控制系统是一个闭环系统，即控制部分发出信号指示受控部分发生活动，受控部分则发出反馈信号返回到控制部分，使控制部分能根据反馈信号来改变自己的活动，从而对受控部分的活动进行调节(图 1-2)。根据受控部分的反馈信息对控制部分的作用(原有效应)不同，可将反馈分为两种：负反馈和正反馈。

反馈作用与原效应作用相反，使反馈后的效应向原效应的相反方向变化，这种反馈称为负反馈(negative feedback)。负反馈的作用是使系统保持稳定。机体内环境之所以能维持稳态，就是因为有许多负反馈的存在和发挥作用，如动脉血压高于正常时，压力感受器就立即

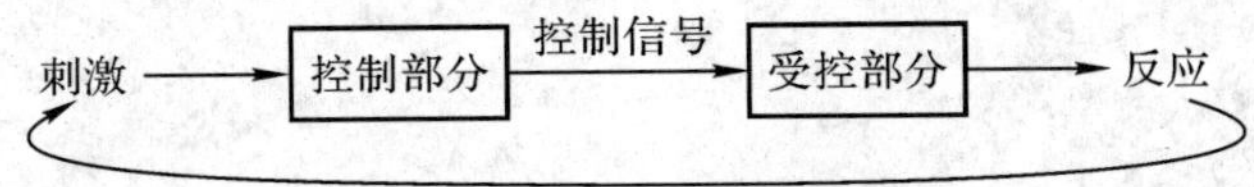

图 1-2　反馈控制系统示意图

将信息通过传入神经反馈到心血管中枢，使心血管中枢的活动发生改变，从而调节心脏和血管的活动，使动脉血压向正常水平恢复；反之，如血压低于正常，则通过负反馈调节使血压回复正常。

反馈作用与原效应作用一致，起到促进或加强原效应的作用，这种反馈称为正反馈(positive feedback)。在血液凝固和分娩等生理过程中都有正反馈机制的参与，如当小血管破裂时，各种凝血因子相继被激活，最后形成血凝块，将血管破口封住。在病理情况下，如心力衰竭失代偿期、癌症后期机体功能的恶性循环等，均有正反馈机制的参与。

三、前馈控制系统

在生理功能的控制中，还有一种称为前馈(feedforward)的调节活动。在受控部分的状态尚未发生改变之前，机体通过某种监测装置得到信息，以更快捷的方式调整控制部分的活动，用以对抗干扰信号对受控部分稳态的破坏，这种调控称为前馈控制(图 1-3)。条件反射活动就是一种前馈控制系统的活动，它使机体的反应具有超前性。例如，动物见到食物就会引起唾液分泌，这种分泌比食物进入口中后引起的唾液分泌来得快，而且富有预见性，更具有适应性意义。

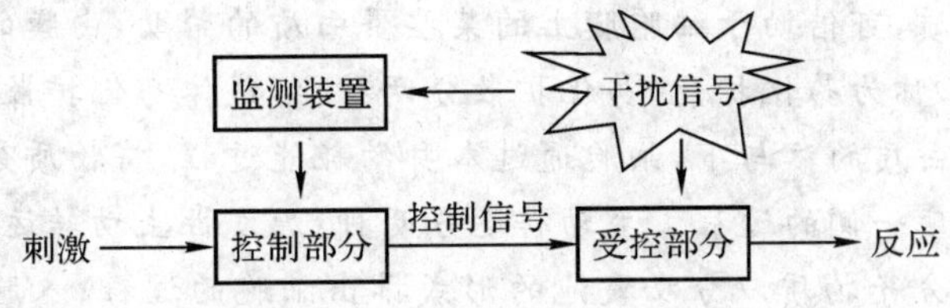

图 1-3　前馈控制系统示意图

【复习思考题】

1. 名词解释

内环境　稳态　正反馈　负反馈　前馈

2. 人体生理功能活动的主要调节方式有哪些？各有何特征？其相互关系如何？
3. 何谓内环境和稳态？有何重要生理意义？
4. 简述人体机能活动的自我调节原理。

（夏　强）

第二章

细胞的基本功能

【教学要求】

掌握物质通过细胞膜的基本原理，掌握细胞跨膜信号转导的途径，掌握细胞生物电活动产生和兴奋传导的原理，掌握肌肉收缩的原理以及收缩的外部表现和力学分析方法。

【内容提要】

1. 物质跨膜转运的主要方式包括：单纯扩散、易化扩散、主动转运、出胞与入胞。单纯扩散是指脂溶性物质通过细胞膜由高浓度一侧向低浓度一侧扩散的过程。体内不溶于脂质或脂溶性低的物质，可借助于细胞膜上的某些蛋白质的帮助，由膜的高浓度一侧向低浓度一侧扩散的过程，称为易化扩散。易化扩散分两种：经载体易化扩散和经通道易化扩散。主动转运指在膜蛋白质的参与下，细胞通过本身的耗能过程，将物质分子或离子由膜的低浓度一侧移向高浓度一侧的过程。主动转运分两种：原发性主动转运和继发性主动转运。出胞是指细胞内大分子物质以分泌囊泡的形式排出细胞的过程；入胞是指细胞外大分子物质或物质团块借助于与细胞膜形成吞噬泡或吞饮泡的方式进入细胞的过程。

2. 跨膜信号转导的路径可分为三类：G蛋白耦联受体介导的信号转导、离子通道受体介导的信号转导和酶耦联受体介导的信号转导。G蛋白耦联受体介导的信号转导是通过膜受体-G蛋白-效应器-第二信使的活动实现的。离子通道受体介导的信号转导是通过通道的开放或关闭引起离子的跨膜转运，改变膜电位或细胞内化学活动而实现的。酶耦联受体介导的信号转导是通过改变酶耦联受体分子胞浆一侧自身酶的活性或直接影响胞浆中的酶活性而实现的。

3. 静息电位是指细胞未受刺激处于安静状态时存在于细胞膜内外两侧的电位差，其形成机制包括：①K^+平衡电位(E_k)；②膜对K^+和Na^+的通透性；③钠-钾泵活动水平。动作电位是指可兴奋性细胞受到一个适当的刺激时，膜电位在静息电位的基础上产生一个迅速而可逆的电位的翻转与复原。当静息电位减小到某一临界值时，引起细胞膜上大量钠通道开放，触发动作电位的产生，这种能触发动作电位的临界膜电位数值称为阈电位。动作电位的去极相主要是由于Na^+大量、快速内流所引起，动作电位的复极相主要是由于K^+外流形成。

4. 阈刺激或阈上刺激可引起可兴奋细胞发生动作电位;阈下刺激虽不能触发动作电位,但可引起局部反应。局部反应的特点:①电紧张性扩布;②分级性;③总和效应。

5. 动作电位在细胞膜的某一点产生后,会迅速沿着细胞膜向周围传播,这种在同一细胞上动作电位的传播称为传导。有髓神经纤维的传导呈跳跃式。

6. 神经-肌接头处的兴奋传递过程:动作电位到达神经末梢,引起乙酰胆碱递质的释放,乙酰胆碱通过接头间隙与终板膜上的 N_2-乙酰胆碱门控通道受体结合并引起通道开放,导致终板膜对 Na^+、K^+ 的通透性增加(主要是 Na^+),引起终板膜的去极化产生终板电位,使邻近肌细胞膜爆发动作电位。神经-肌接头的传递特点:①单向传递;②时间延搁;③易受药物和其他环境因素的影响。

7. 以肌膜的电变化为特征的兴奋过程和以肌丝滑行为基础的收缩过程之间的中介过程称为兴奋-收缩耦联,其基本过程包括:①肌膜上的动作电位沿 T 管扩布至三联管,激活 T 管膜和肌膜上的 L 型 Ca^{2+} 通道;②L 型 Ca^{2+} 通道的激活导致三联管膜上的 ryanodine 受体通道开放,终池中 Ca^{2+} 释放入胞浆;③胞浆内 Ca^{2+} 浓度的升高促使 TnC 与 Ca^{2+} 结合并引发肌肉收缩;④胞浆内 Ca^{2+} 浓度升高同时激活肌浆网膜上的钙泵,钙泵将胞浆中的 Ca^{2+} 回收至肌浆网,胞浆 Ca^{2+} 浓度降低,肌肉舒张。

8. 影响骨骼肌收缩的因素包括:前负荷、后负荷和肌肉收缩能力。前负荷决定了肌肉的初长度,在一定范围内,肌肉收缩力量与其初长度成正变关系;后负荷是肌肉开始收缩时才遇到的阻力,后负荷增加,收缩张力增加而肌肉缩短速度减小;肌肉收缩能力是指与负荷无关的、决定肌肉收缩效能的内在特性,主要取决于胞浆内 Ca^{2+} 水平和肌球蛋白-ATP 酶活性。

9. 收缩时肌肉长度保持不变而只有张力的增加,这种收缩形式称为等长收缩;收缩时只发生肌肉的缩短而张力保持不变,称为等张收缩。骨骼肌受到一次短促刺激,出现一次收缩和舒张,称为单收缩;当骨骼肌受到频率较高的连续刺激时,可发生收缩的总和,包括不完全强直收缩和完全强直收缩。

细胞是人体的基本结构单位和功能单位。体内所有的生理功能和生化反应都是以细胞为基础进行的。因此,对细胞结构和功能的研究,能够揭示出众多的生命现象,并对人体和组成人体的各部分功能及其发生机制有更深入的理解和认识。本章主要介绍各种细胞共有的基本功能,包括细胞膜的物质转运功能、细胞的信号转导功能、细胞膜的生物电现象和肌细胞的收缩功能。

第一节　细胞膜的基本结构和物质转运功能

细胞膜是包绕细胞内液的特殊半透性膜,是细胞的屏障,也是细胞接受外界影响的门户。环境中的多种物理、化学成分的变化,体内产生的激素、递质等化学性刺激物,以及进入体内的异物、药物,要发挥其作用,首先要作用于细胞膜或通过细胞膜进入细胞内,然后再影响细胞的活动。

一、细胞膜的结构概述

关于细胞膜的结构和组成，目前公认的是液态镶嵌模型，它的基本内容是：细胞膜以液态的脂质双分子层为基架；在脂质双分子层中及其表面镶嵌着许多具有不同结构和功能的蛋白质；有些脂质分子和膜蛋白结合着具有不同功能的糖链（图 2-1）。

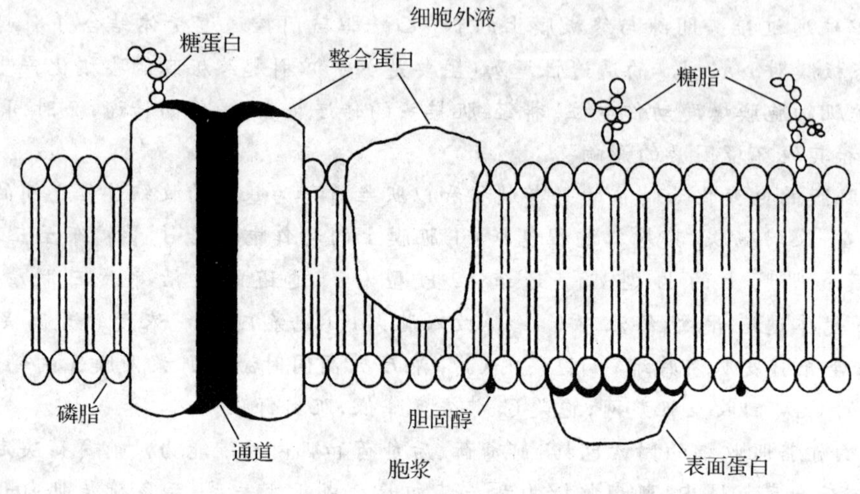

图 2-1 细胞膜的液态镶嵌模型示意图

（一）脂质双分子层

膜的脂质主要由磷脂、糖脂和胆固醇组成，其中磷脂约占总量的 50%，糖脂约占 5%，胆固醇不超过 30%，此外还有少量的鞘脂，它们以脂质双分子层的形式存在于细胞膜。

磷脂中含量最多的是磷脂酰胆碱，其次是磷脂酰丝氨酸、磷脂酰乙醇胺，含量最少的是磷脂酰甘油和磷脂酰肌醇。磷脂酰肌醇的含量虽少，但在信号转导中有着重要作用。磷脂和胆固醇都是双嗜性分子，磷脂分子中头端的磷酸和碱基以及胆固醇分子中的羟基形成亲水性基团朝向两侧（细胞外液和胞质），而尾端的脂肪酸烃链形成的疏水性基团两两相对，构成膜内部的疏水区，形成了脂质双分子层。

脂质双分子层的稳定性和流动性，决定了细胞可以承受相当大的张力和外形改变而不致破裂，而且即使膜结构有时发生一些较小的破裂，也可以自动融合恢复，仍能保持连续的双分子层形式。

（二）细胞膜蛋白

细胞膜的主要功能都是通过膜蛋白来实现的。膜的蛋白质分子主要是以球形或 α 螺旋结构分散镶嵌在脂质双分子层中。根据膜蛋白的功能不同，可分为细胞骨架蛋白质、识别蛋白质、酶、受体蛋白质、转运蛋白质和通道蛋白质等。根据膜蛋白在膜中的镶嵌方式，又可分为表面蛋白（peripheral protein）和整合蛋白（integral protein）。表面蛋白约占全部膜蛋白的 20%～30%，通过肽链中的带电氨基酸与脂质的极性基团以静电引力相结合，或以离子键与膜中的整合蛋白相结合，附着于膜的内表面或外表面（主要是在内表面），如红细胞膜内表面的骨架蛋白就是一种表面蛋白。表面蛋白与膜表面结合较疏松，如改变溶液的离子浓度或 pH 值，就可使其与膜分离。整合蛋白约占全部膜蛋白的 70%～80%，以其肽链一次或反复多次穿越脂质双分子层而嵌合其中，与脂质膜很难分离。与物质跨膜转运功能有关的功能蛋白，如载体（carrier）、通道（channel）、离子泵（ion pump）和转运体（transporter）等都属于整合蛋白。

（三）细胞膜的糖类

质膜中的糖类主要是一些寡糖和多糖链，它们以共价键的形式与膜蛋白或膜脂质结合形成糖蛋白（glycoprotein）或糖脂（glycolipid）。这些糖链绝大多数存在于细胞膜的外侧。不同的糖链具有不同的功能，有的可以作为抗原决定簇，表示某种免疫信息；有的则是膜受体的可识别部分，能特异地与某种递质、激素或其他化学信号分子结合等。

二、物质的跨膜转运

各种物质进出细胞必须经过细胞膜。细胞膜的基架是脂质双分子层，脂溶性的物质可以通过细胞膜；而水溶性物质则不能直接通过细胞膜，它们必须借助细胞膜上某些物质的帮助才能通过，其中细胞膜结构中具有特殊功能的蛋白质起着关键性的作用。图 2-2 表示其中的三种主要的跨膜物质转运方式。

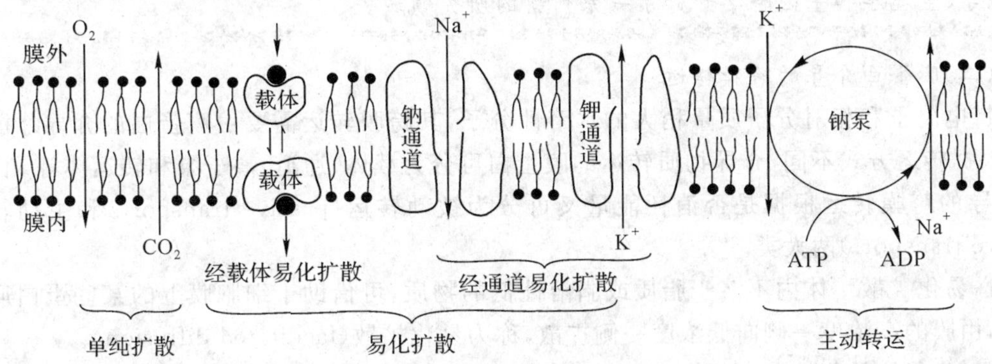

图 2-2　细胞膜物质转运的三种方式示意图

现将几种常见的跨膜物质转运方式分述如下。

（一）单纯扩散

单纯扩散（simple diffusion）是指脂溶性物质通过细胞膜由高浓度一侧向低浓度一侧扩散的过程。人体体液中的脂溶性物质（如氧气、二氧化碳、一氧化氮和甾体类激素等）可以单纯依靠浓度差进行跨细胞膜转运（图 2-2）。跨膜转运物质的多少以扩散通量表示。扩散通量是指某种物质在每秒钟内通过每平方厘米假设平面的摩尔数或毫摩尔数，其大小取决于两方面的因素：①细胞膜两侧该物质的浓度差，这是物质扩散的动力，浓度差愈大，扩散通量也愈大；②该物质通过细胞膜的难易程度，即通透性（permeability）的大小，细胞膜对该物质的通透性减小时，扩散通量也减小。

水分子的跨膜扩散是通过单纯扩散的一种特殊形式——渗透来完成的。但细胞膜的脂质是疏水的，对水的通透性很低，水通过膜的速度很慢。体内某些上皮、内皮，以及某些细胞如红细胞等的细胞膜高效的水通透性是通过膜上的水通道（water channel）转运的。由细胞膜水通道介导的高效跨细胞水转运，在肾脏水的重吸收中起着关键作用。

水通道的发现

美国科学家Peter Agre因发现细胞膜水通道而获得了2003年诺贝尔化学奖。

生物体的主要组成部分是水溶液，水溶液占人体重量的70%。生物体内的水溶液主要由水分子和各种离子组成，它们在细胞膜通道中进出，以实现细胞的多种功能。

20世纪50年代中期，科学家发现，细胞膜中存在着一种只允许水分子出入的水通道。因为水对于生命至关重要，所以水通道是细胞膜的一种重要通道。尽管科学家发现存在水通道，但水通道到底是什么却一直是个谜。

1988年，Agre成功地分离了存在于红细胞膜和肾脏微管上的一种膜蛋白，他认识到这个蛋白有水通道的功能，就是科学家们长期搜寻的水分子通道。后来，他画出了清晰的水通道膜蛋白(aquaporin)的三维结构图，详细解释了水分子是如何通过该通道进入细胞膜的，而其他微分子或离子无法通过的原因。这个决定性的发现为生物化学、生理学和基因科学开辟了一系列新的研究领域。

(二)膜蛋白介导的跨膜转运

带电离子和相对分子质量稍大的水溶性分子，其跨膜转运需要由膜蛋白的介导才能完成。根据转运方式不同，介导物质转运的膜蛋白可分为载体、通道、离子泵和转运体等。由它们介导的跨膜转运根据是否消耗能量又可分为被动转运(passive transport)和主动转运(active transport)两大类。

1. 易化扩散　体内不溶于脂质或脂溶性低的物质，可借助于细胞膜上的某些蛋白质的帮助，由膜的高浓度一侧向低浓度一侧扩散，称为易化扩散(facilitated diffusion)。

(1)经载体易化扩散　载体是一些贯穿脂质双层的整合蛋白，它与溶质的结合位点随构象的改变而交替暴露于膜的两侧。当它在溶质浓度高的一侧与溶质结合后，即引起膜蛋白质的构象变化，把物质转运到浓度低的另一侧，然后与物质分离。在转运中，载体蛋白质并不消耗，可以反复使用(图2-2)。经载体易化扩散具有以下特性：①结构特异性，即某种载体只选择性地与某种物质分子特异性结合，如右旋葡萄糖的跨膜通量超过左旋葡萄糖，而木糖不能被运载。②饱和现象，即在被转运物质在细胞膜两侧的浓度差超过一定限度时，扩散通量仍保持恒定。其原因是由于载体蛋白质分子的数目和/或与物质结合的位点的数目固定，致使出现饱和。③竞争性抑制。如果一个载体可以同时运载A和B两种物质，而且物质通过细胞膜的总量又是一定的，那么当A物质扩散量增多时，B物质的扩散量必然会减少，这是因为量多的A物质占据了更多载体的缘故。

许多重要的营养物质如葡萄糖、氨基酸、核苷酸等，都是以经载体易化扩散的方式进行转运的。

(2)经通道易化扩散　溶液中的Na^+、K^+、Ca^{2+}、Cl^-等带电离子，借助于镶嵌于膜上的通道蛋白质的介导，顺浓度梯度或电位梯度的跨膜扩散，称为经通道易化扩散。中介这一过程的膜蛋白称为离子通道(ion channel)。离子通道是一类贯穿脂质双分子层的、中央带有亲水性孔道的膜蛋白。当通道开放时，离子可经通道跨膜流动而无需与脂质双分子层相接触，从而使通透性很低的带电离子能以极快的速度跨越质膜。

离子通道的主要特征：①离子选择性，即离子通道的活动表现出明显的对离子的特异性，每一种离子通道都只对一种或几种离子有较大的通透性，而其他离子则不易或不能通过。例如，钾通道对 K^+ 和 Na^+ 的通透性之比约为 100∶1，乙酰胆碱受体阳离子通道对小的阳离子如 Na^+、K^+ 都高度通透，但不能透过 Cl^-。②门控特性。通道内具有“闸门”(gate)样的结构控制离子通道的开放（激活）或关闭（失活），这一过程称为门控(gating)。根据通道的门控机制，离子通道又可分为电压门控通道(voltage-gated ion channel)、化学门控通道(chemically-gated ion channel)和机械门控通道(mechanically-gated ion channel)（图 2-3）。

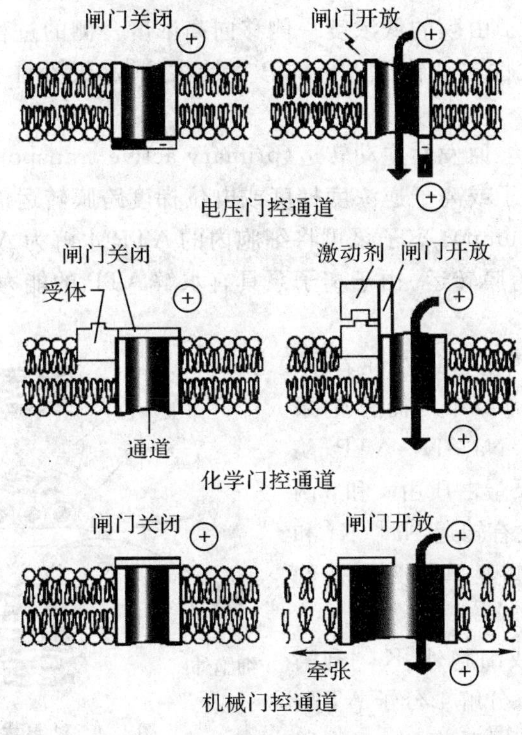

图 2-3 经通道易化扩散模式图

需要指出的是，以单纯扩散和易化扩散的方式转运物质时，物质分子移动的动力是膜两侧存在的浓度差（或电位差）所含的势能，它不需要细胞另外提供能量，因而这两类转运又称为被动转运(passive transport)。

钙是体内重要的阳离子之一，具有多项生理作用，钙离子参与肌肉收缩、血液凝固、神经细胞兴奋性、递质释放、腺体分泌、细胞运动等多种生理、生化反应。根据激活方式的不同，钙通道主要分两类，即电压门控性和化学门控性钙通道。在电压门控性钙通道中，根据电导值、动力学特性等的不同，又分为几种亚型，现知有 L、T、N、P 等四型。L 型(long-lasting)开放时间久，约 10～20ms，表现为持续长时钙内流，电导值 25pS，激活电位－10mV，失活电位－60～－10mV，衰变时间＞500ms。T 型(transient)的开放时间短暂，引起短小 Ca^{2+} 电流，电导值 9pS，激活电位－70mV，失活电位－100～－60mV，衰变时间 20～50ms。N 型(neither L nor T)见于神经元中，调节神经递质释放，电导值 13pS，激活电位－10mV，失活电位－100～－40mV，衰变时间 50～80ms。P 型最初是在哺乳动物小脑浦肯野细胞中发现的，其电导值随条件不同变动在 9～19pS 之间，激活电位－50mV，失活极慢，半衰期约 1s。

离子通道病

离子通道病是指因离子通道的结构或功能异常而引起的疾病，具体表现在编码离子通道亚单位的基因发生突变或表达异常，或体内出现针对通道的病理性内源性物质时，离子通道的功能发生不同程度的减弱或增强，导致机体整体生理功能紊乱，形成某些先天性或后天获得性疾病，累及神经、肌肉、心脏、肾脏等系统和器官。

2. 主动转运　主动转运(active transport)指在膜蛋白质的参与下，细胞通过本身的耗能过程，将物质分子或离子由膜的低浓度一侧移向高浓度一侧的过程。主动转运按其利用能量形式的不同，可分原发性主动转运(由 ATP 直接供能)和继发性主动转运(由 ATP 间接供能)。

(1)原发性主动转运　原发性主动转运(primary active transport)是指细胞直接利用代谢产生的能量，将物质分子或离子逆浓度梯度或电位梯度跨膜转运的过程。介导这一过程的膜蛋白称为离子泵(ion pump)。离子泵可将细胞内的 ATP 水解为 ADP，并利用高能磷酸键贮存的能量完成离子的跨膜转运。由于离子泵具有水解 ATP 的能力，所以也把它称作 ATP 酶(ATPase)。

在哺乳动物的细胞膜上普遍存在着钠-钾泵(sodium-potassium pump)，简称钠泵(sodium pump)，也称 Na^+-K^+-ATP 酶(Na^+-K^+-ATPase)。钠泵蛋白质由 α 和 β 两种亚单位组成。α-亚单位有转运 Na^+、K^+和促使 ATP 分解的功能，β-亚单位为保持酶活性所必需(图 2-4)。

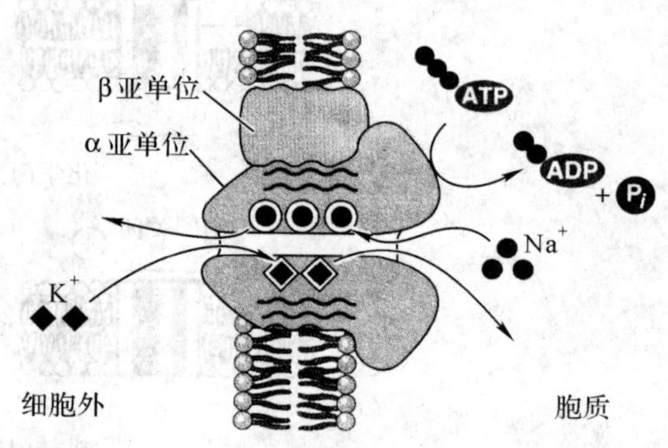

图 2-4　钠泵主动转运示意图

细胞内[Na^+]升高或细胞外[K^+]升高时都可激活钠泵。钠泵每分解 1 分子 ATP，可将 3 个 Na^+移出胞外，同时将 2 个 K^+移入胞内。由于钠泵的活动，使细胞内 K^+浓度为细胞外液中的 30 倍，而细胞外 Na^+的浓度为细胞内液中的 12 倍。细胞能量代谢产生的 ATP，有1/3以上用于维持钠泵的活动，因此钠泵的活动具有重要的生理意义：①钠泵活动造成的细胞内高 K^+，是胞浆内许多代谢反应所必需的；②钠泵活动能维持胞浆渗透压、细胞容积和 pH 等的相对稳定；③钠泵活动造成的膜内外 Na^+和 K^+的浓度差，是细胞生物电活动的前提条件(见本章第三节)；④Na^+在膜内外的浓度差也是继发性主动转运的动力(见下文)。

另一种广泛分布的离子泵是钙泵(calcium pump)，也称 Ca^{2+}-ATP 酶(Ca^{2+}-ATPase)，它位于细胞膜、肌质网或内质网膜。细胞膜钙泵每分解 1 分子 ATP 可将 1 个 Ca^{2+}由胞质转运至胞外，而肌质网或内质网膜钙泵每分解 1 分子 ATP 可将 2 个 Ca^{2+}从胞质转运至肌质网或内质网内。

生物体内除钠泵和钙泵外，还有许多其他的生物泵，常以被它转运的物质命名，例如转运 I^-的碘泵、转运 H^+的 H^+-K^+泵、F_0F_1 ATP 酶、V 型 H 泵、ABC 转运体等。这些生物泵活动时，细胞要为生物泵的运转提供能量，而能量来源于细胞的代谢过程，所以它们与细胞的代谢紧密相关。如果细胞代谢障碍，生物泵的功能就会受到影响。

(2)继发性主动转运　许多物质在进行逆浓度梯度或电位梯度的跨膜转运时，其所需的能量并不直接来自供能物质 ATP 的分解，而是来自 Na^+ 在膜两侧的浓度势能差，而后者是钠泵利用分解 ATP 释放能量建立的，这种间接利用 ATP 能量的主动转运过程称为继发性主动转运(secondary active transport)。葡萄糖和氨基酸在小肠黏膜上皮处的吸收以及它们在肾小管上皮处的重吸收、Na^+/HCO_3^- 同向转运体、$Na^+/K^+/Cl^-$ 同向转运体、Na^+/Cl^- 同向转运体、K^+/Cl^- 同向转运体、甲状腺上皮细胞的聚碘、Na^+/Ca^{2+} 交换、Cl^-/HCO_3^- 交换等生理过程，均属于继发性主动转运(图 2-5)。如果被转运的离子或分子都向同一方向运动，称为同向转运(symport)，相应的转运体也称为同向转运体(symporter)；如果被转运的离子或分子彼此向相反方向运动，称为反向转运(antiport)或交换(exchange)，相应的转运体也称为反向转运体(antiporter)或交换体(exchanger)。

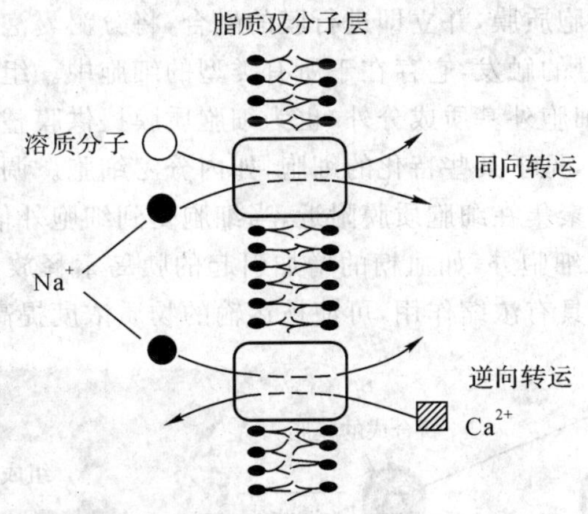

图 2-5　两种继发性主动转运模式

同向转运：被转运物质的方向与提供势能差物质 Na^+ 的转运方向相同

逆向转运：被转运物质的方向与提供势能差物质 Na^+ 的转运方向相反

葡萄糖同向转运体位于肠黏膜上皮细胞面向肠腔的顶膜，是一个由 664 个氨基酸组成的具有 12 个跨膜片段的糖蛋白。在上皮细胞面向组织液的基侧膜，有钠泵和葡萄糖载体。Na^+/葡萄糖同向转运体在葡萄糖继发性主动转运过程中具有重要作用。由于钠泵的活动，造成细胞内低[Na^+]，并在顶膜区的膜内外形成 Na^+ 的浓度差。膜上的同向转运体则利用 Na^+ 的浓度势能，将肠腔中的 Na^+ 与葡萄糖一起转运至上皮细胞内。这一过程中的 Na^+ 转运是顺浓度梯度，浓度梯度是转运过程的驱动力。而葡萄糖分子的逆浓度梯度转运则是间接利用钠泵分解 ATP 释放的能量完成的。如果利用药物抑制钠泵的活动，葡萄糖的主动转运也就减弱甚至消失。进入上皮细胞的葡萄糖分子可经基侧膜上的葡萄糖载体扩散至组织液，完成葡萄糖在肠腔中的吸收过程。氨基酸在小肠也是以同样模式被吸收的。

Na^+/Ca^{2+} 交换(Na^+/Ca^{2+} exchange)也是细胞膜上普遍存在的一个反向转运过程，它是通过被称为 Na^+/Ca^{2+} 交换体的膜蛋白完成转运的。在大多数细胞中，交换是以 3 个 Na^+ 进入胞内和 1 个 Ca^{2+} 排出胞外的化学计量进行活动的。它的主要功能是利用钠泵活动造成的膜两侧的浓度势能，将细胞内的 Ca^{2+} 排出细胞，以维持细胞质内较低的游离 Ca^{2+} 浓度。

(三)出胞与入胞

膜蛋白可以介导水溶性小分子通过细胞膜,但它却不能转运大分子,如蛋白质、多聚核苷酸等。这些大分子物质乃至物质团块需要借助于细胞膜的"运动",以出胞(exocytosis)或入胞(endocytosis)的方式完成跨膜转运。这些过程需要细胞提供能量。

出胞是指细胞内大分子物质以分泌囊泡的形式排出细胞的过程。出胞主要见于细胞的分泌活动,如内分泌细胞分泌激素、外分泌腺分泌酶原颗粒和黏液,以及轴突末梢释放神经递质等。各种蛋白性分泌物先在粗面内质网生物合成,在由内质网到高尔基复合体的输送过程中逐渐被一层膜性结构包被,形成分泌囊泡。当分泌活动开始时,囊泡逐渐向质膜内侧移动,最后囊泡膜和质膜相互接触和融合,进而融合处破裂,将囊泡内容物一次性排放出细胞。

根据出胞形式的不同,可将出胞分为组成型途径(constitutive pathway)和调节型途径(regulated pathway)两种。在组成型出胞途径中,转运各种蛋白性分泌物的小泡持续不断地从高尔基复合体运送到细胞质膜,并立即进行膜的融合,将分泌囊泡中的蛋白质释放到细胞外,此过程不需要任何信号的触发,它存在于所有类型的细胞中。组成型分泌途径除了给细胞外提供酶、生长因子和细胞外基质成分外,也为细胞质膜提供膜整合蛋白和膜脂。调节型分泌途径又称诱导型分泌,见于某些特化的细胞,如内分泌细胞。调节型分泌囊泡通过出芽方式离开高尔基复合体并聚集在细胞质膜附近,当细胞受到细胞外信号刺激时,就会与细胞质膜融合将内含物释放到细胞外,如血糖的增加引起的胰岛素释放。调节型分泌有两个特点:一是具有选择性;二是具有浓缩作用,可使被运输的物质浓度提高 200 倍(图 2-6)。

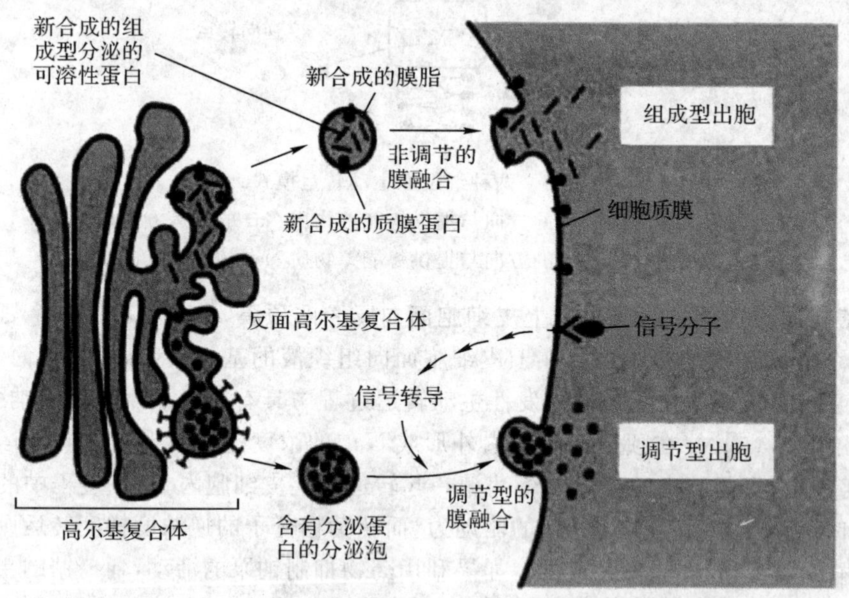

图 2-6 出胞示意图

入胞是指细胞外大分子物质或物质团块(如细菌、病毒、异物、大分子营养物质等)借助于与细胞膜形成吞噬泡或吞饮泡的方式进入细胞的过程,并分别称为吞噬(phagocytosis)和吞饮(pinocytosis)(图 2-7)。吞噬是指物质颗粒或团块进入细胞的过程,形成的吞噬泡直径较大(1～2μm),吞噬只发生在一些特殊的细胞,如巨噬细胞、中性粒细胞等;吞饮过程出现于几乎所有的细胞,形成的吞饮泡较小(0.1～0.2μm)。吞饮又可分为液相入胞(fluid-phase endocytosis)和受体介导入胞(receptor-mediated endocytosis)两种。液相入胞是指细胞外液及其所含的溶质连续不断地进入胞内,是细胞本身固有的活动,进入细胞的溶质与溶质的浓度成正比。

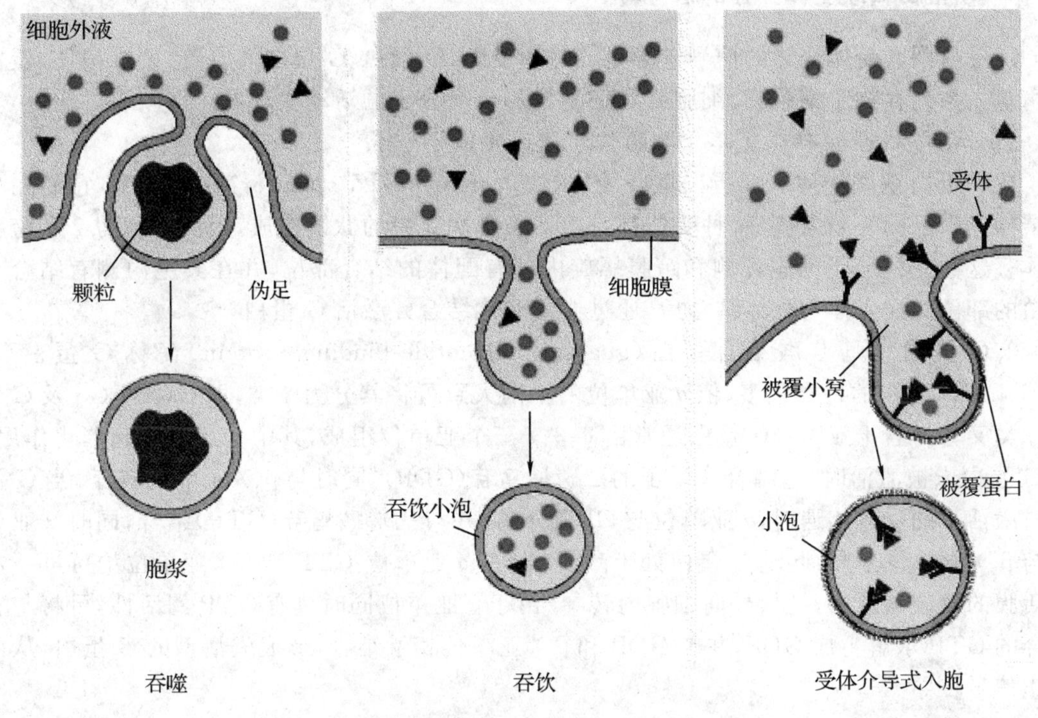

图 2-7　入胞示意图

一些特殊物质进入细胞,是通过被转运物质与膜表面的特殊受体蛋白质相互作用而引起的,称为受体介导入胞。被转运物质首先与膜上的受体相结合,结合部位的膜内陷、离断,在胞质内形成吞饮泡。在细胞内,受体与其结合的被转运物分离,只含有受体的小泡再与细胞膜的内侧接触、融合,成为膜的组分,因此,膜受体可反复利用,而膜的表面积也能保持相对恒定。受体介导入胞是一种非常有效的转运方式,溶质选择性地进入细胞时,并不同时进入较多的细胞外液,而且溶质的浓度即使低,也不影响有效的入胞过程。许多大分子物质都是以这种方式进入细胞的,如结合了 Fe^{2+} 的运铁蛋白、低密度脂蛋白等。

第二节　细胞的跨膜信号转导

调节机体内各种细胞在时间和空间上有序地增殖、分化,协调它们的代谢、功能和行为,主要是通过细胞间数百种信号物质实现的。这些信号物质包括激素、神经递质和细胞因子等。根据它们作用方式的不同,大体可分为两类:一类是疏水性的类固醇激素、维生素 D 和甲状腺激素,它们可弥散透过细胞膜,与胞内受体结合而发挥作用(见第十一章);另一类是为数众多的信号物质,在化学上属于亲水性分子,它们只能作用于细胞膜表面的受体或起受体样作用的蛋白质,再通过细胞内一系列以蛋白质构象和功能变化为基础的级联反应来产生生物学效应。这一信号转导过程还具有信号放大功能,使少量的细胞信号分子得以引发靶细胞显著的反应。根据细胞膜上感受信号物质的蛋白质分子的结构和功能的不同,跨膜信号转导(transmembrane signal transduction)的路径大致可分为G蛋白耦联受体介导的信号转导、离子通道受体介导的信号转导和酶耦联受体介导的信号转导三类。

一、G蛋白耦联受体介导的信号转导

G蛋白耦联受体介导的信号转导是通过膜受体、G蛋白、G蛋白效应器、第二信使、蛋白激酶等一系列存在于细胞膜、细胞浆和细胞核的信号分子的活动实现的。

(一)参与G蛋白耦联受体介导的信号转导的信号分子

1. G蛋白耦联受体 G蛋白耦联受体(G protein-linked receptor)种类繁多,它们在分子结构上属于同一超家族,每种受体都是由一条7次穿膜的肽链构成,因而也称为7次跨膜受体。这类受体分子的胞外侧和跨膜螺旋内部有配体的结合部位,并在其胞内侧有结合G蛋白的部位。当受体与配体结合后,通过构象变化结合并激活G蛋白。

2. G蛋白 鸟苷酸结合蛋白(guanine nucleotide-binding protein)简称G蛋白(G protein)。G蛋白的种类很多,依α亚单位的不同大致可将其分为4类,即Gs、Gi、Gq及G_{12},每一类又分为若干亚型。G蛋白通常由α、β、γ三个亚单位组成,其中α亚单位起催化作用。当G蛋白未被激活时,它结合一分子的二磷酸鸟苷(GDP),同时与β、γ亚单位结合。当G蛋白与激活了的受体相遇时,α亚单位与GDP分离,并与三磷酸鸟苷(GTP)结合,同时α亚单位与β、γ亚单位分离,此时G蛋白处于激活状态。α亚单位-GTP和β-γ亚单位均可进一步激活膜的效应器蛋白,把信号向细胞内转导。由于α亚单位同时具有GTP酶活性,可将与它结合的GTP水解生成GDP,并与GDP和β-γ亚单位相继结合,形成失活型的G蛋白,从而终止信号转导。

除此之外,在细胞内还存在另一类G蛋白,这类G蛋白具有鸟核苷酸的结合位点,有GTP酶活性,其功能也受鸟核苷酸调节,但与跨膜信息传递似乎无直接相关;在结构上也不同于前述的G蛋白,相对分子质量较小,不是以α、β、γ三聚体方式存在,而是单体分子,因此被称为小G蛋白(small G proteins)。如*ras*表达产物即是一种小G蛋白。哺乳动物G蛋白中属于ras超家族者约有50多个,根据它们序列同源性相近程度又可以分为Ras、Rho和Rab三个主要的亚家族。

3. G蛋白效应器 G蛋白效应器(G protein effector)包括催化生成或分解第二信使的效应器酶和离子通道。G蛋白调控的效应器酶主要有腺苷酸环化酶(adenylyl cyclase,AC)、磷脂酶C(phospholipase C,PLC)、磷脂酶A_2(phospholipase A_2,PLA_2)、鸟苷酸环化酶(guanylyl cyclase,GC)和依赖cGMP的磷酸二酯酶(phosphodiesterase,PDE)等。这些效应器酶都是通过生成(或分解)第二信使,来完成细胞外信号向细胞内转导的。除此之外,某些离子通道也可接受G蛋白的直接或间接(通过第二信使)调控。

4. 第二信使 第二信使(second messenger)是指激素、递质和细胞因子等信号分子,即第一信使作用于细胞膜后产生的细胞内信号分子,它们可把细胞外信号分子所携带的信息转入细胞内。重要的第二信使有环-磷酸腺苷(cyclic adenosine monophosphate,cAMP)、三磷酸肌醇(inositol triphosphate,IP_3)、二酰甘油(diacylglycerol,DG)、环-磷酸鸟苷(cyclic guanosine monophosphate,cGMP)和钙离子等。

5. 蛋白激酶 第二信使既可直接作用于效应蛋白,也可活化相应的蛋白激酶(protein kinase),后者包括蛋白激酶A、蛋白激酶C等。蛋白激酶的激活可使底物蛋白磷酸化而产生

各种生物学作用。

蛋白激酶将 ATP 分子的磷酸基团转移到底物蛋白，底物磷酸化后其电荷和构象可发生变化，导致细胞生物学特征发生改变。细胞内蛋白质的磷酸化和去磷酸化可以引起级联反应，从而产生瀑布样的蛋白磷酸化，使信号得到逐级放大。

(二)G 蛋白耦联受体介导的信号转导的主要途径

G 蛋白耦联受体目前已发现 1000 多种，而能与之发生特异性结合的配体也已发现 100 多种，但是众多的配体与受体结合后，仅通过为数不多的几条信号转导途径把信息转导至胞内，并引发生物效应(图 2-8)。现仅举两例加以说明：

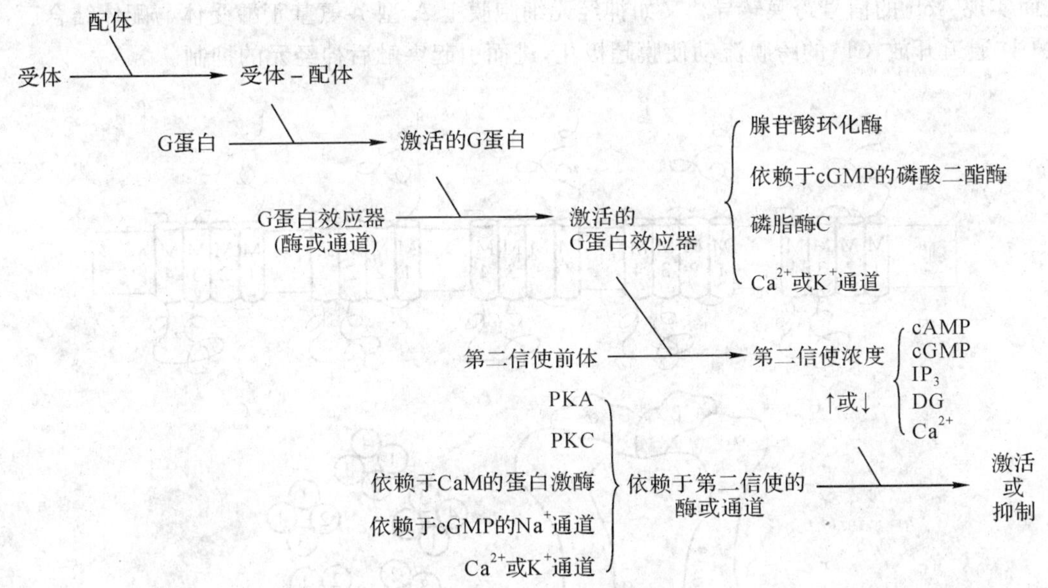

图 2-8 G 蛋白耦联受体介导的跨膜信号转导示意图

1. 受体-G 蛋白-AC 途径　这一途径参与调节 AC 活性的 G 蛋白有兴奋性 G 蛋白(Gs)和抑制性 G 蛋白(Gi)。如果配体受体复合物与 Gs 结合可激活 AC，在 Mg^{2+}存在的条件下，活化的 AC 使 ATP 水解产生第二信使 cAMP。与此相反，如果配体受体复合物与 Gi 结合可抑制 AC 的活性，从而降低细胞内的 cAMP 水平。细胞的一个配体受体复合物可激活多达 100 个 Gs 蛋白分子，一个激活型的 Gs 蛋白可激活一个 AC 分子，而后者又可催化生成许多 cAMP，因此细胞外的一个信号分子可经此途径诱导细胞内产生至少几百个分子 cAMP，从而产生放大效应。

2. 受体-G 蛋白-PLC 途径　这一途径参与调节 PLC 活性的 G 蛋白是 Gq 和 Gi。许多配体与受体结合后，可经 Gq 和 Gi 家族的某些亚型激活 PLC，后者可将膜脂质中含量甚少的二磷酸脂酰肌醇(phosphatidylinositol bisphosphate，PIP_2)迅速水解为两种第二信使 IP_3 和 DG。IP_3 和 DG 分别调节胞质中的 Ca^{2+}浓度和蛋白激酶 C(protein kinase C，PKC)来启动细胞的功能。

二、离子通道受体介导的信号转导

离子通道受体又称促离子型受体(ionotropic receptor)，受体蛋白本身就是离子通道。

目前已确定体内至少存在三种类型的通道样结构，即化学门控性通道、电压门控性通道和机械门控性通道。

N_2 型乙酰胆碱(acetylcholine, Ach)受体、A 型 γ-氨基丁酸受体和甘氨酸受体，都是细胞膜上的化学门控性通道。通道的开放(或关闭)不仅涉及离子本身的跨膜转运，而且可实现化学信号的跨膜转导，因而这一信号转导途径被称为离子通道受体介导的信号转导。例如，骨骼肌终板膜上 N_2 型 Ach 受体是由 4 种亚基组成的 α、α、β、γ、δ 五聚体(图 2-9)，当 N_2 型 Ach 受体的 α-亚基与 Ach 结合后，构象发生变化导致通道的开放，引起 Na^+ 和 K^+ 经通道跨膜流动，造成膜的去极化，并以终板电位的形式将信号传给周围肌膜，引发肌膜的兴奋和肌细胞的收缩，从而实现 Ach 的信号跨膜转导。又如神经元细胞膜上 A 型 γ-氨基丁酸受体与配体结合后，导致 Cl^- 通道开放，Cl^- 的跨膜流动使膜超极化，进而引起突触后神经元的抑制。

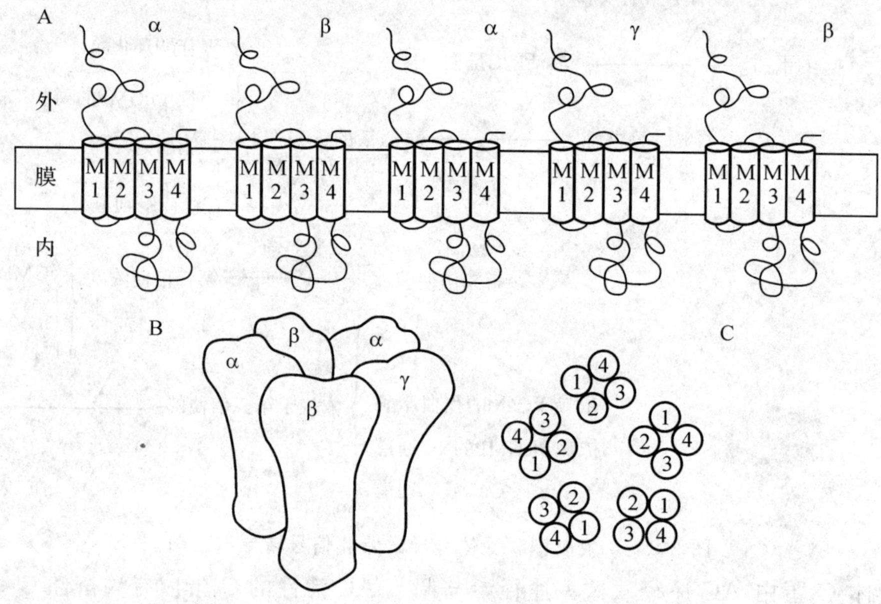

图 2-9 N_2 型 Ach 门控通道分子结构示意图

A. 5 个亚单位的二级结构示意图，每个亚单位都是 4 次跨膜；

B. 5 个亚单位聚合成一个通道分子，包绕形成中间一个孔道样结构；

C. 在通道横断面上示意由每个亚单位的第二跨膜 α-螺旋形成孔道的内壁

电压门控性通道和机械门控性通道虽然通常不称它们为受体，但事实上它们是接受电信号和机械信号的“受体”，并通过通道的开放、关闭和离子跨膜流动，把信号传递到胞内。例如，肌细胞 T 管膜上的 L 型钙通道就是一种电压门控性通道，动作电位产生时，T 管膜的去极化可激活这种钙通道。它的开放不仅引起本身的 Ca^{2+} 内流，而且内流的 Ca^{2+} 又作为第二信使，进一步激活肌质网上的钙释放通道，引起胞质浓度的 Ca^{2+} 升高和肌细胞的收缩，从而实现电信号(动作电位)的跨膜转导；大鼠主动脉内皮细胞受到血流切应力的刺激时，可激活两种机械门控性通道，即非选择性阳离子通道和 K^+ 选择性通道，这两种通道的开放都有助于 Ca^{2+} 进入内皮细胞，胞内增多的 Ca^{2+} 作为第二信使可进一步激活一氧化氮合酶(nitric oxide synthase, NOS)，并引发血管舒张，从而实现机械信号(血流切应力的刺激)的跨膜转导。可见，电压门控性通道和机械门控性通道不仅是物质(离子)的跨膜转运通路，而且在实现体内各种电信号和机械信号的跨膜转导中起着关键的作用。

三、酶耦联受体介导的信号转导

酶耦联受体具有与G蛋白耦联受体完全不同的分子结构和特性，这一跨膜信号转导过程不需要G蛋白的参与，也没有第二信使的产生。酶耦联受体分子的胞质一侧自身具有酶的活性，或者可直接结合并激活胞质中的酶，并由此实现细胞外信号对细胞功能的调节。其中较重要的有以下两类受体。

（一）酪氨酸激酶受体

酪氨酸激酶受体（tyrosine kinase receptor，TKR）的分子都是贯穿脂质双层的整合蛋白，一般只有一个跨膜α螺旋，它在膜外侧有配体的结合位点，而伸入胞质的一端具有酪氨酸激酶的结构域，也就是说受体与酶是同一个分子。但也有一些受体本身并不具有酶活性部位，但可直接与胞质中的酪氨酸激酶结合。酪氨酸激酶受体一旦被激活，由于分子构象发生改变，可引起胞质侧酶活性部位的活化，或导致对胞质酪氨酸激酶的结合和激活。大部分生长因子、胰岛素和一部分肽类激素都是通过酪氨酸激酶受体将信号转导至细胞内，从而实现细胞外信号对细胞功能的调节。

（二）鸟苷酸环化酶受体

鸟苷酸环化酶受体（guanylyl cyclase receptor）的分子只有一个跨膜α螺旋，分子的N端位于膜外侧，具有配体的结合位点，C端位于膜内侧，有鸟苷酸环化酶（GC）结构域。一旦配体与受体结合，将激活GC。与AC激活类似的是，此过程不需要G蛋白参与。GC使胞质内的GTP环化，生成cGMP，后者可结合并激活依赖cGMP的蛋白激酶G（protein kinase G，PKG）。PKG与PKA、PKC一样，也是丝氨酸/苏氨酸蛋白激酶，通过对底物蛋白的磷酸化实现信号转导。

第三节　细胞的生物电现象

当环境发生变化时，生物体内的代谢及其外表活动将发生相应的改变，这种改变称为生物机体的反应（response）。能引起生物机体发生反应的各种环境变化，统称为刺激（stimulus）。一切具有生命活动的细胞、组织或机体对刺激都具有发生反应的能力或特性，称为兴奋性（excitability）。一切活组织的细胞，不论在安静状态还是在活动过程中均表现有电的变化，这种电变化是伴随着细胞生命活动出现的，所以称为生物电，如神经、肌肉和腺体等组织受刺激后，能迅速产生特殊的生物电现象（如动作电位）及其他反应。在传统的生理学中，将神经、肌肉和腺体组织通称为可兴奋组织（excitable tissue），而且将这些可兴奋组织接受刺激后所产生的生物电反应过程及其表现，称为兴奋（excitation）。

生物电是一切活细胞都具有的基本生命现象。生物电已被广泛应用于医学的实验研究和临床，例如，临床上常用的心电图、肌电图、脑电图就是用特殊仪器将心肌细胞、骨骼肌细胞、大脑神经细胞产生的电位变化，进行检测和处理后记录的图形，它们对相关疾病的诊断有重要的参考价值。就目前所知，人体和各器官所表现的电现象，是以细胞水平的生物电活动为基础的。细胞水平的生物电主要有两种表现，即在安静时具有的静息电位和受刺激后产生的动作电位。

一、细胞的静息电位及其产生机制

(一)细胞的静息电位

静息电位(resting potential,RP)是指细胞未受刺激处于安静状态时存在于细胞膜内外两侧的电位差(图 2-10)。静息电位表现为膜内电位较膜外为负,如果规定膜外电位为 0mV,则膜内电位都在-10～-100mV 之间。例如,高等哺乳动物的神经和骨骼肌细胞为-70～-90mV,平滑肌为-50～-60mV,红细胞为-10mV。只要细胞未受到外来刺激而且保持着正常的新陈代谢,静息电位就稳定在某一相对恒定的水平。静息电位的大小通常以负值的大小来判断,负值越大表示膜两侧的电位差越大,例如,从-90mV 变化到-70mV,称为静息电位减小,反之则称为静息电位增大。

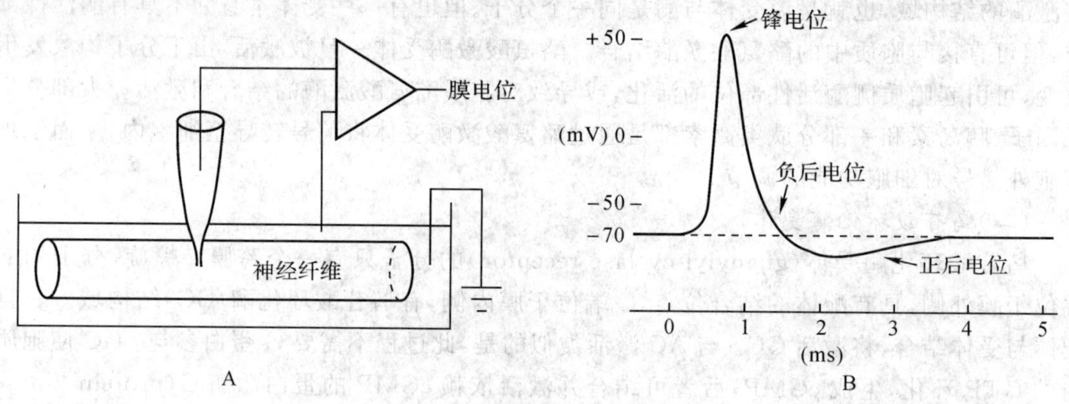

图 2-10 神经纤维跨膜电位的记录

A. 神经纤维跨膜电位记录的实验布置；B. 神经纤维动作电位

人们通常把静息电位存在时细胞膜内外两侧所保持的外正内负状态,称为膜的极化(polarization)。静息电位的增大称为超极化(hyperpolarization);静息电位的减小称为去极化(depolarization);细胞膜去极化或超极化后再向静息电位方向的恢复,称为复极化(repolarization)。静息电位与极化是一个现象的两种表达方式,它们都是细胞处于静息状态的标志。

(二)静息电位产生的机制

静息电位的产生与细胞膜内外离子的不均衡分布和细胞膜对各种离子选择性通透有关。正常时细胞内 K^+浓度高于细胞外,细胞外 Na^+浓度高于细胞内。如果细胞膜在安静时只对 K^+有通透性,当 K^+外流时,膜内带负电荷的蛋白质(A^-)因为不能通过细胞膜而留在细胞内,流出膜外的 K^+所产生的外正内负的电场力,将阻碍 K^+的继续外流,随着 K^+外流的增加,这种阻止 K^+外流的力量(膜两侧的电位差)也不断增大。当促使 K^+外流的浓度差与阻止 K^+外移的电位差的两种力量达到平衡时,膜内外不再有 K^+的净移动,此时膜的电位差称为 K^+的平衡电位(K^+equilibrium potential,E_k)。K^+的平衡电位的数值决定于膜两侧初始存在的 K^+浓度差的大小,它的精确数值可根据 Nernst 公式算出(37℃条件下):

$$E_k = 60\log\frac{[K^+]_o}{[K^+]_i}\ (mV)$$

式中:E_k 表示 K^+的平衡电位,$[K^+]_o$ 和 $[K^+]_i$ 分别表示 K^+膜外和膜内的浓度。

计算得到的K^+平衡电位数值与实际测得的静息电位数值非常接近，这提示静息电位主要是K^+由膜内向膜外扩散所造成的。为了证明此点，在实验中人工地改变细胞外液中K^+的浓度，也就改变了$[K^+]_o/[K^+]_i$的值，结果发现，细胞静息电位的值也随着K^+的改变而改变，而且改变的情况基本上与根据 Nernst 公式计算所得的预期值相一致，但是实测的静息电位值比理论计算值略小，这是因为细胞膜除了对K^+通透性较大外，对其他离子如Na^+也有一定的通透性。此外，细胞膜钠-钾泵的活动也会影响静息电位。钠-钾泵每分解 1 分子 ATP，可将 3 个Na^+移出胞外，同时将 2 个K^+移入胞内，结果使膜外净增加了一个正电荷，造成膜的超极化。

总结以上静息电位的形成机制不难看出，影响静息电位水平的因素主要有三个：①膜外K^+浓度，它与膜内K^+的浓度差决定E_k，因而$[K^+]_o$的改变会显著影响静息电位；②膜对K^+和Na^+的相对通透性，如对K^+通透性增大，静息电位也增大，反之，如对Na^+的通透性增大，静息电位将减小；③钠-钾泵活动的水平。

二、动作电位及其产生机制

（一）细胞的动作电位

动作电位（action potential，AP）是指可兴奋性细胞受到一个适当的刺激时，膜电位在静息电位的基础上产生一个迅速而可逆的电位的翻转与复原。不同细胞受到刺激后产生的动作电位具有不同的形态。例如，枪乌贼大神经轴突动作电位时程仅 1ms，而心室肌细胞动作电位时程可达几百 ms。图 2-10 是细胞内电极记录的神经纤维动作电位。神经纤维在安静情况下受到一次足够强度的刺激时，膜内的负电位迅速减小，原有的极化状态去除（即去极化），并变成正电位，即膜内电位在短时间内可由原来的－70～－90mV 变为＋50mV，原来的内负外正变为内正外负。这样，整个膜内电位变化的幅度约为 90～130mV。动作电位变化曲线的上升支，称为去极相。动作电位上升支中零电位以上的部分，称为超射值。但是，由刺激所引起的这种膜内电位的翻转只是暂时的，很快就会出现膜内电位下降并恢复到刺激前原有的负电位或极化状态（即复极化），构成了动作电位的下降支，称为复极相。由此可见，动作电位是细胞膜受到刺激后，在原有的静息电位基础上发生的一次膜两侧电位的快速而可逆的翻转和复原。在神经纤维，它一般在 0.5～2.0ms 间完成，动作电位的曲线呈尖锋状，故称为锋电位。

动作电位的特点：①“全或无”（all-or-none）现象。动作电位的产生需要一定的刺激强度，刺激达不到阈值，动作电位不出现，达到阈值后，动作电位的幅度就达到最大值，而继续增大刺激强度，动作电位的幅度不再因刺激强度的增大而继续增大。这一特征称为动作电位的“全或无”现象。②不衰减性传导。动作电位一旦在细胞膜的某一部位产生，它就会立即向整个细胞膜传布，而且它的幅度不会因为传布距离的增加而衰减。

（二）动作电位的离子机制

在细胞静息时，细胞膜外的Na^+浓度大于膜内，Na^+有向膜内扩散的趋势，而且静息时膜内外的电场力也吸引Na^+向膜内移动；但是，由于静息时膜上的Na^+通道多数处于关闭状态，膜对Na^+相对不通透，因此Na^+不可能大量内流。当细胞受到一个阈刺激（或阈上刺激）时，膜上的钠通道被激活，有少量的Na^+内流，引起细胞膜轻度去极化。当膜电位去极化至某一临界电位时，电压门控式Na^+通道开放，此时膜对Na^+的通透性突然增大，并且超过

了膜对 K^+的通透性,Na^+迅速大量内流,使膜发生更强的去极化,较强的去极化又会使更多的钠通道开放和形成更强的 Na^+内流,如此便形成钠通道激活对膜去极化的正反馈(又称 Na^+的再生性循环),使膜迅速去极化,直到膜内正电位增大到足以阻止由浓度差所引起的 Na^+内流时,膜对 Na^+的净移动为零,从而形成了动作电位的上升支,此时膜两侧的电位差称为 Na^+的平衡电位。根据 Nernst 公式计算出 Na^+平衡电位的数值(+50～+70mV),与实际测得的动作电位的超射值(+40～+50mV)非常接近。

然而,膜内电位并不停留在正电位状态,而是很快出现动作电位的复极相,这是因为 Na^+通道开放的时间很短,它很快就进入失活状态,从而使膜对 Na^+通透性变小。与此同时,电压门控式 K^+通道开放,膜内 K^+在浓度差和电位差的推动下又向膜外扩散,膜内电位由正值向负值发展,直至恢复到静息电位水平。

复极期末,膜电位的数值虽然已经恢复到静息电位水平,但细胞内外离子的浓度差已发生变化。细胞每兴奋一次或每产生一次动作电位,细胞内 Na^+浓度的增加及细胞外 K^+浓度的增加都是十分微小的变化,但是足以激活细胞膜上的钠泵,使钠泵加速运转,逆着浓度差将细胞内多余的 Na^+主动转运至细胞外,将细胞外多余的 K^+主动转运入细胞内,从而使细胞内外的 Na^+、K^+离子分布恢复到原先的静息水平。

电压钳实验

电压钳又叫电压钳制或电压固定。该技术由 Cole 和 Marment 设计,后经 Hodgkin 和 Huxley 改进并成功地应用于神经纤维动作电位的研究。其设计原理是根据离子作跨膜移动时形成了跨膜离子流(I),而通透性即离子通过膜的难易程度,是膜电阻(R)的倒数,也就是膜电导(G)。根据欧姆定律 $V=IR$ 推出 $I=V/R$,即 $I=VG$,所以,只要固定膜两侧的电位差,测出跨膜电流的变化,可作为膜电导变化的度量,即可了解膜通透性的改变情况。

电压钳装置有两个微电极,把它们插入细胞,一个测量的是 E_m 微电极,它通过高阻抗前级放大器(X_1)监测膜电位(E_m),并将信号输入反馈放大器(FBA),另一电极 I' 与 FBA 输出端相连,用作向细胞内注入电流。FBA 的两个输入端中一个接受 E_m 的输入,另一个接受指令电位(C),当两者电位相等时输出电流为零;当两者出现差异时,FBA 经电极 I' 输出向细胞内注入电流,该电流在膜两侧产生趋向于指令电位 C 的电位变化,如此构成一个使膜电位始终等于指令电位 C 的反馈电路,此时记录的 I_m 就可反映膜电导 G 的变化。

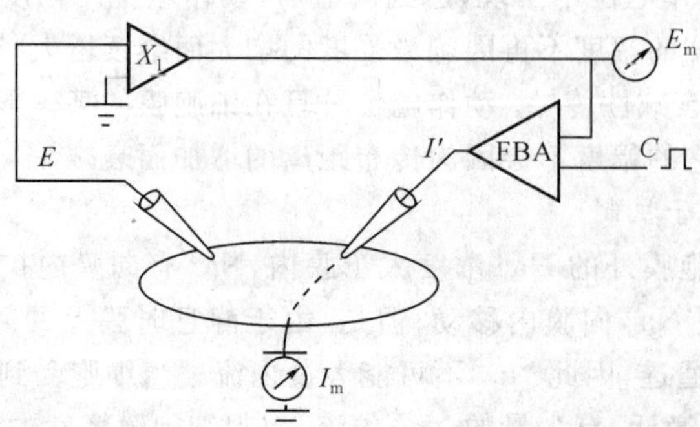

（三）动作电位的产生与阈电位

当静息电位减小到某一临界值时，引起细胞膜上大量钠通道的开放，触发动作电位的产生。这种能触发动作电位的临界膜电位的数值称为阈电位（threshold potential）。从静息电位去极化达到阈电位是产生动作电位的必要条件。阈电位的数值约比静息电位的绝对值小10～20mV。

至此，兴奋性的概念可表述为细胞产生动作电位的能力。一般说来，细胞兴奋性的高低与细胞的静息电位和阈电位的差值呈反变关系，即差值愈大，细胞愈不容易产生动作电位，兴奋性愈低；差值愈小，细胞愈容易产生动作电位，兴奋性愈高。例如，超极化时静息电位增大，使它与阈电位之间的差值扩大（图 2-11a）；受刺激时静息电位去极化较不容易达到阈电位，所以超极化使细胞的兴奋性降低。可见，所谓阈强度，就是作用于细胞使膜的静息电位去极化到阈电位的刺激强度。刺激引起膜去极化，只是使膜电位从静息电位达到阈电位水平，而动作电位的爆发则是膜电位达到阈电位后其本身进一步去极化的结果，与施加给细胞刺激的强度没有关系。

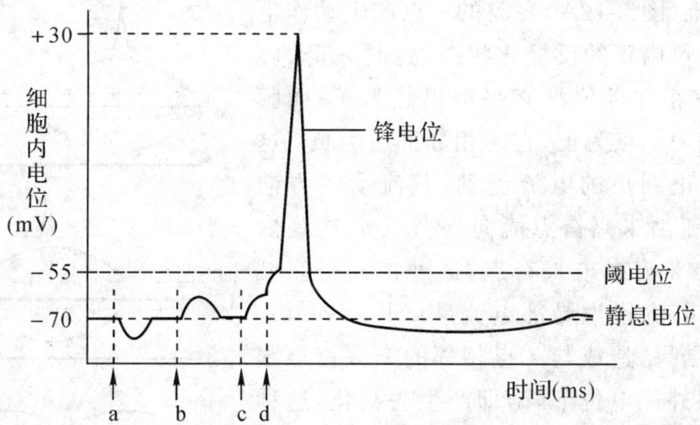

图 2-11　刺激引起膜超极化、局部反应及其在时间上的总和效应

a：刺激引起膜超极化，与阈电位的距离加大

b：阈下刺激引起的局部反应，达不到阈电位，不产生动作电位

c、d：均为阈下刺激，但 d 在 c 引起的局部反应的基础上给予，产生总和效应，引发动作电位

强度低于阈强度的阈下刺激虽不能触发动作电位，但也会引起少量的 Na^+ 内流，从而产生较小的去极化，只不过这种去极化的幅度不足以使膜电位达到阈电位的水平，而且只限于受刺激的局部。这种产生于膜的局部、低于阈电位值的去极化反应称为局部反应（local response）（图 2-11b）。局部反应的特点是：①电位幅度小且呈电紧张性扩布。局部反应向周围扩布时，只能使临近膜的静息电位稍有下降，且这种电位变化将随着扩布距离的增加而迅速减少以至消失，这种扩布称为电紧张性扩布（electrotonic propagation）。②非“全或无”式。局部反应可随阈下刺激强度的增强而增大。③总和效应。一次阈下刺激引起的一个局部反应固然不能引发动作电位，但局部反应没有不应期，如果多个阈下刺激引起的多个局部反应在时间上（多个刺激在同一部位连续给予）或空间上（多个刺激同时在相邻的部位给予）叠加起来，就可能使膜的去极化达到阈电位，从而引发动作电位（图 2-11c 和 d）。因此，动作电位可以由一次阈刺激或阈上刺激引起，也可以由多个阈下刺激的总和引发。

细胞在一次兴奋的初期，无论接受多么强大的刺激，都不能再产生兴奋，即在这一时期内出现的任何刺激均"无效"，这一段时期称为绝对不应期(absolute refractory period)。在绝对不应期之后，第二个刺激有可能引起新的兴奋，但使用的刺激强度必须大于该组织正常的阈强度，这个时期称为相对不应期(relative refractory period)。上述绝对和相对不应期的存在，反映出组织在一次兴奋后所经历的兴奋性改变的主要过程，即在绝对不应期内，由于阈强度成为无限大，故此时的兴奋性可认为下降到零；在相对不应期内，兴奋性逐渐恢复，但仍低于正常值，此时需使用超过对照阈强度的刺激强度，才能引起组织的兴奋；到相对不应期结束时，兴奋性才逐渐恢复到正常。用更精密的实验发现，在相对不应期之后，组织还经历了一段兴奋性先是轻度增高，继而又低于正常的时期，分别称为超常期和低常期。

(四)动作电位的传导

动作电位一旦在细胞膜的某一点产生，就会迅速沿着细胞膜向周围传播，一直到整个细胞膜都产生动作电位。这种在同一细胞上动作电位的传播称为传导(conduction)。如果发生在神经纤维上，传导的动作电位又称为神经冲动。

无髓神经纤维(图 2-12A)在膜的 a 点产生动作电位，细胞膜出现外负内正的反极化状态。这时兴奋的 a 点膜外侧为负，它相邻部位没有兴奋仍然为正；而膜内侧则相反，兴奋的 a 点为正，它的相邻部位为负。这样必然会产生由正到负的电流流动，其流动的方向是，在膜外侧，电流由未兴奋点流向兴奋点 a；在膜内侧，电流由兴奋点 a 流向未兴奋点，这种在兴奋区域周围局部流动的电流称为局部电流(local current)。局部电流流动的结果，造成与 a 点相邻的未兴奋点膜内侧电位上升，膜外侧电位下降，即产生去极化，这种去极化如达到阈电位水平，即触发相邻未兴奋点爆发动作电位，使它转变为新的兴奋点。就这样兴奋膜与相邻未兴奋膜之间产生的局部电流不断地向前移动(图 2-12B)，就会使产生在 a 点的动作电位迅速地传播开去，一直到整个细胞膜都发生动作电位为止。可见，动作电位的传导是局部电流作用的结果。由于动作电位的传导其实是沿着细胞膜不断产生新的动作电位，因而它的幅度和形状在长距离传导过程中保持不变。

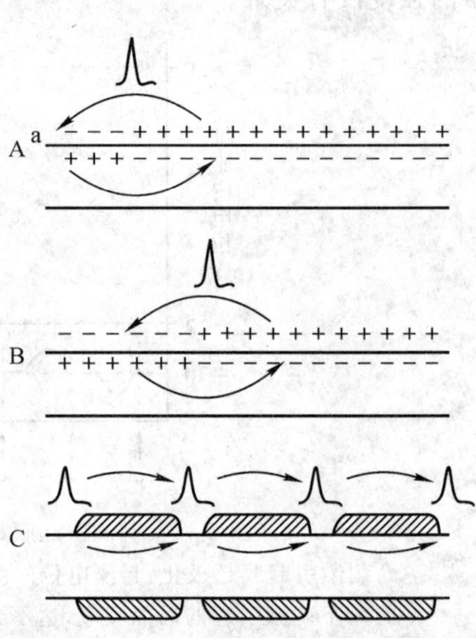

图 2-12 动作电位在神经纤维上的传导
A. 静息时为极化状态
B. 无髓神经纤维兴奋时的局部电流传导
C. 有髓神经纤维的跳跃式传导

有髓神经纤维外面包裹着一层既不导电又不允许离子通过的髓鞘，因此动作电位只能在没有髓鞘的郎飞结处进行传导。传导时，出现在某一郎飞结的动作电位与它相邻的郎飞结之间产生局部电流，使相邻的郎飞结兴奋，表现为跨越一段有髓鞘的神经纤维而呈跳跃式传导(图 2-12C)。加上有髓神经纤维较粗，电阻较小，所以它的动作电位传导速度要比无髓神经纤维快得多。例如，人的粗大有髓神经纤维的传导速度超过 100m/s，而一些纤细的无髓神经纤维传导速度还不到 1m/s。

第四节 肌细胞的收缩

人体各种形式的运动，主要是靠肌细胞的收缩活动来完成的。根据形态学特点，可将肌肉分为横纹肌和平滑肌；根据肌肉的功能特性又可将肌肉分为骨骼肌细胞、平滑肌细胞和心肌细胞三种。不同肌细胞在结构和功能上各有特点，但从分子水平来看，各种收缩活动都与细胞内所含的收缩蛋白，主要是肌球蛋白和肌动蛋白等的相互作用有关。肌细胞共同的基本功能是收缩。骨骼肌是体内最多的组织，约占体重的40%。本节将对骨骼肌细胞的收缩功能作较详细的阐述。

一、骨骼肌

(一)神经-肌接头处的兴奋传递

如图2-13所示，神经-肌接头(neuromuscular junction)是由运动神经末梢和与它接触的骨骼肌细胞膜形成的。神经-肌接头处由接头前膜(prejunctional membrane)、接头后膜(postjunctional membrane)和它们之间的接头间隙(junctional cleft)三部分组成。运动神经纤维到达骨骼肌细胞时，其末梢失去髓鞘，嵌入肌细胞膜，因此，接头前膜就是神经轴突的细胞膜。在轴突末梢的轴浆内含有很多囊泡，囊泡的直径约为50nm，内含乙酰胆碱。接头后膜又称为终板膜(endplate membrane)，是与接头前膜相对应的肌细胞膜(肌膜)，它有规则地向细胞内陷入，形成许多皱褶。接头前膜与接头后膜并不接触，它们之间形成一个充满细胞外液的间隙，即接头间隙。

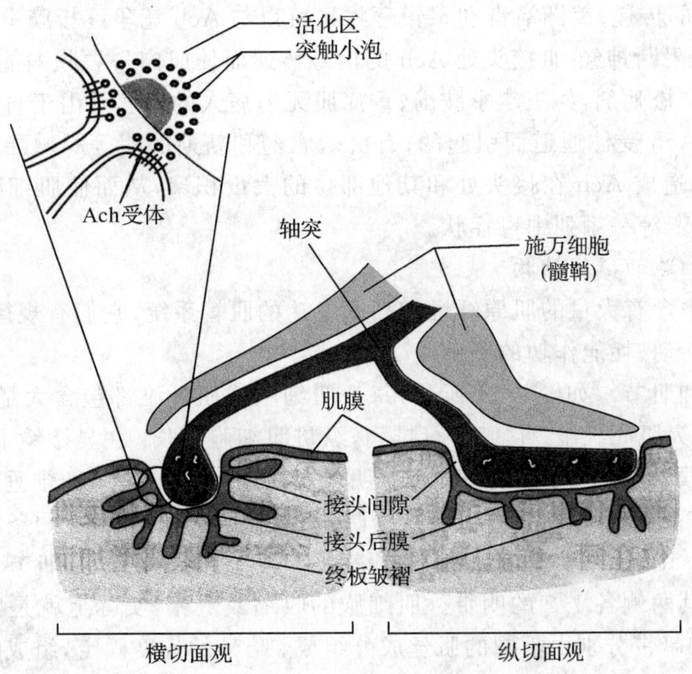

图2-13 神经-肌接头的超微结构示意图

当动作电位到达神经末梢时，突触前膜的电压门控 Ca^{2+} 通道开放，引起大量 Ca^{2+} 由胞外进入。一次动作电位引起的Ca^{2+}内流，可导致200～300个囊泡几乎同步地在突触前膜以胞吐形式将其中的乙酰胆碱分子释放到突触间隙。每一个乙酰胆碱囊泡中的乙酰胆碱分子数约为5000～10000个。这种以囊泡为单位的“倾囊”释放被称为量子释放。

乙酰胆碱通过接头间隙到达接头后膜(终板膜)时，立即与接头后膜上N_2-乙酰胆碱门控通道受体的2个α-亚单位结合，由此引起蛋白质内部构象发生变化，导致通道开放，结果引起终板膜对Na^+、K^+的通透性增加，但Na^+的内流远大于K^+的外流，因而引起终板膜的去极化，这一电位变化称为终板电位(endplate potential)。终板电位以电紧张的形式扩布。由于一次终板电位一般都大于相邻肌膜阈电位的3～4倍，所以它很容易引起邻近肌细胞膜爆发动作电位，也就是引起骨骼肌细胞的兴奋。

终板电位不是动作电位，属于局部反应，不表现“全或无”，没有不应期，具有总和效应。它的大小与接头前膜释放的乙酰胆碱的多少呈正变关系。接头前膜释放到接头间隙中的乙酰胆碱很快被存在于接头间隙中和接头后膜上的胆碱酯酶分解而失效，这样就保证了一次神经冲动仅引起一次肌细胞兴奋，表现为一对一的关系。否则，释放的乙酰胆碱在接头间隙中积聚起来，使骨骼肌细胞持续地兴奋和收缩而发生痉挛。

神经-肌接头的传递有以下特点：①单向传递。在神经-肌接头处兴奋的传递是单向的，兴奋只能由运动神经末梢传向肌细胞，这是由神经-肌接头的结构所决定的。②时间延搁。在神经-肌接头处，由于递质的释放、扩散及其与受体结合而发挥作用均需要时间，兴奋通过一个神经-肌接头至少需要0.5～1.0ms。③易受药物和其他环境因素的影响。细胞外液的酸碱度、温度的改变和药物或其他体液性物质的作用都可以影响神经-肌接头处的兴奋传递。例如，当细胞外液中Ca^{2+}浓度降低或Mg^{2+}的浓度增高时，可减少Ach的释放量，从而影响神经-肌接头处兴奋的传递；美洲箭毒和α-银环蛇毒可以与Ach竞争终板膜上的N_2-型Ach受体α-亚单位，从而阻断神经-肌接头处Ach的信号传递而使肌肉失去收缩能力。具有类似作用的药物称为肌肉松弛剂，如三碘季胺酚；重症肌无力病人的发病是由于自身免疫性抗体破坏了终板膜上的Ach受体通道而引起的；有机磷农药和新斯的明等胆碱酯酶抑制剂能灭活胆碱酯酶的活性，造成Ach在接头处和其他部位的大量积聚，从而使肌细胞处于持续兴奋状态，出现肌肉痉挛等一系列中毒症状。

(二)骨骼肌细胞的微细结构

骨骼肌细胞中含有大量的肌原纤维和高度发达的肌管系统，它们有规律地排列着，这是骨骼肌进行机械活动、耗能作功的基础。

1.肌原纤维和肌节　如图2-14所示，每个肌细胞或肌纤维都包含大量直径为1～2μm的纤维状结构，称为肌原纤维。它们平行排列，纵贯肌细胞全长。在显微镜下观察，肌原纤维呈明暗相间的节段，分别称为明带和暗带。明带中央有一条与肌原纤维垂直的横线称为Z线。暗带中央也有一条横线称为M线。M线两侧有相对透明的H区。两条相邻Z线间的节段就是一个肌节(sarcomere)，它是肌细胞收缩的基本功能单位。一个肌节包括一个位于中间部位的暗带和其两侧各1/2的明带。肌细胞的收缩或舒张，实际上就是肌节的缩短或延长。肌节的明带和暗带分别由不同的肌丝成分组成。暗带的长度固定，组成暗带的肌丝主要是粗肌丝，其中H区只有粗肌丝，在H区的两侧各有一个粗、细肌丝重叠区。而明带的长度是可变的，它只由细肌丝组成。由于明带的长度可变，故肌节的长度在不同情况下可变动于1.5～3.5μm之间；在体骨骼肌安静时，肌节的长度通常约为2.0～2.2μm。M线是把许多粗肌丝联结在一起的结构，Z 线是联结许多细肌丝的结构。由于细肌丝的一部分伸入到相邻的粗肌丝之间，所以粗、细肌丝有一部分重叠。

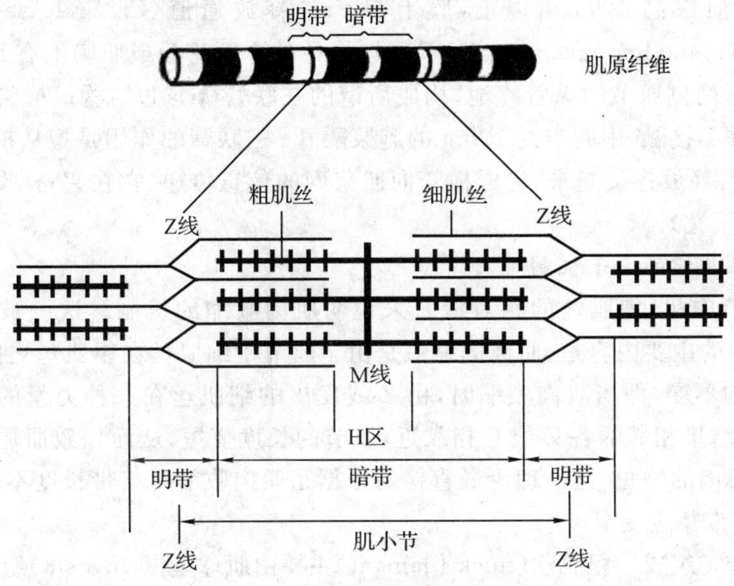

图 2-14　肌原纤维结构模式图

2. 肌管系统　肌原纤维间有两种不同的肌管系统，即横管和纵管。这些肌管系统是骨骼肌兴奋引起收缩耦联过程的形态学基础(图 2-15)。横管或称 T 管(T tubule)，位于明带与暗带的交界处或 Z 线处，形成包绕肌原纤维的垂直管道系统。横管是由肌膜向细胞内凹陷形成的，所以横管实质上是肌膜的延续，管中的液体就是细胞外液。当动作电位在肌膜产生并传导时，能沿横管向肌细胞内部传播。纵管又名肌浆网(sarcoplasmic reticulum，SR)，分布

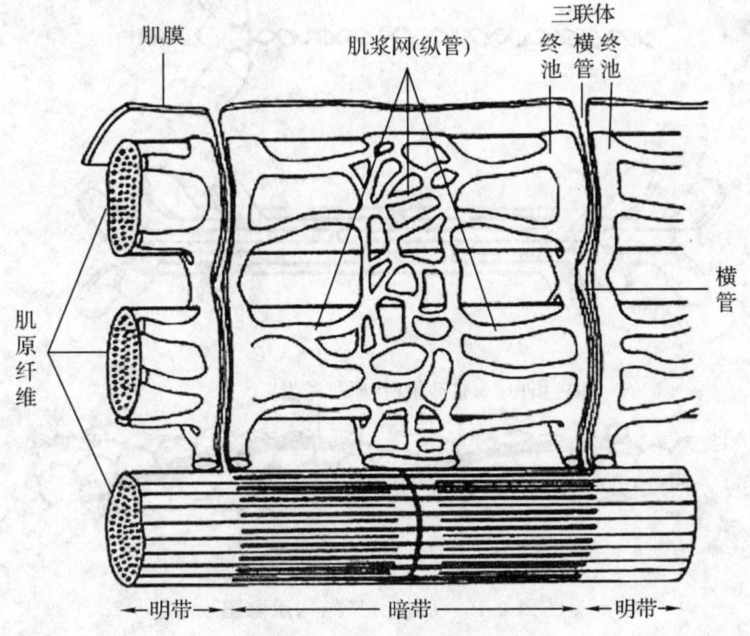

图 2-15　肌管系统结构模式图

在肌节的中间部位，与肌原纤维平行排列，它们互相连通形成网状包绕肌原纤维，但不与细胞外液或胞浆沟通，只是在接近肌节两端的横管处时，其管腔出现膨大，称为终池。终池内 Ca^{2+} 的浓度比肌浆高 1000 倍以上，膜上有 Ca^{2+} 释放通道（Ca^{2+} release channel）或称 ryanodine 受体（ryanodine receptor，RYR），与其对置的 T 管膜或肌膜上有 L 型 Ca^{2+} 通道。每一横管和来自两侧肌节的纵管终池，构成所谓的三联管（triad）结构。横管和纵管的膜在三联管结构处并不接触，中间被约 12nm 的胞浆隔开。三联管的作用是把从横管传来的电信息和终池的 Ca^{2+} 释放连接起来，完成横管向肌浆网的信息传递，它在兴奋-收缩耦联过程中起重要作用（见下文）。

（三）骨骼肌收缩的分子机制

目前用肌节中粗、细肌丝的相对滑行来说明肌肉收缩的机制。这一被称为滑行学说（sliding theory）的主要内容是：肌肉的缩短是由于肌节中细肌丝在粗肌丝之间的滑行，而肌肉的长度和结构不变，即当肌肉收缩时，由 Z 线发出的细肌丝在某种力量的作用下主动向暗带中央滑动，结果相邻的各 Z 线互相靠近，肌节的长度变短，从而导致肌原纤维乃至整条肌纤维和整块肌肉的缩短。这一理论最直接的证据是肌肉收缩时暗带长度不变，只有明带缩短，同时可见 H 带相应变窄。

1. 肌丝的分子组成　粗肌丝（thick filament）主要由肌球蛋白（myosin）组成，一个肌球蛋白分子包括头部和杆部两部分。在粗肌丝内，肌球蛋白分子的杆部朝向 M 线，呈束状排列，而它的头部则规律地分布在粗肌丝表面，形成横桥（图 2-16A）。横桥的主要特性有二：一是横桥在一定条件下可以和细肌丝上的肌动蛋白分子呈可逆性的结合，同时出现横桥向 M 线方向的扭动；二是横桥具有 ATP 酶的作用，可以分解 ATP 而获得能量，作为横桥扭动和作功的能量来源。所以横桥在细肌丝滑行过程中有重要作用，是拉动细肌丝滑行的直接发动者。

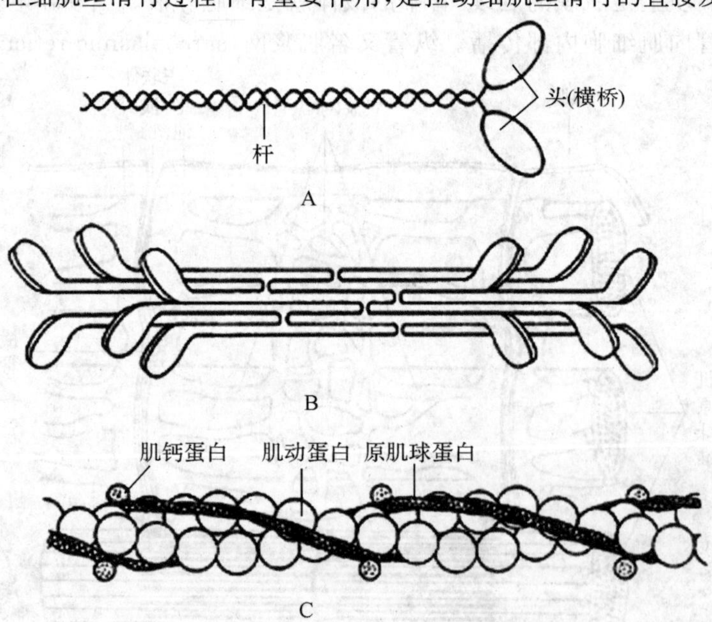

图 2-16　肌丝分子结构示意图

A. 肌球蛋白；B. 粗肌丝（肌球蛋白在其中的排列）；C. 细肌丝及其组成的蛋白质分子

细肌丝由三种蛋白质分子组成，即肌动蛋白(actin)、原肌球蛋白(tropomyosin)和肌钙蛋白(troponin)(图 2-16C)，它们在细肌丝中的比例为 7∶1∶1。肌动蛋白是球形分子，它在细肌丝中聚合成两条链并相互缠绕形成螺旋，构成细肌丝的主干。原肌球蛋白是长杆状分子，也是由两条肽链形成的双螺旋分子，其长度约相当于 7 个肌动蛋白单体。在细肌丝中，原肌球蛋白分子首尾相连，行走于肌动蛋白双螺旋的浅沟附近，阻止肌动蛋白分子与横桥头部的结合，在肌肉收缩中起调节作用。每个原肌球蛋白分子上还结合有另一个蛋白，即肌钙蛋白，它是由三个亚单位组成的球形分子，三个亚单位分别是肌钙蛋白 T(troponin T, TnT)、肌钙蛋白 I(troponin I, TnI)和肌钙蛋白 C(troponin C, TnC)。其中，TnT 是与原肌球蛋白结合的亚单位，TnI 是与肌动蛋白结合的亚单位，TnC 是结合 Ca^{2+} 的亚单位，每个 TnC 可结合 4 个 Ca^{2+}，并在结合 Ca^{2+} 后启动收缩过程。肌动蛋白和肌球蛋白与肌丝滑行有直接的关系，故被称为收缩蛋白质。原肌球蛋白和肌钙蛋白虽然不直接参加肌细胞收缩，但它们对收缩过程起着重要的调控作用，故合称调节蛋白。

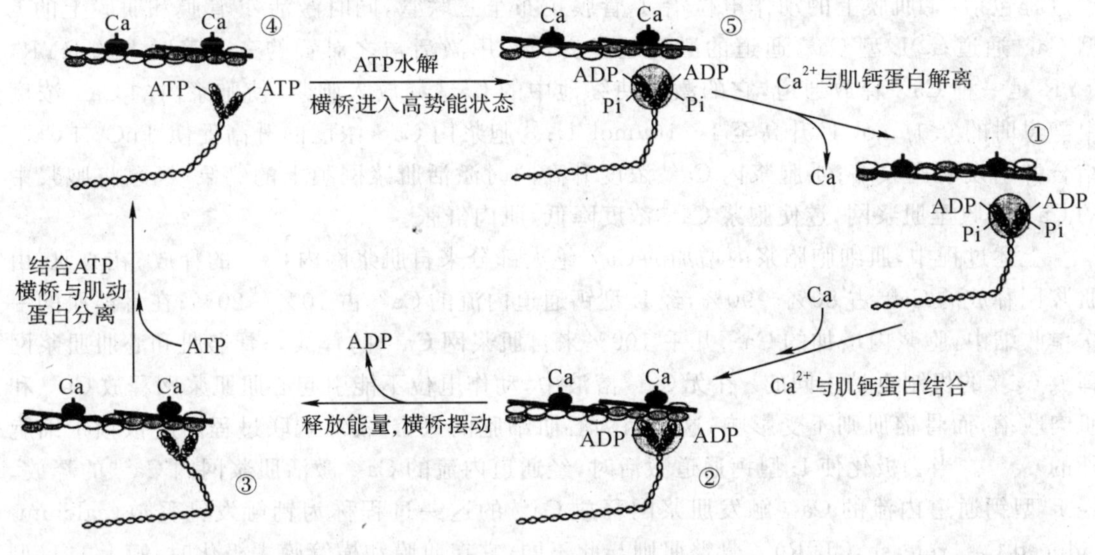

图 2-17　横桥周期

2. 收缩过程　肌肉收缩的基本过程是在肌动蛋白与肌球蛋白的相互作用下，将分解 ATP 所释放的化学能转变成机械能的过程。能量转换发生在肌球蛋白头部与肌动蛋白之间，其主要过程包括以下几个步骤(图 2-17)：①横桥头部具有 ATP 酶活性，在舒张状态时，横桥结合的 ATP 被分解，分解产物 ADP 和无机磷酸仍留在头部，此时的横桥处于高热能状态，其方位与细肌丝成 90°，并对细肌丝上的肌动蛋白具有高度亲和力，但并不能与肌动蛋白结合，因为肌钙蛋白与原肌球蛋白的复合物覆盖了肌动蛋白的活化位点。②当胞浆内 Ca^{2+} 浓度升高时，肌钙蛋白与 Ca^{2+} 结合并发生变构，导致 TnI 与肌动蛋白的结合减弱，使原肌球蛋白向肌动蛋白双螺旋沟槽的深部移动，从而暴露出肌动蛋白的活化位点，使肌球蛋白头部与肌动蛋白结合。③肌动蛋白与横桥头部的结合造成横桥头部构象发生改变，使头部向 M 线方向摆动 45°，并拖动细肌丝向 M 线方向滑动，从而将横桥头部贮存的能量(来自 ATP 的分解)转变为克服负荷的张力和肌节的缩短。横桥头部在发生变构和摆动的同时，结合的 ADP 和无机磷酸后便与之分离。④在 ADP 解离的位点，横桥头部马上又结合一个 ATP 分子。结合后，横桥头部对肌动蛋白的亲和力明显下降，遂使它与肌动蛋白解离。

横桥头部与肌动蛋白解离后，马上又将与它结合的 ATP 分解为 ADP 和无机磷酸，并恢复垂直于细肌丝的高势能状态和对肌动蛋白的高亲和力。此时，如果胞浆内的 Ca^{2+} 浓度较高，便又可与下一个新的肌动蛋白活化位点结合，重复上述收缩过程。如果胞浆内的 Ca^{2+} 浓度降低到静息水平，则 TnC 与 Ca^{2+} 解离，肌钙蛋白与原肌球蛋白复合物恢复原来的构象，竖起的横桥头部便不能与肌动蛋白上新的位点结合，肌肉进入舒张状态。上述横桥与肌动蛋白结合、摆动、复位、再结合的过程，称为横桥周期(cross-bridge cycling)。

(四)骨骼肌细胞的兴奋-收缩耦联

肌纤维的收缩总是在动作电位发生后数毫秒才开始出现。肌膜上的动作电位即兴奋过程通过某种中介环节引起以肌丝滑行为基础的肌肉收缩。以肌膜的电变化为特征的兴奋过程和以肌丝滑行为基础的收缩过程之间的中介过程称为兴奋-收缩耦联(excitation-contraction coupling)。Ca^{2+} 在耦联过程中起了关键性作用。一般认为，兴奋-收缩耦联的基本过程包括：①肌膜上的动作电位沿 T 管膜扩布至三联管，同时激活 T 管膜和肌膜上的 L 型 Ca^{2+} 通道；②L 型 Ca^{2+} 通道的激活通过变构作用激活与之对置的三联管膜上的 RYR，RYR 是一种 Ca^{2+} 释放通道，它的激活使终池中的 Ca^{2+} 释放入胞浆，使胞浆内的 Ca^{2+} 浓度由静息时的 0.1μmol/L 升高至 1～10μmol/L；③胞浆内 Ca^{2+} 浓度的升高促使 TnC 与 Ca^{2+} 结合并引发肌肉收缩；④胞浆内 Ca^{2+} 浓度升高同时激活肌浆网膜上的钙泵，钙泵将胞浆中的 Ca^{2+} 回收至肌浆网，遂使胞浆 Ca^{2+} 浓度降低，肌肉舒张。

上述过程中，肌细胞胞浆内增加的 Ca^{2+} 绝大部分来自肌浆网内 Ca^{2+} 的释放。在心肌，由肌浆网释放的 Ca^{2+} 占 80%～90%，经 L 型钙通道内流的 Ca^{2+} 占 10%～20%；在骨骼肌的一次单收缩中，胞浆内增加的 Ca^{2+} 几乎 100%来自肌浆网 Ca^{2+} 的释放。骨骼肌和心肌肌浆网释放 Ca^{2+} 的机制也是不同的。在无 Ca^{2+} 溶液中，动作电位不能引起心肌肌浆网释放 Ca^{2+} 和肌肉收缩，而骨骼肌则不受影响，这是因为心肌细胞的兴奋-收缩耦联过程高度依赖于细胞外的 Ca^{2+}。当去极化使 L 型钙通道激活时，经通道内流的 Ca^{2+} 激活肌浆网内 Ca^{2+} 的释放。经 L 型钙通道内流的 Ca^{2+} 触发肌浆网释放 Ca^{2+} 的这一过程称为钙触发钙释放(calcium-induced Ca^{2+}release，CICR)。骨骼肌则与此不同，它在肌膜和横管膜去极化时，膜上的 L 型钙通道被激活但不开放(该通道完全开放需要几百 ms，以至在动作电位持续的几百 ms 期间几乎没有 Ca^{2+} 流入)。L 型钙通道激活时的构象变化直接作用于肌浆网膜的 RYR，引发 RYR 释放 Ca^{2+}。L 型钙通道是作为一个电压敏感的信号转导分子，而不是作为离子通道来发挥作用的(图 2-18)。

胞浆内 Ca^{2+} 浓度的下降主要依赖于肌浆网膜上的钙泵，它每分解 1 分子 ATP 可将 2 个 Ca^{2+} 由胞浆转运至肌浆网，使胞浆 Ca^{2+} 浓度下降和肌肉舒张。因此，肌肉舒张过程是一个主动过程，需要耗能。在骨骼肌舒张过程中，胞浆中升高的 Ca^{2+} 几乎全部被肌浆网上的钙泵回收；而在心肌，则大部分被肌浆网上的钙泵回收，另有 10%～20%的 Ca^{2+} 是经肌膜上的 Na^{+}/Ca^{2+} 交换体和钙泵排出胞外的。

(五)影响骨骼肌收缩效能的因素

肌肉收缩效能(performance of contraction)表现为收缩时产生的张力(force)和(或)缩短程度(shortening)，以及产生张力或缩短的速度(velocity)。如果收缩时肌肉长度保持不变而只有张力的增加，则这种收缩形式称为等长收缩(isometric contraction)；收缩时只发生肌

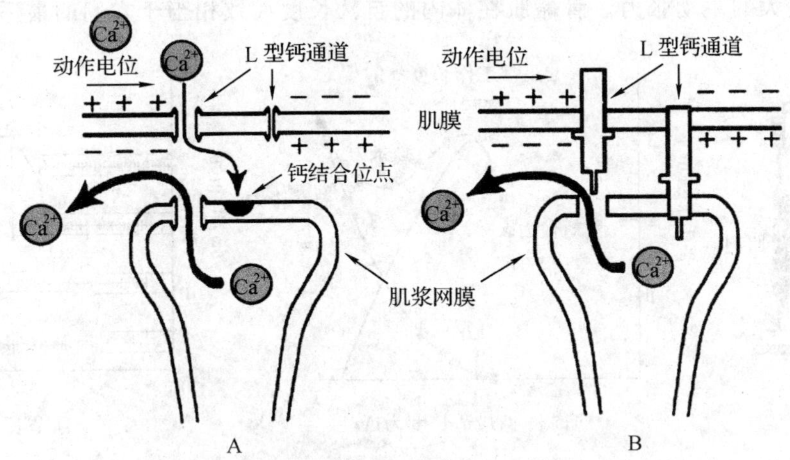

图 2-18　横纹肌肌浆网 Ca^{2+} 释放机制

A. 钙触发钙释放机制示意图。肌膜去极化激活 L 型钙通道和 Ca^{2+} 内流，后者结合于肌浆网结合位点引起钙释放通道开放

B. 构象变化触发钙释放机制示意图。肌膜去极化引起 L 型钙通道电压敏感肽段的位移，导致“拔塞”样作用的构象改变，使肌浆网钙释放通道开放

肉的缩短而张力保持不变，称为等张收缩(isotonic contraction)。骨骼肌的收缩效能是由收缩时承受的负荷、自身的收缩能力和总和效应等因素决定的。对骨骼肌而言，收缩的总和效应是调节其收缩效能最主要的因素。

1. 前负荷　前负荷(preload)是指肌肉收缩前所承受的负荷。前负荷决定了肌肉在收缩前的长度，亦即肌肉的初长度(initial length)，因而初长度可以作为前负荷的观测指标。

利用图 2-19A 装置在等长收缩的条件下，可以测定不同的肌肉长度对收缩张力的影响。当肌肉伸展到一定长度时，由于肌肉中结缔组织的回弹，会产生一定的被动张力，施加刺激后，又可记录到一个收缩后的张力，此张力为被动张力与肌肉主动收缩产生的张力之和，即总张力。将肌肉固定于不同的初长度进行测量，可得到被动张力和总张力与肌肉长度的关系曲线，两条曲线相减，即为主动张力与肌肉长度的关系曲线(图 2-19B)。该关系曲线表明，当前负荷逐渐增大时，它每次收缩产生的主动张力也相应地增大，但在超过某一限度后，再增加前负荷反而使主动张力越来越小，以致最后下降至零。这种肌肉收缩时产生最大张力的前负荷或初长度，称为最适前负荷或最适初长度(optimal initial length)。图 2-19C 是肌节长度与主动张力关系曲线。在曲线的 d 点，肌节的初长度最大，粗、细肌丝完全不重叠，肌肉收缩时产生的主动张力为零；在曲线 c 点和 b 点，肌节的初长度分别为 2.2μm 和 2.0μm，粗、细肌丝处于最适重叠状态，即所有的横桥都处于能与细肌丝重叠而有可能相互作用的位置(M 线两侧各 0.1μm 范围内无横桥)，肌肉等长收缩时产生的主动张力可达最大值；在曲线的 a 点，肌节长度为 1.6μm，细肌丝穿过 M 线，造成两侧细肌丝相互重叠而发生卷曲，影响了部分横桥与细肌丝的接触，收缩张力相应减少。以上结果表明，肌肉收缩产生的张力是与能和细肌丝接触的横桥数目成比例的，因此，最适肌节长度应是 2.0～2.2μm。由于整个肌肉的初长度决定了收缩前肌肉中每个肌节的长度和肌丝间的相互关系，因此能维持最适肌节长度的肌肉初长度，就是肌肉的最适初长度，也即最适前负荷。处于最适初长度时，肌肉收缩可以产生最大的主动张力。骨骼肌在体内的自然长度大致相当于它们的最适初长度。

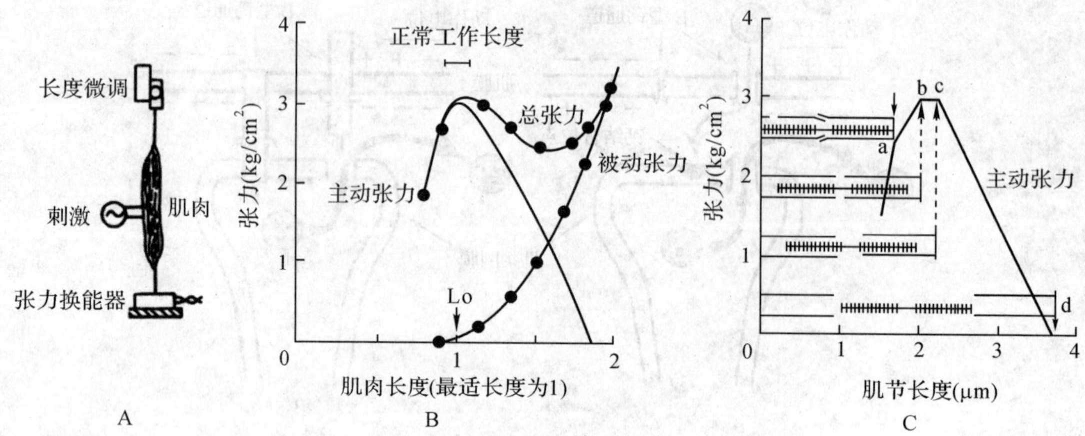

图 2-19　肌肉等长收缩时的长度-张力关系

A. 实验布置；B. 肌肉的长度-张力关系曲线，主动张力是由总张力和被动张力之差得到的；C. 肌节的长度-张力关系曲线

2. 后负荷　后负荷(afterload)是指肌肉开始收缩时才遇到的负荷或阻力。一般情况下，可以把肌肉的前负荷固定在它的最适前负荷，测定在不同后负荷情况下肌肉收缩产生的张力和缩短速度，可得到如图 2-20 所示的张力-速度曲线。该曲线表明，在有后负荷的条件下，肌肉能产生的张力和它收缩时的初速度呈反变关系。随着后负荷的增加，收缩张力增加而肌肉缩短速度减小。当后负荷增加到使肌肉不能缩短时，肌肉可产生最大等长收缩张力(P_0)；

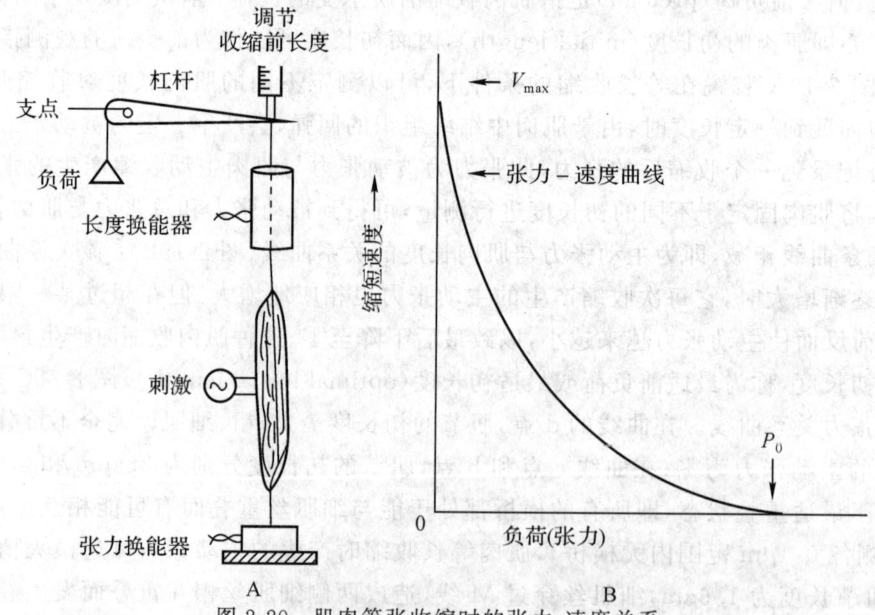

图 2-20　肌肉等张收缩时的张力-速度关系

A. 实验布置；B. 张力-速度关系曲线

V_{max}：负荷为零时肌肉缩短的最大速度

P_0：肌肉收缩的最大张力

当后负荷为零时，肌肉缩短可达最大缩短速度(V_{max})。

3. 肌肉收缩能力　肌肉收缩能力(contractility)是指与负荷无关的、决定收缩效能的肌肉的内在特性。很显然，肌肉收缩能力提高后，收缩时产生的张力和(或)缩短，以及产生张力和缩短的速度都会提高，表现为长度-张力曲线上移和张力-速度曲线右上移。肌肉收缩能力降低会有相反的表现。肌肉这种内在的收缩特性主要取决于兴奋-收缩耦联期间胞浆内Ca^{2+}的水平和肌球蛋白ATP酶的活性。例如，缺氧、酸中毒、肌肉中能源物质的缺乏，以及其他原因引起的兴奋-收缩耦联、肌肉蛋白质或横桥功能特性的改变，都可能降低肌肉收缩的效能；而咖啡因、肾上腺素等体液因素则可能通过影响肌肉的收缩机制而提高肌肉的收缩效能。

4. 收缩的总和　骨骼肌通过收缩的总和(summation)可以快速调节收缩的强度。总和的发生是在神经系统的调节下完成的，它有两种形式：运动单位数量的总和以及频率效应的总和。

一个脊髓前角运动神经元及其轴突分支所支配的全部肌纤维，总称为一个运动单位(motor unit)。运动单位的大小差别很大，不同运动单位所包含的肌纤维数可以从几根至上千根，而收缩时产生的张力相差可达50倍。弱收缩时，总是那些较小的运动神经元所支配的小运动单位发生收缩；随着收缩的加强，就会有越来越多和越来越大的运动单位参加收缩，产生的张力也随之增加；舒张时，停止放电和收缩的首先是最大的运动单位，最后才是最小的运动单位。骨骼肌的这种调节收缩强度的方式称为大小原则(size principle)。显然，弱收缩时，通过调节参与收缩的小运动单位的数量来改变收缩强度，会使调节更为精细。

运动神经元发放的冲动频率同样会影响骨骼肌的收缩形式和收缩强度。当骨骼肌受到一次短促的刺激时，可发生一次动作电位，随后出现一次收缩和舒张，这种形式的收缩称为单收缩(twitch)(图2-21A)。在一次单收缩中，由于动作电位时程(相当于绝对不应期)仅1～2ms，而收缩过程可达几十甚至几百ms，因而有可能在机械收缩过程中接受新的刺激并发生兴奋和收缩，于是新的收缩便与上次尚未结束的收缩发生总和。当骨骼肌受到频率较高的连续刺激时，可出现以这种总和过程为基础的强直收缩(tetanus)(图2-21B)。如果刺激频率相对较低，总和过程发生于舒张期，就会出现不完全强直收缩(incomplete tetanus)。提高刺激频率，使总和过程发生于收缩期，就会出现完全强直收缩(complete tetanus)。通常所说

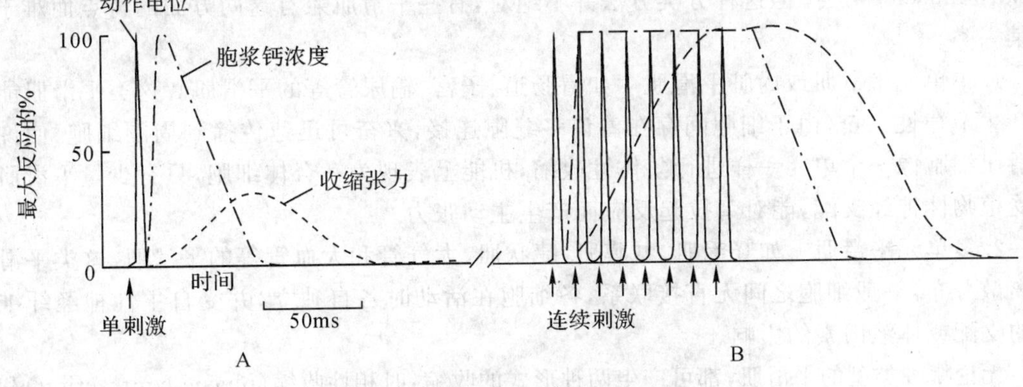

图2-21　刺激频率对骨骼肌收缩的影响

A. 单收缩　B. 强直收缩

的强直收缩是指完全强直收缩。在等长收缩条件下，强直收缩产生的张力可达单收缩的3～4倍。这是由于在单收缩时，肌浆内Ca^{2+}浓度升高的持续时间太短，以致被活化的收缩蛋白尚未产生最大张力时，肌浆Ca^{2+}浓度就开始下降。而强直收缩时，肌细胞连续兴奋，使肌浆Ca^{2+}浓度持续升高，从而使收缩力达到一个稳定的最大值。

在生理条件下，支配骨骼肌的传出神经总是发生连续的冲动，所以骨骼肌的收缩都是强直收缩。

二、平滑肌

平滑肌(smooth muscle)广泛分布于人体的消化、呼吸、血管、泌尿和生殖等系统。与横纹肌不同，平滑肌是一组异质性结构，它们不论在形态学排列和生理学特性等方面，都表现出明显的不一致，如在胃肠道、血管、子宫、输精管等处，平滑肌排列成层，而在脾和某些腺体等处则以独立成分存在；有些器官的平滑肌(如胃肠道)具有自发产生兴奋的特性，而有些平滑肌则不产生自发兴奋；同一种体液因素对不同部位的平滑肌可能具有不同的作用。因此，很难对平滑肌的基本特性作出概括，但其在结构和生理特性方面则具有某些基本的共同点。

(一)平滑肌的微细结构

平滑肌细胞一般呈梭形，直径约2～5 μm，长度20～500 μm，均远较骨骼肌细胞小。平滑肌细胞膜不内凹形成横小管，但可形成烧瓶状凹陷；肌浆网极不发达，其膜上钙泵的ATP酶活性低下，无三联管结构。平滑肌细胞内存在着粗、细肌丝，但排列不整齐，因此不表现显微镜下的横纹，也无肌节结构。粗肌丝主要由肌球蛋白组成，粗细不均，横桥头部的ATP酶活性低。细肌丝含有肌动蛋白和原肌球蛋白，无肌钙蛋白，但平滑肌细胞内存在着钙调蛋白，在功能上类似于肌钙蛋白。平滑肌中细肌丝与粗肌丝之比(12～18∶1)大大超过骨骼肌和心肌(2∶1)。在平滑肌细胞内有许多致密体，为梭形结构，细肌丝排列成束插入致密体，位于两个相邻致密体之间的细肌丝中有粗肌丝重叠。据认为，这种收缩单位类似于骨骼肌，致密体可能起着骨骼肌中Z线的作用。

(二)平滑肌的分类

尽管各种器官、组织的不同类型的平滑肌的特性很不相同，但一般可根据它们的形态与功能特性分为单单元平滑肌(single-unit smooth muscle)和多单元平滑肌(multi-unit smooth muscle)两类。但这种分类方法并不绝对，有些平滑肌兼有这两方面的特点而难于归入某一类。

1. 单单元平滑肌或内脏平滑肌　如胃肠道、子宫、输尿管等的平滑肌。这类平滑肌能自动产生节律性兴奋，由于细胞间存在着许多缝隙连接，兴奋可迅速传播到周围细胞，使许多平滑肌细胞像一个单元一样进行整体性收缩，机能上表现为一合体细胞。只有少量平滑肌细胞受植物性神经支配，能对牵拉起反应而产生主动张力。

2. 多单元平滑肌　如竖毛肌、虹膜肌、睫状肌、大气管和大血管等的平滑肌。这类平滑肌常离散分布，一般细胞之间无直接联系，各细胞在活动时各自独立，并受自主性神经纤维末梢的支配或体液因素的影响。

无论哪种类型的平滑肌，都可产生两种形式的收缩：时相性收缩(phasic contraction)和紧张性收缩(tonic contraction)。时相性收缩是一种间断的或节律性的收缩，如胃肠道的蠕动就是由管壁环行平滑肌的时相性收缩引起的。紧张性收缩是一种持续性的收缩活动，如血管张力就是由血管壁平滑肌的紧张性收缩引起的。因此，根据平滑肌的主要收缩形式，又可将平滑肌分为时相性平滑肌(phasic smooth muscle)和紧张性平滑肌(tonic smooth muscle)两大类。

(三)平滑肌的收缩机制

实验证明，平滑肌与横纹肌具有形状相似的长度-张力关系，因而推测平滑肌内的粗、细肌丝也构成类似横纹肌肌节的结构，并通过相互滑动来实现肌肉收缩。但是在平滑肌引起兴奋-收缩耦联和肌丝滑动的机制，与横纹肌有很大的不同。平滑肌收缩时，细胞内的肌丝虽然同样是由于肌浆内 Ca^{2+} 浓度升高引起的，但 Ca^{2+} 的来源与骨骼肌不同。骨骼肌的收缩几乎不受细胞外 Ca^{2+} 浓度的影响，肌浆内 Ca^{2+} 增加的几乎全部是从肌浆网释放的，而在平滑肌，当细胞外 Ca^{2+} 浓度降低到一定水平时，其收缩几乎完全停止。这说明平滑肌收缩对细胞外 Ca^{2+} 的浓度依赖性很大。这是由于平滑肌肌浆网不发达，兴奋-收缩耦联期间增加的 Ca^{2+} 有相当多的部分是经肌膜流入的，它与由肌浆网释放入肌浆的 Ca^{2+} 构成平滑肌兴奋-收缩耦联期间肌浆内 Ca^{2+} 浓度升高的两个主要途径。平滑肌的肌丝滑行机制也不同于骨骼肌。平滑肌的细肌丝没有肌钙蛋白，而主要由肌动蛋白和原肌球蛋白构成；粗肌丝由肌球蛋白构成，肌球蛋白分子与横纹肌相似，也是由一对重链和两对轻链构成。目前比较一致的看法是，平滑肌收缩时，横桥与细肌丝中肌动蛋白的结合是由肌浆中的肌球蛋白轻链激酶(myosin light chain kinase，MLCK)使横桥头部的一对重链磷酸化引起的，其主要过程包括：①肌浆内 Ca^{2+} 浓度升高时，Ca^{2+} 与钙调蛋白(calmodulin，CaM)结合，生成钙与钙调蛋白的复合物($4Ca^{2+}\cdot CaM$)。②$4Ca^{2+}\cdot CaM$ 与 MLCK 结合，并使之激活。③活化的 MLCK 使肌球蛋白轻链(myosin light chain，MLC)磷酸化。④MLC 磷酸化引起肌球蛋白头部的构象改变，从而导致横桥与细肌丝肌动蛋白的结合。⑤进入与横纹肌相似的横桥周期并产生张力和缩短。⑥肌浆内 Ca^{2+} 浓度下降时，MLCK 失活，MLC 在磷酸酶作用下脱磷酸，横桥便与细肌丝的肌动蛋白解离，肌肉舒张。

尽管平滑肌的收缩过程也包括类似骨骼肌的横桥周期，但它的横桥摆动速度只有骨骼肌的 1/10～1/300，因而收缩过程缓慢；由于横桥周期较长，横桥与肌动蛋白作用的时间也较长，使每瞬间处于结合状态的横桥数目增加，因而能维持较高的张力。另一方面，平滑肌收缩时能量消耗也很少，据测定，在产生同等张力的情况下，平滑肌收缩所需的能量只有骨骼肌的 1/10～1/300。这是因为一个横桥周期只消耗一分子 ATP，而与周期长短无关。

【复习思考题】

1. 名词解释

单纯扩散　易化扩散　主动转运　钠-钾泵　刺激　兴奋　兴奋性
静息电位　动作电位　阈电位　终板电位　兴奋-收缩耦联　等长收缩
等张收缩

2. 试述细胞膜物质转运的形式及机制。
3. 何谓钠泵？其运转机制以及生理意义是什么？
4. 试述主要的信号跨膜转导路径，并简述 G 蛋白耦联受体介导的信号转导过程。
5. 何谓静息电位、动作电位？形成原理是什么？

6. 试比较局部电位与动作电位的区别。

7. 在生理实验过程中，人工地轻度增加细胞外液 K^+ 浓度时，细胞静息电位和动作电位有何改变？为什么？

8. 试述神经-肌接头处的兴奋传递过程。

（高 琴 王琳琳）

第三章 血液

【教学要求】

了解血液的组成，血细胞生成的调节，输血的原则；掌握血细胞的特性和功能，生理止血机制，抗凝和纤溶，血型。

【内容提要】

1. 血液由血细胞和血浆组成。正常人总血量占体重的7%～8%。血液的主要功能：运输功能、调节功能、防御功能、生理止血功能。

2. 血浆渗透压由大分子血浆蛋白组成的胶体渗透压和由电解质、葡萄糖等小分子物质组成的晶体渗透压构成。晶体渗透压是形成血浆渗透压的主要部分，对于调节细胞内外水分的交换，维持红细胞的正常形态和功能具有重要的作用；血浆胶体渗透压对于调节血管内外水分的交换，维持血容量具有重要的作用。

3. 红细胞的主要功能是运输O_2和CO_2。红细胞具有通透性、可塑变形性、悬浮稳定性和渗透脆性。红细胞合成血红蛋白所需的原料主要是铁和蛋白质，红细胞生成的促成熟因素主要是维生素B_{12}和叶酸。红细胞的生成主要受促红细胞生成素的调节。

4. 白细胞包括中性粒细胞、嗜酸性粒细胞、嗜碱性粒细胞、单核细胞和淋巴细胞。白细胞的主要功能是产生特异性免疫和非特异性免疫，从而维持机体生存。

5. 血小板的生理特性包括黏附、聚集、释放、收缩、吸附。血小板的功能：维持血管内皮的完整性，促进生理性止血，参与血液凝固。生理性止血的主要过程包括血管收缩、血小板血栓形成和血液凝固三个阶段。

6. 血液由流动的液体经一系列酶促反应转变为不能流动的凝胶状半固体的过程称为血液凝固。血液凝固过程的三个阶段：因子Ⅹ的激活和凝血酶原激活物形成，凝血酶形成，纤维蛋白形成。因子Ⅹ的激活包括内源性和外源性凝血途径。内源性凝血途径始于Ⅻ因子的激活；外源性凝血途径始于因子Ⅲ与血液的接触。

7. 血液中的抗凝系统主要包括细胞抗凝系统和体液抗凝系统，主要的抗凝物质是组织因子途径抑制物、抗凝血酶Ⅲ和肝素。

8. 在纤维蛋白溶解系统的作用下，纤维蛋白和纤维蛋白原被水解液化，使血管保持通畅。纤维蛋白溶解的两个基本过程：纤溶酶原的激活和纤维蛋白的降解。

9. 人类有许多血型系统，ABO 血型系统是人类最基本的血型系统。ABO 血型是以红细胞膜表面 A、B 凝集原的有无及其种类来作为其分类依据的，分为 A 型、B 型、AB 型和 O 型四种。血型不相容输血可引起严重的输血反应。

血液(blood)是由血细胞(blood cells)和血浆(plasma)组成的、流动于心血管系统中的流体组织。血液借助心脏作功提供的能量，在心血管系统内周而复始循环流动。

第一节 概 述

一、血液的组成和功能

血液由血细胞和血浆两部分组成，其组成归纳于图 3-1。

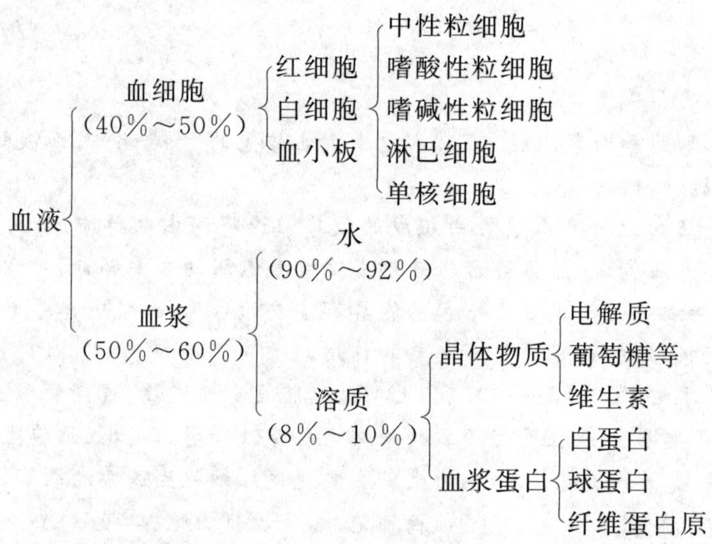

图 3-1 血液的组成

血液的主要功能是：

1. 运输功能 机体各组织细胞代谢所需要的营养物质和所产生的代谢产物都需通过血液运输，以满足细胞代谢活动的需要；同时，机体内分泌细胞分泌的生物活性物质如激素等，也通过血液运输到达相应的组织器官，调节其活动。

2. 调节功能 血液可通过吸收机体代谢产生的热量，并经血液循环输送至皮肤等散热器官散发到外界，而参与体温调节。血细胞亦可合成分泌某些生物活性物质，参与机体功能活动的调节。而且，血液中含有的多种缓冲物质可缓冲代谢产物引起的 pH 值变化，从而参与机体酸碱平衡的调节。

3. 防御功能 在血液中，与机体防御和免疫功能有关的成分包括白细胞、淋巴细胞、巨噬细胞、各种免疫抗体和补体系统，可对抗或吞噬侵入人体的病原微生物。

4.生理止血功能 血小板和血浆中的凝血因子在生理止血和血液凝固过程中发挥重要作用，可防止小血管破裂时发生大量出血。

需要指出的是，血液的各项功能只有在心血管系统正常活动的情况下才能实现，同时，血液在心血管系统内循环流动，是沟通外环境与机体、各部位组织液相互联系的场所，故测定血液中各成分及理化性质的变化，可及时反映机体内环境和各组织器官功能活动的变化。

二、血量与血细胞比容

(一)血量

体内血液的总量称血量(blood volume)，正常人总血量约占体重的7%～8%，一个体重为60kg的成人，其血量约为4.2～4.8L。人体血液约90%在心血管内循环流动，称循环血量，另有10%的血液贮存在肝、肺、肠系膜、皮下静脉等处，称贮存血量。机体在剧烈运动、情绪激动或大量失血时，贮存血量可参与血液循环，以补充循环血量。血量的相对稳定是维持机体正常生命活动的重要保证，只有血量相对稳定才能使机体的血压维持在正常水平，保证全身各器官、组织的血液供应。

(二)血细胞比容

将血液从手臂浅表静脉抽出，加入适量的抗凝剂(多用草酸胺和草酸钾的混合物)后，以每分钟3000转的速度离心30分钟，使血细胞下沉压紧，即可测出血细胞占全血容积的百分比值，称血细胞比容(hematocrit value)。血细胞比容正常值，男性约为40%～50%，女性约为37%～48%。由于血细胞中绝大多数是红细胞，故血细胞比容又称红细胞比容。测定血细胞比容可反映全血中细胞数量和血浆容量的相对关系，如严重贫血患者血细胞比容常减小，严重脱水患者的血细胞比容常增大。

三、血液的理化特性

(一)血液的比重

血液的比重约为1.050～1.060，血浆的比重约为1.025～1.030。全血的比重大于血浆，说明血细胞的比重大于血浆。据测定，红细胞的比重约为1.090～1.092。因此，全血的比重主要取决于红细胞的数量，而血浆的比重主要取决于血浆蛋白的数量。

(二)血液的黏滞性

血液的黏滞性一般是指血液与水相比的相对黏滞性，血液的黏滞性约为水的4～5倍，血浆的黏滞性约为水的1.6～2.4倍。由于液体的黏滞性来自液体内部各分子之间的摩擦力，因此，血液的黏滞性主要取决于红细胞的数量，而血浆的黏滞性则主要取决于血浆蛋白的数量。当血流速度较缓慢时，红细胞易发生叠连或聚集，此时血液的黏滞性将大大增加，从而使血流阻力增加。在发生严重脱水、大面积烧伤时，血液的黏滞性常增加。

(三)血浆渗透压

渗透压(osmotic pressure)是一切溶液所具有的特性，能够使水分子透过半透膜进入溶液。渗透压的高低取决于溶液中溶质的颗粒数，而水分子透过半透膜的方向和量则取决于膜两侧的渗透压差。血浆渗透压由大分子血浆蛋白组成的胶体渗透压(colloid osmotic pressure)和由电解质、葡萄糖等小分子物质组成的晶体渗透压(crystal osmotic pressure)两部分构成，正常值约为300mOsm/L(5800mmHg或773kPa)，其中血浆晶体渗透压占99%以上。

1.血浆晶体渗透压的作用　晶体渗透压是形成血浆渗透压的主要部分，主要由NaCl等小分子物质构成。由于无机盐、葡萄糖等物质的相对分子质量较小，可以自由通过毛细血管壁，所以其血浆浓度与组织液中的浓度相同。由于细胞膜对水溶性小分子物质的通透性有所不同，故大多数小分子晶体物质不能自由透过细胞膜。然而，细胞外液和细胞内液的溶质分子构成虽有差异，但两者的渗透压却基本相等，这使水分子的移动仍保持平衡。当血浆晶体渗透压升高时，可吸引红细胞内水分透过细胞膜进入血浆，引起红细胞皱缩；反之，当血浆晶体渗透压下降时，可使进入红细胞内的水分增加，引起红细胞膨胀，甚至红细胞膜破裂而致血红蛋白逸出，引起溶血。由此可见，血浆晶体渗透压保持相对稳定，对于调节细胞内外水分的交换，维持红细胞的正常形态和功能具有重要的作用。

在临床或生理实验室工作中，常将与血浆渗透压相等的溶液称为等渗溶液，如0.9%氯化钠溶液、5%葡萄糖溶液、1.9%尿素溶液等；将高于或低于血浆渗透压的溶液，称为高渗溶液或低渗溶液；将能使悬浮于其中的红细胞保持正常形态和体积的盐溶液，称为等张溶液，这里所指的"张力"是指溶液中不能透过红细胞膜的颗粒所形成的渗透压。一般而言，将红细胞置于等渗溶液中，可保持其形态的正常而不至于发生溶血。但红细胞并非在所有的等渗溶液中均可保持完整。如由于NaCl不能自由透过红细胞膜，所以0.9%氯化钠溶液既是等渗溶液，又是等张溶液，而1.9%尿素溶液虽是等渗溶液，但由于尿素分子可自由通过红细胞膜，红细胞置于其中将立即发生溶血，所以1.9%尿素溶液不是等张溶液。

2.血浆胶体渗透压的作用　血浆胶体渗透压正常值约1.5mOsm/L(25mmHg或3.3kPa)，主要由血浆蛋白构成，其中白蛋白含量多、相对分子质量相对较小，是构成血浆胶体的主要成分。由于血浆蛋白相对分子质量较大，难以透过毛细血管壁，而且血液中血浆蛋白浓度远高于组织间液，因此，血浆胶体渗透压明显高于组织液胶体渗透压，能够吸引组织间液的水分透过毛细血管壁进入血液，维持血容量。当血浆蛋白浓度下降，导致血浆胶体渗透压降低时，进入毛细血管的水分减少，易引起水肿。由此可见，血浆胶体渗透压对于调节血管内外水分的交换、维持血容量，具有重要的作用。

(四)血浆酸碱度

血浆酸碱度以pH值来表示，正常值为7.4±0.05，这是保证细胞进行正常新陈代谢的最佳值，过低引起酸中毒，过高则引起碱中毒。血浆酸碱度的高低与血浆缓冲对的缓冲作用、肺的呼吸功能和肾的泌尿功能有密切的关系，其中血浆缓冲对在维持血浆酸碱度的相对稳定中有重要作用。血浆中共有$NaHCO_3/H_2CO_3$、Na_2HPO_4/NaH_2PO_4、蛋白质钠盐/蛋白质三对缓冲对，其中最重要的是$NaHCO_3/H_2CO_3$。若$NaHCO_3/H_2CO_3$的比值能保持在20∶1，则血浆pH值便可维持在7.4左右。

第二节　血　浆

一、血浆与内环境

分布于血管内的血浆(占体重的5%)是细胞外液各组分中最活跃的部分，血浆通过毛细血管壁与组织液相互沟通，又通过肺、胃肠、肾、皮肤等器官与外环境相联系。因此，血浆不仅是血细胞生活的内环境，而且是整个机体内环境的重要组成部分。血浆成分的改变除受血细胞功能活动改变的影响外，更多的是受机体其他组织器官的活动和外环境变化的影响。在生理或病理情况下，机体组织器官代谢或功能活动若发生改变，往往会引起血浆中某些成分的变化。

二、血浆的成分

血浆是含多种溶质的水溶液，其成分主要是水、电解质、小分子有机物、血浆蛋白和 O_2、CO_2 等。

(一)水和电解质

水在血浆中约占 90%～92%。水是良好的溶剂，对于实现血液的运输功能、调节功能具有重要的作用。电解质包括 Na^+、K^+、Ca^{2+}、Mg^{2+}、Cl^-、HCO_3^-、HPO_4^{2-} 等。绝大多数电解质呈离子化状态，其中阳离子主要是 Na^+，阴离子主要是 Cl^-、HCO_3^-，它们在形成血浆晶体渗透压、缓冲酸碱平衡、维持神经肌肉兴奋性等方面具有重要作用。

(二)血浆蛋白

血浆中蛋白质约占 6%～8%，主要有白蛋白、球蛋白和纤维蛋白原。其中，用电泳法可将球蛋白再区分为 α_1-、α_2-、β-、γ-球蛋白等，正常成人血浆蛋白浓度约为 65～85g/L，其中白蛋白(A)约为 40～48g/L、球蛋白(G)约为 15～30g/L，A/G 比值约为 1.5～2.5。纤维蛋白原约为 1～4g/L。由于白蛋白和大多数球蛋白在肝脏合成，当肝功能异常时，A/G 比值常发生改变。

血浆蛋白的生理作用主要有：形成血浆胶体渗透压；作为载体运输激素、脂质、代谢产物等小分子物质；抵御病原微生物和毒素，参与免疫反应；参与血液凝固和纤维蛋白溶解的生理性止血以及营养功能等。

(三)非蛋白有机物

血浆非蛋白有机化合物包括含氮化合物和不含氮化合物两大类。

非蛋白含氮化合物主要有氨基酸、尿素、尿酸、肌酸、肌酐等，这些非蛋白含氮化合物通常又称非蛋白氮(NPN)，正常人血液中 NPN 浓度约为 14～25mmol/L，其中 1/3～2/3 为尿素氮。尿素、尿酸、肌酸、肌酐等是蛋白质和核酸的代谢产物，主要经肾排泄。当肾功能不良时，血浆中 NPN 浓度常升高。

血浆中不含氮的有机化合物主要是葡萄糖以及各种脂类、酮体、乳酸等。此外，血浆中还含有溶解的气体分子和一些微量物质如酶、维生素、激素等。

第三节　血细胞生理

一、红细胞

(一)红细胞的数量和形态

1. 红细胞的数量　正常成年男性为(4.5～5.5)×10^{12}/L(450 万～550 万/mm^3)；女性为(3.8～4.6)×10^{12}/L(380 万～460 万/mm^3)。红细胞(erythrocyte 或 red blood cell，RBC)

内的主要成分是血红蛋白(hemoglobin,Hb),其正常值成年男性为120～160g/L,女性为110～150g/L。新生儿血红蛋白浓度可达200g/L以上,出生后6个月降至最低,一岁后又逐渐升高,至青春期达到成人范围。若成人红细胞数量或血红蛋白浓度低于正常值的下限,称贫血。值得注意的是,在某些疾病如低蛋白血症、充血性心力衰竭时,由于血浆容量增加,血液被稀释,Hb浓度常降低,故易被误诊为贫血;而在脱水、大面积烧伤时,由于血液浓缩,Hb浓度常升高,即使有贫血也不易被发现。

2.红细胞的形态　正常红细胞呈双凹圆碟形,直径约7～8μm,周边最厚处为2.5μm,中央最薄处为1μm。红细胞的这一形态特征,使红细胞的表面积与容积之比大大增加,使红细胞具有可塑变形性、悬浮稳定性和渗透脆性等生理特征,并有利于红细胞实现其生理功能。

(二)红细胞的生理特性和功能

1.红细胞的生理特性　红细胞具有通透性、可塑变形性、悬浮稳定性和渗透脆性等生理特性。

(1)通透性　红细胞膜与其他细胞膜一样,以脂质双分子层为基本骨架,O_2、CO_2、尿素等脂溶性小分子物质可以自由通透,而非脂溶性物质如Na^+、K^+则不易通透。红细胞膜外Na^+浓度远高于膜内,而膜内K^+浓度则远高于膜外,这种浓度差的形成和维持主要依赖Na^+泵的耗能性主动转运。在低温环境下贮存较久的血液其血浆中的K^+浓度较高,主要是由于低温环境下Na^+泵的转运被抑制,使细胞内K^+外溢而造成的。

(2)可塑变形性　红细胞双凹圆碟形的特点,使红细胞可以产生很大的变形。在通过口径小于其直径的毛细血管或血窦孔隙时,红细胞将发生变形,并在通过后恢复原状。这种特性称为红细胞可塑变形性。衰老受损的红细胞其变形能力常降低。

(3)悬浮稳定性　虽然红细胞的比重远大于血浆,但红细胞在血浆中下沉却较为缓慢,能较长时间保持悬浮状态,这一特性称为红细胞的悬浮稳定性(suspension stability)。红细胞的悬浮稳定性通常可用红细胞沉降率(erythrocyte sedimentation rate,ESR)来反映;将抗凝全血置于血沉管中,垂直静置,使血细胞自然下沉,1小时末观察血沉管内血浆层的高度。正常值(魏氏法)第1小时末,男性为0～15mm,女性为0～20mm。沉降率增加,可表示红细胞悬浮稳定性降低。

红细胞双凹圆碟形的特点,使其膜表面积与细胞容积之比较大,红细胞与血浆之间产生的摩擦也较大,从而阻碍了红细胞的下沉。当血浆中球蛋白、纤维蛋白原及胆固醇增多时,易使红细胞彼此以凹面相贴发生叠连(rouleaux formation),红细胞叠连后,可使红细胞的表面积与容积之比减小,与血浆之间的摩擦也减小,此时血沉加快。而白蛋白、卵磷脂增多时,可阻碍红细胞发生叠连。因此,红细胞是否容易发生叠连主要取决于血浆的成分。月经期与妊娠期妇女和某些临床疾病如风湿热、结核病、恶性肿瘤患者的血沉常增快。

(4)渗透脆性　红细胞膜表面积与细胞容积之比较大。将红细胞置于渗透压稍低的溶液中,水分子可渗入红细胞内,此时红细胞表面积与容积之比减小,但细胞膜仍保持完整。随着溶液渗透压的逐渐下降,进入红细胞内的水分子也逐渐增多,红细胞开始膨胀直至破裂发生溶血。这表明红细胞膜对低渗溶液具有一定的抵抗力,这一特征称红细胞的渗透脆性(osmotic fragility)。红细胞膜对低渗溶液所具有的抵抗力越大,红细胞在低渗盐溶液中越不容易发生溶血,即红细胞渗透脆性越小。渗透脆性试验可反映红细胞渗透脆性的大小,正常红细胞在 0.45%～0.40% NaCl 溶液中开始出现部分溶血，在 0.35%～0.30% NaCl 溶液中出现完全溶血。刚成熟的红细胞对低渗溶液的抵抗力较强，其渗透脆性较小；而衰老的红细胞对低渗溶液的抵抗力降低，红细胞的渗透脆性增大。

2.红细胞的功能 红细胞的主要功能是运输 O_2 和 CO_2。红细胞的双凹圆碟形特点使其气体交换的面积较大，而由于细胞中心到细胞表面的距离较短，故有利于红细胞运输气体功能的实现。红细胞运输气体的功能主要是由血红蛋白来完成的。血液中的 O_2 约有 98.5%是 Hb 通过可逆的氧合过程与 O_2 结合，形成氧合血红蛋白(HbO_2)来运输的。由于红细胞在结合和携带 O_2 的过程中并不消耗 O_2，故可有效地提高红细胞运输 O_2 的效率。需要指出的是，红细胞运输气体的功能依赖于血红蛋白数量、存在部位和功能的正常与否，如严重贫血者极易引起缺氧，且血红蛋白只有存在于红细胞内才能发挥作用，一旦红细胞膜破裂，血红蛋白逸出到血浆中(如溶血)，将丧失其运输气体的功能。血红蛋白与 CO 的亲和力是其与 O_2 亲和力的 210 倍，血红蛋白一旦与 CO 结合，将丧失与 O_2 结合的能力。

红细胞内有四对缓冲对(血红蛋白钾盐/血红蛋白、氧合血红蛋白钾盐/氧合血红蛋白、H_2HPO_4/KH_2PO_4、$KHCO_3/H_2CO_3$)，能缓冲血液中酸碱度的变化。近年来的研究发现，红细胞能合成某些生物活性物质，如抗高血压因子，对心血管活动具有一定的调节作用。此外，红细胞膜表面存在有补体 C_3b 受体，能吸附抗原-补体(抗体)形成免疫复合物，由吞噬细胞吞噬，这表明红细胞还参与机体的免疫活动。

(三)红细胞的生成与破坏

1.红细胞的生成

(1)红细胞的生成部位 在机体生长过程的不同阶段，红细胞生成的部位有所不同，胚胎时期分别在卵黄囊、肝、脾和骨髓，出生以后则主要在红骨髓。随着个体的生长发育，长骨骨干骨髓组织逐渐被脂肪组织填充，此时，只有胸骨、肋骨、髂骨和长骨近端等骨髓组织具有造血功能。

骨髓造血是个连续而又分阶段进行的过程。造血的第一阶段是造血干细胞(hemopoietic stem cell)的自身复制和分化，形成各系定向祖细胞(committed progenitors)。第二阶段是定向祖细胞的定向分化增殖，形成红系祖细胞(colony forming unit-erythroid，CFU-E)、粒-单核系祖细胞、巨核系祖细胞和 TB 淋巴系祖细胞。第三阶段是各系前体细胞的发育成熟，如红系祖细胞经早幼、中幼、晚幼红细胞，发育为网织红细胞，最后成为成熟的红细胞。在红细胞的生成和成熟过程中，其细胞体积逐渐减小，细胞核逐渐消失，血红蛋白逐渐增加。由于红细胞、白细胞、血小板三类血细胞均起源于造血干细胞，故若骨髓造血功能受物理(如 X 射线、放射性同位素等)或化学(苯、有机砷、抗肿瘤药、氯霉素等)因素影响而抑制时，可引起再生障碍性贫血，常表现为红系、粒系和血小板系等三系血细胞减少。

(2)红细胞合成血红蛋白的原料和红细胞生成的促成熟因素 红细胞合成血红蛋白所需的原料主要是铁和蛋白质，在发育成熟过程中，需要维生素 B_{12}和叶酸作为辅酶参与。

1)铁 铁是合成血红蛋白所必需的原料，成人每天约需 20～30mg 用于血红蛋白的合成，其中约 95%来自体内铁的再生利用，再生利用的铁主要来自衰老破坏了的红细胞。衰老的红细胞被巨噬细胞吞噬后，血红蛋白被分解而释放出血红素中的铁(Fe^{2+})，Fe^{2+}与血浆中的铁蛋白结合后成为高铁(Fe^{3+})，聚集成铁黄素颗粒，贮存于巨噬细胞内。合成血红素时，Fe^{3+}先还原为 Fe^{2+}，并与铁蛋白分离，然后与血浆中的转铁蛋白结合，将 Fe^{2+} 转运至幼红细胞合成新的血红素。若食物中长期缺铁(外源性铁缺乏)或长期慢性失血(内源性铁缺乏),均可导致体内缺铁,使血红蛋白合成减少,引起缺铁性贫血,其特征是红细胞色素淡而体积小。

造血干细胞的发现及其临床应用

造血干细胞是一类可以分化成多种血细胞的多能干细胞。在20世纪60年代初,应用脾集落形成细胞定量法,给经射线照射的小鼠输入同系鼠骨髓细胞,在10～14天后在脾内形成可见的结节,它是由单一骨髓细胞发育分化而成的细胞集落,称之为脾集落形成单位(colony forming unit-spleen,CFU-S)。集落数与输入的细胞数成正比,它可分化发育为红细胞、粒细胞及巨核细胞,证明了造血干细胞的存在。造血干细胞的来源包括骨髓、外周血和脐血,分别称为骨髓造血干细胞、外周血的造血干细胞和脐带血的造血干细胞。

造血干细胞移植目前已广泛应用于多种疾病的治疗,如恶性血液病、非恶性难治性血液病、遗传性疾病和某些实体瘤治疗,并获得了较好的疗效。由于最初是通过抽取供体骨髓而获得造血干细胞,所以又称为骨髓移植。也就是说,人们以前常说的骨髓移植、骨髓捐献,实际上真正采集捐献的是造血干细胞。现在提倡采集外周血的造血干细胞,方法是先打三四天的外周血动员剂,将骨髓中的造血干细胞动员入血,然后用采血的方法来采集,这样的方法供者没有什么痛苦。

近年来,科学家们在对造血干细胞的研究中还取得了许多新进展并发现许多新功能。研究结果表明造血干细胞具有可塑性,可以转变为血管、肝脏、脂肪、神经、肌肉等组织细胞,在用造血干细胞治疗冠心病、神经损伤、血管闭塞性疾病等方面进行了有益的探讨。造血干细胞研究的每一个新发现或新进展都向临床应用迈进了一步。尽管一些方面还存在疑惑,还需要深入研究和进一步验证,但不断增多的在动物实验和临床研究的有效性报道,已向我们展示了造血干细胞对多种疾病的治疗潜力和广阔的临床应用前景。

2)维生素 B_{12}　维生素 B_{12} 是一种含钴的B族维生素,多存于动物类食品中,是红细胞分裂成熟过程所必需的辅助因子,可加强叶酸在体内的利用。胃黏膜壁细胞分泌的内因子,可与其结合形成维生素 B_{12}-内因子复合物,保护维生素 B_{12} 不被胃肠消化液破坏,并与回肠末端上皮细胞膜上的特异受体结合,促进维生素 B_{12} 的吸收。当胃大部切除或胃黏膜受损时,可因内因子缺乏引起维生素 B_{12} 吸收减少,影响红细胞的分裂成熟,导致巨幼红细胞性贫血,其特征是红细胞体积大而幼稚。

3)叶酸　食物中的叶酸进入体内后被还原和甲基化成为四氢叶酸,进入细胞内转变为多谷氨酸后,作为多种一碳基团的传递体参与DNA的合成。当叶酸缺乏时,红细胞的分裂成熟过程延缓,也可导致巨幼红细胞性贫血。叶酸的活化需维生素 B_{12} 的参与,因此,维生素 B_{12} 缺乏可引起叶酸的利用率下降。

2.红细胞的破坏　红细胞在血液中的平均寿命约120天。衰老或受损红细胞的变形能力减弱而脆性增加,在通过骨髓、脾等处的微小孔隙时,易发生滞留而被巨噬细胞所吞噬(血管外破坏),也可因受湍急血流的冲击而破损(血管内破坏)。

红细胞在血管内破坏后释放的血红蛋白立即与血浆中的 α_2 球蛋白-触珠蛋白结合,并被肝摄取，脱铁血红素转变为胆色素，铁则以铁黄素的形式沉着于肝细胞内。在脾内被吞噬的衰老红细胞中的铁可被再利用，而脱铁血红素也转变为胆色素。当发生严重溶血，血浆中的血红蛋白达到 1.0g/L 时，血浆中的血红蛋白已不能全部与触珠蛋白结合，此时游离的血红蛋白将经肾随尿排出体外，形成血红蛋白尿。

贫血及其诊断

贫血是指单位体积外周血中血红蛋白浓度(Hb)、红细胞计数(RBC)和(或)血细胞比容(HCT)低于相同年龄、性别和地区的正常标准。一般认为，在平原地区，成年男性 Hb＜120g/L、RBC＜4.5×10^{12}/L、HCT＜0.42/L；女性 Hb＜110g/L、RBC＜4.0×10^{12}/L、HCT＜0.37/L 就可诊断为贫血。在临床实际工作中，单项指标如红细胞计数不一定能准确地反映贫血的存在及贫血的程度，如缺铁性贫血(属小细胞低色素性贫血)患者，以 Hb 减少为特征，其红细胞的减少程度往往比血红蛋白降低程度轻；而巨幼红细胞性贫血(属大细胞性贫血)患者，以成熟细胞减少，并出现大量幼稚细胞为特征，其红细胞的减少程度往往比血红蛋白降低程度显著。由于红细胞的功能主要是由 Hb 来完成的，因此，在上述三项指标中，以 Hb 浓度降低最为重要。

贫血是临床上常见的、由多种不同原因或疾病引起的一种症状，而不是一个独立的疾病。在诊断贫血时，由于不同年龄、不同性别、不同海拔和不同地区的人群中，Hb 的浓度各有差异，因而，所谓 Hb、RBC、HCT 的正常值也是相对而言的，如新生儿的 Hb、RBC、HCT 通常比成人高；婴儿、儿童和妊娠期妇女的 Hb 浓度较成人低；久居高原地区居民的 Hb 浓度较海平面居民高。在某些疾病，如低蛋白血症、充血性心力衰竭时，由于血浆容量增加，血液被稀释，Hb 浓度常降低，易被误诊为贫血；而在脱水、大面积烧伤时，由于血液浓缩，Hb 浓度常升高，即使有贫血也不容易被发现。所以，在诊断贫血时应考虑各种因素的影响，找出病因，针对病因进行防治，以取得较好效果。

(四)红细胞生成的调节

目前已经证明红细胞的生成主要受体液因素的调节，包括爆式促进激活物、促红细胞生成素和雄激素。

1. 爆式促进激活物　爆式促进激活物(burst promoting activator, BPA)是一类相对分子质量为 25000～40000 的糖蛋白，主要以早期红系祖细胞(burst promoting activator-erythroid, BFU-E)为其作用的靶细胞，促进 BFU-E 从细胞周期的静息期(G_0 期)进入 DNA 合成期(S 期)，使早期红系祖细胞增殖活动加强。

2. 促红细胞生成素　促红细胞生成素(erythropoietin, EPO)是一种相对分子质量为 34000 的糖蛋白，主要由肾皮质管周细胞产生，其他组织如肝脏、巨噬细胞亦能合成分泌少量 EPO。当机体缺氧时可使肾脏产生促红细胞生成素。促红细胞生成素促进晚期红系祖细胞增殖和分化，加速红系前体细胞的增殖分化并促进骨髓释放网织红细胞。EPO 对早期红系祖细胞的增殖分化亦有促进作用。当红细胞数量增加，血液运氧能力增强时，缺氧得到改善，此时血氧分压升高可负反馈抑制肾脏分泌促红细胞生成素，从而使红细胞数量保持相对稳定(图 3-2)。由于肾是合成 EPO 的主要部位，因此晚期肾病患者常可由于 EPO 的显著减少而引起难以纠正的贫血。

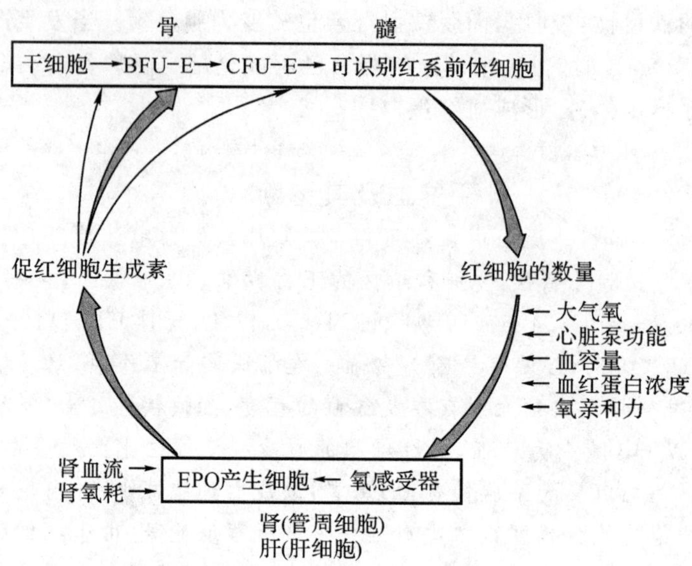

图 3-2 促红细胞生成素对红细胞生成调节示意图

3.雄激素 红细胞数量和血红蛋白浓度的男女性别差异，在青春期前并不存在。男性进入青春期后，雄激素一方面可直接刺激骨髓造血，促进有关血红蛋白合成酶系的活性，加速血红蛋白的合成和有核红细胞的分裂；另一方面可促进肾脏分泌EPO，增强EPO的作用，从而促进骨髓造血。这可能是男性红细胞数量和血红蛋白浓度均高于女性的原因之一。

二、白细胞

(一)白细胞数量和分类计数

正常成人外周血白细胞(leukocyte 或 white blood cell，WBC)总数约为(4.0～10.0)×10^9/L(4000～10000/mm^3)。分别计数各类白细胞占白细胞总数的百分比，称白细胞分类计数。各类白细胞的的数量和百分比见表 3-1。

表 3-1 血液中各类白细胞的正常值

	绝对值(×10^9/L)	百分比(%)
中性粒细胞	2.0～7.0	50～70
嗜酸性粒细胞	0.02～0.5	0.5～5
嗜碱性粒细胞	0.0～1.0	0～1
单核细胞	0.12～0.8	3～8
淋巴细胞	0.8～4.0	20～40

(二)白细胞的生理特性和功能

除淋巴细胞外，所有的白细胞均具有伸出伪足作变形运动的能力，通过变形运动使白细胞得以穿过毛细血管进入组织，此过程称白细胞渗出(diapedisis)。白细胞具有趋向某些化学物质游走的特性，称趋化性(chemotaxis)。人体细胞的降解产物、抗原-抗体复合物、细菌及细菌毒素等对白细胞的游走具有趋化作用。白细胞可按照这些化学物质的浓度梯度游走到这些物质的周围，将异物包围并通过入胞作用吞噬异物。

1. 中性粒细胞　血管内的中性粒细胞约有一半随血流循环，称循环池粒细胞，可反映在白细胞分类计数中；另一半则不随血液流动而附着在小血管壁上，称边缘池粒细胞。此外，在骨髓中尚贮存有 2.5×10^9 个/L 成熟的中性粒细胞，称贮存粒细胞。当机体需要时，边缘池粒细胞和贮存粒细胞可转变为循环粒细胞，使周围血液中的中性粒细胞数量大大增加。中性粒细胞具有较强的变形运动能力，使它得以很快穿过毛细血管进入组织而发挥作用。因此，中性粒细胞在血管内停留的时间一般仅 6～8 小时。循环血液中的中性粒细胞，其细胞核一般可分 3～5 叶，分叶数随其老化而增加。

中性粒细胞具有非特异性细胞免疫功能，其吞噬能力虽不及单核细胞，但其数量多、变形能力强，处于机体抵抗微生物病原体，尤其是化脓性细菌的第一线。在急性化脓性炎症时，其数量常明显增加。若血液中出现大量分叶少的中性粒细胞，称细胞核左移，常提示可能有严重感染。当炎症发生时，中性粒细胞受细菌或细菌毒素等趋化性物质的吸引，游走到炎症部位吞噬细菌，并利用细胞内含有的大量溶酶体酶分解细菌。当体内中性粒细胞减少至 1×10^9 个/L 时，机体对化脓性细胞的抵抗力将明显下降，极易引发感染。此外，中性粒细胞还可吞噬衰老受损的红细胞和抗原-抗体复合物。

2. 单核细胞　单核细胞在血液中停留约 2～3 天后迁移到周围组织，并进一步成熟为巨噬细胞（单核-巨噬细胞），并使其吞噬能力大大增强。单核-巨噬细胞能合成、释放多种细胞因子，如集落刺激因子、白介素、肿瘤坏死因子、干扰素等，并在抗原信息传递、特异性免疫应答的诱导和调节中起重要作用。单核细胞内含有大量的非特异性酯酶并具有更强的吞噬能力，在某些慢性炎症时，其数量常常增加。

3. 嗜碱性粒细胞　嗜碱性粒细胞无吞噬能力，在血液中平均循环约 12 小时。嗜碱性粒细胞能合成并释放组胺、过敏性慢反应物质、嗜酸性粒细胞趋化因子和肝素等。组胺、过敏性慢反应物质可使毛细血管壁通透性增加、细支气管平滑肌收缩，引起荨麻疹、哮喘等过敏症状。因此，嗜碱性粒细胞在速发型过敏反应中起重要作用。嗜酸性粒细胞趋化因子能吸引嗜酸性粒细胞聚集于局部，以限制嗜碱性粒细胞在过敏反应中的作用。肝素具有抗凝血作用，并可作为脂酶的辅基加快脂肪的分解。

4. 嗜酸性粒细胞　嗜酸性粒细胞变形和吞噬能力较弱，缺乏溶菌酶，故基本上无杀菌作用，其功能与过敏反应有关。嗜酸性粒细胞可合成前列腺素 E，抑制嗜碱性粒细胞合成和释放生物活性物质，吞噬嗜碱性粒细胞所释放的活性颗粒，释放组织胺酶，破坏嗜碱性粒细胞所释放的组胺等活性物质，从而限制嗜碱性粒细胞在速发型过敏反应中的作用。嗜酸性粒细胞还可通过释放碱性蛋白和过氧化酶损伤蠕虫体，参与对蠕虫感染时的免疫反应。当机体发生速发型过敏反应、蠕虫感染时，其数量常增加。

5. 淋巴细胞　淋巴细胞具有后天获得性特异性免疫功能，在免疫应答反应过程中起核心作用。其中，主要在胸腺发育成熟的淋巴细胞（T 细胞），可通过产生多种淋巴因子完成细胞免疫；主要在骨髓发育成熟的淋巴细胞（B 细胞），可通过产生免疫球蛋白（抗体）完成体液免疫。此外，还有第三类淋巴细胞，又称自然杀伤细胞（NK 细胞），具有抗肿瘤、抗感染和免疫调节等作用。

（三）白细胞的生成和破坏

白细胞与红细胞和血小板一样，都起源于骨髓中的造血干细胞。白细胞的分化和增殖主要受集落刺激因子（colony stimulating factor，CSF）的调节。CSF 是一组具有广泛作用的、能刺激血细胞生长各个阶段的糖蛋白。CSF 主要包括粒-巨噬细胞集落刺激因子、粒细胞集落刺激因子、巨核细胞集落刺激因子等。

由于白细胞在血液中停留的时间较短，其寿命较难确定，其破坏过程大多为自然衰老，或在吞噬细菌后因释放溶酶体酶而发生“自我溶解”，或进入组织发育转变为其他细胞如巨噬细胞。

三、血小板

血小板(platelets 或 thrombocyte)是从骨髓成熟的巨核细胞浆裂解脱落下来的具有生物活性的小块胞质。正常成人血小板的数量约为(100～300)×10^9/L(10 万～30 万/mm^3)，但可随季节、昼夜和部位而发生变化，如冬季高于春季、午后高于清晨、静脉高于毛细血管，其变化幅度一般在 6%～10%。

(一)血小板的生理特性

血小板的功能与其生理特性有密切关系。

1. 黏附　血小板与非血小板表面的黏着，称血小板黏附(adhesion)。当血管受损后，血管壁下的胶原纤维暴露，血浆中的某些成分首先与胶原纤维结合，再与血小板膜糖蛋白结合，形成胶原-血浆成分-血小板，使血小板黏附于血管壁。血小板在黏附过程中需要 Ca^{2+} 的参与，血小板发生黏附后即被迅速激活，产生变形、黏附、聚集和释放等反应。因此，血小板黏附这一特性是其参与生理止血过程的重要机制之一。

2. 聚集　血小板彼此黏着的现象称血小板聚集(aggregation)。引起血小板聚集的因素统称为致聚剂，如二磷酸腺苷(ADP)、肾上腺素、5-羟色胺、组胺、胶原、凝血酶等，其中 ADP 是引起血小板聚集的最重要物质。血小板聚集可分为两个时相，即第一时相和第二时相。在血管壁受损胶原纤维暴露引起血小板黏着的同时，局部组织释放的致聚剂可引起血小板第一时相聚集，但这时的聚集为可逆性聚集。第一时相发生的聚集可促使血小板释放内源性 ADP，在 Ca^{2+} 和纤维蛋白原的参与下，引起不可逆的第二时相聚集。血小板的聚集可明显促进血小板血栓的形成。某些药物如阿斯匹林可抑制血小板的聚集。

3. 释放　血小板受刺激后，将贮存在致密颗粒、α-颗粒或溶酶体内的物质排出的现象，称血小板的释放。血小板的生理功能与其所释放的物质有密切的关系，这些物质主要有：ADP、ATP、5-羟色胺、血小板因子 4、血小板因子 5、血小板源性生长因子、血栓素烷 A_2、纤维蛋白原、Ca^{2+} 等。许多生理性和病理性因素均可引起血小板的释放反应，而且血小板的黏附、聚集、释放几乎是同时发生的。

4. 收缩　血小板含有收缩蛋白 A 和 M，其作用类似于肌原纤维中的肌纤蛋白和肌凝蛋白，具有 ATP 酶的活性，在 Ca^{2+} 的参与下可发生收缩。当血凝块形成后，血凝块中的血小板伸出伪足，当伪足中的收缩蛋白发生收缩时，可使血凝块回缩，挤出血清，并使血凝块缩小变硬。

5. 吸附　在血小板膜表面可吸附一些凝血因子，如纤维蛋白原、因子Ⅴ、因子Ⅺ、因子ⅩⅢ等。当血管破损时，大量血小板可黏着、聚集于血管破损处，使局部凝血因子浓度升高，有利于血小板发挥其生理止血的功能。

(二)血小板的功能

1. 维持血管内皮的完整性　通过用放射性同位素标记血小板示踪和电子显微镜观察，发现血小板可以融入血管内皮细胞，成为血管壁的一个组成部分，表明血小板对血管内皮的修复具有重要作用。当血小板数量减少至 50×10^9/L 以下时，血管内皮的完整性常受破坏，只要有微小创伤或血管内压力稍有升高，便可使皮肤、黏膜下出现淤点，甚至出现大片的紫癜或淤斑。

2.促进生理性止血 正常情况下，小血管破损后血液流出，经数分钟后出血自然停止，这种现象称生理性止血(hemostasis)，其主要过程大致包括：血管收缩、血小板血栓形成和血液凝固三个阶段。当小血管破损出血后，首先表现为破损的血管内皮细胞及黏附于血管内皮下胶原组织的血小板释放一些缩血管物质，如5-羟色胺、血栓烷 A_2、内皮素等，使受损血管局部及附近的小血管收缩，血管破损口缩小或封闭，使局部血流减少，同时血管内膜下组织激活血小板，使血小板黏着、聚集于血管破损处，形成松软的止血栓堵塞破损口，实现初步止血；与此同时，血浆中的血液凝固系统被激活，使血浆中的纤维蛋白原转变为纤维蛋白，网罗血细胞形成血凝块，血凝块中的血小板内收缩蛋白在 Ca^{2+} 的参与下发生收缩，使血凝块回缩变硬，形成牢固的止血栓，从而达到止血目的。

当血管受损引起出血后，一方面要求机体迅速形成止血栓以避免血液的流失，另一方面又要使止血反应仅限于局部，以保持全身血管内的血液始终处于流体状态。因此，生理性止血是机体重要的保护机制之一。临床上常用小针刺破指尖或耳垂使血液自然流出，测定出血的延续时间，称出血时间(bleeding time)。出血时间的长短可反映生理性止血功能的状态，正常约为1～3分钟。由于生理性止血功能与血小板的功能有密切关系，因此血小板数量减少或功能有缺陷时，出血时间常延长。

3.参与血液凝固 若血小板不发生解体、释放反应，可使血液较长时间保持液态，若加入血小板匀浆，则血液立即发生凝固，说明血小板对于血液凝固具有重要的作用。前已述及，在血小板膜表面可吸附一些凝血因子，当发生血管破损时，血小板的黏附、聚集，可使局部凝血因子的浓度升高，促进血液凝固的进程。而且，在血小板内还含有许多与凝血有关的因子，如血小板因子3(PF_3)、Ca^{2+}、5-HT等，尤其是血小板所提供的磷脂表面，为各种凝血因子的激活提供了条件，可大大提高凝血因子的激活速度。

第四节 血液凝固和纤维蛋白溶解

一、血液凝固

血液由流动的液体经一系列酶促反应转变为不能流动的凝胶状半固体的过程，称为血液凝固(blood coagulation)。血液凝固的实质是血浆中可溶性纤维蛋白原转变为不可溶性的纤维蛋白(血纤维)，血纤维网罗血细胞形成血凝块。

血液凝固1～2小时后血凝块回缩，析出淡黄色透明的液体称血清(serum)。血清与血浆的区别在于，血清中不含某些在凝血过程中被消耗的凝血因子，如纤维蛋白原、凝血酶原、因子Ⅴ、Ⅷ、XⅢ等，增添了在血液凝固过程中由血管内皮和血小板所释放的化学物质。

(一)凝血因子

血液和组织中参与血液凝固的化学物质统称为凝血因子(blood clotting factor)。根据世界卫生组织(WHO)的统一命名，凝血因子以罗马数字Ⅰ～XⅢ编号共有12个(表3-2)，其中Ⅵ为血清中活化的因子Ⅴa，现已不视为独立的凝血因子。除罗马数字统一编号的凝血因子外，前激肽释放酶、高分子激肽原、血小板磷脂(PF_3)等亦直接参与血液凝固。

表 3-2 按 WHO 命名编号的凝血因子

编号	同义名	特性和功能
Ⅰ	纤维蛋白原	主要由肝合成，可激活为纤维蛋白
Ⅱ	凝血酶原	主要由肝合成(需维生素 K)，可在凝血酶原激物的作用下激活为凝血酶
Ⅲ	组织凝血激酶	由内皮细胞和其他损伤组织释放的磷脂蛋白复合体，在肺、脑、胎盘等组织中含量丰富，与因子Ⅶ结合后启动外源性凝血机制
Ⅳ	钙离子	从饮食和骨释放中获得，参与凝血的全过程
Ⅴ	前加速素	由肝合成或血小板释放的血浆蛋白，可大大提高Ⅹa的活性
Ⅶ	前转变素	由肝合成的血浆蛋白(需维生素 K)，参与外源性凝血机制
Ⅷ	抗血友病因子	肝合成的球蛋白，可大大提高Ⅸa的活性，缺乏时可引起血友病 A
Ⅸ	血浆凝血激酶	肝合成的血浆蛋白(需维生素 K)，参与内源性凝血，缺乏时可引起血友病 B
Ⅹ	斯图亚特因子	肝合成的球蛋白(需维生素 K)，是形成凝血酶原激物的主要成分，参与内源性和外源性凝血机制
Ⅺ	血浆凝血激酶前质	肝合成的血浆蛋白，参与内源性凝血，缺乏时可引起血友病 C
Ⅻ	接触因子	为蛋白水解酶，启动内源性凝血机制，并可激活纤维蛋白溶解酶原
ⅩⅢ	纤维蛋白稳定因子	为血浆和血小板中的酶，可加强纤维蛋白间的结合和稳定

凝血因子具有如下特征：①凝血因子中除Ⅳ和磷脂外，其余均为蛋白质。②肝是合成凝血因子的重要器官，其中因子Ⅱ、Ⅶ、Ⅸ、Ⅹ在合成过程中需维生素 K 的参与，又称依赖维生素 K 的凝血因子。③因子Ⅱ、Ⅸ、Ⅹ、Ⅺ、Ⅶ、ⅩⅢ等均以无活性的酶原形式存在于血浆中，其右方标 a 表示已被激活，起酶促作用，可对特定的肽链进行有限的水解。④因子Ⅶ以活性形式存在于血浆中，但需与因子Ⅲ结合后才能发挥作用。由于因子Ⅲ存在于血浆外，故因子Ⅶ在血浆中一般不发挥作用。⑤因子Ⅲ、因子Ⅴ、因子Ⅷ、Ca^{2+}和高分子激肽原在凝血过程中起辅助因子的作用。其中因子Ⅷ和因子Ⅴ是血液凝固过程中的限速因子，可分别加强因子Ⅸa和Ⅹa的活性。当遗传或基因突变而发生缺陷，人体内的因子Ⅷ或因子Ⅴ合成明显减少时，可引起血友病，而导致内源性凝血途径障碍及出血性倾向的发生。

(二)血液凝固的过程

20 世纪 40 年代起相继发现各种凝血因子，至 70 年代中期形成了已被广泛接受的凝血因子相互作用的接力式连续酶促反应的"瀑布学说"，即认为血液凝固是一系列凝血因子相继被激活的过程，其最终结果是凝血酶和纤维蛋白形成。据此可将血液凝固过程大致分为因子Ⅹ的激活和凝血酶原激活物形成、凝血酶形成、纤维蛋白形成三个阶段(图 3-3)。

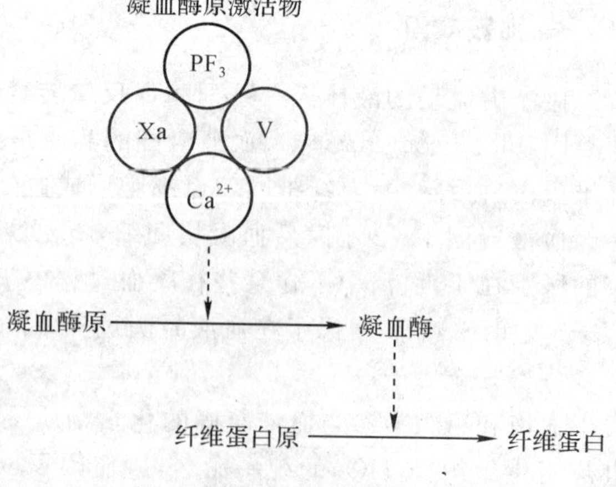

图 3-3 血液凝固的基本步骤

1.凝血酶原激活物形成　凝血酶原激活物是因子Ⅹa和因子Ⅴ、Ca^{2+}、PF_3共同形成的复合物。根据因子Ⅹ的激活过程的不同，可分为内源性凝血和外源性凝血两条途径（图3-4）。

（1）内源性凝血途径　内源性凝血（intrinsic pathway）是指参与凝血的凝血因子全部来自血液，通常因血管内皮受损后，血浆中的因子Ⅻ（接触因子）与带负电荷的异物表面如血管内皮下的胶原组织接触后，导致Ⅻ因子的激活而启动。因子Ⅻ与带负电荷的异物表面接触而激活为Ⅻa后，一方面可使因子Ⅺ激活为Ⅺa，另一方面还可激活前激肽释放酶为激肽释放酶，后者以正反馈方式进一步促进Ⅻa的形成。高分子激肽原作为辅因子可促进因子Ⅻ和因子Ⅺ及前激肽释放酶的激活。从因子Ⅻ结合于异物表面至Ⅺa形成的过程又称表面激活。Ⅺa形成后，在Ca^{2+}的参与下使Ⅸ激活形成Ⅸa。Ⅸa形成后再与因子Ⅷ、PF_3和Ca^{2+}结合成复合物，即可激活Ⅹ因子，使之成为Ⅹa。Ⅸa与因子Ⅷ、PF_3、Ca^{2+}结合所形成复合物，是血液凝固过程中一个极为重要的调速步骤，在有因子Ⅷ存在的条件下，Ⅸa激活因子Ⅹ为Ⅹa的速度可提高20万倍。因子Ⅷ是血液凝固过程中的重要限速因子之一，当遗传或基因突变而发生缺陷时，人体内的因子Ⅷ合成明显减少，就会导致内源性凝血途径障碍及出血性倾向的发生，引起甲型血友病。

（2）外源性凝血途径　由来自血液之外的因子Ⅲ（组织凝血激酶，又称组织因子）暴露于血液，与血管内的凝血因子共同作用而启动的凝血过程，称外源性凝血途径（extrinsic pathway）。因子Ⅲ是一种跨膜糖蛋白，存在于大多数组织细胞中，而以脑、肺、胎盘等组织尤为丰富。正常生理情况下，Ⅲ因子并不与血液直接接触，当血管损伤时，因子Ⅲ得以与血液接触，并作为Ⅶa的受体与Ⅶa结合形成复合物，在Ca^{2+}存在的条件下，迅速激活因子Ⅹ成为Ⅹa。在激活因子Ⅹ的过程中，Ⅶa作为蛋白酶发挥对因子Ⅹ的激活作用，而因子Ⅲ则起辅因子作用，可使Ⅶa的催化效力提高1000倍。Ⅹa形成后又可正反馈激活因子Ⅶ，生成更多的Ⅹa。在病理状态下，细菌内毒素、补体C5a、免疫复合物、肿瘤坏死因子等均可刺激血管内皮细胞和单核细胞表达Ⅲ因子，从而启动凝血过程，引起弥漫性血管内凝血。

2.凝血酶形成　经过内源性或外源性途径生成的Ⅹa，在PF_3提供的磷脂膜上与因子Ⅴ、PF_3、Ca^{2+}结合，形成Ⅹa-PF_3-Ⅴ-Ca^{2+}复合物，即凝血酶原酶复合物，激活因子Ⅱ（凝血酶原）为Ⅱa（凝血酶）。凝血酶除可催化纤维蛋白原外，还可激活多种凝血因子，如因子Ⅴ、Ⅶ、Ⅷ、Ⅺ、ⅩⅢ，使凝血过程不断加速。

3.纤维蛋白形成　凝血酶形成后可催化血浆中可溶性纤维蛋白原转变为可溶性纤维蛋白单体。同时，凝血酶可激活因子ⅩⅢ为ⅩⅢa。ⅩⅢa在Ca^{2+}的作用下，使纤维蛋白单体形成不可溶性的纤维蛋白多聚体（血纤维），并网罗血细胞形成凝胶状的血凝块（图3-4）。

在血液凝固的三个阶段中，Ca^{2+}担负着重要作用，若去除血浆中的Ca^{2+}，则血液凝固不能进行。在实验室中常用的抗凝剂草酸盐，可与血浆中游离的Ca^{2+}结合，形成不易电离的草酸钙沉淀，使血浆中游离的Ca^{2+}浓度降低。临床医疗工作中常用抗凝剂柠檬酸钠与血浆中游离的Ca^{2+}结合生成可溶性的络合物，以降低血浆中游离的Ca^{2+}浓度，从而达到抗凝目的。由于血液凝固是一酶促反应过程，因而适当加温可提高酶的活性，促进酶促反应，加速凝血，而低温则能使凝血延缓。此外，利用粗糙面可促进凝血因子的激活，促进血小板的聚集和释放，从而加速血液凝固，因而手术时常用温热盐水纱布压迫创面，促进生理性止血，以减少手术创面的出血。

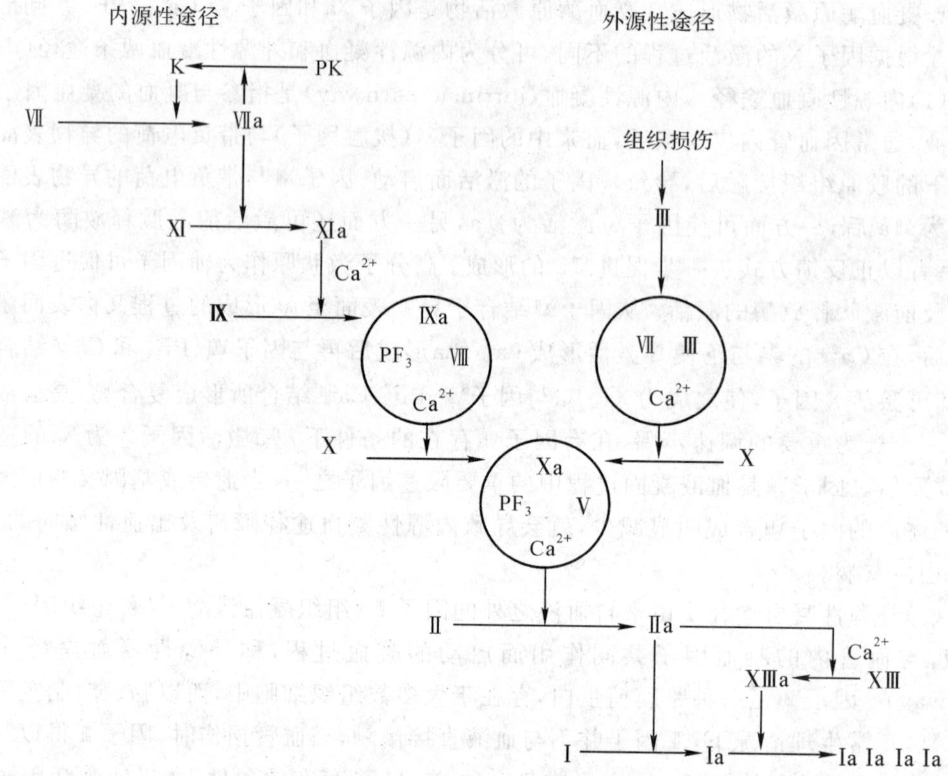

图 3-4 血液凝固过程

(三)血液中的抗凝因素

在生理情况下,由于血管内皮保持光滑完整,因子Ⅻ不易与异物表面接触而激活,同时因子Ⅲ难以与血液接触,故一般不会启动凝血过程。而且,即使血管内皮发生损伤,并由此而发生凝血,但这一过程也通常仅限于局部,不致于扩散至全身。这是因为正常人的血液中存在一些重要的抗凝物质,使血液始终能够保持流体状态而不阻碍全身血液循环。血液中的抗凝系统主要包括细胞抗凝系统和体液抗凝系统。

1.细胞抗凝系统　细胞抗凝系统通过单核-巨噬细胞系统对凝血因子的吞噬灭活作用、血管内皮细胞的抗血栓形成作用,限制血液凝固的形成和发展。单核-巨噬细胞系统能吞噬灭活凝血因子、组织因子、凝血酶原复合物、可溶性纤维蛋白单体;正常的血管内皮作为一个屏障,可防止凝血因子、血小板与内皮下成分接触。血管内皮合成的前列腺素和一氧化氮能抑制血小板的黏着和聚集,血管内皮细胞能合成组织因子途径抑制物、抗凝血酶Ⅲ、血栓调制素和蛋白质S等抗凝物质,因此,血管内皮细胞在防止血液凝固反应的蔓延中起重要作用。

2.体液抗凝系统　体液抗凝系统主要包括组织因子途径抑制物、蛋白质C系统、丝氨酸蛋白酶抑制物三类。

(1)组织因子途径抑制物(tissue factor pathway inhibitor, TFPI)　TFPI主要来自小血管内皮细胞,是一种相对稳定的糖蛋白。目前认为,TFPI是体内主要的生理性抗凝物质,其主要作用是与Xa结合,抑制Xa的催化活性,并在Ca^{2+}存在的情况下,转而与Ⅶa-Ⅲ复合物结合,形成Xa-TFPI-Ⅶa-Ⅲ四合体。抑制Ⅶa-Ⅲ复合物的活性,对外源性凝血途径产生负反馈抑制作用。

(2)蛋白质C系统　包括蛋白质C、凝血酶调节蛋白、蛋白质S和蛋白质C的抑制物。蛋白质C(protein C)是以酶原形式存在的具有抗凝作用的血浆蛋白,在肝细胞合成时依赖维生素K。当凝血酶与血管内皮上的凝血酶调节蛋白结合后,可激活蛋白质C。蛋白质C在磷脂和Ca^{2+}存在的情况下,可灭活因子Ⅴ和Ⅷ,阻碍Ⅹa与血小板上的磷脂结合,削弱Ⅹa对凝血酶原的激活作用,刺激纤溶酶原激活物的释放,增强纤溶酶的活性。蛋白质S是蛋白C的辅助因子,可使激活的蛋白C的作用大大增强。

(3)抗凝血酶Ⅲ　抗凝血酶Ⅲ(antithrombin Ⅲ)是一种丝氨酸蛋白酶抑制物,主要由肝细胞和血管内皮细胞分泌。抗凝血酶Ⅲ通过其分子结构中的精氨酸残基与Ⅱ的主要作用是a、Ⅸa、Ⅹa、Ⅺa、Ⅻa分子活性部位的丝氨酸残基结合,使这些凝血因子灭活而产生抗凝作用。在正常情况下,抗凝血酶Ⅲ的直接抗凝作用非常缓慢而且较弱,但它与肝素结合后,其抗凝作用可增强约2000倍。

(4)肝素　肝素(heparin)是一种酸性黏多糖,主要由肥大细胞和嗜碱性粒细胞产生。肝素能与血浆中的一些抗凝蛋白结合增强它们的抗凝作用,特别是肝素可明显加强抗凝血酶Ⅲ的抗凝活性。肝素可刺激血管内皮细胞释放大量TFPI和其他抗凝物质,以抑制凝血过程。肝素还可增强蛋白质C的活性并增强纤维蛋白溶解。因此,肝素主要通过间接作用发挥抗凝作用。

凝血因子缺乏相关的临床出血性疾病

由于不同的凝血因子缺乏而在临床上可出现多种凝血因子缺乏性出血性疾病,列表举例如下:

缺乏因子	临床疾病	病　因
Ⅰ	纤维蛋白原缺乏症	先天性
Ⅱ	低凝血酶原血症	由于维生素K缺乏导致肝脏合成减少
Ⅴ	Ⅴ因子缺乏症(副血友病)	先天性
Ⅶ	Ⅶ因子缺乏症	先天性
Ⅷ	A型血友病	X染色体上Ⅷ因子编码基因缺陷
Ⅸ	B型血友病	先天性
Ⅹ	Ⅹ因子缺乏症(Stuart因子缺乏)	先天性
Ⅺ	凝血因子Ⅺ缺乏症	先天性
Ⅻ	XⅡ因子缺乏症(Hageman特征)	先天性

二、纤维蛋白的溶解

在生理止血过程中,小血管内的血凝块常可成为血栓而填塞这段血管。出血停止、血管损伤愈合后,在血浆纤维蛋白溶解系统(纤溶系统)的作用下,构成血栓的血纤维又可逐渐溶解,使血管恢复通畅。纤维蛋白和血浆中的纤维蛋白原被溶解液化的过程,称纤维蛋白溶解(简称纤溶)。纤溶系统包括纤维蛋白溶解酶原(纤溶酶原)、纤溶酶、纤溶酶原的激活物和抑制物。纤溶可分为两个基本过程，即纤溶酶原的激活和纤维蛋白的降解（图 3-5）。

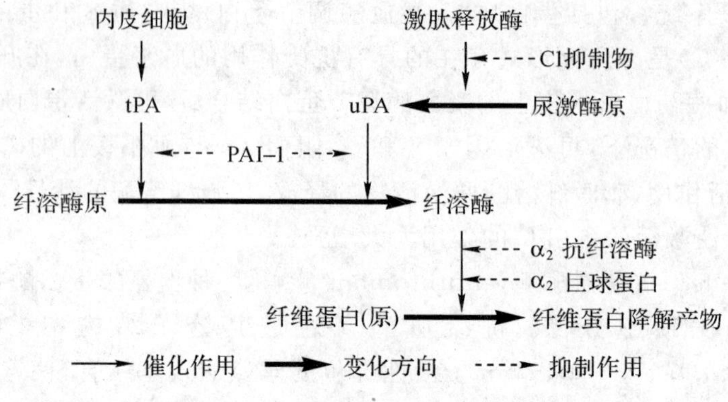

图 3-5 纤维蛋白溶解系统示意图

（一）纤溶酶原的激活

纤溶酶原（plasminogen）主要在肝、骨髓、嗜酸性粒细胞和肾内合成，其激活是一个有限水解的过程，可分为内源性和外源性两条途径。内源性激活途径是通过内源性凝血系统中的有关凝血因子，如Ⅻa、激肽释放酶等激活纤溶酶原。外源性激活途径是通过来自各种组织，如由肾合成的尿激酶（urine plasminogen activator，uPA）和血管内皮细胞所合成的组织型纤溶酶原激活物（tissue plasminogen activator，tPA）激活纤溶酶原。通过内源性激活途径可使凝血与纤溶相互配合保持平衡，通过外源性激活途径可防止血栓的形成，并在组织的修复和愈合中发挥作用。

（二）纤维蛋白和纤维蛋白原的降解

纤溶酶原被激活成纤溶酶后，可作用于纤维蛋白或纤维蛋白原分子中的赖氨酸-精氨酸肽键，使纤维蛋白或纤维蛋白原水解为可溶性的小肽，称为纤维蛋白降解产物，该产物一般不再发生凝固，其中一部分还具有抗凝作用。

（三）纤溶抑制物及其作用

人体中的纤溶抑制物主要有血小板或内皮细胞分泌的纤溶酶原激活物抑制物-1（plasminogen activator inhibitor type-1，PAI-1），它能抑制组织型纤溶酶原激活物、尿激酶的活性；补体 C1 抑制物主要灭活Ⅻa 和激肽释放酶；α_2 抗纤溶酶和 α_2 巨球蛋白能抑制纤溶酶的活性。

由于体内纤溶抑制物大多是丝氨酸蛋白酶抑制物，其特异性不高，除可抑制纤溶酶外，还可抑制含有丝氨酸残基的凝血酶、激肽释放酶等凝血系统的组成成分。因此，这些纤溶抑制物既可抑制纤溶，又可抑制凝血，这对于保持体内凝血系统和纤溶系统活动的动态平衡，使凝血和纤溶局限于创伤局部具有重要的意义。

第五节 血型和输血

一、血型

血细胞膜表面特异抗原的类型，称为血型（blood group）。人类有许多血型系统，包括红细胞血型、白细胞血型和血小板血型，其中 1901 年由 Landsteiner 发现的 ABO 血型系统是人类最基本的血型系统。

（一）ABO 血型

1. ABO 血型系统的抗原和分型依据　研究结果已经证明，红细胞血型是由红细胞表面的糖链结构决定的，糖链结构不同，血型也就不同。例如，由半乳糖、N-乙酰葡萄糖胺、N-乙酰半乳糖胺和葡萄糖组成的糖链是组成 ABO 血型抗原的前驱物质。在前驱物质的半乳糖上，连接一个岩藻糖分子即构成 H 抗原，其抗原性较弱。在 H 抗原的半乳糖分子上连接一个 N-乙酰半乳糖胺，即构成 A 抗原；在 H 抗原的半乳糖分子上连接一个半乳糖，即构成 B 抗原。A 抗原和 B 抗原均具有较强的抗原性。

ABO 血型是以红细胞膜表面 A、B 凝集原（agglutinogen）的有无及其种类来作为其分类依据的。凡红细胞膜上只有 A 凝集原的为 A 型；只有 B 凝集原的为 B 型；A、B 凝集原均有的为 AB 型；A、B 凝集原均无的为 O 型。

2. ABO 血型系统的抗体　在人类 ABO 血型系统中，还有溶解在血浆中不同的凝集素（agglutinin）。当特异性凝集素（抗体）与红细胞膜相应的凝集原（抗原）相遇时，可引起红细胞聚集成簇，并发生溶血，这一现象称红细胞凝集（agglutination）。由于在人类 ABO 血型系统中不能含有能使自身红细胞发生凝集的凝集素。因此，A 型血血浆中含抗 B 凝集素；B 型血血浆中含抗 A 凝集素；O 型血血浆中含抗 A 和抗 B 凝集素；AB 型血血浆中既不含有抗 A 也不含有抗 B 凝集素。

在 ABO 血型系统中还存在着亚型，其中与临床较为密切的是 A 型血的 A_1、A_2 亚型。A_1 型：红细胞膜上有 A 和 A_1 凝集原，血浆中只含抗 B 凝集素。A_2 型：红细胞膜上有 A 凝集原，无 A_1 凝集原，血浆中含抗 B 和抗 A_1 凝集素。同样 AB 型血也可分为 A_1B 型和 A_2B 型。虽然我国汉族人群中 A_2、A_2B 型在 A 型血和 AB 型血中不超过 1%，但在临床输血时仍需注意。

ABO 血型系统的组成见表 3-3。

表 3-3　ABO 血型系统中的凝集原和凝集素

血	型	红细胞上的凝集原	血清中的凝集素
A 型	A_1	$A+A_1$	抗 B
	A_2	A	抗 B+抗 A_1
B 型		B	抗 A
AB 型	A_1B	$A+A_1+B$	无
	A_2B	A+B	抗 A_1
O 型		无 A，无 B	抗 A+抗 B

（二）Rh 血型

将恒河猴（Rhesus monkey）的红细胞注入家兔体内引起免疫反应，使家兔产生抗恒河猴红细胞的抗体（凝集素），该凝集素除能凝集恒河猴的红细胞外，还能凝集大多数人的红细胞，这表明人类红细胞上有与恒河猴红细胞相同的抗原，称 Rh 抗原。

1. Rh 血型系统的抗原和抗体　Rh 血型系统有 C、c、D、E、e 五种抗原，其中 D 抗原的抗原性最强，故通常将含有 D 抗原的红细胞称为 Rh 阳性，不含有 D 抗原的称 Rh 阴性。在我国汉族和大部分少数民族人群中，属 Rh 阳性的约占 99%。Rh 血型的重要特点是无论 Rh

阳性还是 Rh 阴性，其血浆中均不存在天然的(先天性)抗 Rh 的抗体。但 Rh 阴性者接受 Rh 阳性者红细胞后，可发生特异性免疫反应，产生后天获得性抗 Rh 的抗体，凝集 Rh 阳性红细胞。

2. Rh 血型的临床意义

(1)Rh 血型不合引起输血溶血　当 Rh 阴性受血者首次接受 Rh 阳性供血者的红细胞后，因 Rh 阴性受血者体内无天然抗 Rh 的抗体，一般不发生因 Rh 血型不合而引起的凝集反应，但供血者的 Rh 阳性红细胞进入受血者体内，可通过体液免疫刺激机体产生抗 Rh 的抗体。当 Rh 阴性受血者再次或多次接受 Rh 阳性供血者的红细胞时，其体内抗 Rh 的抗体可与供血者红细胞发生凝集反应而发生溶血。

(2)新生儿溶血　当 Rh 阴性的母亲孕育了 Rh 阳性的胎儿(第一胎)，因 Rh 阴性母亲体内无天然抗 Rh 的抗体，此胎儿一般不发生因 Rh 血型不合而引起的新生儿溶血。但在分娩过程中由于胎盘与子宫的剥离，胎儿的 Rh 阳性红细胞可进入母体，刺激母体产生抗 Rh 的抗体。由于抗 Rh 的抗体属不完全抗体 IgG，相对分子质量较小，能透过胎盘。因此，当 Rh 阴性的母亲再次孕育了 Rh 阳性的胎儿(第二胎)时，母体内抗 Rh 的抗体可通过胎盘进入胎儿体内，引起凝集反应而发生溶血，严重时可导致胎儿死亡。若 Rh 阴性母亲在生育第一胎后，及时常规注射特异性抗 D 免疫球蛋白，可防止胎儿 Rh 阳性红细胞致敏母体。

(三)白细胞血型

白细胞膜上除也存在一些与红细胞相同的抗原如 A、B、H 抗原外，还存在其所特有的抗原。白细胞上抗原性最强的同种抗原为人白细胞抗原(HLA)。HLA 抗原系统是一个极为复杂的抗原系统。HLA 抗原除存在于白细胞膜上以外，还广泛存在于各种组织中。在进行骨髓和器官移植时，是否能选择相同或相近的 HLA，往往是移植后机体免疫排斥反应强弱及移植能否成功的重要因素。

二、输血

(一)ABO 血型与输血的关系

前已述及，由于凝集原与相应的凝集素相遇时，可发生特异性免疫反应，使红细胞凝集成团并解体，即发生凝集反应。因此，在输血时必须选择相同的血型，以避免发生凝集反应。ABO 血型系统各型之间的输血关系如表 3-4 所示。

表 3-4　ABO 血型各型之间的输血关系

供血者红细胞(凝集原)	受血者血清(凝集素)			
	O 型(抗 A 抗 B)	A 型(抗 B)	B 型(抗 A)	AB 型(无)
O 型	－	－	－	－
A 型	＋	－	＋	－
B 型	＋	＋	－	－
AB 型	＋	＋	＋	－

注：＋表示有凝集反应；－表示无凝集反应

从表中可见，O 型血可输给其他各型血，AB 型可接受其他各型血，这是因为在输血时主要考虑应避免供血者红细胞被受血者血浆中的凝集素所凝集。由于 O 型供血者红细胞膜上不含有A、B凝集原，因而其红细胞不会被受血者血浆中的凝集素所凝集。同样，AB型受血者血浆中不含有抗A、抗B凝集素，因而不会使供血者红细胞发生凝集。但尽管如此，由于O型血血浆中含有抗A和抗B凝集素，当O型血输给其他血型的受血者时，如输入O型血的量较大时，仍有可能凝集受血者体内的红细胞发生广泛的凝集反应。因此，目前认为把O型血的人称为“万能供血者”，或将AB型的人称为“万能受血者”的观点是不正确的。

（二）输血原则

随着医学和科学技术的进步，输血已不仅仅是抢救伤员、补充血容量和保证一些手术得以顺利进行的重要手段，而且随着医学和科学技术的发展、血液成分分离技术的广泛应用，输血疗法已从单纯的全血输入，发展为将血液的各种有效成分，如红细胞、粒细胞、血小板、血浆等分别制备成高纯度或高浓度的血液制品，实行按需输入即成分输血，这样既可提高疗效，减少不良反应，又可节约血源。因此，目前输血技术已发展成为一个相对独立的学科。

为了保证输血的安全，提高输血的效果，避免由于输血误差造成对病人的严重损害，必须注意遵守输血原则。

1. 鉴定血型　在准备输血时首先必须进行血型鉴定，选择相同的血型，保证供血者与受血者的血型相合，以免因血型不相容而引起严重的输血反应。

2. 交叉配血试验　在输血时为避免供血者红细胞被受血者血浆中的凝集素所凝集，输血前必须做交叉配血试验，根据结果决定能否输入及输入的量和速度。交叉配血试验是将供血者的红细胞与受血者的血清相混合（主侧），同时将受血者的红细胞与供血者的血清相混合（次侧）（图3-6）。

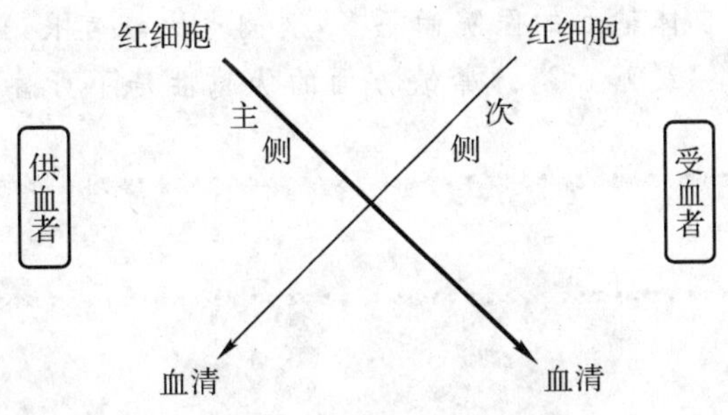

图3-6　交叉配血试验示意图

如果交叉配合的主侧和次侧均不发生凝集，即为配血相合，可以输入。凡主侧凝集的则为配血不合，禁止输入。主则不凝集、次侧凝集的（一般见于O型供血者输给其他血型，或AB型受血者接受其他血型），一般不宜输入，但在特殊情况下必须进行异型输血时，则输入的量不宜过多，速度不宜过快，并严密观察。同型血尤其是A型或AB型之间输血，也须做交叉配血试验（防止A亚型不合）；重复输血（同一供血者）也仍须做交叉配血试验，以防止Rh血型不合引起的输血反应。

自体输血

近年来由于输血而引起的艾滋病病毒和乙型、丙型肝炎病毒给血液接受者带来的威胁日趋突出。因此，提高血液质量，建立安全有效的输血体系显得日益迫切。自体输血是指收集自体血液，在需要时再输还本人。它的主要优点是不需检测血型和交叉配合试验，杜绝了抗体抗原免疫反应所致的溶血、发热和过敏反应，没有传染疾病的危险。自体输血在国外比较普遍。目前外科自体输血有三种：

1. 自体失血回输　常采用自体输血装置，抗凝和过滤后再回输给病人。在下列情况可采用：①腹腔或胸腔内出血，如脾破裂、异位妊娠破裂 。②估计出血量在100ml以上的大手术，如大血管手术、体外循环下心内直视手术、肝叶切除术等。③手术后引流血液回输，这是近几年开展的新技术，回输时必须严格无菌操作，一般仅能回输术后6小时内的引流血液。自体失血回输的总量最好限制在3500ml以内，大量回输时适当补充新鲜冰冻血浆或多血小板血浆。

2. 血液稀释回输　临手术前自体采血，术中用血浆增量剂去交换失血，病人的血容量保持不变，而血液处于稀释状态。所采取的血，可在手术中或手术后补给。适量的血液稀释不会影响组织供氧和血凝机制，而有利于降低血液黏稠度，改善微循环等作用。

3. 预存自体库血　选择符合条件的择期手术病人，于手术前若干日内，定期反复采血贮存，然后在手术时或急需时输还病人。

虽说在我国开展自体输血的医院尚不多，病例也比较有限，但自体输血在规避输血风险、保障医疗安全、缓解血资源紧缺方面的优越性是不可替代的，具有很好的应用前景。

【复习思考题】

1. 名词解释

血细胞比容　　红细胞的渗透脆性　　红细胞沉降率　　促红细胞生成素

生理性止血　　血液凝固　　纤维蛋白溶解　　血型

2. 试述血浆渗透压的组成及其生理意义。
3. 分析引起贫血的可能原因，并提出防治原则。
4. 简述血小板的生理特性及其功能。
5. 试述血液凝固的基本过程，分析影响血液凝固的因素。
6. 简述纤维蛋白溶解的过程及其生理意义。
7. 试述ABO血型系统的组成和相互间输血的关系。

（张世忠　王琳琳）

第四章

血液循环

【教学要求】

掌握心肌生物电活动及其形成原理，掌握心肌生理特性。掌握心脏泵血的过程及原理，心输出量及其影响因素。了解各类血管的功能特点与血流动力学基本概念。掌握动脉压形成原理及影响因素。掌握静脉血流、微循环、组织液及淋巴生成和心血管活动的调节。了解器官循环。

【内容提要】

1. 心室肌细胞的静息电位数值是K^+平衡电位、少量Na^+内流及生电性Na^+-K^+泵活动的综合反映。心室肌细胞的动作电位可分为0、1、2、3、4共五个时期。0期形成机制：Na^+通道开放和Na^+内流；1期机制：Na^+通道失活，一过性K^+外流；2期机制：电压门控L型钙通道激活引起Ca^{2+}缓慢持久内流，同时K^+外流；3期机制：钙通道失活关闭，K^+迅速外流。4期机制：Na^+-K^+泵、Na^+-Ca^{2+}交换和Ca^{2+}泵，恢复细胞内外离子的正常浓度梯度。

2. 浦肯野细胞的动作电位0、1、2、3期的离子机制与心室肌细胞相似，但在4期，表现为自动去极化，主要是由随时间而逐渐增强的内向电流(I_f)所引起。窦房结细胞的动作电位分为0、3、4共三个时期，无明显的1期和2期，4期自动去极化速度快于浦肯野细胞；窦房结细胞的0期去极化是L型Ca^{2+}通道激活、Ca^{2+}内流引起的；随后钾通道开放、K^+外流引起3期；4期自动去极化的机制主要是K^+外流的进行性衰减。

3. 心肌的电生理特性包括兴奋性、自律性和传导性。影响兴奋性的因素有：静息电位或最大复极电位与阈电位之间的差距，引起0期去极化的离子通道性状。心肌细胞一次兴奋过程中兴奋性的周期性变化依次为：有效不应期、相对不应期和超常期，主要取决于膜离子通道的状态，心肌细胞的有效不应期特别长。组织、细胞能够在没有外来刺激的条件下，自动地发生节律性兴奋的特性，称为自律性。心脏内特殊传导组织的大多数细胞具有自律性，其中窦房结细胞的自律性最高，为心脏的正常起搏点。影响自律性的因素有：最大复极电位与阈电位之间的差距，4期自动去极化速度。正常情况下窦房结发出的兴奋传到心房、房室交界区、房室束和左、右束支、浦肯野纤维网，引起心室肌兴奋和收缩。其中房室交界是兴奋由心房进入心室的惟一通道，其兴奋传导最慢，形成房-室延搁，保证房室交替兴奋和收缩。影响传导性的主要因素是动作电位0期去极化的速度和幅度以及邻近未兴奋膜的兴奋性。

4. 心脏一次收缩和舒张，构成一个机械活动周期，称为心动周期。在心脏的泵血活动中，心室起主要作用。评价心脏泵血功能的最基本指标是心输出量，等于搏出量与心率的乘积。心输出量随机体代谢需要而增长的能力称为心力贮备。机体通过对搏出量和心率这两方面的调节来改变心输出量。影响每搏输出量的因素包括前负荷、心肌收缩能力和后负荷。

5. 形成动脉血压的三个基本因素包括：循环系统内足够的血液充盈，心脏射血，外周阻力。影响动脉血压的因素：每搏输出量，心率，外周阻力，主动脉和大动脉的弹性贮器作用，循环血量和血管系统容积的比例。

6. 右心房和胸腔内大静脉的血压称为中心静脉压，其高低取决于心脏射血能力和静脉回心血量之间的相互关系。影响静脉回心血量的因素包括：循环系统平均充盈压，心脏收缩力量，体位改变，骨骼肌的挤压作用，呼吸运动。

7. 微循环是指微动脉和微静脉之间的血液循环，其最主要的功能是进行物质交换。微循环的血流通路主要有：迂回通路、直捷通路、动-静脉短路。微循环主要受局部代谢产物(如乳酸、CO_2、腺苷)的调节。毛细血管内外的物质交换的主要方式：扩散、滤过和重吸收、吞饮。

8. 决定组织液生成的有效滤过压=(毛细血管血压+组织液胶体渗透压)-(血浆胶体渗透压+组织液静水压)。影响组织液生成的主要因素有：毛细血管壁的通透性、毛细血管血压、血浆胶体渗透压、淋巴回流。

9. 组织液进入淋巴管，即成为淋巴液。淋巴液生成和回流的主要生理功能：调节血浆与组织液间的体液平衡，回收组织液中的蛋白质，将小肠绒毛吸收的脂肪运输入血液，以及清除组织中的红细胞、细菌和其他异物。

10. 交感与副交感神经系统兴奋对心脏的效应相反，分别表现为正性或负性的变时、变力和变传导作用。心血管活动最重要的反射性调节是颈动脉窦和主动脉弓压力感受性反射，这种负反馈调节的生理意义主要是维持动脉血压的相对稳定。

11. 调节心血管活动的主要体液因素有血管紧张素Ⅱ、肾上腺素、去甲肾上腺素、血管升压素和血管内皮生成的血管活性物质(如前列环素、一氧化氮等舒血管物质和内皮素等缩血管物质)。

12. 除了神经和体液调节外，局部组织的血流量调节还存在自身调节机制，主要通过局部代谢产物(如CO_2、H^+、腺苷、K^+)调控局部微动脉和毛细血管前括约肌的活动。

13. 冠脉血流量明显受心肌节律性收缩的影响，影响冠脉血流量的重要因素是动脉舒张压的高低和心舒期的长短。心肌代谢水平是调节冠脉血流量的最重要因素。

心脏和血管组成机体的循环系统，血液在其中按一定方向周而复始地流动，称为血液循环(blood circulation)。血液循环的主要功能是完成体内的物质运输。运输代谢原料和代谢产物，使机体新陈代谢不断进行；体内各内分泌腺分泌的激素，或其他体液因素，通过血液的运输，作用于相应的靶细胞，实现机体的体液调节；机体内环境理化特性相对稳定的维持和血液防卫功能的实现，也都有赖于血液的不断循环流动。

第一节　心脏的生物电活动

心脏是推动血液流动的动力器官。心房和心室不停地进行有顺序的、协调的收缩和舒张交替，是心脏实现泵血功能、推动血液循环的必要条件，而心肌细胞的动作电位则是触发心肌收缩和泵血的动因。因此，掌握心脏的生物电活动的规律，对于理解心肌的生理特性（包括电生理特性和机械特性）有着重要的意义。

根据组织学特点、电生理特性以及功能上的区别，心肌细胞可分为两大类，一类是普通的心肌细胞，包括心房肌和心室肌，含丰富的肌原纤维，具有兴奋性、传导性和收缩性，但不具有自动产生节律性兴奋的能力；主要执行收缩功能，故又称为工作细胞。另一类是一些特殊分化了的心肌细胞，组成心脏的特殊传导系统，其中主要包括P细胞和浦肯野细胞，具有兴奋性和传导性之外，还具有自动产生节律性兴奋的能力，故称为自律细胞，但它们含肌原纤维甚少（或完全缺乏），基本无收缩能力；主要功能是产生和传播兴奋，控制心脏的节律性活动。

一、心肌细胞的跨膜电位及其形成机制

心肌细胞跨膜电位的形状及其形成机制比骨骼肌和神经细胞都要复杂，而且不同类型心肌细胞的跨膜电位不仅在幅度和持续时间上各不相同（图 4-1），形成的离子基础也有一定的差别，这是不同类别心肌细胞在心脏整体活动过程中起着不同作用的基本原因。

（一）工作细胞的跨膜电位及其形成机制

1. 静息电位　人心室肌细胞的静息电位约－90 mV。其形成机制与神经细胞、骨骼肌细胞基本相同，K^+外流所达到的K^+平衡电位是构成静息电位的主要成分，另外，少量Na^+内流及膜上生电性Na^+-K^+泵的活动也可影响静息电位的数值，因此，在心室肌细胞上实际测得的静息电位数值是K^+平衡电位、少量Na^+内流及生电性Na^+-K^+泵活动的综合反映。

2. 动作电位　心室肌细胞的动作电位复极化过程比较复杂，持续时间较长，整个过程可分为 0、1、2、3、4 共五个时期（图 4-2）。

(1)去极化过程（0 期）　心肌细胞在适宜的外来刺激作用下而兴奋时，膜内电位由静息状态下的－90 mV 迅速上升到＋30 mV 左右，即膜两侧原有的极化状态被消除并呈极化倒转，构成动作电位的上升支。人和哺乳动物心室肌动作电位的 0 期很短，仅 1～2 ms，去极幅度很大可达 120 mV，去极化的速度快，最大速率可达 200～400 V/s。

0 期形成机制：在外来刺激作用下，首先引起部分电压门控式Na^+通道开放和少量Na^+内流，造成肌膜部分去极化，膜电位绝对值下降。当去极化达到阈电位水平（－70 mV）时，膜上Na^+通道开放概率和开放数量明显增加，出现再生性Na^+内流，使膜内电位向正电性转化，导致细胞 0 期去极化。决定 0 期去极化的Na^+通道是一种快通道，它不仅激活时开放速度快，而且激活后很快失活，当膜去极化达 0 mV 左右时，Na^+通道就开始失活而关闭。从电生理特性上，尤其根据 0 期去极化的速率，将心室肌细胞（以及具有同样特征的心肌细胞）称为快反应细胞，其动作电位称为快反应电位，以区别于以后将要介绍的慢反应细胞和慢反应

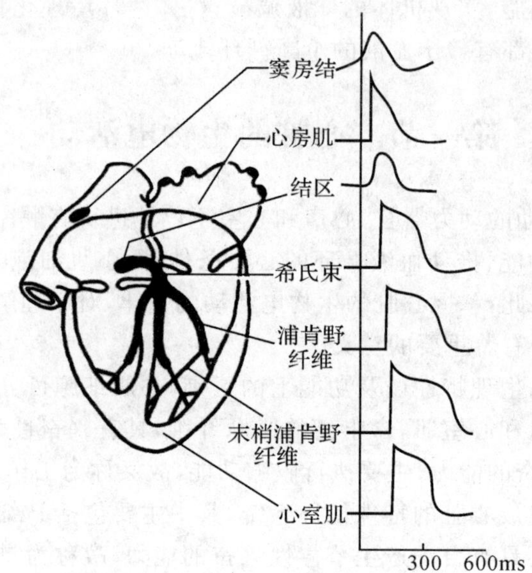

图 4-1 不同类型心肌细胞的动作电位

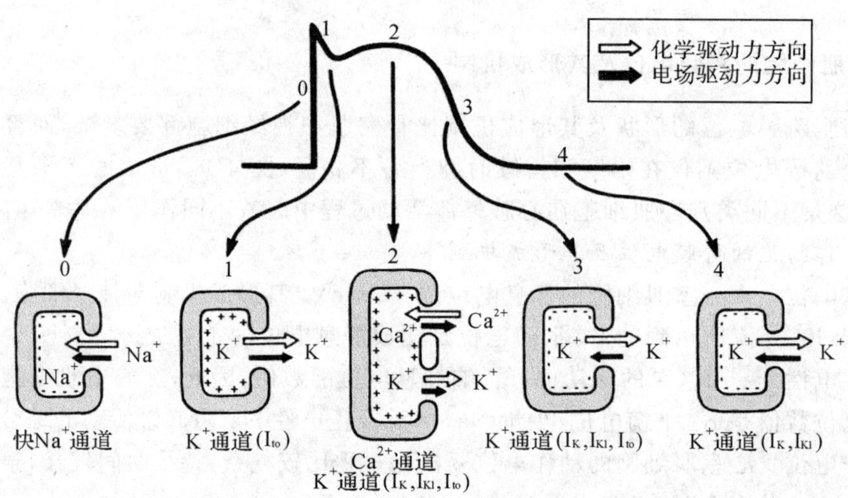

图 4-2 心室肌细胞的动作电位和主要离子流

电位。

(2)复极化过程 心室肌去极化达峰值后立即开始复极，整个过程缓慢，可分为以下几个阶段：

1期(快速复极初期)：在复极初期膜内电位由+30 mV迅速下降到0 mV左右，占时约10 ms，与0期构成锋电位。此期快Na^+通道已经失活，一种以K^+为主要离子成分的一过性外向电流(I_{to})被激活，即K^+由细胞内流到膜外，从而使膜迅速复极到平台期电位水平。

2期(平台期)：此期复极过程非常缓慢，膜内电位停滞于0 mV左右，记录的曲线比较平坦，故称为平台期，持续约100～150 ms，是整个动作电位持续时间长的主要原因，也是心肌细胞动作电位区别于神经和骨骼肌细胞动作电位的主要特征。

平台期的形成是由于该期外向电流(K^+外流)和内向电流(主要是Ca^{2+}内流，还有少量

的 Na^+ 内流)同时存在。在平台期的早期,外向电流和内向电流两者处于平衡状态,Ca^{2+} 的内流和 K^+ 的外流所负载的跨膜正电荷量相当,使膜电位稳定于 0 mV 左右;随后,外向电流逐渐增强,内向电流逐渐减弱,导致膜电位的缓慢复极化,形成平台期的晚期。

平台期的外向离子流是由 K^+ 携带的。心肌细胞膜上的 K^+ 通道有 I_{k1}、I_k 等多种。在静息状态下心室肌细胞膜上 I_{k1} 的通透性很高,而在 0 期去极化时 I_{k1} 的通透性显著下降,0 期结束时,I_{k1} 开始缓慢地和部分地恢复。另外,膜的去极化使 I_k 激活开放,K^+ 外流缓慢地增加,细胞膜逐渐复极化。

平台期的内向离子流是由 Ca^{2+} 和少量的 Na^+ 负载的。心室肌细胞膜上存在一种电压门控通道,即 L(long-lasting)型钙通道,主要对 Ca^{2+} 通透,但也允许少量 Na^+ 通过。当膜去极化达 −40 mV 时被激活,其激活、失活以及再复活所需的时间均比 Na^+ 通道要长,故又称为慢通道。该通道可被 Mn^{2+} 和多种 Ca^{2+} 阻断剂(如维拉帕米等)所阻断。

3 期(快速复极末期):此期的细胞膜复极速度加快,膜电位从 0 mV 左右较快地下降到 −90 mV,完成复极化过程,故又称快速复极末期,占时约 100～150 ms。

3 期复极是由于 L 型 Ca^{2+} 通道失活关闭,内向离子流终止,而外向 K^+ 流(I_k)进一步增加,并以再生性方式加速 3 期复极。3 期末,I_{k1} 也参与,导致膜电位快速复极化。

4 期(静息期):此期心室肌细胞复极完毕,膜电位恢复并稳定在 −90 mV,故又称静息期,但实际上膜内外的离子分布尚未恢复,必须把细胞内多余的 Na^+ 和 Ca^{2+} 排出,并摄回细胞外的 K^+,恢复细胞内外离子的正常浓度梯度才能保持心脏正常的兴奋性。Na^+ 和 K^+ 浓度的恢复依赖 Na^+-K^+ 泵的作用;细胞内 Ca^{2+} 逆浓度梯度外运主要是通过细胞膜上的 Na^+-Ca^{2+} 交换体(Na^+-Ca^{2+}exchanger)和 Ca^{2+} 泵(calcium pump)进行的。

(二)自律细胞的跨膜电位及形成机制

自律细胞动作电位的特点是 3 期复极末膜内电位达最低水平(即最大复极电位)后,进入 4 期,立即开始自动去极,当去极达阈电位后引起动作电位,这种 4 期自动去极化是产生自动节律性兴奋的基础。不同类型的自律细胞其跨膜电位形成机制不同。

(1)浦肯野细胞　浦肯野细胞是一种快反应自律细胞,其动作电位形状与心室肌细胞相似,产生的离子基础也基本相同,但 4 期完全不同(图 4-3)。在浦肯野细胞 4 期,表现为自动去极化,主要是由随时间而逐渐增强的内向电流(I_f)所引起。I_f 通道主要允许 Na^+ 通过(也有少量 K^+ 通过)。但不同于快 Na^+ 通道,两者比较见表 4-1。I_f 可被 Cs^{2+} 选择性阻断,且在动作电位 3 期复极化至 −60 mV 左右时开始被激活开放,至 −100 mV 时完全激活开放。当 4 期自动去极化达到阈电位水平时,便产生一次新的动作电位。I_f 通道在膜的去极化水平达 −50 mV 左右时关闭。浦肯野细胞的 4 期自动去极化速度远较窦房结慢,因此其自律性较窦房结低。

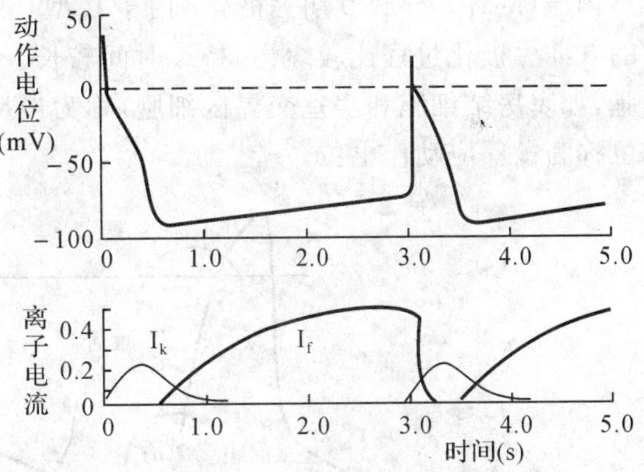

图 4-3　浦肯野细胞的动作电位和离子电流

表 4-1 快钠通道(电流)与 I_f 通道(电流)比较

	快 Na^+ 通道(电流)	I_f 通道(电流)
离子	Na^+	Na^+、K^+
作用	是快反应细胞 0 期去极化的离子基础	是快反应自律细胞 4 期自动去极化的主要离子基础
激活电压	0 期去极达－70 mV	3 期复极达－60 mV
阻滞剂	河豚毒素(TTX)	铯(Cs^{2+})

(2)窦房结细胞　窦房结细胞是一种慢反应自律细胞,其跨膜电位具有许多不同于浦肯野细胞的特征(图 4-4 和图 4-5):①窦房结细胞的最大复极电位(－70 mV)和阈电位(－40 mV)均高于浦肯野细胞;②0 期去极结束时膜内电位为 0 mV 左右,不出现明显的极化倒转;③其去极化幅度小(70 mV),时程长(7 ms 左右),去极化的速率较慢(约 10 V/s);④没有明显的复极 1 期和平台期;⑤4 期自动去极速度(约 0.1 V/s)快于浦肯野细胞(约 0.02 V/s)。

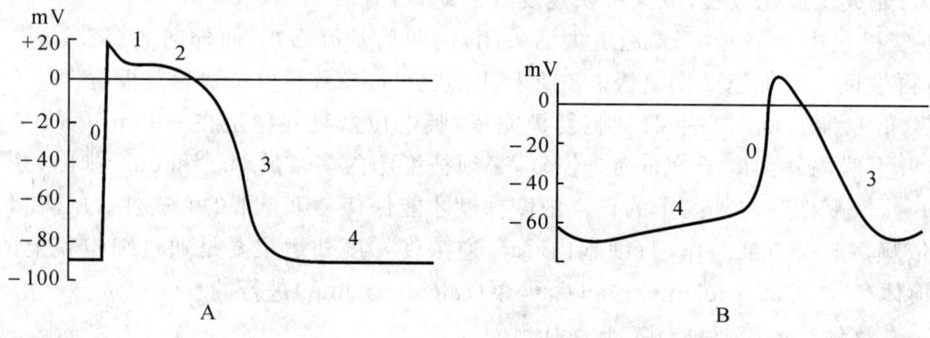

图 4-4　心室肌(A)与窦房结(B)细胞跨膜电位的比较

去极化过程:窦房结细胞去极化过程为动作电位的 0 期。当膜电位由最大复极电位(－70 mV)自动去极化达到阈电位水平(－40 mV)时,激活膜上的 L 型 Ca^{2+} 通道,引起 Ca^{2+} 内流(I_{Ca-L}),导致 0 期去极化。由于 L 型 Ca^{2+} 通道的激活和失活都较缓慢,故窦房结细胞的 0 期去极化过程比较缓慢,持续时间较长。由慢 Ca^{2+} 通道开放引起缓慢去极化的心肌细胞,如窦房结细胞和房室交界区细胞,称为慢反应细胞(slow response cell)。它们的动作电位称为慢反应动作电位。

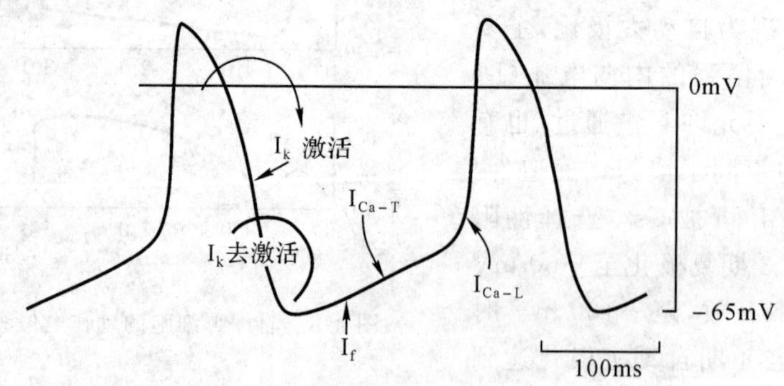

图 4-5　窦房结细胞的动作电位和离子电流

复极化过程:窦房结细胞复极化过程是动作电位的 3 期。0 期去极化达到 0 mV 左右时,

L 型 Ca^{2+} 通道逐渐失活关闭，Ca^{2+} 内流（I_{Ca-L}）减少；另一方面，在复极化的初期，I_k 通道被激活开放，K^+ 外流（I_k）逐渐增加。I_{Ca-L} 减少和 I_k 增加，使细胞膜逐渐复极化并达到最大复极电位。

4 期自动去极化：机理复杂，目前已知有以下几种跨膜离子流参与（图 4-5）：①I_k：K^+ 外流（I_k）进行性衰减，这是导致窦房结细胞 4 期自动去极化的最重要的离子基础；②I_f：进行性增强的内向电流（I_f）；③I_{Ca-T}：除 L 型 Ca^{2+} 通道外，窦房结细胞还存在 T（transient）型 Ca^{2+} 通道，其阈电位在 −50 mV，成为 4 期自动去极化后期的一个组成成分。T 型 Ca^{2+} 通道可被 Ni^{2+} 阻断。一般的 Ca^{2+} 通道阻断剂对 I_{Ca-T} 无阻断作用。

二、心肌电生理特性

心肌细胞具有兴奋性、自律性、传导性和收缩性四种生理特性。其中，收缩性是心肌以肌丝滑行为基础的机械特性，而兴奋性、自律性和传导性是心肌以生物电活动为基础的电生理特性。

（一）兴奋性

心肌细胞同其他可兴奋细胞一样，具有在刺激作用下产生动作电位能力，即兴奋性。心肌兴奋性的高低可用阈值作为衡量指标。阈值大则表示兴奋性低，阈值小则兴奋性高。

1. 影响兴奋性的因素

（1）静息电位或最大复极电位的水平：静息电位或最大复极电位绝对值增大时，距离阈电位的差距加大，引起兴奋所需的阈值也增大，兴奋性降低；反之，则兴奋性增高。

（2）阈电位水平：阈电位水平上移，与静息电位之间的差距加大，引起兴奋所需的阈值增大，兴奋性降低；反之，则兴奋性增高。

（3）Na^+ 通道的性状：Na^+ 通道可表现为激活、失活和备用三种状态，快反应细胞兴奋的产生都是以 Na^+ 通道被激活作为前提的。Na^+ 通道所处的状态取决于当时的膜电位以及有关的时间进程。当膜电位处于正常静息电位水平 −90 mV 时，Na^+ 通道处于备用状态。此时，Na^+ 通道有双重特性，一方面，它是关闭的；另一方面，当膜电位从静息水平去极化到阈电位水平时（−70 mV）可被激活、开放，导致 Na^+ 快速跨膜内流。Na^+ 通道激活后便迅速失活，Na^+ 通道关闭，使 Na^+ 内流终止。处于失活状态的 Na^+ 通道不能被再次激活，只有当膜电位恢复到静息电位水平时，Na^+ 通道才重新恢复到备用状态，此过程称为复活。Na^+ 通道是否处于备用状态是心肌能否接受刺激产生动作电位的先决条件，而正常静息电位又是决定 Na^+ 通道能否处于或复活到备用状态的关键。Na^+ 通道在不同状态下对刺激的反应不同，即膜的兴奋性不同。

值得指出的是，快反应细胞产生动作电位 0 期去极化的相关离子通道是 Na^+ 通道，后者的性状可影响细胞的兴奋性。但是，在慢反应细胞，产生动作电位 0 期去极化的相关离子通道是 L 型 Ca^{2+} 通道，此时，L 型 Ca^{2+} 通道的性状是影响慢反应细胞兴奋性的一个因素，而不是 Na^+ 通道。

2. 一次兴奋过程中兴奋性的周期性变化　心肌细胞每兴奋一次，膜通道由备用状态经历激活、失活和复活等过程，细胞的兴奋性也发生相应的周期性改变，其兴奋性的变化可分为以下几个时期（图 4-6）：

（1）有效不应期：心肌细胞发生一次兴奋后的短时间内，任何强大的刺激都不能使其产生

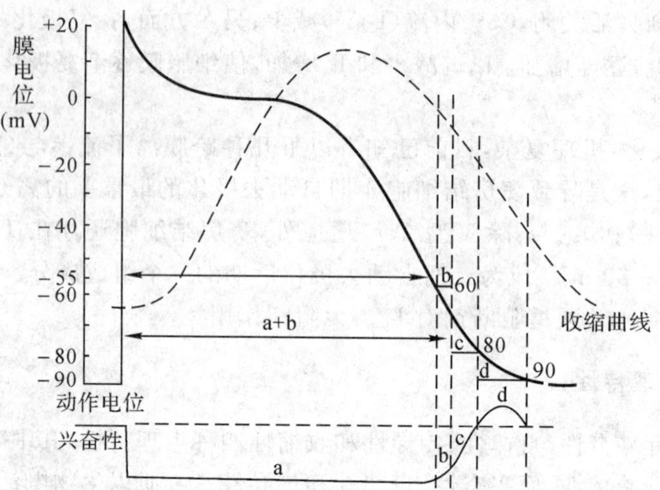

图 4-6 心室肌动作电位期间兴奋性的变化及其与机械收缩的关系
a. 绝对不应期;b. 局部反应;c. 相对不应期;d. 超常期
a+b 有效不应期

反应,兴奋性等于零,这段时间称为绝对不应期。以心室肌细胞为例,相当于去极化开始到复极化 3 期膜电位到达－55 mV。从复极－55 mV 到复极至－60 mV 这段时间内,足够强度的刺激可以引起部分去极化(即局部反应),但不能引起可传播的动作电位,因而实际上也不能引起心脏兴奋和收缩。所以,从去极化开始到复极化－60 mV 这段时间(约 200～300 ms),称为有效不应期(effective refractory period)。有效不应期的产生是因为 Na^+通道完全失活(绝对不应期)或刚开始复活(局部反应期),但还远没有恢复到可以被再激活的备用状态。

(2)相对不应期:在有效不应期后,膜电位从－60 mV 恢复到－80 mV 这段时间内,给予阈刺激,心肌仍不能产生动作电位,但用阈上刺激时,则可产生一次新的可扩布性兴奋,这段时间称为相对不应期(relative refractory period)。这一时期内,Na^+通道已逐渐复活,但其开放能力尚未恢复到正常水平,此时,Na^+内流所引起的去极化速度和幅度均小于正常,兴奋的传导也比较慢。

(3)超常期:膜电位由－80 mV 恢复到－90 mV 这段时间,Na^+通道基本恢复至备用状态,而此时膜电位距阈电位的差距较小,故兴奋性高于正常,称为超常期(supranormal period)。在此期内给予阈下刺激,也可以引起可扩布的动作电位,但其 0 期去极化的速度和幅度以及兴奋传导的速度仍低于正常。

经历了超常期后,膜电位就恢复到静息电位水平,兴奋性也恢复至正常。

3. 兴奋性的周期性变化与收缩活动的关系　细胞在兴奋过程中,兴奋性发生周期性变化,这是可兴奋组织的共同特性。但心肌细胞的有效不应期特别长,一直延续到机械反应的舒张期开始之后(图 4-6)。因此,心肌在收缩期和舒张早期以前不可能再接受刺激产生第二次兴奋和收缩。这个特点使得心肌不会产生完全强直收缩而始终作收缩和舒张相交替的活动,保证了泵血功能的完成。

正常情况下,整个心脏是按窦房结发出的兴奋节律进行活动的。但在某些情况下,如果心室有效不应期之后受到人工或窦房结以外的病理性异常刺激,则可在下一个心动周期的窦房结节律性兴奋传来之前提前发生一次兴奋和收缩,称为期前兴奋和期前收缩,亦称早搏。期前兴奋也有它自己的有效不应期，这样，当紧接在期前兴奋之后的一次窦房结兴奋传到心室肌时，常常落在期前兴奋的有效不应期内，因而不能引起心室兴奋和收缩，形成一次“脱失”，必须等到下一次窦房结的兴奋传到心室时才能引起心室收缩。这样，在一次期前收缩之后往往出现一段较长的心室舒张期，称为代偿间歇(图 4-7)。

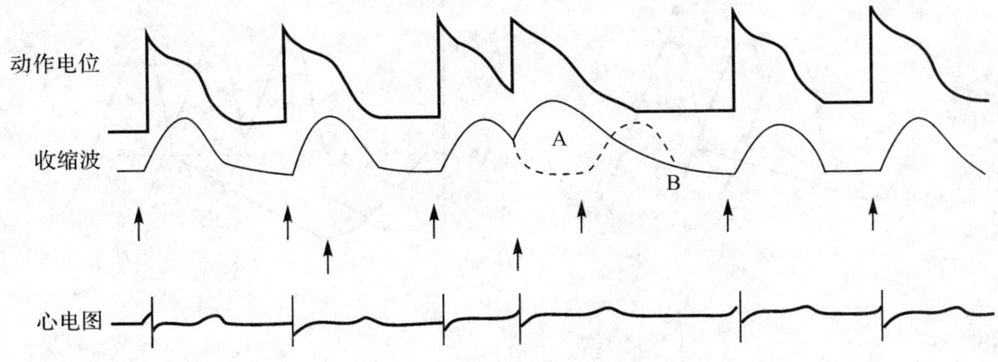

图 4-7 期前收缩和代偿间歇

a. 期前收缩 B. 代偿间歇

(二)自动节律性

组织、细胞能够在没有外来刺激的条件下，自动地发生节律性兴奋的特性，称为自动节律性(autorhythmicity)，简称自律性。具有自动节律性的组织或细胞称自律组织或自律细胞。组织、细胞在每分钟内能够自动产生兴奋的次数，即自动兴奋的频率，是衡量自律性高低的指标。

1. 自律细胞与心脏自律性的关系　细胞内微电极技术证明，心脏内特殊传导组织的大多数细胞具有自律性。而且各种自律细胞的自律性存在差别，其中窦房结细胞自律性最高(100 次/分)，末梢浦肯野纤维网自律性最低(25 次/分)，而房室交界(约 50 次/分)的自律性介于两者之间。在正常情况下，由于窦房结的自律性最高，成为控制心脏活动的正常起搏点(pacemaker)，窦房结引起的正常心跳节律称为窦性心律，其他部位的自律组织虽有起搏能力，但由于自律性低，通常受控于窦房结的节律之下，只起传导作用而不表现出本身的自律性，故称为潜在起搏点。只有在某些异常情况下，如窦房结的兴奋因传导阻滞而不能下传，或潜在起搏点的自律性异常升高时，潜在起搏点可以取代窦房结成为异位起搏点，控制一部分或整个心脏的跳动，产生异位心律，如交界性心律和室性心律。

心脏自律性的经典实验——斯氏结扎

1851 年德国人斯丹尼(H．Stannius，1808—1883)在蛙心房与静脉窦之间用细线结扎，发现静脉窦仍能有节律地跳动，而整个心脏停止于舒张状态，这就是第一斯氏结扎。如果在心脏恢复跳动后再在蛙的心房与心室之间结扎，则见心房仍能按原来的节律跳动，但心室停止了跳动，经过一段时间后心室跳动恢复，但频率较心房要慢，这被称为第二斯氏结扎。

以上发现说明，蛙静脉窦的自律性最高，心房次之，心室最低。整体情况下，心房和心室的自律性都要服从自律性高的部位静脉窦(或窦房结)的控制。

2. 影响自律性的因素　自律细胞的自动兴奋，是4期自动去极化使膜电位从最大复极电位达到阈电位水平而引起的。因此，自律性的高低，既受最大复极电位与阈电位的差距的影响，也取决于4期自动去极化的速度(图4-8)。

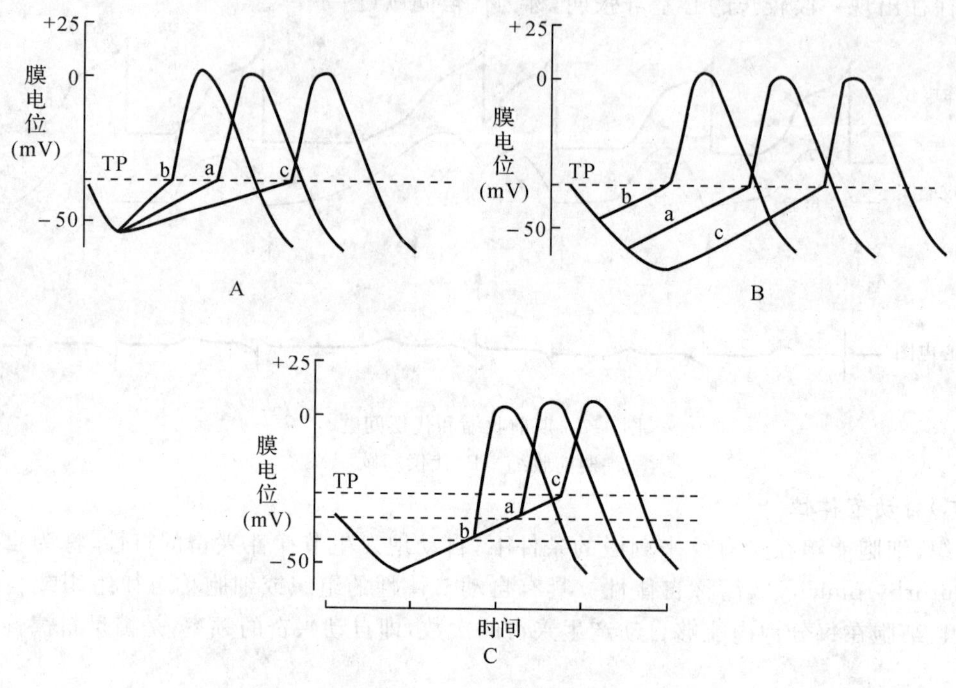

图4-8　影响自律性的因素

A. 4期自动去极化速度：a. 对照；b. 4期去极速度↑；c. 4期去极速度↓

B. 最大复极电位：a. 对照；b. 最大复极电位上移；c. 最大复极电位下移

C. 阈电位TP：a. 对照；b. 下移；c. 上移

(1)最大复极电位与阈电位之间的差距：最大复极电位绝对值减小和(或)阈电位下移，均使两者之间的差距减小，4期自动去极化达到阈电位水平所需的时间缩短，自律性增高；反之，则自律性降低。

(2)4期自动去极化速度：4期自动去极化速度与膜电位从最大复极电位水平达到阈电位水平所需时间密切相关；若去极化速度增快，达到阈电位水平所需的时间缩短，单位时间内发生兴奋的次数增多，自律性增高；反之，则自律性降低。

(三)传导性

心肌在功能上是一种合胞体，心肌细胞膜的任何部位产生的兴奋不但可以沿整个细胞膜传播，并且可以通过闰盘传递到另一个心肌细胞，从而引起整块心肌的兴奋和收缩。动作电位沿细胞膜传播的速度可作为衡量传导性的指标。

1. 心脏内兴奋传播的途径和特点　正常情况下，窦房结发出的兴奋通过心房肌传播到整个右心房和左心房，尤其是沿着心房肌组成的“优势传导通路”迅速传到房室交界区，经房室束和左、右束支传到浦肯野纤维网，引起心室肌兴奋，再直接通过心室肌将兴奋由内膜侧向外膜侧心室扩布，引起整个心室兴奋。由于各种心肌细胞的传导性高低不等，兴奋在心脏各个部分传播的速度也不同。一般心房肌的传导速度较慢(约为0.4 m/s)，而“优势传导通路"的传导速度较快(可达1 m/s),窦房结的兴奋可以沿着这些通路很快传播到房室交界区。在心室,心室肌的传导速度约为1 m/s,而心室内传导组织的传导性却高得多,末梢浦肯野纤维传导速度可达4 m/s,而且它呈网状分布于心室壁,这样,由房室交界传入心室的兴奋就沿着高速传导的浦肯野纤维网迅速广泛地向左右两侧心室壁传导。很明显,这种多方位的快速传导对于保持心室的同步收缩是十分重要的。房室交界区细胞的传导性很低,传导速度仅0.02 m/s。房室交界是正常生理状态时兴奋由心房进入心室的惟一通道,交界区这种缓慢传导使兴奋在这里延搁一段时间(称房-室延搁),才向心室传播,从而使心室在心房收缩完毕之后才开始收缩,而不致于产生房室收缩重叠的现象。可以看出,心脏内兴奋传播途径的特点和传导速度的不一致性,对于心脏各部分有次序地、协调地进行收缩活动,具有十分重要的意义。

2.影响传导性的因素　心肌的传导性取决于它的结构特点和电生理特征。

(1)结构因素　细胞直径与细胞内电阻呈反比关系,直径小的细胞细胞内电阻大,产生的局部电流小于粗大细胞,兴奋传导速度也较后者缓慢。心房肌、心室肌和浦肯野细胞的直径大于窦房结和房室交界细胞,其中末梢浦肯野细胞的直径最大(在某些动物直径可达70 μm),兴奋传导速度最快;窦房结细胞直径很小(约5～10 μm),传导速度很慢;而结区细胞直径更小,传导速度最慢。

(2)生理因素　心肌细胞的电生理特性是影响其传导性的主要因素。心肌细胞兴奋的传布也是通过形成局部电流实现的。因此,可以从局部电流的形成和邻近未兴奋部位细胞膜的兴奋性来分析影响传导性的因素。

①动作电位0期去极化的速度和幅度:局部电流是兴奋部位膜0期去极化所引起的。0期去极化的速度愈快,局部电流形成愈快,兴奋传导也愈快。另一方面,0期去极化的幅度愈大,兴奋和未兴奋部位之间的电位差愈大,形成的局部电流愈强,兴奋传导也愈快。

②邻近未兴奋膜的兴奋性:兴奋的传导是相邻细胞膜依次兴奋的过程。因此,静息电位与阈电位的差距必然影响兴奋的传导,当两者差距扩大时,兴奋性降低,同时,膜去极化达阈电位水平所需的时间延长,传导速度减慢。此外,若邻近细胞膜的兴奋性为零,例如已接受了一个刺激产生期前兴奋,正处于有效不应期内,便不可能再接受刺激产生兴奋,导致传导阻滞。

心律失常

心脏兴奋的产生发生异常和兴奋传导异常是引起心律失常的基本机制。兴奋产生异常可由自律性异常或触发性活动引起。

当窦房结起搏细胞的自律性发生改变时,可引起窦性心动过速(安静时心率大于100次/分钟),窦性心动过缓(安静时心率低于50次/分钟)及窦性心率不齐。若潜在起搏点自律性增高而控制心脏节律,则形成异位节律。心肌缺血时由于细胞内ATP水平降低,导致细胞外液中K^+浓度增高,最大复极电位降低,与阈电位差距减小,使潜在起搏点自律性增高。

触发性活动由后去极化产生。后去极化是在动作电位复极过程中或复极化完毕后出现的膜电位振荡。当去极化达到阈电位时即可引起一个或一连串动作电位,即触发活动。缺血、缺氧、儿茶酚胺等因素均可诱发后去极化。

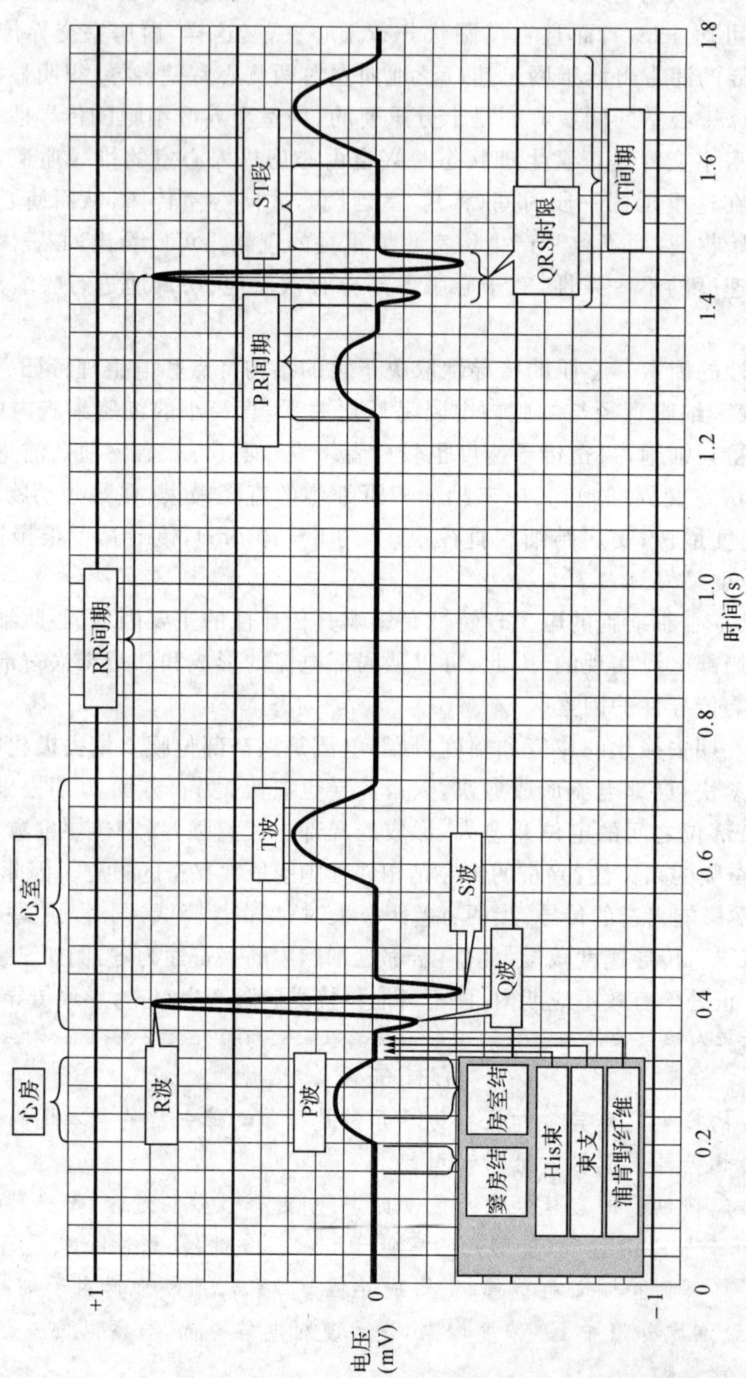

图 4-9 正常人心电模式图

三、体表心电图

在每一个心动周期中，由窦房结发出的兴奋，依次传向心房和心室，引起整个心脏兴奋，这种生物电变化可以通过周围的导电组织和体液，传播到身体表面。用测量电极置于体表的一定部位记录到的心电变化的波形，称为心电图(electrocardiogram，ECG)(图 4-9)。心电图反映心脏兴奋的产生、传导和恢复过程中的生物电变化。

(一)正常心电图波形及其生理意义

1. P 波　反映左右心房的去极化过程。P 波形小圆钝，历时 0.08～0.11 s，波幅不超过 0.25 mV。

2. QRS 波群　代表左右心室去极化过程的电位变化。典型的 QRS 波群，包括三个紧密相连的电位波动：第一个向下波为 Q 波，以后是高而尖峭的向上的 R 波，最后是一个向下的 S 波。在不同导联中，这三个波不一定都出现，且波的幅度变化较大，QRS 波群历时 0.06～0.10 s。代表兴奋在心室肌扩布所需的时间。

3. T 波　反映心室复极过程中的电位变化，波幅为 0.1～0.8 mV，历时 0.05～0.25 s。在 R 波较高的导联中 T 波的波幅不应低于 R 波的 1/10。T 波的方向与 QRS 波的主波方向一致。

4. PR 间期(或 PQ 间期)　是指从 P 波起点到 QRS 波起点之间的时程，为 0.12～0.20 s。PR 间期代表由窦房结产生的兴奋经心房、房室交界和房室束传到心室，并引起心室开始兴奋所需要的时间，也称为房室传导时间。房室传导阻滞时，PR 间期延长。

5. QT 间期　是从 QRS 波起点到 T 波终点的时程，代表心室开始兴奋去极化到完全复极至静息状态的时间。

6. ST 段　是从 QRS 波终点到 T 波起点之间的线段。它代表心室已全部处于去极化状态，各部分之间无电位差，曲线回到基线水平。

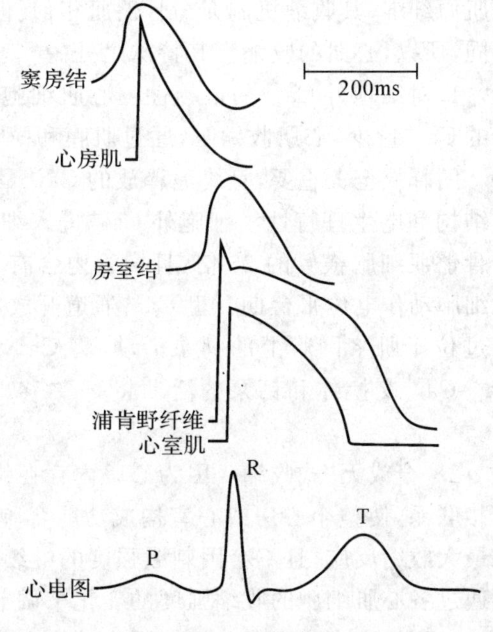

图 4-10　心肌细胞动作电位与心电图的时间关系

2. 心肌动作电位和心电图的关系　图 4-10 表示心电图和心房、心室肌等动作电位在时间上的关系。QRS 波相当于心室肌细胞动作电位的 0 期，S-T 段相当于平台期，T 波反映 3 期复极。QRS 综合波和 T 波代表不同部位的心室肌细胞在不同时间去极化和复极化时所产生的动作电位效应的总和。QRS 综合波的迅速电位变化，反映去极化在心室中的快速传导；由于不同心室肌细胞动作电位的时程有较大的差异，复极过程先后不一，故 T 波较宽。P 波则反映心房肌细胞去极化的综合电位变化过程。

第二节 心脏的泵血功能

心脏是具有泵血功能的循环动力装置，是具有瓣膜结构的肌性空腔脏器。在生命过程中，心脏不断作收缩和舒张交替的活动，舒张时接受静脉回流的血液，收缩时把血液射入动脉，为血液流动提供能量。通过心脏的这种节律性活动以及由此而引起的瓣膜的规律性开启和关闭，推动血液沿单一方向循环流动。

心脏活动呈周期性，每个周期中心脏表现出以下三方面活动：①兴奋的产生以及兴奋向整个心脏扩布；②由兴奋触发的心肌收缩和随后的舒张，与瓣膜的启闭相配合，造成心房和心室内压力和容积的变化，从而推动血液流动；③伴随瓣膜的启闭，出现心音。心脏泵血作用是由心肌电活动、机械收缩和瓣膜活动三者相互联系配合才得以实现的。明确每个周期中这三者的变化和相互关系，对于了解心脏如何实现其泵血功能，以及它们将对心脏泵血产生什么影响，都是非常必要的。

一、心肌收缩的特点

心肌细胞与骨骼肌细胞同属横纹肌，细胞内含有由粗、细肌丝构成的与细胞长轴相平行的肌原纤维，其收缩机制亦与骨骼肌相似。但心肌在结构和电生理特性方面不完全与骨骼肌等同，所以，心肌的收缩有其特殊之处。

1. 对细胞外 Ca^{2+} 的依赖性　心肌细胞的肌浆网和终末池不如骨骼肌发达，容量小，贮存的 Ca^{2+} 量少。心肌收缩时，通过肌膜和横管膜从细胞外进入胞浆的 Ca^{2+}，对于触发终池内 Ca^{2+} 的释放至关重要，且终池释放的 Ca^{2+} 量与胞外进入胞浆的 Ca^{2+} 量呈正相关。心肌细胞的结构和电生理特性为细胞外 Ca^{2+} 进入细胞内提供方便：①心肌细胞的横管较粗，其体积为骨骼肌细胞横管的 25 倍，且横管内含有大量带负电荷的粘多糖，能结合较多 Ca^{2+}；②心肌细胞动作电位平台期 L 型 Ca^{2+} 通道开放，整个平台期都有 Ca^{2+} 流入细胞内。收缩结束时，通过位于肌浆网膜上的钙泵活动，将 Ca^{2+} 主动转运到肌浆网内贮存，同时通过肌膜上的 Na^{+}-Ca^{2+} 交换体和钙泵的活动将 Ca^{2+} 移出胞外，使胞浆 Ca^{2+} 浓度下降，心肌细胞转为舒张。

2. "全或无"式收缩　因为心脏内存在快速的特殊传导系统以及相邻细胞间由大量的闰盘相联系，使整个心房或心室构成功能合胞体，心房或心室的全部心肌细胞同步地收缩，产生最大收缩反应，且不会因刺激强度的继续增大而增强。因此，整块心肌收缩强度的变化只能通过各心肌细胞的收缩强度的变化来调节，而参加活动的肌细胞数目不会改变。

3. 不发生完全强直收缩　因为动作电位平台期的存在，心肌细胞的有效不应期特别长，当有效不应期结束时，该次电兴奋所引起的机械收缩活动已进入舒张早期。所以，即便是高频率的外部刺激作用，心肌组织也不会发生完全性强直收缩。这一特征保证心脏交替进行收缩和舒张活动，有利于心室充盈和泵血。

在第二章中我们曾经介绍过骨骼肌细胞和平滑肌细胞的收缩特点及其形成机制，现在把骨骼肌、心肌、平滑肌这三大类肌细胞作一系统的比较，见表 4-2。

表 4-2　骨骼肌、心肌、平滑肌细胞比较

	骨骼肌	心　肌	平滑肌
兴奋机制	神经-肌接头传递	起搏电位 缝隙连接介导的电紧张去极化	突触传递 激素活化的受体 电耦联 起搏电位
肌细胞的电活动	锋电位	动作电位平台	锋电位，平台期 膜电位分级性改变 慢波
钙离子感受器	肌钙蛋白	肌钙蛋白	钙调蛋白
兴奋-收缩耦联	T 管膜上 L 型 Ca^{2+} 通道与 SR 上的 Ca^{2+} 释放通道（ryanodine 受体）耦联	经 L 型钙通道内流的 Ca^{2+} 触发 SR 的 Ca^{2+} 释放（Ca^{2+} 触发的 Ca^{2+} 释放）	通过电压门控 Ca^{2+} 通道的 Ca^{2+} 内流； Ca^{2+} 和 IP_3 介导的 SR 中 Ca^{2} 释放； 通过钙储备操作的 Ca^{2+} 通道 Ca^{2+} 内流
收缩终止	Ach 被胆碱脂酶降解	动作电位复极化	肌球蛋白轻链磷酸酶
收缩时程	20～200 ms	200～400 ms	200 ms 或持续一段时间
收缩力的调节	频率和多条纤维的总和	Ca^{2+} 进入量	MLCK 磷酸化和去磷酸化的平衡
代谢	氧化作用，糖分解	氧化作用	氧化作用

二、心脏的泵血过程和机制

（一）心动周期的概念

心脏一次收缩和舒张，构成一个机械活动周期，称为心动周期（cardiac cycle）。由于心脏由心房和心室这两个功能合胞体构成，心动周期包括心房的收缩期和舒张期以及心室的收缩期和舒张期。心脏的活动由一连串的心动周期组合而成，因此，心动周期可以作为分析心脏机械活动的基本单元。

心动周期持续的时间与心跳频率有关。成年人心率平均每分钟 75 次，每个心动周期持续 0.8 s。一个心动周期中，两心房首先收缩，持续 0.1 s，继而心房舒张，持续 0.7 s。当心房收缩时，心室处于舒张期，心房进入舒张期后，心室开始收缩，持续 0.3 s，随后进入舒张期，占时 0.5 s。心室舒张的前 0.4 s 期间，心房也处于舒张期，这一时期称为全心舒张期（图 4-11）。可见，在一次心动周期中，心房和心室各自按一定的时程进行收缩与舒张相交替的活动，而心房和心室两者的活动又依一定的次序先后进行，左右两侧心房或两侧心室的活动几乎是同步的。另一方面，无论心房或心室，收缩期均短于舒张期。如果心率增快，心动周期持续时间缩短，收缩期和舒张期均相应缩短，但舒张期缩短的比例较大；因此，心率增快时，心肌工作的时间相对延长，休息时间相对缩短，这对心脏的持久活动是不利的。

（二）心脏的泵血过程和机制

1. 心室的射血和充盈过程　在心脏的泵血活动中，心室起主要作用。左右心室的活动几乎同步，其射血和充盈过程极为相似，排血量也几乎相等。下面就以左心室为例，说明心室的

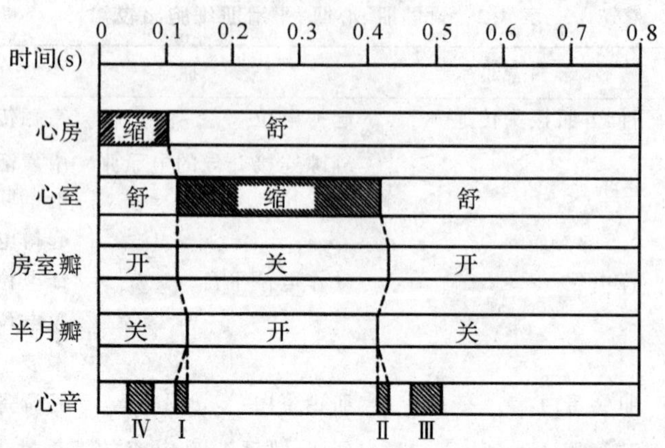

图 4-11 心动周期中心房、心室活动的顺序和时间关系

泵血过程。泵血过程包括心室将血液射入主动脉的射血过程和血液进入心室的充盈过程(图4-12)。

(1)心室收缩与射血过程 该过程包括等容收缩期、快速射血期和减慢射血期。

①等容收缩期:心房进入舒张之际,心室即开始收缩,室内压升高,当压力超过房内压时迫使房室瓣关闭,血液因而不会流入心房。此时室内压尚低于主动脉压,动脉瓣仍处于关闭状态。由于封闭的心室腔中充满着不可压缩的血液,心肌的强烈收缩使室内压急剧升高,但容积不变,故称为等容收缩期(period of isovolumic contraction)。持续约 0.05 s。这段时间内心室内压急剧升高。

②快速射血期:心肌的收缩使室内压继续升高并超过主动脉压时,血液就冲开主动脉瓣由心室突然射入主动脉,即进入快速射血期(period of rapid ejection)。此期室内压随着心室肌的强烈收缩而继续升高直到峰值,心室容积随着血液的射出而明显减小。快速射血期历时 0.1 s,射出的血液量占总射血量的 2/3 左右。

③减慢射血期:快速射血期内已有大量的血液射入主动脉,主动脉压相应增高,心室容积迅速减小,心室肌的收缩强度逐步减弱,室内压由峰值逐步下降,射血速度逐渐减慢,这段时期称为减慢射血期(period of slow ejection)。在此期,虽然室内压已低于主动脉内压,但心室内的血液因受到心室收缩的挤压具有较高的动能,依其惯性作用逆着压力差继续射入主动脉。减慢射血期历时 0.15 s。

(2)心室舒张与充盈过程 心室的舒张与充盈包括等容舒张期、快速充盈期、减慢充盈期和心房收缩期。

①等容舒张期:心室开始舒张后,室内压急剧下降而低于主动脉压时,主动脉内血液的返流,冲击主动脉瓣使其关闭。但此时心室内压仍明显高于心房内压,房室瓣依然关闭着,心室又成为密闭的腔。这时心室肌舒张,室内压快速下降而容积不发生变化,称为等容舒张期(period of isovolumic relaxation),历时约 0.06～0.08 s。

②快速充盈期:当室内压下降到低于房内压时,房室瓣被血液冲开,心房和大静脉内的血液顺房室压力梯度被"抽吸"快速流入心室,心室容积随之增大,这一时期称为快速充盈期(period of rapid filling)。历时 0.11 s,其间流入心室的血液量约占总流入量的 2/3。

③减慢充盈期:快速充盈期后,心室内已有相当的充盈血量,大静脉、房室间的压力梯度逐渐减小,血液以较慢的速度继续流入心室,心室容积继续增大,称减慢充盈期(period of

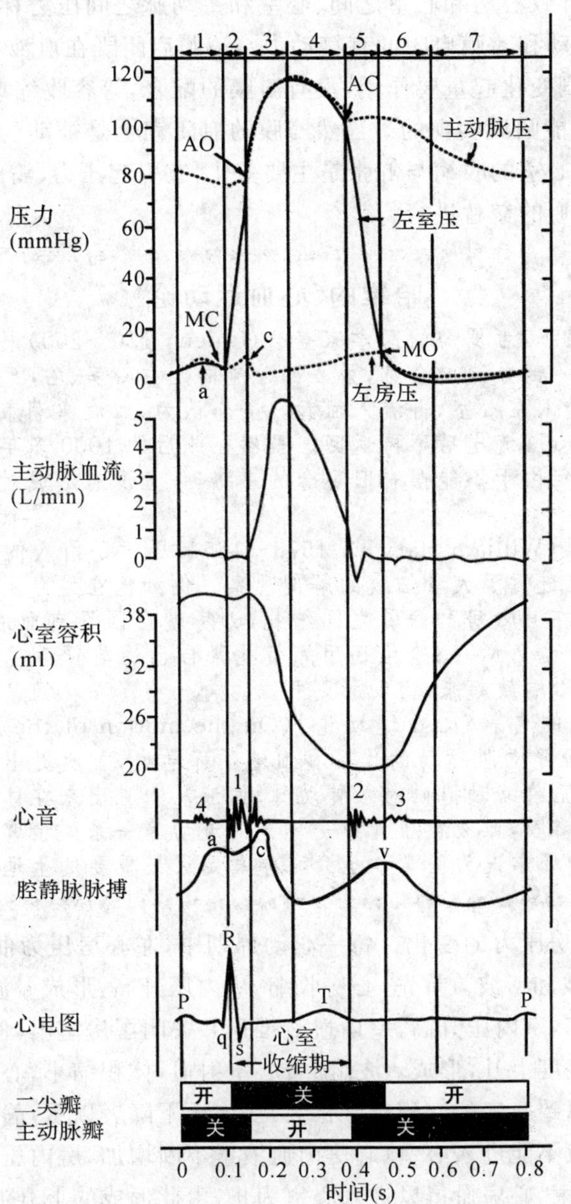

图 4-12　犬心动周期各时相中心脏(左侧)内压力、容积和瓣膜等的变化

1. 心房收缩期　2. 等容收缩期　3. 快速射血期　4. 减慢射血期

5. 等容舒张期　6. 快速充盈期　7. 减慢充盈期

AO 和 AC:分别表示主动脉瓣开启和关闭

MO 和 MC:分别表示二尖瓣开启和关闭

slow filling),历时 0.22 s。

④心房收缩期:在心室充盈期末,随着血液不断流入心室,房室间的压力趋于平衡。在此基础上,心房开始收缩,提高房内压,心房内的血液继续被挤入已有相当充盈但仍处于舒张状态的心室。心房收缩期历时 0.1 s,其增加的心室充盈量占心室总充盈量的 10%～30%。

从以上对左心室射血和充盈过程的描述中,可以理解泵血机制。心室肌的收缩和舒张引起室内压的升降，是导致心房和心室之间、心室和主动脉之间压力梯度形成的基本原因，而压力梯度又是血液流动和瓣膜启闭的直接动力。瓣膜启闭既在血液单向流动方面起关键作用，又对室内压的急剧变化起重要作用，没有瓣膜的配合，等容收缩期和等容舒张期室内压的大幅度升降是不可能圆满实现的。当然瓣膜的启闭完全是被动的，它取决于室内压的升降。总之，心动周期中心室的收缩与舒张是主要变化，它引起压力、瓣膜、血流和容积的改变，决定了心脏充盈和射血的交替进行。

哈维的《心血运动论》

早在公元2世纪，古罗马的医学家盖仑(Galen, 130—200)根据动物解剖提出人体血液由肝形成，一部分流向全身，另一部分流向人右心房、右心室，然后通过左右心室间隔上的微孔进入左心室，再流入血管。盖仑认为，血液像潮水涨落那样在血管内往返流动，血液自心脏流出后不再返回。虽然在此后的1000多年中有数位科学家对此观念发起挑战，但由于不能摆脱旧观念的束缚，一直没有形成对心脏和血液运动的明晰概念。

英国医生哈维(William Harvey, 1578—1657)思考了前人的实验，并在80多种不同类型的动物上进行了大量细致的解剖观察。例如他在蛇身上观察到心脏有节律的跳动，如用细线在其心房和静脉之间结扎，心房就会因没有血液流入而缩小变白，解开结扎后血液就涌入心房；哈维还用绷带扎紧自己的前臂后观察到“青筋”(静脉)向心端瘪下去、远心端鼓起来，而动脉则相反。

1628年，哈维的名著《心血运动论》(On the motion of the heart and blood in animals)问世，论证了心脏运动的作用和血液循环学说，首次提出左心室收缩把血液射入主动脉，右心室收缩时把血射入肺动脉；血液从心脏出来在体内绕了一圈后又回到心脏，静脉内有瓣膜，血液在血管中是单方向流动等一系列精辟的见解。

哈维的血液循环学说为医学和生命科学奠定了最重要的生理学基础。

2. 心动周期中心房压力的变化　每一心动周期中，左心房压力曲线依次出现了三个小的正向波，即a波、c波和v波。首先，心房收缩，房内压升高，形成a波，随后心房舒张，压力又回降。以后心室收缩，室内压升高，室内血液推顶并关闭了房室瓣，使瓣膜叶片向心房腔一侧凸出，造成房内压轻度上升，形成c波。随着心室射血，体积缩小，心底部向下移动，房室瓣从而也被向下牵曳，以致心房的容积趋于扩大，房内压下降。以后，静脉血不断流入心房，而房室瓣尚关闭着，血液不能进入心室，心房内血液量不断增加，房内压缓慢而持续地升高，直到心室等容舒张期结束，心房血得以进入心室为止，由此形成的上升波称v波。随后房室瓣开放，血液由心房迅速进入心室，房内压下降。心房的压力波可沿着静脉管壁传到大静脉，用脉搏描记仪可在颈外静脉记录到每个心动周期中的a、c、v波，具有一定临床应用价值。

3. 心音和心音图　心动周期中，心肌收缩、瓣膜启闭、血液速度改变对心血管壁的加压和减压作用、以及形成的涡流等因素引起的机械振动，可通过周围组织传递到胸壁，如将听诊器放在胸壁某些部位，就可听到声音，称为心音。若用传感器将这些机械振动转换成电信号记录下来，便得到心音图(phonocardiogram)。

每一心动周期中，可听到两个心音，分别称为第一心音和第二心音。在正常人偶尔可听到第三心音和第四心音。

第一心音发生在心室收缩期，音调低，持续时间相对较长，是由于心室肌收缩、房室瓣关闭以及心室射出的血液冲击动脉壁引起振动而形成的,可作为心室收缩期开始的标志。第二心音发生在心室舒张期,频率较高,持续时间较短,与主动脉瓣和肺动脉瓣的关闭有关,标志心室舒张期开始。第三心音发生在快速充盈期末,是一种低频、低振幅的心音,是由于心室快速充盈期末,血流充盈减慢,流速突然改变,使心室壁和瓣膜发生振动而产生的。第四心音是与心房收缩有关的心室壁和瓣膜的振动所造成的,故也称心房音。

三、心脏泵血功能的评定

心脏泵血功能是否正常,是医疗实践以及实验研究工作中经常遇到的问题。因此,用什么样的方法和指标来测量和评定心脏功能,在理论上和实践中都是十分重要的。

(一)心脏的输出量

1. 每搏输出量与射血分数　一侧心室每次收缩时射出的血量,称为每搏输出量(stroke volume),简称搏出量。在静息状态下,左心室舒张末期容积约为 125 ml,收缩末期容积约为 55 ml,搏出量为 70 ml。可见每一次心跳心室内血液并没有全部射出。搏出量占心室舒张末期容积的百分比,称为射血分数(ejection fraction)。在正常情况下,搏出量与心室舒张末期容积是相适应的,即当心室舒张末期容积增加时,搏出量也相应增加,故射血分数改变很少,可维持在 55%～65%。在心室功能减退、心室异常扩大的情况下,虽然搏出量可能与正常人没有明显区别,但射血分数明显下降,若单纯依据搏出量来评定心脏的泵血功能,不考虑心室舒张末期容积是不全面的,可能作出错误的判断。

2. 每分输出量与心指数　每分钟一侧心室泵出的血量称为每分输出量,或称心输出量(cardiac output),它等于搏出量与心率的乘积。假如健康成年男性在静息状态下,心率为 75 次/分,搏出量为 70 ml(60～80 ml),心输出量则为 5 L/min(4.5～6.0 L/min)。女性比同体重男性的心输出量约低 10%,青年人的心输出量高于老年人;心输出量在剧烈运动时可高达 25～35 L/min,而麻醉情况下则可降低到 2.5 L/min。

心输出量是以个体为单位计算的。身体矮小和高大者,其新陈代谢总量并不相等,因此,用心输出量的绝对值作为指标进行不同个体之间心功能的比较,是不全面的。调查资料表明,人体静息时的心输出量,也和基础代谢率一样,并不与体重成正比,而是与体表面积成正比。以单位体表面积(m^2)计算的心输出量,称为心指数(cardiac index)。中等身材的成年人体表面积约为 1.6～1.7 m^2,安静和空腹情况下心输出量约 5～6 L/min,故心指数约为 3.0～3.5 L/(min·m^2)。安静和空腹情况下的心指数,称为静息心指数,是分析比较不同个体心功能时常用的评定指标。

心指数随不同生理条件而异。年龄在 10 岁左右时,静息心指数最大,可达 4 L/(min·m^2)以上,以后随年龄增长而逐渐下降;到 80 岁时,静息心指数接近于 2 L/(min·m^2)。肌肉运动时,心指数随运动强度的增大而成比例地增高。妊娠、情绪激动和进食时,心指数亦增高。

(二)心脏作功量

血液在心血管内流动过程中所消耗的能量,是由心脏作功所供给的;换句话说,心脏作功所释放的能量转化为压强能和血流的动能,血液才能循环流动。

心室一次收缩所作的功,称为每搏功,可以用搏出的血液所增加的动能和压强能来表示。心脏射出的血液所具有的动能在整个搏功中所占比例很小,可以忽略不计。搏出血液的压强能是指心脏将静脉内较低的血压变成动脉内较高的血压所消耗的能量。因此,

搏功＝搏出量×(平均动脉压－平均心房压)

每分功＝搏功×心率

右心室搏出量与左心室相等,但肺动脉平均压仅为主动脉平均压的1/6左右,故右心室作功量也只有左心室的1/6。

在动脉压增高的情况下,心脏要射出与原先同等量的血液就必须加强收缩;如果此时心肌收缩的强度不变,那么搏出量将会减少。这就是说,心肌收缩释放的能量主要用于维持血压。由此可见,作为评定心泵血功能的指标,心脏作功量要比单纯的心输出量更为全面。

四、心脏泵血功能的贮备

健康成年人静息状态下的心输出量为5 L左右,而强体力劳动时可达25～30 L,为静息时的5～6倍,表明健康人心脏泵血功能有相当大的储备。心输出量随机体代谢需要而增长的能力称为泵功能贮备或心力贮备(cardiac reserve)。心力贮备取决于心率和搏出量的贮备。

1. 搏出量的贮备　搏出量是心室舒张末期容积和收缩末期容积之差,搏出量贮备的变化又可分为舒张期贮备和收缩期贮备。

(1)舒张期贮备　静息状态下舒张末期容积约为125 ml,由于心肌的伸展性小,心室不能过分扩大,一般最大只能达到140 ml左右,即舒张期贮备只有15 ml左右。

(2)收缩期贮备　安静状态下舒张末期容积约为125 ml,搏出量为70 ml,射血后心室剩余血量55 ml。当心肌收缩能力增加时,能射出更多的血,使心室剩余血量不足20 ml。可见通过动用收缩期贮备,就可使搏出量增加约35～40 ml。

2. 心率的贮备　心率的最大变化约为静息时心率的2倍。充分动用心率贮备,就可以使心输出量增加2～2.5倍。在正常成人,能使心输出量增加的最高心率为160～180次/分钟,这就是心率贮备的上限。

当进行强烈体力活动时,由于交感-肾上腺系统活性增加,主要通过动用心率贮备以及收缩期贮备;另一方面由于肌肉泵的作用,使静脉回流增加,心舒末期的心室容积有所增大,也动用了舒张期贮备,使心输出量增加。坚持体育锻炼可使心肌纤维变粗,心肌收缩能力增强,因此收缩期贮备增加,同时,心率贮备也增加。这说明经常进行体育锻炼可以增进心脏健康,提高心力贮备。

五、影响心输出量的因素

心输出量取决于搏出量和心率,机体通过对搏出量和心率这两方面的调节来改变心输出量。

(一)每搏输出量的调节

搏出量的多少取决于心肌收缩的强度和速度。与骨骼肌类似,心肌收缩的强度和速度也受前负荷、后负荷和肌肉收缩能力的影响。

1. 前负荷　在完整心脏,心室肌的前负荷就是其舒张末期的充盈量,舒张末期充盈量的多少决定了心室肌收缩前的初长度,而初长度可影响心肌的收缩功能。为了分析前负荷和初长度对心脏泵血功能的影响,可以在实验中逐步改变心室舒张末期压力和容积,并测量搏功,将一系列搏功对心室舒张末期压力或容积作图,即为心室功能曲线(ventricular function curve),或称为Starling曲线(图4-13),心室功能曲线反映了左室舒张末期容积或充盈压与心室搏功的关系。通常情况下,左室充盈压为5～6 mmHg,从图4-13可见心室具有较大程度的初长度储备。这种由于心肌细胞本身初长度的改变引起心肌收缩强度改变的调节形式称为异长调节。

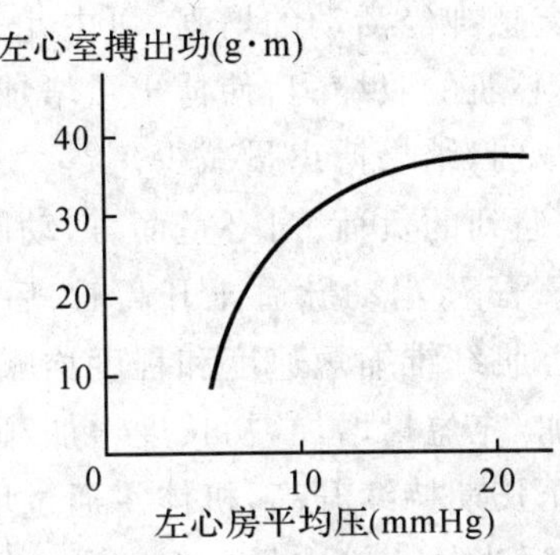

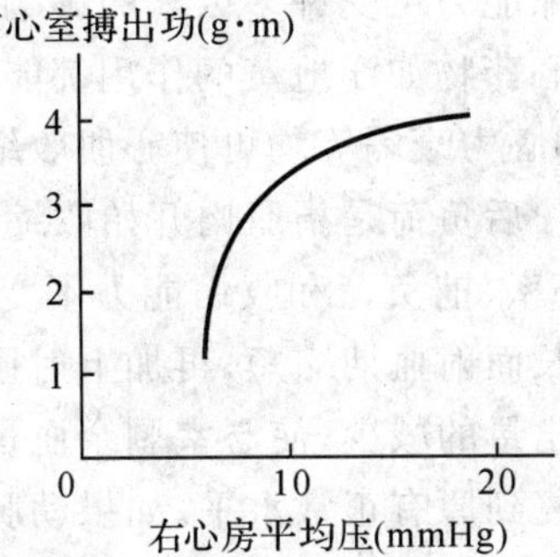

图 4-13 心室功能曲线(犬)

在体内,心室前负荷是由心室舒张末期血液充盈量决定的,心室充盈量是静脉回心血量和心室射血后剩余血量的总和。静脉回心血量主要受两个因素的影响:①心室舒张充盈期持续时间。心率增加时,心舒张期缩短,充盈不完全,充盈压降低,使搏出量减少。②静脉回流速度。静脉回流速度取决于外周静脉压与心房、心室压之差。压力差增大,可促进静脉回流。射血后剩余血量与心肌收缩力有关。心肌收缩强,射血分数大,剩余血量就减少。此外,心房收缩也能增加心室舒张末期的充盈量,从而增强心室收缩的强度。每次射血后心室剩余血量对心室充盈量的影响是多方面的。如果静脉回心血量不变,心室剩余血量的增加将导致心室总充盈量的增加,故心室充盈压增高,搏出量也随之增加,另一方面,心室内剩余血量增加时,心室舒张期的压力也增高,因此静脉回心血量将有所减少,心室总充盈量不一定增加。总之,在心室射血功能不变的情况下,心室内剩余血量的增减对搏出量的影响取决于心室总充盈量是否改变以及发生何种改变。

异长调节的生理意义在于对搏出量进行精细的调节,当体位改变使静脉回流突然增加或减少,或动脉血压突然增高时,或当左、右心室搏出量不平衡等情况下所出现充盈量的微小变化,都可以通过异长调节来改变搏出量,使之与充盈量保持平衡。

2. 心肌收缩能力 当人们在运动或强体力劳动时,搏出量可成倍增加,而此时心室舒张末期容积不一定增大,甚至可能减小。也就是说,此时心脏收缩强度和速度的变化并不主要依赖于前、后负荷的改变,机体可通过改变心肌收缩能力来适应不同代谢水平的需要。心肌收缩能力(cardiac contractility)是指心肌不依赖于前、后负荷而能改变其力学活动的一种内在特性。如图 4-14 所示,当心肌收缩能力增强时(如在去甲肾上腺素的作用下)其心室功能曲线向左上方移位;当心肌收缩能力下降时(如心力衰竭),心室功能曲线向右下方移位,心脏泵血功能的这种调节是通过收缩能力这个与初长度无关的因素改

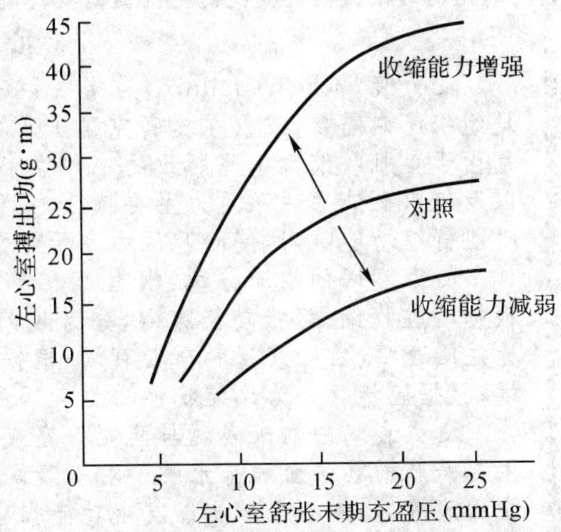

图 4-14 心肌收缩能力对心室功能曲线的影响

变而实现的，故称等长调节。这一调节过程主要依赖于兴奋-收缩耦联过程中兴奋时胞浆中的钙离子浓度，横桥与肌纤蛋白联结体的数量，横桥ATP酶的活性等各个环节的影响。

心肌的收缩能力可受许多因素的影响。如交感神经活动的增强，血中儿茶酚胺浓度的增高以及某些强心药物如洋地黄的作用都能增强心肌的收缩力，使搏出量增加。而乙酰胆碱、缺氧、酸中毒和心力衰竭等均可使心肌收缩力减弱，结果搏出量减少。

3.后负荷　后负荷是指肌肉开始收缩后才遇到的负荷。对心室而言，动脉血压起着后负荷的作用，在心率、前负荷和收缩能力不变的情况下，当动脉血压升高时，后负荷增大，导致等容收缩期延长而射血期缩短；再加上射血期心肌纤维缩短速度和程度均减小，搏出量暂时减少。然而，搏出量的减少，使心室剩余血量增加，充盈量增加，初长度增加，通过异长调节搏出量又可以恢复到原有正常水平。如果动脉血压长期持续升高，机体将通过增加心肌收缩能力，使机体在动脉血压升高的情况下，能够维持适当的心输出量。但这种心输出量的维持是以增加心肌收缩力为代价的，久而久之，心脏将出现逐渐肥厚的病理改变，最终导致泵血功能的减退。

当大动脉血压降低时，若其他条件不变，则心输出量将增加。临床上用舒血管药物降低后负荷以提高心输出量，就是这个道理。

(二)心率对心输出量的影响

正常成年人在安静状态时，心率约在60～100次/分之间，有明显的个体差别。心率的高低与年龄、性别和处于不同生理条件有关。

心率是决定心输出量的基本因素之一。在一定的范围内，心率加快可使心输出量增加，但是如果心率太快(超过170～180次/分)，舒张期缩短，心室缺乏足够的充盈时间，充盈量减少，搏出量可减少到正常的一半左右，心输出量开始下降。反之，如心率低于40次/分时，心舒期延长，心室充盈早已接近最大限度，不能再继续增加充盈量和搏出量，故每分心输出量下降。可见，心率最适宜时，心输出量最大，心率过快或过慢，心输出量都会减少。

生理条件下的正常心率，取决于窦房结活动的节律性，窦房结的节律受到神经、体液、温度、代谢和环境等多种因素的影响。

心力衰竭

心力衰竭(heart failure)是指一种病理状态，此时心脏不能泵出足够的血液以满足组织代谢需要，或仅在提高充盈压后方能泵出组织代谢所需要的相应血量。通常它是由于心肌收缩力下降所致的一种临床综合征。临床上以肺循环和(或)体循环淤血以及组织血液灌注不足为主要特征，又称充血性心力衰竭。以血流动力学而言，由于心肌舒缩功能障碍，使心腔压力高于正常即为心力衰竭，亦称为心功能不全。

心力衰竭的临床分型：根据心力衰竭的发展过程，可分为急性和慢性心力衰竭；根据心脏收缩、舒张功能障碍，分为收缩性心力衰竭和舒张性心力衰竭；根据部位分为左心衰竭、右心衰竭和全心衰竭；根据排血量分为低排血量型和高排血量型心力衰竭；根据症状可分为无症状性心力衰竭和充血性心力衰竭。

心力衰竭的临床表现与同侧心室或心房受累有密切关系。左心衰竭的临床特点主要是肺循环淤血和肺水肿。右心衰竭主要表现为体循环淤血为主的症状。在发生左心衰竭后，右心也常相继发生功能损害，最终导致全心衰竭。

(王　珏　王琳琳)

第三节　血管生理

一、各类血管的结构和功能特点

不论体循环(systemic circulation)还是肺循环(pulmonary circulation),由心室射出的血液都流经由动脉、毛细血管和静脉相互串联构成的血管系统(vascular system),再返回心房。在体循环,供应各器官的血管相互间又呈并联关系。这种并联的排列方式有利于机体对不同器官的血流量进行调节以适应生理活动的需要。

根据血管的生理功能,可将血管分为以下几类:

1.弹性贮器血管　指主动脉、肺动脉主干及其发出的最大分支。这些血管的管壁厚,壁内含有丰富的弹性纤维,故有较大的顺应性和弹性。当心室射血时,大动脉血压升高,一方面推动大动脉内的血液向前流动,使一部分血液进入毛细血管和静脉;另一方面使动脉被动扩张,使另一部分血液暂时储存,缓冲收缩压过高;当心室舒张时,被扩张的大动脉发生弹性回缩,将射血期贮存的这部分血液在心舒张期继续推向外周血管,同时维持一定的舒张压。大动脉的这种功能称为弹性贮器作用,它可以使心脏间断的射血变为血管系统中连续的血流,并减小每个心动周期中动脉血压的波动幅度。

2.分配血管　从弹性贮器血管以后到分支为小动脉前的动脉管道,其管壁主要由平滑肌组成,收缩性较强。其功能是将血液输送至各器官组织,故称为分配血管。

3.毛细血管前阻力血管　小动脉(直径≤1 mm)和微动脉(直径20～30 μm)的管径小,管壁富有平滑肌,后者的舒缩活动可使局部血管的口径和血流阻力发生明显的变化,从而影响所在器官、组织的血流量。小动脉和微动脉对血流的阻力约占总的外周阻力的47%,故称为毛细血管前阻力血管。

4.毛细血管前括约肌　在真毛细血管的起始部常有平滑肌环绕,称为毛细血管前括约肌。它的收缩和舒张控制了其后真毛细血管的关闭和开放,同时也决定血液和组织液进行物质交换的面积。

5.交换血管　是指真毛细血管,其管壁由单层内皮细胞和基膜组成,通透性高,且血流速度最慢,是血液和组织液之间进行物质交换的场所。

6.毛细血管后阻力血管　指微静脉。由于管径小,对血流也可产生一定的阻力。它们的舒缩可影响毛细血管前、后阻力的比值,从而改变毛细血管压和体液在血管内外的分配。

7.容量血管　指微静脉以后到大静脉的整个静脉系统。与相应的动脉相比,其数量多、管径大、管壁薄且易扩张。在安静状态下,静脉系统容纳了整个循环血量的60%～70%,起了贮血库的作用,故称为容量血管。

8.短路血管　指一些血管床中小动脉和小静脉之间的吻合支,它们可使小动脉内的血液不经过毛细血管而直接流入小静脉。多见于手指、足趾、耳廓等处的皮肤,与体温调节有关。

二、血流量、血流阻力和血压

血液在心血管系统内流动的流体力学称为血流动力学,其研究的基本问题是血流量、血流阻力和血压之间的相互关系。由于血液是含有血细胞和胶体物质等多种成分的液体,血管是有可扩张性和弹性的管道，因此血流动力学除了符合一般流体力学的规律外，还有其自身的特点。

（一）血流量和血流速度

单位时间内流过血管某一截面的血量称为血流量(blood flow)，也称容积速度，通常以 ml/min 或 L/min 来表示。根据流体力学规律，血流量(Q)与血管两端的压力差(P_1-P_2)成正比，与血流阻力(R)成反比，即

$$Q=\frac{P_1-P_2}{R}$$

循环系统是一个封闭的系统，因此在各个截面血管中的血流量是相等的，都等于心输出量。对于体循环来说，上式中的 Q 就是心输出量，R 为体循环的总外周阻力，P_1 为主动脉压，P_2 为右心房压。对于器官循环来讲，其血流量则取决于灌注该器官的动、静脉压之差和该器官内的血流阻力。

血液中的一个质点在血管内移动的直线速度，称为血流速度。血液在血管内流动时，其血流速度与血流量成正比，与血管任一处的总横截面积成反比。在体循环，主动脉处的总横截面积最小，血流速度最快；毛细血管处的总横截面积最大，血流速度最慢。

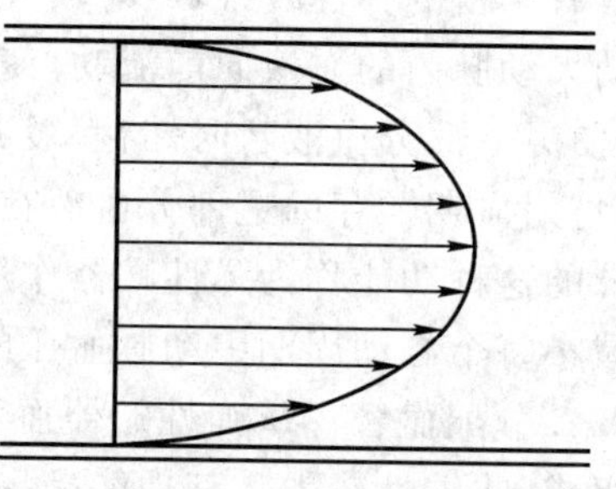

图 4-15 血液在血管中的流动状态—层流
图中箭头的长度代表各层血液的流速

血液在血管内流动的方式可分为层流(laminar flow)和湍流(turbulent flow)两类。在层流情况下，血液中各个质点流动的方向一致，与血管的长轴平行。但各个质点的流速不一，在血管轴心处最快，越靠近管壁，流速越慢，如图 4-15 所示。箭头指示血流的方向，箭头的长度表示流速，在血管纵剖面上各箭头的连线形成一抛物线。当血流速度加快到一定程度后，会发生湍流。此时血流中各个质点流动的方向不再一致而出现旋涡。在血流速度快、血管口径大、血液黏滞度低的情况下，容易发生湍流。层流不引起管壁振动，但湍流的部位常可因局部的管壁振动产生杂音。

（二）血流阻力

血液在血管内流动时遇到的摩擦力，称为血流阻力，主要来自血液内部各成分之间的摩擦和血液与血管壁之间的摩擦。摩擦消耗的能量一般表现为热能。这部分热能不可能再转换成血液的势能或动能，故血液在血管内流动时压力逐渐降低。

血流阻力一般不能直接测量，需通过计算得出。根据血流量公式，若测得血管两端的压力差和血流量，即可计算出血流阻力。另外，若比较血流量公式和泊肃叶定律的公式：

$$Q=\frac{\pi(P_1-P_2)r^4}{8\eta L}$$

则可得出血流阻力(R)的方程式，即

$$R=\frac{8\eta L}{\pi r^4}$$

根据这一方程式，血流阻力(R)与血管长度(L)和血液黏滞度(η)成正比，与血管半径(r)的 4 次方成反比。由于血管的长度很少变化，可看作不变的常数，故血流阻力主要取决于血管口径和血液黏滞度。血液黏滞度主要与红细胞比容有关，红细胞比容越大，血液黏滞度

越高，血流阻力也越大。由于血流阻力与血管半径的4次方成反比，血管半径减小一倍，则血流阻力增加16倍，因此血管口径是形成血流阻力的主要因素。在整个体循环总血流阻力中，大、中动脉约占19%，小动脉、微动脉约占47%，毛细血管约占27%，静脉约占7%，可见小动脉和微动脉（毛细血管前阻力血管）是产生血流阻力的主要部位。小动脉和微动脉管壁富有平滑肌细胞，收缩时血管口径明显缩小，此处的血流阻力显著增大。因此，将小动脉和微动脉处的血流阻力称为外周阻力。

综上所述，对于一个器官来说，如果动、静脉间的压强差不变，血液黏滞度不变，则器官血流量主要取决于该器官阻力血管的口径。阻力血管口径增大时，血流阻力降低，器官血流量就增多；反之，当阻力血管口径缩小时，血流阻力增大，器官血流量就减少。机体对循环功能的调节，就是通过影响阻力血管平滑肌的舒缩活动，调控各器官阻力血管的口径，改变不同器官的血流分配，使机体产生适应性变化。

（三）血压

血压(blood pressure)是指血管内流动的血液对单位面积血管壁的侧压力，即压强，常用高于大气压的千帕(kPa)或毫米汞柱(mmHg)值表示(1 mmHg＝0.133 kPa)。

血压形成的前提是循环系统内有足够的血液充盈，其充盈的程度可用循环系统平均充盈压来表示，即血液停止流动时，血液对血管壁的侧压力，此时循环系统各处的压强均相同，其大小取决于循环血量和血管容量之间的相对关系。如果循环血量增多或血管容量减小，则循环系统平均充盈压增高；反之，循环血量减少或血管容量增大，循环系统平均充盈压就降低。在对狗的实验中，测得的循环系统平均充盈压为0.93 kPa(7 mmHg)，人的循环系统平均充盈压也接近这一数值。

形成血压的另一个基本因素是心脏射血。心室收缩所释放的能量可分为两部分，一部分用于推动血液流动，是血液的动能，表现为推力；另一部分形成对血管壁的侧压，并使血管壁扩张，是血液的势能，表现为血压。在心舒期，扩张的大动脉弹性回缩，可将一部分势能转变为动能，推动血液继续向前流动。在推动血流的过程中，由于不断地克服血流阻力，消耗能量，势能不断地转变为动能，故从主动脉到静脉，血压逐步递减，血液由大静脉回到右心房时，压力已接近于零。但各部血压的降落是不均匀的(图4-16)。由于小动脉、微动脉的血流阻力最大，此段血压降落的幅度也最大。

三、动脉血压和动脉脉搏

（一）动脉血压

1. 动脉血压的概念和正常值　动脉血压(arterial blood pressure)是指流动的血液对单位面积动脉管壁的侧压力。在一个心动周期中，动脉血压随心脏的间断性射血发生规律性的波动。心室射血时，动脉血压升高，大约在快速射血期末达最高，其最高值称为收缩压(systolic pressure)。心室舒张时，动脉血压下降，将血压降至最低值，称为舒张压(diastolic pressure)。收缩压和舒张压的差值称为脉搏压，简称脉压(pulse pressure)。整个心动周期中各瞬间动脉血压的平均值，称为平均动脉压(mean arterial pressure)(图4-17)。

一般所说的动脉血压是指主动脉压。由于大动脉中血压降落不大，为便于临床测量，通常将上臂测得的肱动脉血压代表主动脉压。我国健康青年人在安静状态时的收缩压为13.3～16.0 kPa(100～120 mmHg)，舒张压为8.0～10.6 kPa(60～80 mmHg)，脉搏压为4.0～

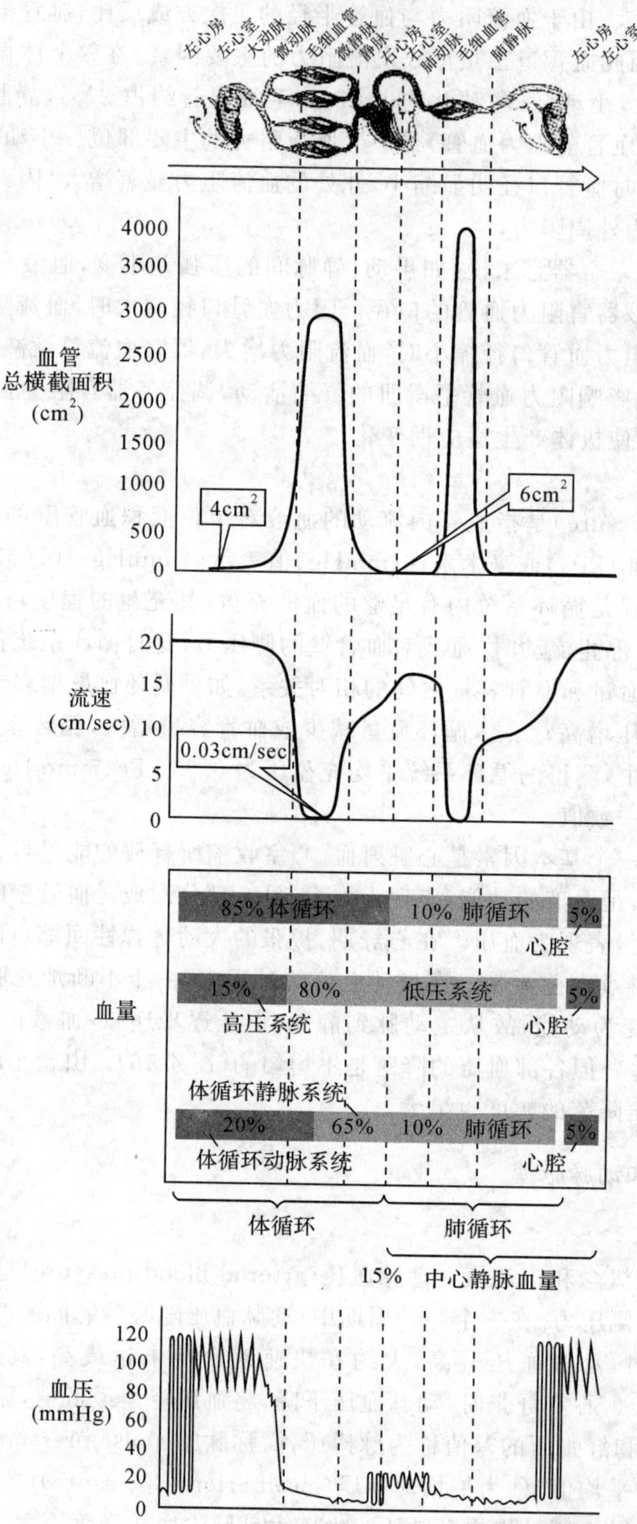

图 4-16 各段血管的总横截面积、流速、血量和血压示意图

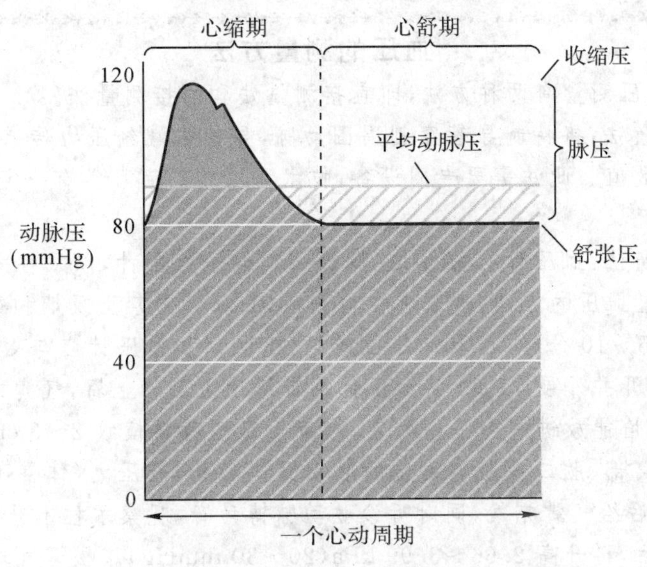

图 4-17 主动脉血压波形图

5.3 kPa(30～40 mmHg)。

动脉血压存在个体、性别和年龄的差异。一般来说，女性在更年期前动脉血压比同龄男性低，而更年期后动脉血压则较高。男性和女性的动脉血压都随年龄的增长而逐渐升高，收缩压的升高比舒张压的升高更为显著。新生儿的收缩压仅 5.32 kPa(40 mmHg)左右。出生后第一个月内，收缩压升高很快，第一个月末可达到 10.64 kPa(80 mmHg)。以后，收缩压继续升高，到 12 岁时约为 13.97 kPa(105 mmHg)。在青春期，收缩压上升较快，到 17 岁收缩压可达 15.96 kPa(120 mmHg)。青春期以后，收缩压随年龄增长缓慢升高，到 60 岁，收缩压约为 18.62 kPa(140 mmHg)。

2.动脉血压的形成　如前所述，循环系统内足够的血液充盈和心脏射血是形成动脉血压的两个基本因素。形成动脉血压的另一个基本因素是外周阻力，主要指小动脉和微动脉对血流的阻力。假如不存在外周阻力，心室每次射血所射出的那部分血液将全部流至动脉系统以后的血管，即心室收缩释放的能量可全部表现为动能，而不对血管壁产生侧压，也就不能形成动脉血压。由于外周阻力的存在，心室每次射血量的三分之二被暂时贮存在大动脉和主动脉内，从而使动脉扩张，动脉血压上升。另外，由于主动脉、大动脉具有弹性贮器作用，将心室收缩释放的一部分能量以弹性势能的形式贮存于扩张的动脉管壁中。当心室舒张，停止射血时，随着动脉内血液流向外周，大动脉血压下降，被扩张的动脉管壁随即弹性回缩，一则使弹性势能转换为动能，推动动脉内的血液继续向前流动，使左心室的间断射血变为动脉内的连续血流，二则减小血管容积，使动脉血压的下降得到缓冲，不致降得太低，以维持较高的舒张压水平，使一个心动周期中动脉血压的变动幅度远小于左心室内压的变动幅度。

血压的测量方法

临床上，血压测量有两种方法，即直接测量法和间接测量法。

1. 直接测量法：将特制导管穿刺周围动脉，导管末端经压力传感器外接记录仪，自动显示血压数值。此法需要专门设备，技术要求较高而且具有一定创伤，故仅适用于某些特殊情况。

2. 间接测量法：血压计有汞柱式、弹簧式和电子血压计，以汞柱式血压计最为常用。血压计测量血压的方法：被测者在检测前30分钟内禁止吸烟和饮用咖啡并在安静环境下休息5～10分钟，可取仰卧位或坐位，肘部和血压计应与心脏同一水平，被测上肢裸露，伸开并外展45度。将血压计袖带缚于被测者上臂，气囊中部应对准肱动脉，袖带松紧以恰能放进一个手指为宜，袖带下缘距肘窝横纹2～3 cm。将听诊器模型体件置于肘窝部、肱二头肌腱内侧的肱动脉搏动处，轻压之(体件不应塞于袖带与上臂之间)。然后给气囊充气，同时听诊肱动脉搏动音，观察汞柱上升的高度。待肱动脉搏动音消失后，再升高2.66～3.99 kPa(20～30 mmHg)。松开气球上的放气旋钮缓慢放气，汞柱下降速度以每秒0.266～0.532 kPa(2～4 mmHg)为宜。当听到第一次肱动脉搏动声响时汞柱凸面所示数值为收缩压，最后声音消失时汞柱所示数值为舒张压。用同样的方法测血压两次，取检测值低者为血压值。血压检测完毕，将气囊排气，待玻璃管中汞柱完全进入水银槽后，关闭汞柱开关，卷好气袖平整放入血压计中，关闭血压计。

3. 影响动脉血压的因素　如前所述，凡能影响动脉血压形成的因素，包括循环系统血液充盈的程度、心脏射血量、外周阻力和大动脉的弹性贮器作用，都能影响动脉血压。

(1)每搏输出量：如其他因素不变，每搏输出量增加，心缩期心室射入主动脉和大动脉的血量大于流出动脉系统的血量，主动脉和大动脉内血量增加显著，故收缩压升高明显。由于动脉血压升高，血流速度加快，收缩期内增多的这部分血量仍可在心舒期流入毛细血管和静脉。到心舒期末，大动脉内存留的血量和每搏输出量增加之前相比，有增加但不多。因此，每搏输出量增加引起的动脉血压升高，主要表现为收缩压升高明显，舒张压升高不大，脉压增大。反之，每搏输出量减少，血压下降，主要是收缩压降低明显，脉压减小。可见每搏输出量的变化主要影响收缩压，而收缩压的高低也主要反映了每搏输出量的多少。凡是影响静脉回心血量而改变前负荷或影响心肌收缩能力的因素都能影响每搏输出量，进而影响血压。

(2)心率：如其他因素不变，心率在一定范围内增加，心输出量增加，动脉血压增加，但舒张压升高明显，而收缩压升高不多，脉压减小。这是因为心率主要影响心舒期，心率增快，心舒期缩短较心缩期明显，以致心舒期内流出动脉系统的血量明显减少，到心舒期末存留在主动脉、大动脉内的血量增多，舒张压较心率增加前高。由于心率对心缩期的缩短影响较小，加之收缩期动脉血压升高本身也促进了血流速度，也可有较多的血液流出动脉系统，故心率增快时，收缩压虽有升高，但与舒张压相比，升高幅度不如舒张压升高显著，脉压减小。相反，心率减慢时，动脉血压下降，但舒张压降低的幅度较收缩压降低幅度大，脉压增大。

(3)外周阻力：如果其他因素不变，仅外周阻力增大，流出动脉系统的血量减少，大动脉内存留的血量增多，血压升高。因心舒期相对较长，到心舒末期存留在大动脉内的血量较多，故舒张压升高明显。由于心缩期较心舒期短，心缩期血压也较心舒期高，相应地血流速度也较心舒期快，故收缩压的升高幅度不如舒张压升高显著，脉压减小。反之，当外周阻力减小时，舒张压的降低幅度比收缩压的降低幅度大，脉压加大。可见，外周阻力主要影响舒张压。所以，在安静状态下，心率变化不大，舒张压的改变主要反映了外周阻力的大小。

(4)主动脉和大动脉的弹性贮器作用：主动脉和大动脉的弹性贮器作用有缓冲动脉血压波动幅度的作用。老年人常因动脉管壁硬化，大动脉的弹性贮器作用减弱，出现收缩压升得过高，舒张压降得过低，脉压增大。

(5)循环血量和血管系统容积的比例：如前所述，循环系统平均充盈压是形成动脉血压的前提，而循环系统平均充盈压的大小，又取决于循环血量和心血管系统容积两者的相应关系。在正常情况下，神经体液调节使循环血量和血管系统容积相适应，血管系统充盈程度的变化不大。任何原因引起循环血量相对减少和/或血管系统容积相对增大，都会使循环系统平均充盈压下降，使动脉血压降低。相反，循环血量相对增多和/或血管系统容积相对缩小，都将导致动脉血压升高。

以上对影响动脉血压各种因素的叙述，都是在假设其他因素不变的前提下，分析单一因素发生变化对动脉血压可能发生的影响。实际上，在完整机体的情况下，当一种因素发生改变时，机体将对其他因素重新调整，因此动脉血压的任何改变，往往是各种因素相互作用的综合结果。

(二)动脉脉搏

动脉血压随心室收缩和舒张活动而发生周期性波动。这种周期性压力变化所引起动脉血管搏动的现象称为动脉脉搏(arterial pulse)。用手指可在身体浅表部位摸到动脉搏动，桡动脉是临床上最常用的检测部位。

动脉脉搏波首先在主动脉根部产生，产生后沿着动脉管壁向外周血管传播。脉搏波的传播速度比血流速度快得多。脉搏波的传播与动脉管壁的弹性呈反变关系。主动脉的弹性最大，脉搏波的传播最慢，传播速度约为 3～5 m/s，在大动脉约为 7～10 m/s，到小动脉段可加快到 15～35 m/s。老年人的动脉血管弹性降低，故其脉搏波的传播速度较青年人为快。

用脉搏描记仪记录到的浅表动脉脉搏的波形称为脉搏图(图 4-18)。动脉脉搏的波形可因描记方法和部位不同而有差异，但一般都包括以下几个组成部分：

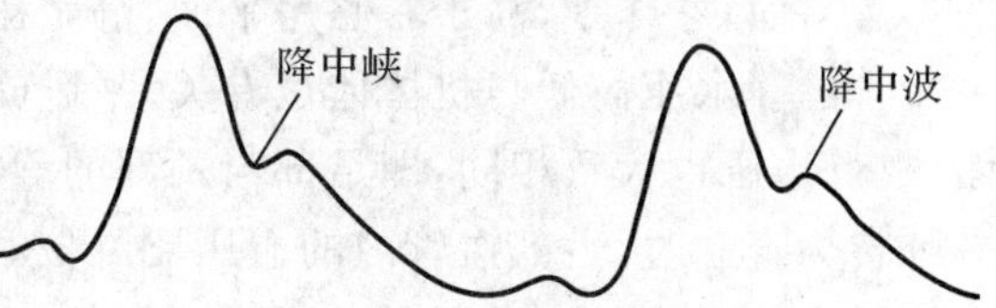

图 4-18　正常颈总动脉脉搏波形

1. 上升支　在心室的快速射血期，动脉血压迅速上升，管壁被扩张，形成脉搏波形中的上升支。上升支的斜率和幅度受心输出量、射血速度和外周阻力等因素的影响。心输出量少，射血速度慢，外周阻力大，则上升支的斜率小，幅度也低；反之，则上升支的斜率大，幅度也大。

2. 下降支　在心室减慢射血期，射血速度减慢，射入主动脉的血量少于从主动脉流出的血量，故动脉血压开始下降，被扩张的大动脉弹性回缩，形成脉搏波下降支的前段。随后，心室舒张，动脉血压继续下降，形成下降支的其余部分。在主动脉脉搏图中，其下降支上有一个切迹，称为降中峡，发生在主动脉瓣关闭的瞬间。由于随着心室舒张，心室内压迅速下降，主动脉内的血液向心室方向返流，返流的血液将主动脉瓣关闭，并撞击在闭合的主动脉瓣上被弹回，使动脉血压再次稍有上升，管壁又稍有扩张，因此在降中峡的后面形成一个短暂向上的小波，称为降中波。动脉脉搏波形中下降支的形状可大致反映外周阻力的高低。外周阻力高，脉搏波下降支的下降速率较慢，降中峡的位置较高；外周阻力较低，则下降支的下降速率较快，降中峡位置较低，其后的下降支坡度小且较为平坦。

四、静脉血压和静脉回心血量

静脉不仅仅作为血液回流心脏的通道，而且易扩张、容量大，起着血液贮存库的作用。静脉的收缩或舒张可有效地调节回心血量和心输出量，使血液循环能够适应机体在各种生理状态时的需要。

(一)静脉血压

由于不断地克服血流阻力，消耗能量，血液通过动脉、毛细血管到达微静脉时，血压已降至约 2.00～2.66 kPa(15～20 mmHg)，流到达下腔静脉时为 0.40～0.532 kPa(3～4 mmHg)，最后汇入右心房时，压力已接近于零。通常将各器官静脉的血压称为外周静脉压，而将右心房和胸腔内大静脉的血压称为中心静脉压(central venous pressure)。中心静脉压正常变动范围为 39.2～117.7 Pa(4～12 cmH_2O)。中心静脉压的高低取决于心脏射血能力和静脉回心血量之间的相互关系。心脏射血功能好或静脉回心血量少，中心静脉压就低；反之，心脏射血功能差或静脉回心血量多并超过心脏射血能力时，血液将堆积在大静脉和右心房，中心静脉压升高。可见，中心静脉压是反映心血管功能的一个指标，可反映静脉回流血量与心脏射血功能状态的相互关系。临床上用作输血输液的参考指标，如输液治疗休克时，除需观察动脉血压外，也要观察中心静脉压的变化。如果中心静脉压偏低或有下降趋势，常提示输液不足；如果中心静脉压高于正常并有进行性升高的趋势，则提示输液过快或心脏射血功能不全。当心脏功能减弱而使中心静脉压升高时，静脉回流将会减慢，较多的血液滞留在外周静脉内，外周静脉压升高。

(二)重力对静脉压的影响

血管系统内的血液因受地球重力场的影响，产生一定的静水压。因此，各部分血管的血压除由于心脏作功形成以外，还要加上该部分血管的静水压。通常以右心房平面作为静水压的参考平面，看作零，高于右心房平面，静水压为负，低于右心房平面，静水压为正。因此，某一血管的静水压高低与机体体位有关。平卧时，身体各处血管的位置大致与心脏处在同一平面，故静水压也大致相同，即足部与颈部的静水压大约都是 0.5 mmHg(6.8 cmH_2O)。但由平卧转为直立时，足部血管内的血压比卧位时高，其高出的部分相当于从足至心脏这样一段血液柱高度形成的静水压，约 11.97 kPa(90 mmHg)(图 4-19)。而在心脏水平以上的部分，血管内的压力要比平卧时低，如颅顶脑膜矢状窦内压可降至－1.33 kPa(－10 mmHg)。重力形成的静水压对处于同一水平的动脉和静脉是相同的，但是它对静脉功能的影响远比对动脉的大，这是静脉管壁较薄，管壁中弹性纤维和平滑肌少，较动脉有更大的可扩张性，可扩张性是指血管跨壁压改变 0.133 kPa(1 mmHg)时血管容积变化的百分数。血管跨壁压是指血管壁内外的压力差。跨壁压增大，静脉就充盈，容积增大；跨壁压减小，静脉就塌陷，容积减小。因此，当人直立时，足部的静脉充盈饱满，而颈部的静脉则塌陷。由于身体中大多数静脉血管都处于心脏平面以下，其充盈扩张可比在卧位时多容纳 400～600 ml 血液。这一变化可导致回心血量突然减少，心输出量减少和动脉血压降低。在正常情况下，这些变化会发动神经体液调节，使动脉血压很快恢复。

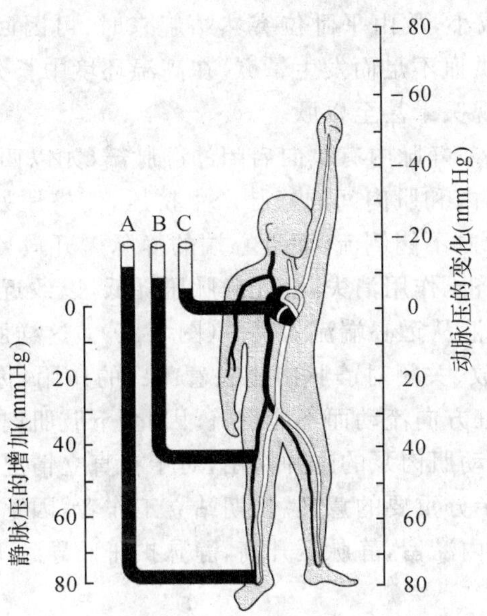

图 4-19　直立体位对动脉和静脉血压的影响
当检压计与踝静脉(A)、股静脉(B)、右心房(C)相连时血柱的高度

(三)静脉血流

1.静脉对血流的阻力　血液从微静脉回流到右心房，血压仅降落 2.0 kPa(15 mmHg)。因此，静脉血流阻力低，约占体循环总阻力的 15%。静脉血管的口径是影响静脉血流阻力的主要因素，而静脉血管的舒缩和跨壁压的变化可影响静脉血管的口径。如腹腔脏器对腹腔内大静脉的压迫使跨壁压减小，静脉管壁塌陷，管腔截面积减小，血流阻力增大；在神经体液因素的作用下，微静脉收缩，静脉血流阻力增大，静脉回流减少，并可逆行性地影响毛细血管压升高，导致组织液生成增多。

2.静脉回心血量及其影响因素

单位时间内的静脉回心血量取决于外周静脉压和中心静脉压的压力差，以及静脉对血流的阻力。故凡能影响外周静脉压、中心静脉压以及静脉阻力的因素，都能影响静脉回心血量。

(1)循环系统平均充盈压　循环系统平均充盈压是反映心血管系统充盈程度的指标，它的高低取决于循环血量与血管系统容积的对比关系。两者的变化使循环系统平均充盈压升高，血管系统充盈，静脉回心血量增多；反之，则静脉回心血量减少。

(2)心脏收缩力量　心脏收缩时将血液射入动脉，舒张时则从大静脉抽吸血液。如果心脏收缩力量增强时，心室射血量大，排空完全，心室舒张时室内压可降得更低，对心房和大静脉内的血液的抽吸力量增大，回心血量增加。反之，心脏收缩力量减弱，心室舒张时室内压较高，血液淤积在心房和大静脉内，中心静脉压升高，回心血量减少。因此，右心衰竭患者可出现颈外静脉怒张，肝充血肿大；左心衰竭患者可出现肺淤血和肺水肿。

(3)体位改变　重力对静脉血压的影响已如前述。当平卧位变为直立位时，因重力的关系，心脏平面以下的静脉因跨壁压增大，可容纳比平卧时多约 500 ml 的血量，静脉回心血量减少，心输出量也随之减少。这种改变在健康人身上由于神经系统的快速调节而不易察觉。但长期卧床的病人，静脉管壁紧张性较低，可扩张性较高，加之腹壁和下肢肌肉的收缩力量较弱，对静脉的挤压作用减小，故由平卧位突然站起来时，可因回心血量过少，心输出量减少，动脉血压下降，导致脑供血不足而发生晕厥。在高温环境中长久站立不动，也可因皮肤血管舒张，回心血量过少，出现头晕甚至昏厥。

(4)骨骼肌的挤压作用　静脉内有单向启闭的静脉瓣(尤以四肢静脉内静脉瓣最多)，当肢体肌肉收缩时，可对肌肉内和肌肉间的静脉产生挤压，使挤压处的静脉压升高，以致静脉远心端的静脉瓣关闭，静脉血不能倒流，而近心端的静脉瓣开放，有利于血液从近心端挤向心脏方向；当肌肉舒张时，挤压作用消失，该处静脉压降低，以致近心端的静脉瓣关闭而远心端的静脉瓣开放，有利于血液从远心端流入其中(图 4-20)。这样肢体骨骼肌节律性的收缩、舒张和静脉瓣有规律的开放、关闭对静脉回流起着“泵”的作用，称为“静脉泵”或“肌肉泵”，使静脉内的血液只能向心脏方向流动而不能倒流。因此，下肢肌肉节律性舒缩，如步行、骑自行车时，静脉血流加快。运动肌肉泵的这种作用，对于在直立情况下降低下肢静脉压和减少血液在下肢静脉内潴留有十分重要的意义。长期站立工作者，因不能充分发挥此肌肉泵的作用，易引起血液在下肢静脉内潴留，静脉压升高，静脉扩张而导致下肢静脉曲张。

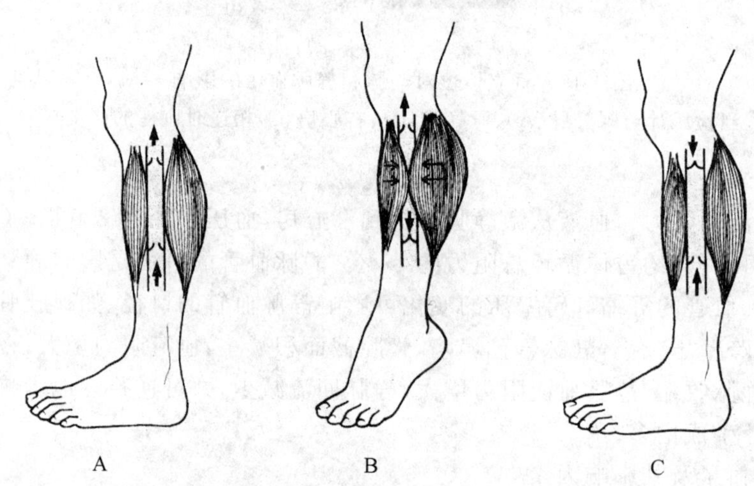

图 4-20　骨骼肌的挤压作用对静脉回心血量的影响

A. 静息站立位；B. 骨骼肌收缩；C. 骨骼肌刚开始舒张时

(5)呼吸运动　由于胸膜腔内负压的存在，胸腔内的大静脉和右心房处于充盈扩张状态。吸气时，胸内负压增大，大静脉和右心房更加扩张，中心静脉压下降，与外周静脉压之间的压力差加大，有利于外周静脉血液回流，回心血量相应增加。呼气时，胸内负压减小，静脉回心血量相应减少。可见呼吸运动对静脉回流也起着“泵”的作用。

五、微循环

微循环(microcirculation)是指微动脉和微静脉之间的血液循环。血液循环的最根本功能是在微循环处实现血液与组织之间的物质交换。

(一)微循环的组成和血流通路

微循环的结构因器官、组织不同而有差别。典型的微循环由微动脉、后微动脉、毛细血管前括约肌、真毛细血管、通血毛细血管、动-静脉吻合支和微静脉等部分组成(图 4-21)。

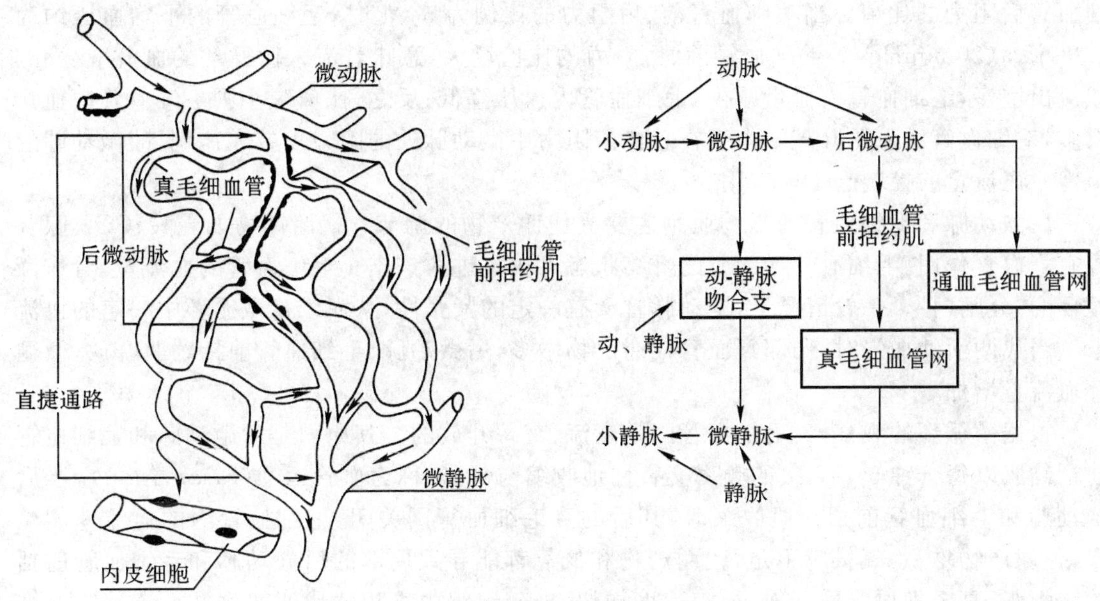

图 4-21 微循环模式图

血液从微动脉→后微动脉→毛细血管前括约肌→真毛细血管网→微静脉的通路，称为迂回通路。微动脉分支成为管径更细的后微动脉，其管壁有稀疏的平滑肌细胞。每根后微动脉向一根至数根真毛细血管供血。真毛细血管通常从后微动脉以直角方式分出，在真毛细血管起始处通常由 1～2 个平滑肌细胞形成一个环，称为毛细血管前括约肌。真毛细血管的血液汇入微静脉。由于真毛细血管网迂回曲折，血流缓慢，其管壁由一层内皮细胞和其外的基膜组成，内皮细胞之间的连接部有细微的裂隙，通透性较大，允许较大分子的物质通过。可见，真毛细血管网是物质交换的主要场所。因此，迂回通路的主要功能是完成血液与组织之间的物质交换。

血液从微动脉→后微动脉→通血毛细血管→微静脉的通路称为直捷通路。通血毛细血管是后微动脉的直接延续，其管壁平滑肌逐渐稀少以至完全消失；其管径比真毛细血管大，经常处于开放状态，血流速度较快，直捷通路的主要功能不是物质交换，而是使一部分血液能迅速通过微循环进入微静脉流回心脏。直捷通路在骨骼肌组织的微循环中较为多见。

血液从微动脉→动静脉吻合支→微静脉的通路称为动-静脉短路。动-静脉吻合支管壁厚，有完整的平滑肌层，能进行舒缩活动，不能进行物质交换。该类通路在皮肤、皮下组织较为多见，其功能与体温调节有关。当环境温度升高时，动-静脉吻合支开放增多，皮肤血流量增加，皮肤温度升高，有利于散发体热。反之，动-静脉吻合支关闭有利于保存体热。

（二）微循环血流量的调节

微动脉管壁有完整的平滑肌层，受交感神经和体液因素如缩血管物质肾上腺素、去甲肾上腺素、血管紧张素等的调节，其收缩和舒张调节毛细血管前阻力，控制进入该微循环单元的血流量，可看作微循环的“总闸门”。较大的微静脉管壁有完整的平滑肌，但没有微动脉发达，也受交感神经和体液因素的调节，其收缩和舒张调节毛细血管后阻力，控制流出该微循环单元的血流量并影响毛细血管压，从而影响真毛细血管处的液体交换和静脉回心血量，可看作微循环的“后闸门”。因此，微循环血流量和毛细血管的高低取决于毛细血管前阻力和毛细血管后阻力的比值。当毛细血管前、后阻力的比例为 5∶1 时，毛细血管的平均血压约为 2.66 kPa(20 mmHg)。毛细血管前、后阻力的比值增大，意味着流入微循环的血流减少和/或流出增多，毛细血管内血量减少，毛细血管内血压降低；反之，比值减小则毛细血管内血量增多，毛细血管内血压升高。由于在总血流阻力中微动脉处的阻力占较大比例，故微动脉的阻力对血流量的控制起主要作用。

后微动脉和毛细血管前括约肌则主要受代谢产物的调节。代谢产物如乳酸、CO_2、腺苷等有舒血管作用。毛细血管括约肌的舒缩状态可决定进入该支真毛细血管的血流量，看作微循环的"分闸门"。一般情况下，微动脉管壁有一定的紧张性，从而维持微循环中一定的血流量。当代谢活动加强时，局部舒血管代谢产物增多，后微动脉、毛细血管前括约肌开放，微循环血流量增加。

根据微循环的观察，真毛细血管网是轮流、交替开放的。其原因是后微动脉和毛细血管前括约肌以每分钟 5～10 次的频率交替性地收缩与舒张，称为血管运动(vasomotion)。当后微动脉和毛细血管前括约肌收缩时，其后的真毛细血管网关闭，毛细血管内的血流速度减慢，代谢产物堆积，氧供应不足，代谢产物和低氧都能导致局部的后微动脉和毛细血管前括约肌舒张，真毛细血管网开放，血流速度加快，局部组织内堆积的代谢产物被血流清除并恢复氧的供应，随后，后微动脉和毛细血管前括约肌又发生收缩，使真毛细血管网重又关闭。如此周而复始，使真毛细血管网交替开放与关闭。

(三)毛细血管内外的物质交换

组织细胞和血液之间的物质交换需通过组织液作为中介；组织液与血液之间则通过毛细血管壁进行物质交换。毛细血管内外的物质交换主要通过以下三种方式：

1. 扩散　扩散是血液和组织液之间进行物质交换的最主要方式，是溶质分子顺浓度梯度发生净移动的不耗能过程。毛细血管内外液体中的分子，只要其直径小于毛细血管壁的孔隙，就能通过管壁进行扩散运动。水溶性物质，如 Na^+、Cl^-、葡萄糖、尿素等，可通过毛细血管壁上的孔隙进行扩散。脂溶性物质如 O_2、CO_2 等可直接通过内皮细胞进行扩散，因此整个毛细血管壁都成为扩散面，单位时间内扩散的速率更高。

2. 滤过和重吸收　毛细血管壁两侧的静水压和胶体渗透压可以影响水分子的移动。在生理学中，将由于管壁两侧静水压和胶体渗透压的差异而引起的液体由毛细血管内向毛细血管外的移动称为滤过，而将液体向相反方向的移动称为重吸收。如果溶质分子的直径小于毛细血管壁的孔隙，能随着水分子一起滤过和重吸收，而蛋白质物质则难以通过毛细血管壁的孔隙。血液和组织液之间通过滤过和重吸收方式发生的物质交换，仅占总的物质交换的很小一部分，但在组织液的生成中起重要的作用。

3. 吞饮　在毛细血管内皮细胞一侧的液体可被内皮细胞膜包围并吞饮入细胞内，形成吞饮囊泡。囊泡被运送至细胞的另一侧，并被排出细胞外。因此，这也是血液和组织液之间通过毛细血管壁进行物质交换的一种方式。一般认为，较大的分子如血浆蛋白等可以由这种方式通过毛细血管壁进行交换。

六、组织液

组织液是存在于组织细胞间隙中的液体，绝大部分呈胶冻状，不能自由流动，因此不会因重力作用而流至身体的低垂部分。组织液由血浆滤过毛细血管壁而来，除蛋白质浓度明显低于血浆外，其他成分基本与血浆相同。

（一）组织液的生成

组织液是血浆经毛细血管壁滤过生成的，同时它又可通过重吸收回到毛细血管内。液体通过毛细血管壁的滤过和重吸收取决于毛细血管内外的四个因素，即毛细血管血压（P_c）、组织液静水压（P_{if}）、血浆胶体渗透压（π_p）和组织液胶体渗透压（π_{if}）之间的平衡关系。其中毛细血管血压和组织液胶体渗透压是促进液体滤过（即组织液生成）的力量，血浆胶体渗透压和组织液静水压是促进液体重吸收（即组织液回流）的力量。这两组力量的差值称为有效滤过压（effective filtration pressure，EFP），即

$$EFP=(P_c+\pi_{if})-(\pi_p+P_{if})$$

有效滤过压是液体通过毛细血管壁滤过和重吸收的动力。如果有效滤过压是正值，则血浆滤过毛细血管壁生成组织液；如果有效滤过压是负值，则组织液通过毛细血管壁重吸收入血液，形成组织液回流。此外，毛细血管壁是滤过和重吸收的结构基础，其对液体的通透性和滤过面积即滤过系数（K_f）的变化也决定着组织液的生成。因此，单位时间内通过毛细血管壁滤过的液体量（V）等于有效滤过压（EFP）与滤过系数（K_f）的乘积，即

$$V=K_f\times EFP=K_f\times[(P_c+\pi_{if})-(\pi_p+P_{if})]$$

人的血浆胶体渗透压为 3.33 kPa（25 mmHg）。毛细血管压变动较大，受动脉压、静脉压、毛细血管前、后阻力等因素的影响，一般取毛细血管动脉端的平均血压为 4.26 kPa（32 mmHg），而静脉端的平均压力为 1.86 kPa（14 mmHg）。组织液静水压和胶体渗透压较难测量，在不同组织测量结果也不一致。在皮下等疏松组织，组织液静水压为－0.266 kPa（－2 mmHg），组织液胶体渗透压一般为 1.06 kPa（8 mmHg）。如将这些数字代入有效滤过压计算公式，毛细血管动脉端的有效滤过压为 1.73 kPa（13 mmHg），毛细血管静脉端的有效滤过压为－0.66 kPa（－5 mmHg）（图 4-22）。这意味着组织液在毛细血管动脉端滤过生成，而在静脉端重吸收回流。由于毛细血管血压从动脉端到静脉端是逐渐下降的，所以有效滤过压也是逐渐下降的，液体的滤过和重吸收，组织液的生成与回流是一个逐渐移行的过程。虽然毛细血管静脉端的有效滤过压较动脉端的小，但毛细血管静脉端的通透性较动脉端的大，所以仍可以重吸收较多的组织液。总体上，毛细血管动脉端滤过生成的组织液，大约 90％在静

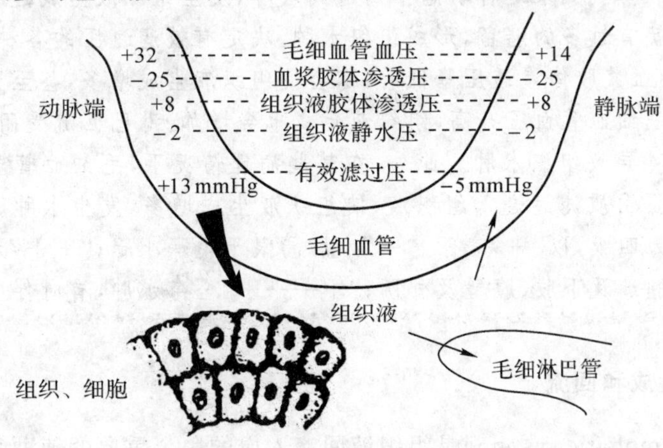

图 4-22　组织液生成与回流示意图

＋ 代表使液体滤出毛细血管的力量　－ 代表使液体吸收回毛细血管的力量

脉端被重吸收到血液，其余约10%组织液进入毛细淋巴管，形成淋巴液，再经淋巴管最终汇入大静脉。

(二)影响组织液生成的因素

在正常情况下，组织液的生成和回流保持动态平衡，故血量和组织液量能维持相对稳定。但在异常情况下，发生组织液生成过多或回流减少，就有过多的组织液潴留于组织间隙中，形成组织水肿(edema)。因此，凡是影响有效滤过压、滤过系数和淋巴回流的因素都将影响组织液生成。

1. 毛细血管壁的通透性　在正常情况下，蛋白质难以通过毛细血管壁，所以血浆胶体渗透压比组织液胶体渗透压高。在某些病理情况下，如烧伤、过敏反应时，局部释放大量组织胺、缓激肽等使毛细血管壁通透性升高，滤过系数增大；同时，一部分血浆蛋白质也可以滤过进入组织液，导致局部组织液胶体渗透压升高，有效滤过压升高，组织液生成增多，产生局部水肿。

2. 毛细血管血压　毛细血管血压的高低取决于动脉压、静脉压、毛细血管前、后阻力比值等因素。当微动脉舒张如运动着的肌肉或发生炎症的部位使毛细血管前阻力下降，或静脉回流受阻如心功能不全时使毛细血管后阻力升高，均会使毛细血管血压升高，有效滤过压升高，组织液生成量增多，形成水肿。反之，当微动脉强烈收缩如失血等，使毛细血管前、后阻力的比值增大，毛细血管血压下降，组织液重吸收增多，有利于循环血量恢复。

3. 血浆胶体渗透压　由于营养不良，机体摄入蛋白质不足；或某些疾病如肾炎，机体丢失蛋白质过多，都可使血浆胶体渗透压降低，有效滤过压升高，组织液生成增多而重吸收减少，形成水肿。

4. 淋巴回流　一部分组织液是经淋巴管回流入血液的。当淋巴回流受阻时，受阻远端的组织间隙内组织液积聚，导致水肿。丝虫病患者的下肢水肿属于这种情况。

水肿

在正常情况下，组织液不断生成，又不断被重吸收，保持动态平衡，故血量和组织液量能维持相对稳定。如果这种动态平衡遭到破坏，发生组织液生成过多或重吸收减少，组织间隙中就有过多的潴留，形成组织水肿。决定有效滤过压的各种因素，如毛细血管血压升高和血浆胶体渗透压降低时，都会使组织液生成增多，甚至引起水肿。静脉回流受阻时，毛细血管血压升高，组织液生成也会增加。淋巴回流受阻时，组织间隙内组织液积聚，可导致组织水肿。此外，在某些病理情况下，毛细血管壁的通透性增高，一部分血浆蛋白质滤过进入组织液，使组织液生成增多，发生水肿。水肿按其范围，临床上可分为四级，以"＋"表示。"＋"水肿局限于足踝小腿；"＋＋"水肿涉及全下肢；"＋＋＋"水肿涉及下肢、腹壁及外阴；"＋＋＋＋"全身水肿，有时伴有腹水。

七、淋巴液的生成和回流

淋巴管系统(lymphatic system)是组织液回流入血的一个重要的辅助系统。与血液循环不同，毛细淋巴管以稍膨大的盲端起始于组织间隙，彼此吻合成网，并逐渐汇合成大的淋巴管。全身的淋巴液经淋巴管收集，最后由右淋巴导管和胸导管导入静脉。

(一)淋巴液的生成

组织液进入淋巴管,即成为淋巴液(lymph),因此,淋巴液的成分与组织液的成分非常接近。在毛细淋巴管的起始端,管壁由单层内皮细胞构成,管壁外无基膜。内皮细胞均以固定微丝附着于周围组织上,内皮细胞的边缘并不直接相连,而是像瓦片样互相覆盖,形成向管腔内开放的单向活瓣。当组织液积聚使组织液静水压升高时,组织中的胶原纤维和毛细淋巴管之间的胶原细丝可以将互相重叠的内皮细胞边缘拉开,即活瓣被推开,内皮细胞之间出现较大的缝隙,通透性明显增大,组织液包括其中的血浆蛋白质、血细胞、脂肪微粒等自由地进入毛细淋巴管。如液体倒流,则活瓣关闭,故淋巴液不能流入组织液。安静状态下,正常成年人每小时约 120 ml 淋巴液回流入血,依此计算每天生成的淋巴液约 2～4 L,大致相当于全身的血浆总量。

(二)淋巴液的回流及其影响因素

毛细淋巴管汇合形成集合淋巴管。较大的淋巴管内有单向开放的瓣膜防止淋巴液逆流,淋巴管管壁上有平滑肌。淋巴管平滑肌的收缩和淋巴管内的瓣膜对淋巴回流起着“泵”的作用。由于瓣膜的存在,淋巴管周围的组织如骨骼肌的舒缩、相邻动脉的搏动对淋巴管的挤压,甚至外物对身体组织的压迫和按摩,都能促进淋巴的回流。凡能增加淋巴生成的因素也都能增加淋巴液的回流量。

淋巴液生成和回流的主要生理功能在于调节血浆与组织液间的体液平衡,回收组织液中的蛋白质,将小肠绒毛吸收的脂肪运输入血液,以及清除组织中的红细胞、细菌和其他异物。

第四节 心血管活动的调节

在不同的生理状况下,人体各器官组织的新陈代谢情况不同,对血流量的需求也不同。机体通过神经和体液调节,调节心脏和各部分血管的活动,从而调整心输出量以及各器官组织间的血流量分配,以适应机体不同活动的需要。

一、神经调节

心肌和血管平滑肌接受自主神经支配。机体对心血管活动的神经调节是通过各种心血管反射实现的。

(一)心脏和血管的神经支配

1. 心脏的神经支配　支配心脏的传出神经为心交感神经和心迷走神经。

(1)心交感神经及其作用　心交感神经的节前神经元位于脊髓胸段 T_{1-5} 的中间外侧柱,其轴突经脊髓前根进入椎旁交感神经链上行,在星状神经节或颈交感神经节换元。节后神经元的轴突在心脏附近组成心脏神经丛,进入心脏后支配心脏各个部分,包括窦房结、房室交界、房室束、心房肌和心室肌。左、右两侧心交感神经在心脏上的分布有所差异,支配窦房结的交感神经主要来自右侧心交感神经,支配房室交界的交感神经主要来自左侧心交感神经。

心交感神经节前神经元的轴突末梢释放的递质是乙酰胆碱,与节后神经元膜上的 N_1 型胆碱能受体结合,兴奋节后神经元。心交感节后神经元的轴突末梢释放去甲肾上腺素,主要与心肌细胞膜上的 β_1 受体结合,通过受体(β_1)-G 蛋白(Gs)-腺苷酸环化酶(AC)-cAMP-

蛋白激酶A(PKA)的信号转导途径,使细胞内蛋白质磷酸化,Ca^{2+}通道的磷酸化,引起Ca^{2+}通道开放,膜对Ca^{2+}通透性增高,膜外Ca^{2+}内流增多,肌质网Ca^{2+}释放增多;降低肌钙蛋白与Ca^{2+}的亲和力;激活肌质网膜上的钙泵;促进自律细胞动作电位4期的内向电流I_f。因此,心交感神经兴奋时引起以下效应:①心率加快,即正性变时作用。由于去甲肾上腺素可促进细胞膜对Ca^{2+}的通透性,使窦房结细胞动作电位4期Ca^{2+}内流增多,也增强4期的内向电流I_f,从而4期自动去极化加速,自律性提高,心率加快。②心肌收缩能力增强,即正性变力作用。由于去甲肾上腺素可增加细胞膜上Ca^{2+}通道开放的概率和Ca^{2+}内流,同时肌质网Ca^{2+}释放也增加,胞浆内Ca^{2+}浓度升高,心肌收缩能力增强,每搏功增加,射血增多。心肌舒张时,去甲肾上腺素又降低肌钙蛋白与Ca^{2+}的亲和力;促进肌质网膜上的钙泵对Ca^{2+}的回收,使胞浆内Ca^{2+}浓度下降,有利于粗、细肌丝分离,加速心肌舒张过程,使心室舒张更完全,有利于心室充盈。③房室传导速度加快,即正性变传导作用。由于去甲肾上腺素使细胞膜Ca^{2+}内流增加,房室交界慢反应细胞动作电位的0期去极化幅度和速度增大,兴奋传导加快。在功能上,右侧心交感神经兴奋以增快心率为主,而左侧心交感神经兴奋以增强心肌收缩能力为主。总的效应是每搏量增多,心率加快,心输出量增加。心交感神经的兴奋效应可被β受体阻断剂普萘洛尔等阻断。

(2)心迷走神经及其作用　心迷走神经的节前神经元位于延髓的迷走神经背核和疑核,其轴突下行进入胸腔,与心交感神经节后纤维一起组成心脏神经丛,并和交感神经伴行进入心脏,与心内神经节细胞发生突触联系。心迷走神经节后纤维支配窦房结、心房肌、房室交界、房室束及其分支,仅有极少数纤维支配心室肌。左、右两侧心迷走神经对心脏的支配也有所不同,右侧心迷走神经主要影响窦房结的活动,左侧心迷走神经主要影响房室交界的功能。

心迷走神经节前神经元、节后神经元均属于胆碱能神经元。当迷走神经兴奋时,心迷走神经节后纤维末梢释放乙酰胆碱,作用于心肌细胞膜上的M_2型胆碱能受体,进而激活G蛋白,一方面通过一种G_K蛋白激活细胞膜上的一种钾通道(K_{Ach}通道),促进K^+外流;一方面通过G_i蛋白抑制腺苷酸环化酶,降低细胞内cAMP的浓度,抑制Ca^{2+}通道,使膜外Ca^{2+}内流减少,肌浆网释放Ca^{2+}减少;乙酰胆碱也能直接抑制Ca^{2+}通道,减少Ca^{2+}内流;还能抑制4期的内向电流I_f。因此,心迷走神经兴奋时引起以下效应:①心率减慢,即负性变时作用。由于乙酰胆碱促进细胞膜K^+外流,使窦房结细胞3期复极加快,最大复极电位的绝对值增大,到达阈电位所需时间延长;4期K^+外流增加和抑制4期的内向电流I_f,使4期自动去极化速度减慢。这些因素都使窦房结的自律性降低,心率减慢。②心肌收缩能力减弱,即负性变力作用。由于乙酰胆碱抑制膜外Ca^{2+}内流和肌浆网Ca^{2+}释放减少,使胞浆内Ca^{2+}浓度下降,心房肌收缩能力减弱。刺激心迷走神经也能使心室肌收缩减弱,但不如心房肌明显。③房室传导速度减慢,即负性变传导作用。由于房室交界慢反应细胞膜Ca^{2+}通道受抑制,动作电位0期Ca^{2+}内流减少,0期去极化速度和幅度减小,兴奋传导速度减慢,甚至可出现房室传导阻滞。心迷走神经和乙酰胆碱对心脏的抑制作用可被M型受体阻断剂如阿托品等阻断。

2. 血管的神经支配　除真毛细血管外,血管壁都有平滑肌分布。绝大多数的血管平滑肌都受自主神经支配。支配血管平滑肌的神经纤维可分为缩血管神经纤维和舒血管神经纤维两大类。

(1)缩血管神经纤维　由于缩血管神经纤维都属于交感神经纤维,故称为交感缩血管纤维。交感缩血管纤维的节前神经元位于脊髓胸腰段$T_1 \sim L_3$的中间外侧柱,纤维末梢释放的递质为乙酰胆碱，作用于椎旁和椎前神经节内神经元膜上的 N_1 型乙酰胆碱受体。在椎旁神经节内换神经元后的节后纤维支配躯干、四肢血管的平滑肌；在椎前神经节换神经元后的节后纤维支配内脏器官血管的平滑肌。交感缩血管节后纤维末梢释放的递质为去甲肾上腺素，可与血管平滑肌上的 α、β 肾上腺素受体结合。与 α 受体结合导致血管平滑肌收缩；与 β 受体结合导致血管平滑肌舒张。由于去甲肾上腺素与 α 受体结合的亲和力较与 β 受体的强得多，故交感缩血管纤维兴奋时表现为缩血管效应。人体大部分血管只接受交感缩血管纤维单一神经支配。在安静状态下，交感缩血管纤维发放约 1～3 次/秒的低频冲动，称为交感缩血管紧张性，这种紧张性活动使血管平滑肌保持不同程度的收缩状态。当交感缩血管紧张性增强时，血管平滑肌进一步收缩；交感缩血管紧张性减弱时，血管平滑肌收缩程度减弱，血管即扩张。当支配某一器官的交感缩血管纤维兴奋时，可引起该器官血管床的血流阻力增高，器官血流量减少；与此同时，该器官毛细血管前、后阻力比值增大，毛细血管血压下降，有效滤过压下降，组织液生成减少而重吸收增多；该器官的容量血管收缩，器官血容量减少。

体内几乎所有的血管平滑肌都受交感缩血管纤维支配，但不同部位的血管，缩血管纤维分布的密度不同。皮肤的血管分布最密，骨骼肌和内脏的血管次之，心、脑血管分布最少。在同一器官中，交感缩血管纤维的分布密度也存在差异，动脉的分布密度要高于静脉，微动脉的分布密度最高，但后微动脉中分布很少，到毛细血管前括约肌已没有神经纤维分布。

(2)舒血管神经纤维　体内部分血管除接受缩血管纤维支配外，还接受舒血管纤维支配。舒血管神经纤维主要有以下两种：

①交感舒血管神经纤维：这类舒血管纤维常与交感缩血管纤维同行于一根神经干，支配骨骼肌微动脉，其末梢释放的递质是乙酰胆碱，与血管平滑肌上的 M 受体结合，使血管舒张。交感舒血管纤维在平时无紧张性活动，只有在机体情绪激动或作剧烈运动时才发挥作用，使骨骼肌血管舒张，血流量增加。

②副交感舒血管神经纤维：体内少数器官如脑膜、消化腺和外生殖器等的血管平滑肌，除接受交感缩血管神经支配外，还接受副交感舒血管神经纤维的支配。这些舒血管纤维末梢释放的递质是乙酰胆碱，能与血管平滑肌上的 M 受体结合，使血管扩张。副交感舒血管纤维一般无紧张活动，仅对所支配的器官的血流起局部调节作用，对循环系统总外周阻力的影响不大。

③脊髓背根舒血管纤维：当皮肤受到伤害性刺激时，感觉信号一方面沿传入纤维向脊髓传导；另一方面可通过其分支到达受刺激部位邻近的微动脉，使微动脉舒张，局部皮肤出现红晕，这种仅通过神经元轴突外周部位完成的反应，称为轴突反射。这类神经纤维也称为背根舒血管纤维。关于背根舒血管纤维释放的神经递质尚不清楚，有人认为是 P 物质、组胺、ATP、缓激肽等。近年来，免疫细胞化学实验表明可能是降钙素基因相关肽(CGRP)。

(二)心血管中枢

心血管中枢(cardiovascular center)是指在中枢神经系统内，控制心血管活动有关的神经元的集中部位。这些神经元分布在从脊髓到大脑皮层的各级水平上，它们各具不同的功能，又互相密切联系，使整个心血管系统的活动协调一致，并与整个机体的活动相适应。

1. 延髓心血管中枢　一般认为，延髓是心血管活动的基本中枢。许多基本的心血管反射都在延髓接通，高位中枢的作用是通过延髓中枢下传到脊髓交感节前神经元而产生效应。这一概念源于动物实验，从中脑向延髓方向逐段横断脑干，只要保持延髓与脊髓的完整及其正常联系，动物的动脉血压就无明显变化，一些心血管反射仍然存在；当横断水平下移，动脉血压逐步下降，一些心血管反射的效应也逐步减弱，横断到延髓闩部时，血压降至约 5.32 kPa (40 mmHg)，心血管反射也基本消失。这些结果说明，延髓维持着心血管正常的紧张性活动，并完成一定的心血管反射活动。

延髓心血管神经元是指位于延髓内的心迷走神经元和控制心交感神经和交感缩血管活动的神经元。这些神经元在平时均有紧张性活动，分别称为心迷走紧张、心交感紧张和交感缩血管紧张，表现为心迷走、心交感和交感缩血管神经纤维维持持续的低频放电活动。心交感中枢与心迷走中枢之间存在交互抑制作用。心交感中枢兴奋性增强时，可抑制心迷走中枢的活动；反之亦然。

一般认为，延髓心血管中枢至少可包括以下四个部位的神经元：

(1)延髓头端腹外侧部　延髓头端腹外侧部(rVLM)是交感缩血管中枢和心交感中枢所在的部位。实验资料证明，延髓头端腹外侧部的神经元不仅和交感神经紧张性放电活动有关，而且还参与许多心血管活动的调节。它们的轴突下行直接支配脊髓胸腰段的中间外侧柱的心血管交感神经节前神经元。电刺激或局部微量注射兴奋性氨基酸于 rVLM 内，可使交感神经活动加强，心率加快，血压上升。

(2)延髓尾端腹外侧部　延髓尾端腹外侧部(cVLM)的神经元兴奋时，可抑制延髓头端腹外侧部神经元的活动，使交感缩血管紧张性降低，血管舒张。

(3)延髓的迷走背核和疑核　延髓的迷走背核和疑核是心迷走中枢所在部位，从这里发出心迷走神经的节前纤维。

(4)延髓孤束核　延髓孤束核(NTS)是心血管反射活动第一级传入神经接替站。它接受颈动脉窦、主动脉弓和心脏感受器经舌咽神经、迷走神经传入的信息，换元后发出纤维到延髓 cVLM，转而抑制 rVLM 和兴奋心迷走中枢。延髓孤束核也发出纤维到下丘脑、脊髓及其他心血管中枢部位的神经元，其作用是抑制心交感神经及交感缩血管神经的紧张性活动，兴奋心迷走神经紧张性活动。

2. 延髓以上的心血管中枢　在延髓以上的脑干、下丘脑、小脑和大脑中，都存在与心血管活动有关的神经元。它们除了调节心血管反射活动之外，还起着协调心血管与其他生理机能活动之间的整合功能。中枢部位越高，整合功能越强。例如下丘脑是一个非常重要的功能整合部位，在对体温调节、摄食、水平衡以及情绪反应的整合功能中都包含有相应的心血管活动的变化。大脑边缘系统的结构能影响下丘脑和脑干其他部位的心血管神经元活动，使心血管活动与情绪激动相配合。大脑皮层运动区兴奋时，除引起相应的骨骼肌收缩外，还引起该骨骼肌血管的舒张。

(三)心血管反射

神经系统对心血管活动的调节是通过各种心血管反射来实现的。当机体处于不同的生理状态或内外环境发生改变时，都可刺激相应的感受器引起各种心血管反射，改变心脏和各器官的血管舒缩状况，从而一方面维持动脉血压的相对稳定，一方面调配各器官的血流量，移缓济急，使循环系统的功能适应于当时机体所处的状态或环境的变化。

1. 颈动脉窦和主动脉弓压力感受性反射　当动脉血压升高时，可引起压力感受性反射(baroreceptor reflex)，其反射效应是心率减慢，心肌收缩力减弱，心输出量减少，血管舒张，总外周阻力降低，血压回降。

(1)动脉压力感受器　动脉压力感受器主要分布于颈动脉窦和主动脉弓区的血管外膜下(图 4-23),为对牵张敏感的感觉神经末梢,适宜刺激是血管壁的机械牵张。当动脉血压升高时,动脉管壁被牵张的程度增加,压力感受器发放的神经冲动也就增多。在一定范围内,压力感受器的传入冲动频率与动脉管壁的扩张程度或动脉血压的高低成正比。由图 4-24 可见,在一个心动周期内,随着动脉血压的波动,窦神经的传入冲动频率也发生相应变化。动脉压力感受器的特点是对波动性的压力变化刺激敏感。

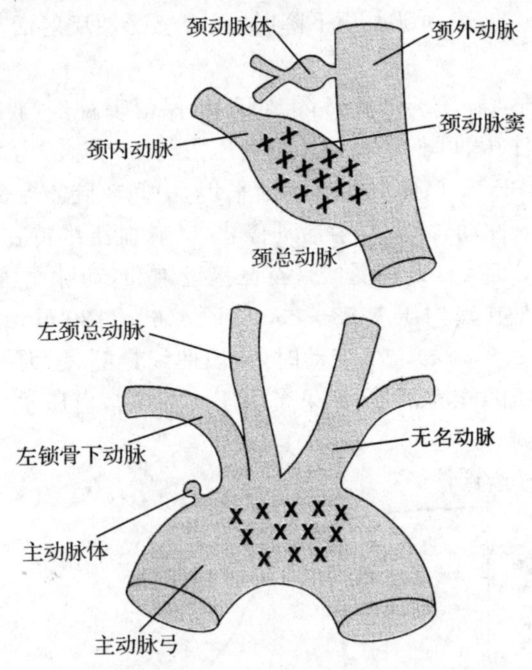

图 4-23　颈动脉窦和主动脉弓区的压力感受器与化学感受器

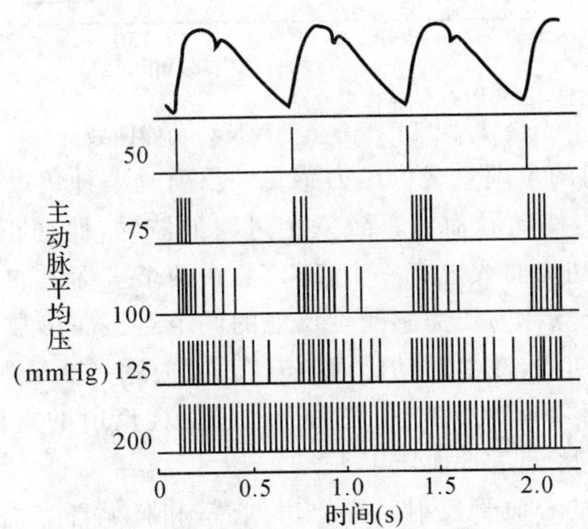

图 4-24　单根窦神经压力感受器传入纤维在不同动脉压时的放电

(2)传入神经和中枢联系　颈动脉窦压力感受器的传入神经纤维组成窦神经。窦神经加入舌咽神经进入延髓孤束核;主动脉弓压力感受器的传入神经组成主动脉神经,主动脉神经并入迷走神经干进入延髓孤束核。在孤束核替换神经元后,可通过延髓内的神经通路,使位于延髓头端腹外侧部的心交感和交感缩血管中枢的紧张性下降,从而使交感神经紧张性活动减弱;使位于迷走背核、疑核的心迷走中枢紧张性活动增强,迷走神经的活动加强;也有部分纤维上传到下丘脑等较高级的心血管中枢使交感神经紧张性活动减弱。

(3)传出神经和反射效应　中枢紧张性活动的改变经传出神经心交感神经、交感缩血管神经和心迷走神经,将信息传递到心脏和血管。当动脉血压升高时,该反射的效应是心率减慢,心肌收缩力减弱,心输出量减少,同时外周血管舒张,阻力减小,血压回降,故又称降压反射(depressor reflex)。反之,当动脉血压下降时,压力感受性反射活动减弱,出现血压回升效应。

在动物实验中,将颈动脉窦与体循环隔离开来,保留窦神经与中枢神经的联系,然后人为改变颈动脉窦内的灌注压,可获得颈动脉窦内压力与主动脉压力之间的关系,称为压力感受性反射功能曲线(图 4-25)。该曲线两端逐渐平坦,中间较陡。当窦内压低于 7.98 kPa(60 mmHg)时,窦神经无传入冲动,降压反射活动停止,动脉血压维持在高水平。当窦内压超过 23.94 kPa(180 mmHg)以后,压力感受器兴奋已接近饱和,动脉血压不再下降。这表明压力感受性反射的效应范围是在窦内压 7.98～23.94 kPa(60～180 mmHg)之间。当窦内压在正常平均动脉压水平(约 13.3 kPa)上下变动时,该段曲线最陡,压力感受性反射最为敏感,即纠正偏离正常水平的血压的能力最强。如果窦内压偏离正常血压水平越多,压力感受性反射纠正异常血压的能力越弱。

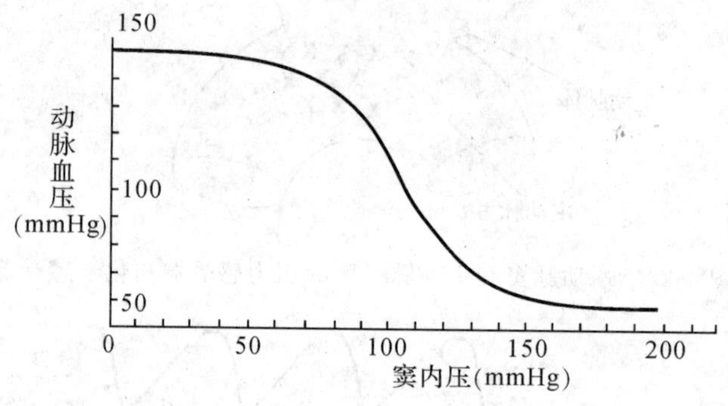

图 4-25　压力感受性反射功能曲线

(4)压力感受性反射的生理意义　压力感受性反射是一种负反馈调节,其生理意义主要在于快速调节动脉血压,使动脉血压不致发生过大的波动,而在正常范围之内保持相对稳定。在压力感受性反射功能曲线上有一个点,该点在两个坐标上的数值相等,即平均动脉压和窦内压数值相等,这个点称为压力感受性反射的调定点。在正常情况下,平均动脉压就处在调定点水平。对于长期的、慢性的动脉血压升高,压力感受性反射调节作用不大。这时压力感受性反射的曲线右移,调定点上移,称为压力感受性反射的重调定,即在较正常高的血压水平进行调节,而不能降到正常血压水平。

2.心肺感受器引起的心血管反射　在心房、心室和肺循环大血管壁存在许多调节心血管活动的感受器,总称为心肺感受器。由于这些感受器位于循环系统压力较低的部分,又称为低压感受器。一类心肺感受器的适宜刺激是牵张刺激,当心房、心室或肺循环大血管中压力升高或血容量增多时,感受器兴奋。通常将心房中感受容量增大的感受器,称为容量感受器;这类心肺感受器(容量感受器)的传入神经纤维沿迷走神经干进入延髓心血管中枢和下丘脑，引起反射效应是：①心交感和交感缩血管紧张性降低，心迷走紧张性增强，导致心率减慢，心输出量减少，外周血管阻力下降，血压下降；②肾交感紧张性降低，肾素释放减少，同时肾血管扩张，肾血流量增加，两者均可使肾排水、排钠增多；③抑制下丘脑合成和释放血管升压素，使肾脏排水增多。这表明心肺感受器引起的反射在对血量及体液的量和成分的调节中有重要的生理意义。另外，还有一类心肺感受器的适宜刺激是某些化学物质，如前列腺素、缓激肽等，其传入冲动引起的效应是心率加快。

3. 颈动脉体和主动脉体化学感受性反射　在颈内外动脉分叉处、主动脉弓与肺动脉之间的血管壁外存在一些对血液 CO_2 分压过高、H^+ 浓度过高、缺氧等化学成分变化敏感的感受装置(图 4-23)，分别称为颈动脉体和主动脉体化学感受器(chemoreceptor)。颈动脉体和主动脉体兴奋，信号分别经窦神经和迷走神经传入延髓孤束核，换神经元后传入延髓呼吸中枢和心血管中枢，改变它们的活动。化学感受性反射对血管活动的效应，使交感缩血管中枢紧张性增强，主要表现为骨骼肌、内脏和肾脏等器官的血管收缩，外周阻力增大，血压升高；对心脏活动的效应则受呼吸的影响，在人为地保持呼吸频率和深度不变的情况下，使心迷走中枢紧张性增强，心交感中枢紧张性下降，表现为心率减慢，心输出量减少，但由于外周阻力增大的作用超过心输出量的减少作用，血压仍升高；在保持自然呼吸的情况下，由于化学感受性反射主要使呼吸加深加快，可间接地引起心率加快，心输出量增加。

在平时，化学感受性反射的作用主要是调节呼吸运动，对心血管活动的影响则很小。只有在低氧、窒息、失血、动脉血压过低和酸中毒时才发挥比较明显的作用。因此，化学感受性反射主要参与应急状态时的循环机能调节。

大多数心肺感受器受刺激时引起的反射效应是交感紧张性降低，心迷走紧张性加强，导致心率减慢，心输出量减少，外周血管阻力降低，故血压下降。在多种动物实验中，心肺感受器兴奋时肾交感神经活动的抑制特别明显，使肾血流量增加，肾排水和排钠量增多。这同时，心肺感受器的传入冲动可抑制血管升压素的释放。

二、体液调节

心血管活动的体液调节是指血液和组织液中一些化学物质对心肌和血管平滑肌活动的调节作用。这些体液因素中，有些是通过血液运输，广泛作用于心血管系统；有些则在组织中形成，主要作用于局部的血管，调节局部组织的血流量。

(一)肾素-血管紧张素系统

肾素是由肾近球细胞合成和分泌的一种蛋白水解酶，当肾血流灌注减少或血浆中 Na^+ 浓度降低时释放增多。肾素进入血液循环后，可作用于血浆中由肝脏合成和释放的血管紧张素原，使之水解生成血管紧张素Ⅰ。血管紧张素Ⅰ在流经肺循环时，受肺血管内皮表面的血管紧张素转换酶的降解作用，变为血管紧张素Ⅱ.血管紧张素Ⅱ在血浆和组织中的血管紧张素酶A的作用下生成血管紧张素Ⅲ(图 4-26)。

对体内多数组织、细胞来说，血管紧张素Ⅰ不具有活性。血管紧张素Ⅲ可强烈刺激肾上腺皮质球状带细胞合成和释放醛固酮，有较弱的缩血管作用。血管紧张素Ⅱ是已知最强的缩血管物质之一，对循环功能的调节起着重要的生理作用。在血管平滑肌、肾上腺皮质球状带细胞、脑的一些部位、心脏和肾脏等器官的细胞上存在血管紧张素受体。血管紧张素Ⅱ与血管紧张素受体结合，引起相应的生理效应：

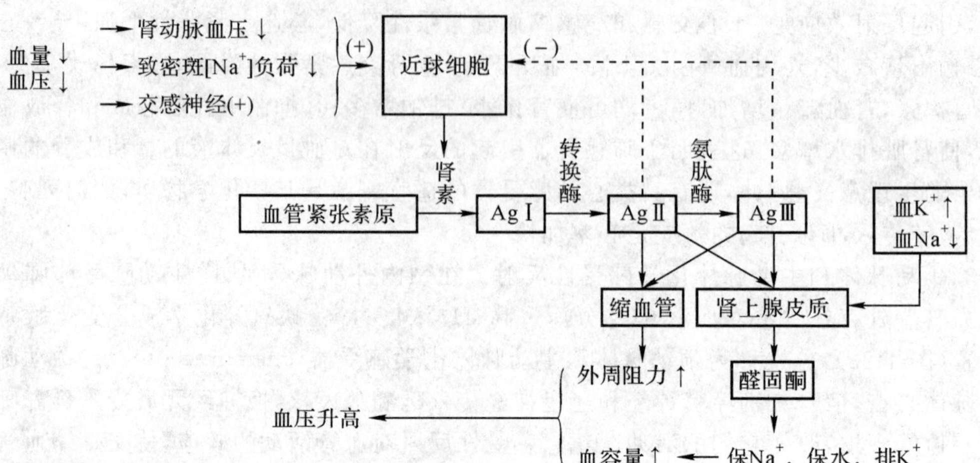

图 4-26 肾素-血管紧张素系统

Ag:angiotensin,血管肾张素

1.作用于血管平滑肌,使全身微动脉收缩,血压升高;使微静脉收缩,回心血量增加。

2.作用于交感缩血管纤维末梢上的血管紧张素受体起接头前调制作用,使交感神经末梢释放去甲肾上腺素增多。

3.作用于脑的室周器,使交感缩血管紧张活动加强;引起渴觉,导致饮水行为;使血管升压素和促肾上腺皮质激素释放增加;抑制压力感受性反射,使血压升高引起的心率减慢效应明显减弱。

4.刺激肾上腺皮质球状带细胞合成和释放醛固酮,后者可促进肾小管对 Na^+、水的重吸收,使细胞外液和循环血量增加。

在正常生理情况下,肾素-血管紧张素系统低水平的活动可能与交感缩血管紧张的维持有一定的关系。在某些情况下,如失水、失血时,肾素-血管紧张素系统的活动增强,使外周血管阻力增加,体液量和血量增加,血压升高,对循环功能的调节起着重要的作用。

(二)肾上腺素和去甲肾上腺素

肾上腺素和去甲肾上腺素在化学结构上都属于儿茶酚胺。肾上腺髓质释放的儿茶酚胺中,肾上腺素约占80%,去甲肾上腺素约占20%。交感神经节后纤维末梢释放的神经递质去甲肾上腺素也有一小部分进入血液。这两种激素对心脏和血管都有兴奋作用,但不完全相同。这与肾上腺素和去甲肾上腺素对不同的肾上腺素受体的结合能力不同以及肾上腺素受体在心脏和各种器官血管平滑肌细胞膜上的种类和数量不同有关。

1.肾上腺素对心血管的作用 肾上腺素可与α和β肾上腺素受体结合。在心脏,肾上腺素与β受体结合,使心跳加快、传导加速、心肌收缩力增强,故心输出量增多。在血管,肾上腺素的作用取决于血管平滑肌上α和β受体分布的情况。在皮肤、肾脏和胃肠道血管主要为α受体,肾上腺素使这些器官的血管收缩;在骨骼肌、肝脏和冠状血管,β受体在数量上占优势,小剂量的肾上腺素以兴奋β受体为主,引起血管舒张,但大剂量时,肾上腺素也能作用于这些血管上的α受体,引起血管收缩。因此,在完整机体,生理浓度的肾上腺素使血管的舒张作用稍大于收缩作用,故外周阻力稍有下降,舒张压降低,由于心输出量的增多,收缩压升高,平均动脉血压无显著的变化。

2. 去甲肾上腺素对心血管的作用　去甲肾上腺素主要与α肾上腺素受体结合，也可与心肌的β_1受体结合，但对血管的β_2受体作用较弱。因此，去甲肾上腺素使全身大多数血管收缩，外周阻力增加，舒张压和收缩压均显著升高；对心脏的作用则有离体和在体的不同，去甲肾上腺素可使离体实验的心脏收缩力加强，心率加快；对完整机体的心脏则表现为心率减慢。这是由于在整体内，去甲肾上腺素使动脉血压明显升高，压力感受性反射活动加强，其对心脏的反射性抑制效应超过去甲肾上腺素对心脏的直接效应。

基于肾上腺素与去甲肾上腺素的不同作用机理，临床上常用肾上腺素作为强心药，而用去甲肾上腺素作为升压药。

(三)血管升压素

血管升压素又称为抗利尿激素，在下丘脑视上核和室旁核一部分神经元内合成，随其轴突下行于下丘脑-垂体束至垂体后叶贮存，在适宜刺激下由垂体后叶释放入血，发挥效应。

血管升压素可提高肾远曲小管和集合管对水的通透性，促进水的重吸收，尿量减少，即抗利尿效应。血管升压素作用于血管平滑肌的相应受体，引起血管平滑肌收缩，是已知最强的缩血管物质之一。由于血管升压素能提高压力感受性反射的敏感性，血浆中生理剂量的血管升压素，只出现抗利尿效应。只有剂量明显高于正常时，才引起血管收缩，血压升高。血管升压素在细胞外液量和渗透压的调节中起重要作用。血浆渗透压升高时，可刺激下丘脑渗透压感受器，使血管升压素释放增多。在禁水、失水和失血等情况下，容量感受器传入冲动减少，血管升压素释放增加。而且，血管升压素通过对细胞外液量的调节，来实现对动脉血压的长期调节。

(四)血管内皮生成的血管活性物质

多年以来，一直认为血管内皮只是衬在血管腔面的一层单层细胞组织，仅起到屏障和进行血管内外的物质交换的作用。近年来证明，内皮细胞可以生成并释放多种血管活性物质，引起血管平滑肌舒张和收缩。

1. 血管内皮生成的舒血管物质　血管内皮生成和释放的舒血管物质有多种，例如前列环素(prostacyclin，PGI_2)、内皮舒张因子(endothelium-derived relaxing factor，EDRF)、内皮超极化因子等。

内皮细胞含有前列环素合成酶，可以合成PGI_2，在搏动性血流对其产生的切应力作用下释放出来，作用于血管平滑肌细胞，使血管舒张。

目前认为EDRF就是一氧化氮(nitric oxide，NO)。血管内皮细胞存在产生NO的体系，前体L-精氨酸在一氧化氮合酶(NO synthase，NOS)作用下生成NO。NO亲脂性强，易透过细胞膜，扩散至血管平滑肌细胞内，激活鸟苷酸环化酶(GC)，使cGMP浓度升高，通过激活蛋白激酶G(PKG)，降低细胞内游离Ca^{2+}浓度，产生舒血管效应。

许多因素可以引起NO释放，如血流对血管内皮产生的切应力和低氧等。此外，血管内皮细胞表面还存在一些受体，如M受体、P物质受体、5-羟色胺受体和ATP受体等，这些受体被激活后，可刺激内皮细胞释放NO。一些化学物质如乙酰胆碱、缓激肽等的舒血管作用是通过内皮实现的。

血流对血管内皮的切应力可影响NO的释放量，负反馈地参与动脉血压的即刻调节。当动脉血压升高时，血流对血管内皮的切应力增大，内皮细胞释放NO增多，阻力血管扩张，血压回降。

2.血管内皮生成的缩血管物质 血管内皮细胞也可产生多种缩血管物质，称为内皮缩血管因子(endothelium-derived contracting factor，EDCF)。近年来研究得比较深入的EDCF是内皮素(endothelin)。内皮素是内皮细胞合成和释放的、由21个氨基酸组成的多肽。血管平滑肌细胞和内皮细胞上有内皮素受体。内皮素与血管平滑肌膜上的内皮素受体结合，可促进其肌浆网释放Ca^{2+}，引起血管平滑肌收缩。内皮素与内皮细胞上的内皮素受体结合，促进内皮细胞释放EDRF，使血管舒张。给动物注射内皮素，常在升血压之前出现一个短暂的降压过程，这一短暂的降压过程与内皮素促进内皮细胞释放EDRF有关。在生理情况下，血管内血流对内皮产生的切应力可使内皮细胞合成和释放内皮素。在病理情况下，缺血、缺氧、内毒素等都可引起内皮素的释放。

(五)激肽释放酶-激肽系统

激肽释放酶是体内的一类蛋白酶，可分解激肽原变为激肽。激肽具有舒血管活性，可参与对血压和局部组织血流的调节。

激肽释放酶可分为两大类，一类存在于血浆，称为血浆激肽释放酶，可水解血浆中的高分子量激肽原，产生九肽的缓激肽(bradykinin)。另一类存在于肾、唾液腺、胰腺、汗腺以及胃肠黏膜组织中，称为腺体激肽释放酶或组织激肽释放酶，可水解血浆中的低分子量激肽原，产生十肽的赖氨酰缓激肽，也称血管舒张素，后者在氨基肽酶的作用下失去赖氨酸，转变为缓激肽。缓激肽在激肽酶的作用下被水解失活。

缓激肽和赖氨酰缓激肽是已知的最强烈的舒血管物质。激肽可通过血管内皮释放NO，使血管平滑肌舒张，还可使毛细血管通透性增高。在一些腺体器官中生成的激肽，可以使器官局部血管舒张，血流量增加。循环血液中的激肽也参与对动脉血压的调节，使血管舒张，血压降低。

激肽释放酶-激肽系统与肾素-血管紧张素-醛固酮系统对血压的调控关系

激肽释放酶-激肽系统(KKS)与肾素-血管紧张素-醛固酮系统(RAAS)的相互作用中有两个酶在血压和肾血流调节中起重要作用。

激肽释放酶：该酶一方面通过激活KKS形成激肽，使血管舒张，另一方面又可激活RAAS形成血管紧张素Ⅱ，使全身小动脉收缩。由于在肾脏内形成的激肽可对抗血管紧张素Ⅱ的作用，因此虽然全身小动脉收缩使血压升高，但对肾血流量的影响不大。

血管紧张素转换酶(ACE)：该酶一方面使血管紧张素Ⅰ转换成血管紧张素Ⅱ，刺激血管收缩和醛固酮分泌；同时也使缓激肽失活，不利于血管舒张。两个方面的协同作用促使血压明显升高。由于ACE抑制剂(如卡托普利captopril)既可抑制血管紧张素Ⅱ和血管紧张素Ⅲ的生成，又可抑制缓激肽失活，因而是临床上效果优良的一种抗高血压药物。

(六)心房钠尿肽

心房钠尿肽(atrial natriuretic peptide，ANP)是由心房肌细胞合成和释放的一类多肽。心房钠尿肽可使血管舒张，外周阻力降低，使每搏输出量减少，心率减慢，心输出量减少。心房钠尿肽可作用于肾的相应受体，使肾排水和排钠增多。可抑制肾素、醛固酮和血管升压素的释放。这些作用都可使细胞外液量减少，血压降低。

当心房壁受到牵拉时如血容量增多、头低足高位等，可刺激心房肌细胞释放心房钠尿肽。内皮素和血管升压素也能刺激心房肌细胞释放心房钠尿肽。

(七)前列腺素

前列腺素(prostaglandin，PG)是广泛存在于动物和人体内的一组重要的脂肪酸衍生物。全身各部的组织细胞几乎都含有生成前列腺素的前体及酶，但由于所含酶的差异而产生不同的前列腺素。各种前列腺素对平滑肌的作用是不同的，例如 PGE_2 和 PGI_2 具有强烈的舒血管作用，PGF_2 则使血管收缩。

(八)组胺

组胺是由组氨酸在脱羧酶的作用下产生的。许多组织，特别是皮肤、肺和肠黏膜的肥大细胞中含有大量的组胺。当组织受到损伤或发生炎症和过敏反应时，都可释放组胺。组胺有强烈的舒血管作用，并能使毛细血管和微静脉管壁的通透性增大，血浆漏入组织，导致局部组织水肿。

三、局部血流调节

器官血流量的调节除了神经、体液调节之外，还存在局部组织的自身调节，即在去除神经、体液因素的情况下，当血压在一定范围内变动时，器官血流量能保持相对稳定。关于器官血流量自身调节的机制有两种主要学说。

(一)肌源性自身调节机制

血管平滑肌本身经常保持一定的紧张性收缩，称为肌源性活动。当血管平滑肌受到牵张时，该肌源性活动增强。因此，当器官的灌注压升高时，血管平滑肌受到牵张刺激，肌源性活动增强，阻力血管收缩，血管口径缩小，器官血流阻力增大，器官血流量并不因灌注压的升高而增加。相反，当器官的灌注压降低时，肌源性活动减弱，器官血流阻力减小，器官血流量并不因灌注压的降低而减少，从而使器官血流量能保持相对稳定。值得指出的是，这种类型的调节范围较小。

(二)代谢性自身调节机制

当组织代谢活动增强时，局部组织相对缺氧，并产生多种代谢产物，如 CO_2、H^+、腺苷、K^+等积聚，这些产物使局部的微动脉、毛细血管前括约肌舒张，局部血流量增多，从而向组织提供更多的氧，并带走代谢产物。这种代谢产物自身调节局部血管舒张的效应可使组织的局部血流量与局部氧和代谢产物的浓度相适应。

第五节　器官循环

根据公式 $Q=(P_1-P_2)/R$ 可知，某一器官血流量取决于灌注这一器官的动、静脉之间的压力差，也取决于该器官阻力血管的舒缩状态。由于各器官的结构和功能各不相同，器官内部的血管分布也各有特征，因此各器官血流量的调节除了服从上述规律外，还有其本身的特点。本节主要叙述心、肺、脑器官的血液循环特点。

一、冠脉循环

(一)冠脉循环的解剖特点

心脏的血液供应来自左、右冠状动脉。左右冠状动脉起自主动脉根部,主干行走于心脏表面,其小分支则以与心脏表面成直角的方向穿入心肌深层,在心内膜下层分支成网。这种分支方式使冠脉血管很容易在心肌收缩时受挤压。左冠状动脉主要供应左心室的前部,右冠状动脉主要供应左心室的后部和右心室。左冠状动脉的血液流经毛细血管和静脉后,主要经冠状窦回流入右心房;右冠状动脉的血液则主要经心前静脉直接回流入右心房。

心肌毛细血管分布极为丰富,与心肌纤维平行走行,基本形成 1∶1 的供应,使心肌和冠脉之间的物质交换可很快进行。心肌肥厚时,肌纤维直径虽增大,但毛细血管数并无相应增加,故肥厚的心脏易发生血供不足。

冠心病

冠心病是冠状动脉心脏病的简称,是一种由冠状动脉粥样硬化或冠状动脉功能性改变(痉挛)导致管腔狭窄或阻塞而引起的心肌缺血缺氧(心绞痛)或心肌坏死(心肌梗塞)的心脏病,亦称缺血性心脏病。心肌缺血的主要临床表现是心绞痛、心肌梗死、心律失常和心力衰竭。冠心病可以无明显临床症状。最近,文献中常提到的"急性冠状动脉综合征"(acute coronary syndrome, ACS)一词,其临床表现为不稳定型心绞痛、急性心肌梗死或心源性猝死,约占冠心病的 50%以上。据 WHO 统计,冠心病是世界上最常见的死亡原因,多发生在 40 岁以后,男性多于女性,脑力劳动者多于体力劳动者,而且患病率随年龄的增长而增高。本病在欧美国家多见,我国在近年也呈增多的趋势,并且患病年龄趋于年轻化。

冠脉之间有侧支吻合,在心内膜下的末梢动脉吻合支较多。吻合支较细小,血流量少。当冠状动脉突然阻塞时,不易很快建立侧支循环,极易导致心肌梗死。但如果冠脉阻塞是逐渐形成的,随着吻合支的逐渐扩张,可建立新的侧支循环,起代偿作用。

(二)冠脉血流的特点

1. 冠脉血流丰富　由于冠脉血管起自主动脉根部,血流途径短,整个循环时间仅需几秒钟,故冠脉血流压力高,流速快,血流量丰富。安静时冠脉流量约占心输出量的 4%～5%,每分钟 225 ml,而心脏的重量仅占体重的 0.5%。心肌活动加强时,冠脉流量还可增加 4～5 倍。

2. 冠脉血流受心肌节律性收缩的影响　由于冠脉的大部分分支都深埋于心肌内,心肌收缩时对埋于其内的血管会产生压迫,从而影响冠脉血流。如图 4-27 所示为狗的左、右冠状动脉血流在一个心动周期中的变化。由图可见,心脏收缩对左冠状动脉血流的影响较对右侧的更显著。在左心室等容收缩期,由于心肌收缩的强烈压迫,左冠状动脉的血流急剧减少,甚至发生倒流。在左心室射血期,主动脉压升高,冠状动脉血压也随着升高,冠脉血流量增加。到减慢射血期,冠脉血流量又有下降。心肌舒张时,其对冠脉血管的压迫解除,故冠脉血流的阻力显著减小,血流量增加。在等容舒张期,冠脉血流量突然增加,在舒张期的早期达到最高峰,然后逐渐回降。一般说来,左心室在收缩期血流量大约只有舒张期的 20%～30%。当心肌收缩加强时，心缩期血流量所占比例更小。影响冠脉血流量的重要因素是动脉舒张压的高低和心舒期的长短。如体循环外周阻力增大时，动脉舒张压升高，冠脉血流量增多。心率加快时，由于心动周期的缩短主要是心舒期的缩短，故冠脉血流量减少。

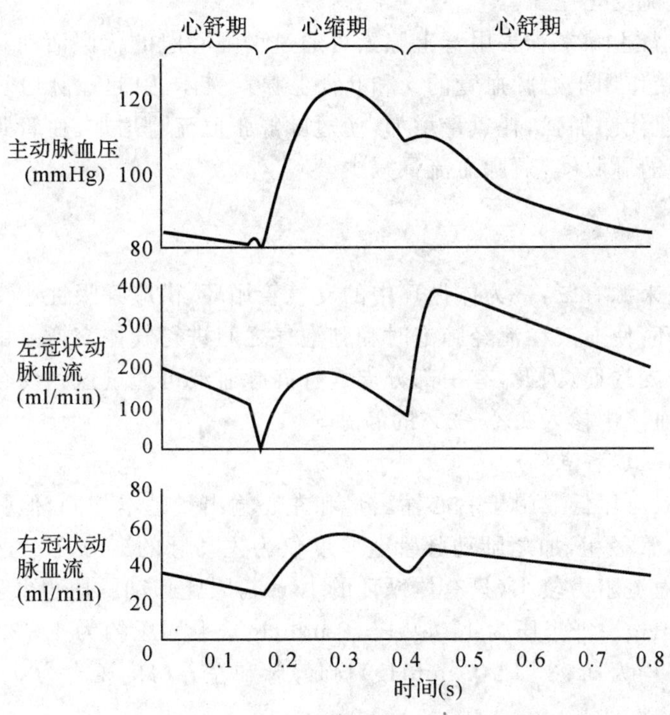

图 4-27　心动周期中左、右冠状动脉血流量的变化

(三)冠脉血流量的调节

在对冠脉血流量进行调节的各种因素中，最重要的是心肌本身的代谢水平，其次是神经、激素对冠脉血管平滑肌的调节。

1. 心肌代谢水平对冠脉血流量的影响　心肌收缩的能量来源几乎惟一地依靠有氧代谢。心肌耗氧量较大，人体安静时，心肌对单位血液氧的摄取率已达 65%～70%(骨骼肌的血液氧摄取率约 25%)。因此，在肌肉运动、精神紧张等情况下，心肌代谢活动增强，耗氧量增加，心肌从单位血液中再提高氧摄取率的可能性很小，主要通过舒张冠脉血管，增加冠脉血流量来满足心肌对氧的需求。

心肌代谢水平与冠脉血流量之间呈正比关系。这种关系在没有神经支配和循环激素作用的情况下仍然存在。其原因是心肌代谢水平增强时，心肌代谢产物也增加，它们有直接舒张冠状血管的作用。其中，以腺苷(adenosine)的作用最强，具有强烈的舒张小动脉的作用。心肌代谢水平增强时，心肌细胞中的 ATP 分解为 ADP 和 AMP。AMP 在 5′-核苷酸酶的作用下分解生成腺苷，使冠脉舒张。腺苷生成后，在几秒钟内即被破坏，因此不会引起其他器官的血管舒张。心肌的其他代谢产物如 H^+、CO_2、乳酸等，虽也能使冠脉舒张，但作用较弱。

2. 神经调节　冠状动脉受迷走神经和交感神经支配。迷走神经对冠脉的直接作用是冠脉舒张，但迷走神经兴奋时又使心率减慢，心肌代谢水平降低，这些因素可抵消迷走神经对冠脉血管的直接舒张作用。交感神经对冠状动脉的直接作用是使血管收缩。但交感神经兴奋使心率加快，心肌收缩加强，耗氧量增加，心肌代谢产物增加，继发性地使冠脉舒张。因此刺激交感神经的效应常是冠脉先收缩后舒张，血流增加。总之，在整体条件下，冠脉血流量主要是由心肌本身的代谢水平来调节。神经因素对冠脉血流的影响在很短时间内就被心肌代谢改变所引起的血流变化掩盖。

3. 激素调节　肾上腺素和去甲肾上腺素可通过增强心肌的代谢活动和耗氧量使冠脉血流量增加；也可直接作用于冠脉血管的 α 和 β 肾上腺素受体，引起冠脉血管收缩或舒张。甲状腺素增多时，心肌代谢加强，耗氧量增加，使冠脉舒张血流量增加。血管紧张素Ⅱ和大剂量血管升压素均可使冠脉收缩，冠脉血流量减少。

二、肺循环

肺的血液供应来源有二：一为体循环中的支气管循环，供应呼吸性小支气管以上的呼吸道组织；一为肺循环，使血液在流经肺泡时和肺泡气之间进行气体交换。由于两种循环在末梢血管之间有吻合支沟通，因此，有一部分支气管静脉血液可通过这些吻合支进入肺静脉和左心房，使主动脉血液中掺入 1%～2%的静脉血。

（一）肺循环的生理特点

1. 血流阻力小、血压低　由于右心输出量和左心输出量基本相同，但肺循环途径短于体循环，分支多而短，管径粗，加之肺动脉管壁厚度仅为主动脉的三分之一，弹性纤维较少，易于扩张，故肺循环血流阻力较小（只有体循环的 1/10），因此肺动脉压也低。肺动脉的收缩压为 2.9 kPa（22 mmHg），舒张压为 1.06 kPa（8 mmHg），平均压约为 1.73 kPa（13 mmHg），肺毛细血管血压平均为 0.93 kPa（7 mmHg），肺静脉和左心房内压力为 0.133～0.53 kPa（1～4 mmHg）。

2. 肺血容量变化大　安静时，肺部的血容量约为 450 ml，占全身血量的 9%。但由于肺组织和肺血管的可扩张性大，故肺部血容量的变动范围较大。在用力呼气时，肺血容量可减少到 200 ml，约占全身血量的 6%，用力吸气时可增加到 1000 ml，约占全身血量的 12%。由于肺循环的血容量受呼吸的周期性影响，因此呼吸也将影响左心室输出量和动脉血压。这种因呼吸引起的血压波动，称为动脉血压的呼吸波（二级波）。安静时，呼吸引起的血压波动范围在 0.53～0.80 kPa（4～6 mmHg）；深呼吸时，血压波动范围可达 2.66 kPa（20 mmHg）。另外，肺循环血管也起着贮血库的作用。当机体失血时，肺循环可将一部分血液转移至体循环，起代偿作用。

3. 无组织液生成　肺循环毛细血管处无组织液生成。由于肺毛细血管平均压约为0.93 kPa（7 mmHg），远低于血浆胶体渗透压[3.325 kPa（25 mmHg）]，故组织液重吸收力量大于滤过的力量，肺组织间隙内无组织液生成，肺泡内也没有液体积聚。加之肺组织间隙压力为负压，使肺泡膜和毛细血管壁紧贴，呼吸膜维持正常厚度，有利于肺气体交换。在某些病理情况下，如左心衰竭时，肺静脉压升高，逆行性地使肺循环毛细血管压升高，组织液生成增多，液体在肺泡和组织间隙积聚，形成肺水肿（pulmonary edema）。

（三）肺循环血流量的调节

1. 肺泡气氧分压的调节　肺泡气的氧分压对肺血管的舒缩活动有明显的影响。肺泡气低氧能使肺部血管收缩，血流阻力增大。在肺泡气 CO_2 分压升高时，肺泡气低氧引起的肺部血管收缩更加显著。肺泡气低氧引起局部缩血管反应的机制尚不清楚，但具有一定生理意义。当一部分肺泡因通气不足而氧分压降低时，这些肺泡周围的血管收缩，血流减少，可使较多的血液流经通气充足、肺泡气氧分压高的肺泡，有助于肺泡气体交换的进行。假如没有这种缩血管反应，血液流经通气不足的肺泡时，气体交换效率降低，血液不能充分氧合，这部分含氧较低的血液回流入左心房，就会降低体循环血液的含氧量。肺泡气低氧引起肺血管收缩，也是产生肺动脉高压，导致肺心病的重要原因。长期居住在高海拔地区的人常因右心负荷加重而导致右心室肥厚。在有些慢性肺部疾患的病人，也可因肺动脉高压导致右心衰竭。

2. 神经、体液调节　肺血管受交感神经和迷走神经支配。刺激交感神经对肺血管的直接作用是引起收缩，刺激迷走神经可使肺血管舒张。在体液因素中，肾上腺素、去甲肾上腺素、血管紧张素Ⅱ、血栓素 A_2、前列腺素 $F_{2\alpha}$ 等能使肺循环的微动脉收缩，组胺、5-羟色胺则能使肺循环的微静脉收缩，乙酰胆碱使肺血管舒张，但在流经肺循环后即分解失活。

三、脑循环

脑血液供应来自颈内动脉及椎动脉，在脑的底部联成脑底动脉环，由此分支分别供应脑的各部。脑静脉血进入静脉窦，主要通过颈内静脉流回腔静脉。

（一）脑循环的特点

1. 血流量大、耗氧多　脑组织的代谢率高，血流量较大。在安静情况下，脑血流量每分钟 750 ml 左右，约占心输出量的 15%，其耗氧量约占全身耗氧量的 20%，而脑的重量仅占体重的 2%。此外，由于脑组织代谢率高，脑神经细胞对缺氧的敏感性高，耐受力低，这就要求脑循环有充足的血液供应，以保证代谢的需要。若脑血流中断 10 s 左右，就可能出现意识丧失。

2. 血流量变化小　脑组织、脑血管和脑脊液都位于颅腔内。由于骨性的颅腔容积是固定的，以及脑组织和脑脊液都是不可压缩的，故脑血管的舒缩活动受到一定的限制，其血流量的变化较其他器官要小。

3. 血-脑屏障和血-脑脊液屏障　正常毛细血管血浆成分与脑组织液不同，表明血液和脑组织之间存在可限制物质自由交换的屏障，称为血-脑屏障。血-脑屏障对脂溶性物质很容易通过，对水溶性物质的通透不一定和分子大小相关，有些物质如葡萄糖、氨基酸通透性较高，有些物质如离子、甘露醇、蔗糖通透性很低，甚至不通透，表明物质的转运是主动的过程。脑循环的毛细血管壁内皮细胞相互接触紧密，形成无孔的毛细血管壁，其表面被星状神经胶质细胞伸出的血管周足所包绕。血液和脑组织液之间的物质交换要通过胶质细胞中介。因此，血-脑屏障的结构基础是无孔的毛细血管壁和星状神经胶质细胞的血管周足以及它们对各种物质特殊的通透性。

脑脊液主要是由脉络丛分泌的，但其成分和血浆不同。这表明血液和脑脊液之间的物质交换不是被动转运过程，而是主动运输过程，仿佛在血液和脑脊液之间存在着限制某些物质交换的屏障，称为血-脑脊液屏障。血-脑脊液屏障的结构基础是无孔的毛细血管壁和脉络丛细胞中运输各种物质的特殊载体系统。

血-脑屏障和血-脑脊液屏障的生理意义在于保持脑组织内环境的稳定，防止血液中有害物质进入脑内，为脑神经元的正常活动创造必要条件。

（二）脑血流量的调节

1. 脑血管的自身调节　脑血流量主要取决于脑动-静脉的压力差和脑血管的血流阻力。

在正常情况下，颈内静脉压接近于右心房压，且变化不大，故影响脑血流量的主要因素是颈动脉压。当平均动脉压在8.0～18.67 kPa(60～140 mmHg)的范围内变动时，脑血流量可通过其自身调节机制使脑血流量保持相对稳定。血压在此范围内变动时，血压升高则脑血管收缩，血压下降则脑血管舒张。当血压超过18.6 kPa(140 mmHg)时，脑血流量将随血压升高而明显增加，若血压过高，可因毛细血管血压过高而引起脑水肿。

2. CO_2 和 O_2 分压对脑血流量的影响　当血液 CO_2 分压升高和低氧时，脑血管舒张非常明显，脑血流量增加。反之，过度通气使 CO_2 分压降低时，脑血流量减少，可引起头晕等症状。CO_2 对血管的舒张作用是通过生成NO的环节实现的；低氧的舒血管效应则依赖于NO、腺苷的生成和 K^+ 通道的激活。

3. 脑的代谢对脑血流量的影响　脑各部分的血流量与该部分脑组织的代谢活动程度有关。当脑的某一部位活动加强时，该部分的血流量就增多。代谢活动加强引起局部脑血流量增加的机制，可能是通过增加代谢产物如 H^+、K^+、腺苷、CO_2 分压增加和 O_2 分压降低，引致脑血管舒张。近年研究指出，脑的代谢产物可使有些神经元释放NO，后者扩散到血管平滑肌细胞，使血管舒张。

4. NO　NO是由内皮细胞合成和释放的一种舒血管物质。血液中的一些活性物质，如乙酰胆碱、缓激肽、组胺、ATP等，可以通过脑血管内皮细胞膜上的相应受体，使内皮产生NO，后者扩散到血管平滑肌细胞，引起脑血管舒张。

5. 神经调节　脑血管受交感缩血管纤维与副交感舒血管纤维支配，但在脑血流量的调节中所起作用不大。刺激或切除支配脑血管的交感或副交感神经，脑血流量无明显变化。在多种心血管反射中，脑血流量一般变化都很小。有人认为，刺激交感神经可使较大的脑动脉收缩，但这些动脉下游的小动脉则通过自身调节机制而舒张，因此脑组织的血流并不减少。

【复习思考题】

1. 名词解释

期前收缩　代偿间歇　自动节律性　房室延搁　心动周期　每搏输出量
心输出量　心指数　射血分数　心力贮备　心室功能曲线
心肌收缩能力　血压　循环系统平均充盈压　收缩压　舒张压
平均动脉压　中心静脉压　微循环　有效滤过压　心血管中枢
动脉压力感受性反射

2. 试述心室肌动作电位的特点及形成原理。

3. 试述心肌细胞中快反应细胞与慢反应细胞的区别。

4. 试述快慢反应自律细胞4期自动除极的形成机制。

5. 试述心肌动作电位和心电图的关系。

6. 何谓心动周期？在一个心动周期中心房和心室活动的顺序是怎样的？心率加快时，对心动周期有何影响？

7. 试述评价心脏泵功能的指标及生理意义。

8. 分别增加心室的前负荷和后负荷对心输出量有何影响？

9. 试述影响动脉血压的因素。

10. 试述影响静脉回流的因素。
11. 微循环是如何进行调节的？
12. 试述心交感神经的生理作用及其作用机制。
13. 试述心迷走神经的生理作用及其作用机制。
14. 人体动脉血压是如何保持相对稳定的？
15. 试述肾上腺素和去甲肾上腺素对心血管的生理作用。
16. 试述冠状循环的特点及其血流量的调节。

（吴莉萍　王琳琳）

第五章

呼　吸

【教学要求】

了解呼吸的概念，呼吸的三个环节。掌握肺通气原理，气体交换原理，气体在血液中的运输形式，呼吸节律的产生和呼吸运动的调节。

【内容提要】

1. 机体与外界环境之间的气体交换过程，称为呼吸。呼吸的三个环节：外呼吸（肺通气和肺换气），气体在血液中的运输，内呼吸（组织换气）。

2. 肺通气的原动力是呼吸运动，直接动力是大气与肺泡气之间的压力差。肺通气的阻力包括弹性阻力和非弹性阻力（包括惯性阻力、黏滞阻力和气道阻力）。

3. 肺泡表面活性物质的主要作用是降低肺泡表面张力，其生理意义：①维持肺泡的稳定性；②防止液体渗入肺间质和肺泡；③降低吸气阻力。

4. 胸内负压主要是由肺回缩力形成的，其生理意义在于维持肺的扩张状态，促进静脉血和淋巴液的回流。

5. 肺活量反映一次呼吸的最大通气能力，是肺静态通气功能的一项重要指标。用力呼气量是一种动态指标，既反映肺活量的大小，又反映呼气时所遇阻力的变化，是评价肺通气功能的较好指标。最大随意通气量可反映单位时间内呼吸器官发挥最大潜力后所能达到的最大通气量，因此，是评价一个个体能进行多大运动量的一项重要指标。

6. 呼吸气体的交换包括肺换气和组织换气。影响肺换气的主要因素有：气体分压差，呼吸膜的厚度和面积，肺通气/血流比值。影响组织换气的因素，主要是组织细胞代谢及血液供应情况。

7. O_2 和 CO_2 在血液中以物理溶解和化学结合的形式运输，以化学结合的形式为主。O_2 通过与血红蛋白可逆结合的形式运输。影响氧解离曲线的因素主要有：血液中 PCO_2、H^+ 浓度、温度、红细胞中的2,3-二磷酸甘油酸。以上因素升高，血红蛋白与 O_2 的亲和力降低，氧离曲线右移；反之，曲线左移。CO_2 的化学结合运输形式有碳酸氢盐和氨基甲酸血红蛋白。

8. 呼吸的基本中枢位于延髓，它与脑桥的呼吸调整中枢共同形成基本正常的呼吸节律。肺牵张反射与脑桥呼吸调整中枢共同调节着呼吸频率与深度。

9. CO_2 是调节呼吸最重要的生理性化学因素，其兴奋呼吸的作用是通过刺激中枢化学感受器（主要）和外周化学感受器两条途径实现的。血液 H^+ 对呼吸的影响主要通过外周化学感受器而实现的。低 O_2 对呼吸的兴奋作用完全是通过外周化学感受器途径实现的，低 O_2 对呼吸中枢的直接作用是抑制性的。

人体在新陈代谢过程中，需要不断地消耗氧，并产生 CO_2，机体从空气中摄取所需的氧，并将 CO_2 排出体外。这种机体与外界环境之间的气体交换过程，称为呼吸（respiration）。呼吸是维持生命活动的基本生理过程之一，呼吸发生障碍，将导致组织缺氧和血液 CO_2 积蓄，造成内环境紊乱和器官功能障碍，严重时将危及生命。单细胞生物和某些简单的多细胞生物通过细胞膜或体表扩散即可实现与环境的气体交换。随着进化衍变，动物体积增大，结构趋于复杂，不能简单地依靠细胞与环境之间的气体扩散完成呼吸功能，需要通过呼吸器官进行。哺乳动物具备有效的呼吸系统，并在其他系统（如循环、运动等系统）的参与下，受神经系统的控制和协调完成呼吸功能。

呼吸系统（respiratory system）最主要的功能是进行气体交换，此外还参与发音、生化代谢以及防御功能。呼吸由三个相互衔接并同步进行的过程完成（图 5-1）：①外呼吸或肺呼吸，包括肺通气（pulmonary ventilation，指肺与外界的气体交换过程）和肺换气（pulmonary gas exchange，指肺泡与肺毛细血管血液之间的气体交换过程）；②气体运输（gas transport），是指血液（主要是红细胞）将气体在肺与组织间的转运过程；③内呼吸或组织呼吸，是指血液与组织细胞之间的气体交换过程，有时也将细胞内的氧化过程包括在内。

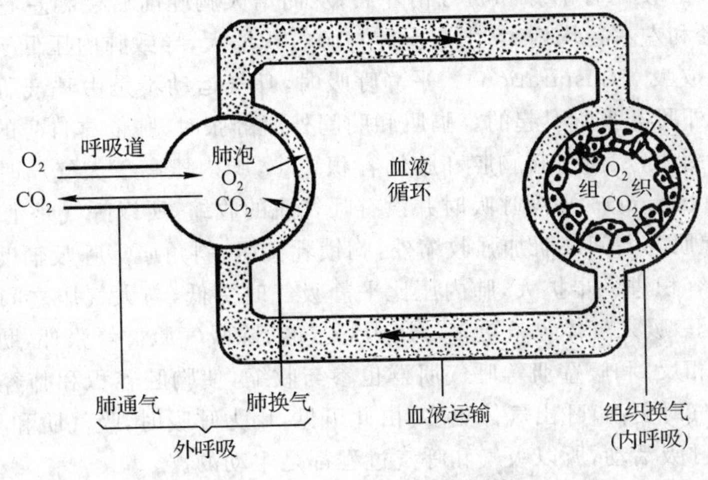

图 5-1 呼吸全过程示意图

第一节 肺通气

肺通气是指肺与外界环境之间的气体交换过程。实现肺通气的器官包括呼吸道、肺泡和胸廓等。呼吸道是沟通肺泡和外界环境的气体通道，不仅具有加温、湿润、过滤和清洁吸入气体的作用，同时还具有防御反射和免疫调节等保护功能；肺泡是肺泡气与血液气体进行交换的场所；而胸廓的呼吸运动则是实现肺通气的动力。

一、肺通气的原理

要实现肺通气取决于两方面因素的相互作用：一是推动气体流动的动力；另一个是阻碍气体流动的阻力。只有前者克服后者，建立肺泡与外界环境之间的压力差，才能实现肺通气。

(一)肺通气的动力

肺通气的直接动力是大气与肺泡气之间的压力差。在自然呼吸情况下，该压力差产生于肺的扩张和缩小所引起的肺内压的变化。但是，肺本身并不具有主动扩张和缩小的能力，它的扩张和缩小是由胸廓的扩大和缩小引起的，而胸廓的扩大和缩小是通过呼吸肌的收缩和舒张实现的。可见，呼吸肌收缩和舒张引起的节律性呼吸运动是肺通气的原动力。

1.呼吸运动

呼吸肌收缩和舒张引起胸廓节律性扩大和缩小称为呼吸运动(respiratory movement)，包括吸气运动和呼气运动。参与呼吸运动的肌肉，称为呼吸肌，包括呼气肌、吸气肌和呼吸辅助肌。凡是使胸廓扩大，产生吸气运动的肌肉称为吸气肌，主要有膈肌和肋间外肌；凡是使胸廓缩小，产生呼气运动的肌肉称为呼气肌，主要有肋间内肌和腹壁肌群。此外，还有一些肌肉如斜角肌、胸锁乳突肌等只是在用力呼吸时才参与呼吸运动，称为呼吸辅助肌。

(1)呼吸运动的过程　平静呼吸时，吸气运动(inspiratory movement)主要是由膈肌和肋间外肌收缩引起的。膈肌位于胸、腹腔之间，构成胸腔底部，静止时呈穹窿状向上隆起。当膈肌收缩时，穹窿部下降，从而使胸腔上下径增大。肋间外肌起自上一肋骨的下缘，斜向前下方止于下一肋骨的上缘。由于脊椎的位置固定，而胸骨可以上下移动，所以当肋间外收缩时，肋骨和胸骨上抬，并使肋骨下缘和肋弓稍外展，从而增大胸腔前后径和左右径(图 5-2)。胸腔上下径、前后径和左右径均增大，引起胸腔与肺容积增大，导致肺内压低于大气压，外界气体进入肺内而形成吸气(inspiration)。平静呼吸时，呼气运动不是由呼气肌收缩引起的，而是由膈肌和肋间外肌舒张所引起的。膈肌和肋间外肌舒张时，肺依靠自身的回缩力而回位，并牵引胸廓使其缩小，从而引起胸腔和肺的容积缩小，肺内压高于大气压时，肺泡内气体外流，形成呼气(expiration)。平静呼吸时并没有呼气肌的收缩，所以呼气是个被动过程。但当用力呼吸时，除膈肌与肋间外肌加强收缩外，胸锁乳突肌、斜角肌等呼吸辅助肌也参与收缩，使胸腔容积与肺容积进一步扩大，肺内压比平静吸气时更低，与大气压之间差值更大，在呼吸道通畅的前提下，吸入气体也就更多。用力呼气时，除吸气肌群舒张外，肋间内肌(其纤维走向与肋间外肌相反)和腹壁肌等呼气肌群也参与收缩，使胸腔容积和肺容积进一步缩小，肺内压比平静呼气时更高，呼出气体更多。由此可见，用力呼吸时，吸气肌和呼气肌以及呼吸辅助肌都参与了呼吸活动，所以吸气和呼气过程都是主动的。

(2)呼吸运动的形式　呼吸运动可分成以下几种不同的形式：

1)平静呼吸和用力呼吸　呼吸按其深度一般分为平静呼吸和用力呼吸两种。人体在安静时，平稳而均匀的自然呼吸，称平静呼吸(eupnea)，每分钟约为 12～18 次。此时吸气是主动的，而呼气是被动的过程。当进行运动时，或者吸入气中 CO_2 含量增加或 O_2 含量减少时，呼吸运动将加深、加快，这种形式的呼吸运动称为用力呼吸(forced breathing)或深呼吸

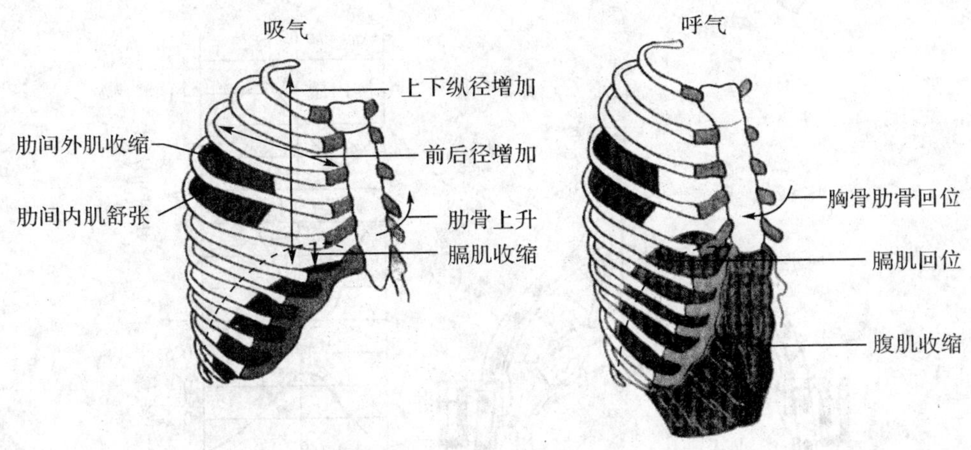

图 5-2　呼吸时胸廓的运动

左：吸气末，膈肌下移，胸廓上下径增大；肋骨上提、外展，胸骨向上、向前移动，胸廓前后左右径增大。右：呼气末，胸廓缩小。

(deep breathing)，这时吸气和呼气都是主动的。在某些病理情况下，即使用力呼吸，仍不能满足人体气体交换的需要，病人除可出现鼻翼扇动等现象外，还有喘不过气的主观感觉，临床上称为呼吸困难(dyspnea)。

2)腹式呼吸和胸式呼吸　呼吸运动还可按引起呼吸运动的主要肌群不同，分为腹式呼吸、胸式呼吸及混合式呼吸三种。以膈肌舒缩为主的呼吸运动，主要表现为腹壁明显的起伏，称为腹式呼吸(abdominal breathing)；以肋间外肌舒缩引起胸骨和肋骨运动(胸廓运动)为主的呼吸运动，主要表现为胸廓的扩大和缩小称为胸式呼吸(thoracic breathing)。临床上，胸廓有病变的患者如胸膜炎，胸廓运动受限，常呈腹式呼吸；腹腔有巨大肿块或严重腹水的患者，膈肌的升降受限，多呈胸式呼吸。婴儿因胸廓尚不发达，肋骨较为垂直且不易提起，也以腹式呼吸为主。正常成人呼吸大多是胸式呼吸和腹式呼吸同时存在，称为混合式呼吸。

2. 肺内压和胸膜腔内压

(1)肺内压　肺泡内的压力称为肺内压(intrapulmonary pressure)。在呼吸运动过程中，肺内压随胸腔容积的变化而改变。平静吸气开始时，肺容积随着胸廓逐渐扩大而相应增加，肺内压逐渐下降，通常低于大气压 0.133～0.266 kPa(1～2 mmHg)，大气经呼吸道流入肺泡。随着肺内气体的逐渐增多，肺内压也逐渐升高，至吸气末，肺内压升至与大气压相等，气体停止流动，吸气结束。呼气开始时，肺容积随着胸廓的逐渐缩小而相应减小，肺内压逐渐升高，可高于大气压 0.133～0.266 kPa(1～2 mmHg)，肺泡内气体经呼吸道流出体外。随着肺泡内气体逐渐减少，肺内压逐渐降低，至呼气末，肺内压与大气压又相等，气体又停止流动，呼气结束(图 5-3)。呼吸过程中，肺内压变化的大小与呼吸运动的深浅、缓急和呼吸道通畅程度有关。若呼吸浅而快，则肺内压变化幅度较小；反之，呼吸深而慢，或呼吸道不够通畅，则肺内压变化较大。用力呼吸时，肺内压的升降幅度会有所增加。可见，在呼吸运动过程中，肺内压的周期性交替升降，造成肺内压与大气压之间的压力差，从而推动气体进出肺。认识肺内压的变化是肺通气的直接动力有重要的临床意义，如抢救呼吸停止的病人常采用的人工呼吸，尽管方法多种多样，都是根据这一原理人为地造成肺与大气之间的压力差，来暂时维持肺通气，以纠正人体缺氧。

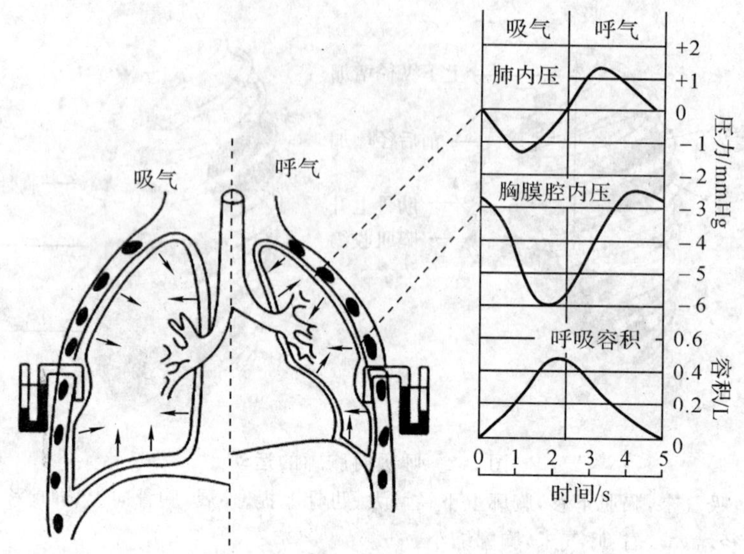

图 5-3 呼吸时肺内压、胸膜腔内压的变化

吸气和呼气时，肺内压、胸膜腔内压及呼吸容积的变化过程(右)和胸膜内压直接测量示意图(左)

(2)胸膜腔内压 如上所述，在呼吸运动过程中，肺容积随胸廓容积变化而改变。但肺与胸廓在结构上并不相连，肺为什么会随胸廓的运动而运动呢?这是由于胸膜腔的结构特点和胸膜腔的内压决定的。

胸膜腔是肺与胸廓之间一密闭的潜在腔隙，其中没有气体，只有少量浆液。浆液的存在不仅起润滑作用，而且由于液体分子的内聚力，使胸膜腔的脏层与壁层紧紧相贴，不易分开，从而保证肺可随胸廓的运动而扩张缩小。

胸膜腔内的压力称为胸膜腔内压(intrapleural pressure)，可用连接检压计的针头刺入胸膜腔内直接测定(图 5-3)，也可用测定食管内压来间接反映胸膜腔内压力的变化。测量表明，胸膜腔内压通常低于大气压，为负压。平静呼气末胸膜腔内压为－0.67～－0.4 kPa(－5～－3 mmHg)，吸气末为－1.33～－0.67 kPa(－10～－5 mmHg)。平静呼吸过程中，胸膜腔内压始终是负压，习惯上称为胸膜腔负压，或简称胸内负压。

胸膜腔内压的形成与作用于胸膜腔的两种力有关，一种是促使肺泡扩张的肺内压，另一种是促使肺泡缩小的肺回缩力，胸膜腔内压是这两种方向相反的力的代数和，可表示为：

胸膜腔内压＝肺内压－肺回缩力

在吸气末或呼气末，肺内压等于大气压，因而：

胸膜腔内压＝大气压－肺回缩力

若将大气压视为零，则：

胸膜腔内压＝－肺回缩力

由此可见，胸膜腔内压实际上是由肺回缩力所决定的，故其值也随呼吸过程的变化而变化。吸气时，肺扩大，回缩力增大，胸膜腔内压增大；呼气时，肺缩小，回缩力减小，胸膜腔内压也减小。呼吸愈强，胸膜腔内压的变化也愈大，但为何平静呼气末胸膜腔内压仍为负？这是因为在生长发育过程中，胸廓的生长速度比肺快，胸廓的自然容积大于肺的自然容积，所以从胎儿一出生的第一次呼吸开始，肺便被充气而始终处于扩张状态，不能回复到原来的最小状态，胸膜腔内压即告形成并逐渐加大。正常情况下，肺总是表现为回缩倾向，即使是最强呼气，肺泡也不可能完全被压缩。

胸膜腔内压的存在有重要生理意义：首先胸膜腔内压的牵拉作用可使肺总是处于扩张状态而不至于萎缩，并使肺能随胸廓的扩大而扩张。其次，胸膜腔内压还加大了胸膜腔内一些壁薄低压的管道（如腔静脉、胸导管等）内外压力差，从而有利于静脉血和淋巴液的回流。由于胸膜腔的密闭性是胸膜腔内压形成的前提，因此，如果胸膜受损（如胸壁贯通伤或肺损伤累及胸膜脏层时），气体将顺压力差进入胸膜腔而造成气胸（pneumothorax）。此时，胸膜腔内压减小，甚至消失，肺将因其本身的回缩力而塌陷，造成肺不张（atelectasis），这时尽管呼吸运动仍在进行，肺却不能随胸廓的运动而舒缩，从而影响肺通气功能。

综上所述，肺与外界大气之间的压力差，是实现肺通气的直接动力。而呼吸肌的舒缩是肺通气的原动力。胸膜腔内压的存在，则能保证肺处于扩张状态并随胸廓的运动而张缩，是使原动力转化为直接动力的关键。

（二）肺通气的阻力

肺通气的动力必须克服通气的阻力，才能实现肺通气。气体在进出肺的过程中，会遇到各种阻止其流动的力，统称为肺通气阻力。肺通气的阻力有弹性阻力和非弹性阻力两种，正常情况下，弹性阻力约占总通气阻力的70%。临床上通气阻力增大是肺通气障碍的最常见原因。

1.弹性阻力　弹性物体对抗外力作用所引起变形的力称为弹性阻力（elastic resistance）。弹性阻力大者不易变形，弹性阻力小者易变形。胸廓和肺都具有弹性，因此，当呼吸运动改变其容积时都会产生弹性阻力。肺弹性阻力与胸廓弹性阻力之和，即为呼吸的总弹性阻力。在气流停止的情况下弹性阻力仍然存在，因此属静态阻力。

弹性阻力一般用顺应性来表示。顺应性（compliance）是指在外力作用下，弹性组织扩张的难易程度。试比较气球与皮球，气球比皮球容易扩张，其顺应性大，皮球不易扩张则顺应性小。弹性阻力在数值上为顺应性的倒数。

(1)肺的顺应性　肺顺应性（C_L）用单位跨肺压（ΔP）所导致的肺容积变化（ΔV）来衡量，即：

$$\text{肺顺应性}(C_L)=\text{肺容积变化}(\Delta V)/\text{跨肺压变化}(\Delta P)\ (L/cmH_2O)$$

式中，跨肺压是指肺内压与胸膜腔内压之差。

1)肺静态顺应性曲线：在屏气无气流的情况下，测定肺容积和胸膜腔内压的变化，所绘制成容积-压力（V-P）曲线，称肺静态顺应性曲线。测定肺顺应性时，可采用分步吸气（或打气入肺）或分步呼气（或从肺内抽气）的方法，每步吸气或呼气后，屏气，保持气道通畅，测定肺容积的变化和胸膜腔内压（因为这时呼吸道内没有气体流动，肺内压等于大气压，所以只测胸膜腔内压就可知道跨肺压）。然后绘制成容积-压力（V-P）曲线（图5-4），这就是肺的顺应性曲线。因为测定是在屏气无气流的情况下进行的，所以测得的顺应性曲线是肺的静态顺应性曲线。曲线的斜率反映不同肺容量下顺应性或弹性阻力的大小。曲线斜率大，表示顺应大，弹性阻力小；曲线斜率小，表示顺应性小，弹性阻力大。正常成年人在平静呼吸时，肺顺应性约为0.2 L/cmH_2O，位于斜率最大的曲线中段，表明平静呼吸时肺弹性阻力小，呼吸省力。

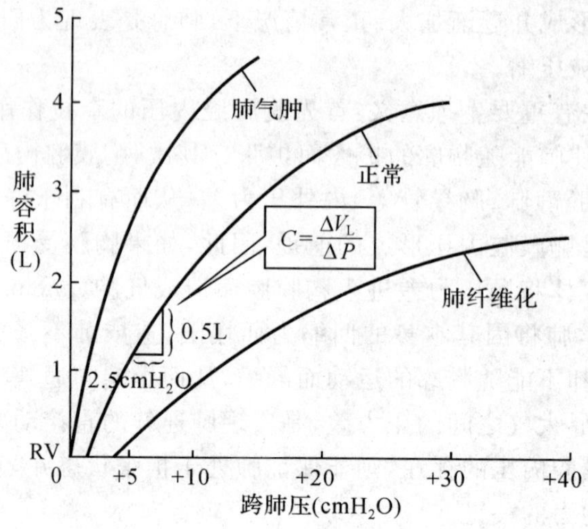

图 5-4 肺静态顺应性曲线

(1 cmH_2O=0.098 kPa)

2)比顺应性:测定单位肺容量下的顺应性称比顺应性(specific compliance)。

比顺应性=测得肺顺应性(L/cmH_2O)/肺总量(L)

肺顺应性大小受肺总量的影响。分别向大象和小鼠的肺内注入 10 ml 空气,前者跨肺压几乎不变,而后者跨肺压极度增高,说明大象的肺顺应性远比小鼠高。其实,两者肺组织的弹性并无明显差别,其差别在于肺容量。由于不同个体间肺总量存在差别,所以比较其顺应性时,常用比顺应性,以排除肺总量的影响。如在上面的例子中,大象和小鼠肺的比顺应性基本相同。

(2)肺弹性阻力的构成 肺的弹性阻力来自于肺的弹性成分和肺泡的表面张力,两者所占比例随肺的容积变化而异。

1)肺的弹性成分 肺弹性阻力的弹性成分是指由肺的弹性纤维和胶原纤维为主所产生的阻力。这部分阻力随肺容积的增大而增加。在一定范围内,肺被扩张得愈大,肺的弹性回缩力也愈大,即弹性阻力愈大。当肺气肿时,弹性纤维被破坏,弹性阻力减小,致使吸入的气不能被排出,肺泡内存留的气量增大,导致肺通气效率降低,严重时可出现呼吸困难(图 5-4)。另外,网状纤维、组织细胞、上皮细胞、血管和小气道等也影响肺的弹性阻力,但所占比例甚小。当肺部发生充血和水肿时,这些组织产生的弹性阻力所占的比例明显增加。

2)肺泡表面张力 在液-气界面存在表面张力(surface tension)。它使液体表面如紧张的弹性薄膜,有使液体表面收缩至表面积最小的趋势。表面张力的产生来源于分子间的吸引力,即分子引力。分子引力的大小取决于分子间距,在一定范围内距离越近,引力越大。由于气体密度小,分子间的间距大,分子引力几乎不存在。如图 5-5A 所示,位于液体内部的水分子受到其周围水分子各方向的引力均等,合力为零。而处于液-气界面上的水分子,所受到的周围水分子引力则不均等(图 5-5B)。水分子仅受到四周及下方的引力,合力指向液体的深面。这样液体表面分子因受到垂直于液面并指向液体内部的力,有挤进液体内部的倾向,使处于表面的分子数减少,表面积缩小,表现为表面张力。在很薄的液层,水分子受其边周的引力大,而上、下两面的引力小。若液层形成泡状而有曲度时,分子间引力形成的表面张力,沿曲面的切线方向拉紧液面,其合力指向液泡中心,使液泡缩小,泡内压增加。在某一张力下,合力的大小取决于液面的曲度。在图 5-5D 中，右侧液泡大，曲度小，指向中心的合力亦小。泡内压（P，dyn/cm^2）、表面张力（T，dyn/cm）及液泡半径（r，cm）的关系可按 Laplace 公式计算，即 $P=2T/r$。

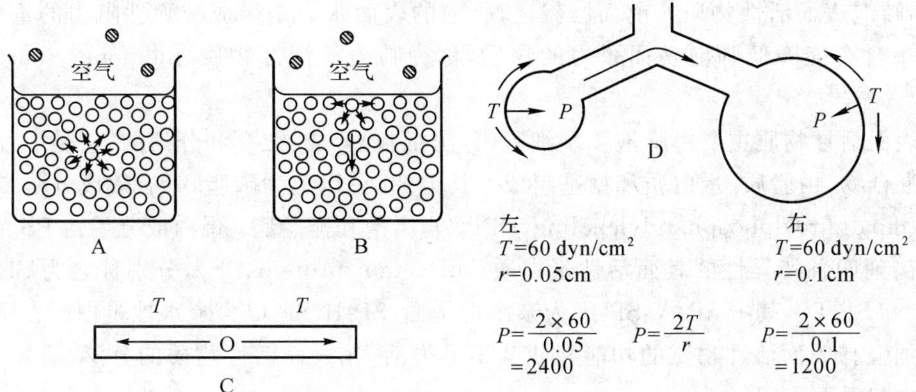

图 5-5　液体表面张力示意图

A 和 B：小圆圈代表水分子，箭头的方向代表作用力的方向，箭头的长度代表作用力的大小；C 和 D：T 为表面张力，P 为泡内压，r 为液泡半径。左、右侧液泡的半径分别为 0.05 cm 和 0.1 cm。按 Laplace 公式算出左侧液泡的 P 为右侧液泡的 2 倍，因此气体由左侧液泡流向右侧液泡，使左侧小液泡塌陷，而右侧大液泡更扩张。

由于肺泡的内表面覆盖着一薄层液体，与肺泡内气体形成液-气界面，所以有表面张力存在，它是使肺泡趋向于缩小的力，构成肺通气的阻力之一。在肺泡容积较小时，表面张力作用占肺弹性阻力的比重较大。若肺泡容积大，则表面张力作用占肺弹性阻力的比重小。在离体的动物肺脏，如果向肺泡内注入生理盐水以取消肺泡表面张力，则肺的弹性阻力明显减小。图 5-6 显示的是分别用生理盐水和空气扩张离体肺时各自的顺应性曲线。可见，如将肺扩张到某一容量，用空气扩张比用盐水扩张所需的跨肺压要大得多，前者约为后者的 3 倍。

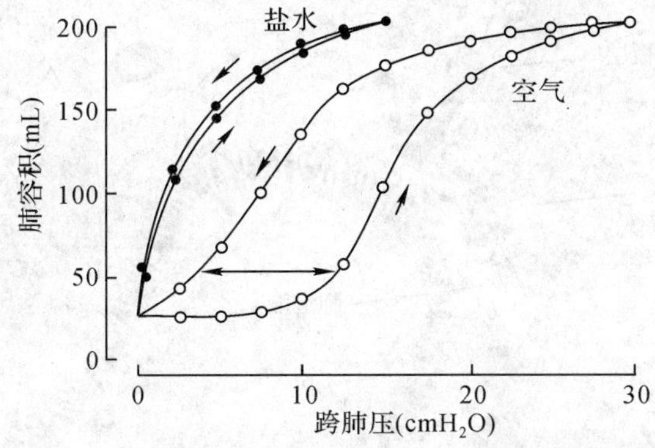

图 5-6　充空气和充生理盐水时的肺顺应性曲线

在离体的猫肺由气管向肺内逐步注入同等容量的空气或生理盐水，测定肺内压，可看到注入空气时的阻力较注入生理盐水时大。向肺内首次注入空气时有明显的滞后现象，滞后程度可以充气（向上箭头）和放气（向下箭头）两条曲线之间的最大横距表示，反复充、放气后，滞后程度逐渐减小。注入生理盐水时气-液界面消失，表面张力消除，滞后现象亦消失，说明滞后现象主要来源于表面张力。

这是因为用空气扩张肺，肺泡表面的液体具有表面张力，使弹性阻力增大；而用生理盐水扩张肺，消除了肺泡内的液-气界面，此时肺回缩力完全来自肺本身的弹性组织，仅为空气扩张时的1/3。由此可见，肺泡表面张力所形成的回缩力占总回缩力的2/3。

(3)肺泡表面活性物质　前面已叙述，肺泡的表面张力是构成肺弹性阻力的重要成分。肺泡液中含有能降低肺泡表面张力的物质，称为肺表面活性物质(pulmonary surfactant，PS)。

肺表面活性物质主要由肺泡Ⅱ型细胞(分泌细胞)合成、贮存和分泌的。它是一种复杂的脂蛋白混合物，由脂质、蛋白质和糖基组成。其中80%以上为磷脂，其有效成分是二软脂酰卵磷脂(dipalmitoylphosphatidylcholine，DPPC)，属饱和卵磷脂。蛋白成分约占PS的10%，已经分离到四种特异性的表面活性蛋白质(surfactant protein，SP)，分别称之为SP-A、SP-B、SP-C和SP-D。其中SP-A、SP-D为亲水性蛋白，SP-B、SP-C为疏水性蛋白。表面活性蛋白质可加强肺表面活性物质的功能并使其不易失活，在表面活性物质的分泌、清除、再利用等过程中起重要作用。

Ⅱ型细胞以出胞方式分泌PS。刚分泌出来的PS呈板层体样结构，然后迅速转变为嗜锇性网格状的管髓体(tubular myelin)(图5-7)。管髓体的磷脂可吸附到液-气界面而形成磷脂单分子表面膜。DPPC为一分子磷酸甘油二酯上接一个胆碱，甘油上的两条脂肪酸为16碳饱和脂肪酸。脂链部为非极性，因而疏水。胆碱与磷酸分别带有正、负电荷，具有极性，为亲水基团。在肺泡液-气界面上，DPPC以单分子层的形式垂直排列在肺泡液-气界面，极性端

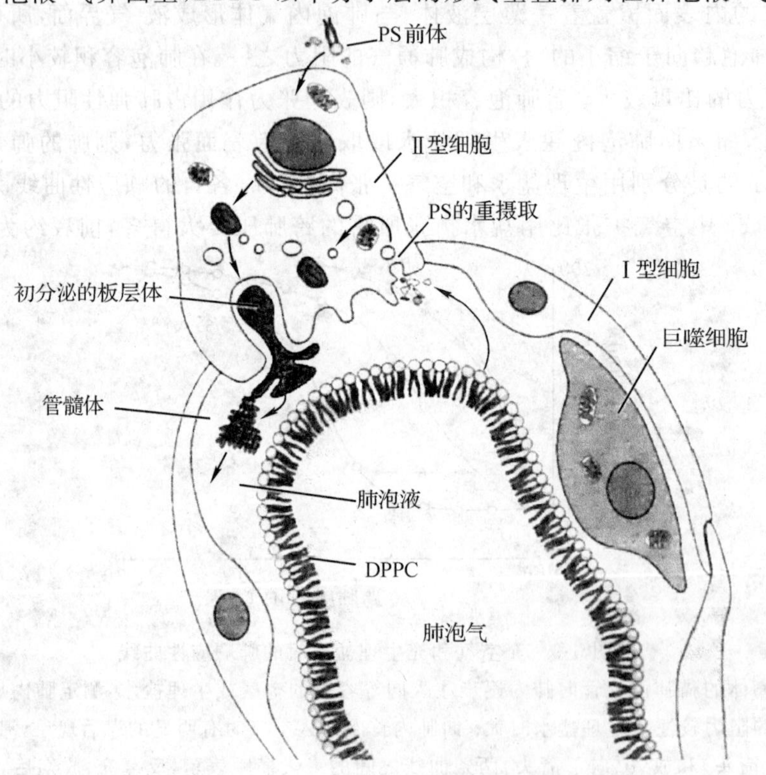

图5-7　肺表面活性物质的合成与分泌过程
PS：肺表面活性物质；DPPC：二软脂酰卵磷脂

插入液体层，非极性端朝向肺泡，从而减少液体分子之间的相互吸引，使肺泡液-气界面的表面张力大大降低。

肺表面活性物质的这种降低肺泡表面张力作用具有重要生理意义：①降低吸气阻力，增加肺顺应性，减少吸气作功。死于呼吸窘迫综合征的婴儿因缺少肺表面活性物质，其肺泡洗出液的表面张力是正常肺泡洗出液的10倍。②稳定肺泡。肺内有亿万个大小不等的肺泡，其径可相差3～4倍。根据Laplace定律，在表面张力不变的条件下，肺泡内压随着肺泡半径的增大而降低，使小肺泡内气体将进入大肺泡，出现小肺泡陷闭而大肺泡过度膨胀，使肺泡失去稳定性(图5-5D)。而表面活性物质的分子密度可随肺泡表面积的变化而变化。在大肺泡或吸气时，表面积扩大，表面活性物质就散开，分子密度减小，其降低表面张力的作用减弱，表面张力增加，回缩力增加，从而防止肺泡过度扩张而破裂；而在小肺泡或呼气时，表面活性物质的密度增大，其降低表面张力的作用增强，表面张力减小，从而防止了肺泡塌陷，也防止了气体从小肺泡流向大肺泡，维持了大小肺泡容积及肺内压的相对稳定。③减少肺组织液生成，防止肺水肿。肺泡表面张力合力指向肺泡中央，对肺泡间质起“抽吸”作用，使肺间质内静水压降低，肺毛细血管有效滤过压增加，组织液生成增加，导致肺间质和肺泡腔内水分潴留(肺水肿)，妨碍气体交换。肺表面活性物质降低肺泡表面张力，减小肺回缩力，从而减弱对肺间质的抽吸作用，减少肺组织液的生成，防止了肺泡液的积聚。

新生儿呼吸窘迫征

在妊娠22～24周时肺泡Ⅱ型细胞已能合成肺表面活性物质(PS)，但量不多，也极少分泌至肺泡表面。随着胎龄的增长，PS合成分泌逐渐增多。在妊娠25～30周，肺泡腔内开始出现PS，以后逐渐增多，至分娩时(40周)达高峰。在胚胎发育过程中PS提前在肺组织内积聚备用，其意义是为出生时适应自动呼吸做好准备。由于直到妊娠晚期才大量合成和分泌，故有些早产儿，因缺乏肺PS而发生新生儿呼吸窘迫综合征(neonatal respiratory distress syndrome，NRDS)，NRDS是一种以进行性呼吸困难为临床特征的新生儿窒息性病变，病理以肺泡及细支气管壁上附有嗜伊红性透明膜及肺不张为特征。PS缺乏是本病的主要原因。现在可应用抽取羊水并检查其PS含量的办法，协助判断发生这种疾病的可能性，以便采取措施，加以预防。如果PS含量缺乏，则可延长妊娠时间或用药(糖皮质类固醇)促进其合成。近年来采用表面活性物质替代疗法治疗NRDS已取得肯定疗效。一些发达国家已将外源性PS作为NRDS的常规治疗。据报道，出生后早期应用PS预防NRDS，可使发病率降低40%～50%。采用外源性PS治疗NRDS，可显著减轻临床症状，氧合、血气指标在用药后数分钟即显著改善，病死率下降40%～50%。

(4)胸廓弹性阻力和顺应性　胸廓的弹性阻力来自于胸廓的弹性组织。胸廓与肺不同，是一个双向弹性体，其弹性回位力的方向随胸廓所处的位置而改变。即当胸廓处于自然位置(平静吸气末，肺容量约为肺总量的67%)时，此时胸廓无变形，胸廓弹性回缩力等于零；当胸廓小于自然位置(平静呼气末，肺容量小于肺总量的67%)时，胸廓被牵引向内而缩小，胸廓弹性回缩力向外，是吸气的动力，呼气的阻力；当胸廓大于自然位置(深吸气状态，肺容量约大于肺总量的67%)时，胸廓被牵引向外而扩大，其弹性回缩力向内，构成吸气的阻力，呼气的动力。可见肺的弹性阻力永远是吸气的阻力，对呼气则是动力的来源之一，而胸廓的弹性阻力只有当肺容量大于肺总量的67%时，才构成吸气的阻力。胸廓的弹性阻力可用胸廓的顺应性表示：

$$胸廓的顺应性(C_{chw})=胸廓容积变化(\Delta V)/跨壁压变化(\Delta P)\ (L/cmH_2O)$$

式中：跨壁压＝胸膜腔内压－体表压(即大气压)。

肺和胸廓是两个串联的弹性体，在吸气时遇到的总弹性阻力为两者的弹性阻力之和，即：

$$总弹性阻力=肺弹性阻力+胸廓弹性阻力$$

因为弹性阻力为顺应性的倒数，因此上式可写成：

$$1/总顺应性=1/肺顺应性+1/胸廓顺应性$$

正常成人的肺顺应性和胸廓顺应性均为0.2 L/cmH_2O，所以，肺和胸廓的总顺应性约为0.1 L/cmH_2O。胸廓顺应性可因肥胖、胸廓畸形、胸膜增厚和腹内占位病变等而降低，但因此而引起肺通气障碍的情况较少，所以临床意义相对较小。

2.非弹性阻力　非弹性阻力主要是气道阻力，此外还包括惯性阻力、黏滞阻力。惯性阻力是指气流在发动、变速、换向时，因气流和组织的惯性所遇到的阻力。平静呼吸时，呼吸频率低、气流速度慢，惯性阻力小，可忽略不计。黏滞阻力是指呼吸时，胸廓、肺等组织移位发生摩擦形成的阻力，亦较小。非弹性阻力是在气体流动时产生的，并随流速加快而增加，故为动态阻力。

(1)气道阻力　气道阻力(airway resistance)是指气体通过呼吸道时，气体分子间及气体分子与气道管道之间的摩擦力，约占非弹性阻力的80%～90%。气道阻力可用维持单位时间内气体流量(气流率)所需的压力差来表示：

$$气道阻力=大气压与肺内压之差(cmH_2O)/单位时间内气体流量(L/s)$$

正常人要使气流率维持在每秒钟呼出或吸入1 L气体时，需要1～3 cmH_2O的驱动压。由此可算出呼吸道阻力为1～3 cmH_2O/(L/s)，主要发生在鼻(约占总阻力的50%)、声门(约占总阻力的25%)及气管和支气管(约占总阻力的15%)等部位，仅10%发生在口径小于2 mm的细支气管。

(2)影响气道阻力的因素　气道阻力受气流形式、气流速度和气道口径的影响。

气体缓慢地通过挺直光滑的管道时，呈流线形，分子作平行运动。轴心的线速度最快，越往边周越慢，管壁处流速几乎为零。这种以流速分层的气流称为层流(laminar flow)。气体迅速地通过粗糙而粗大的管道时，在叉道口易呈漩涡状。这种不规则的、与前进方向不一致的流态称湍流(turbulent)。呼吸时气道中两种流态并存，湍流常发生在大气道中，而层流则发生于小气道内。气道阻力与气体流速呈正变关系，故气流速度愈快，阻力愈大。气流太快和管道不规则容易发生湍流。如气管内有黏液、渗出物或肿瘤、异物等，则可用排痰、清除异物、减轻黏膜肿胀等方法减小湍流，降低阻力。

支气管哮喘

支气管哮喘(bronchial asthma,简称哮喘)是一种以嗜酸粒细胞、肥大细胞反应为主的气道变应性炎症和气道高反应性为特征的疾病。全球约有1.6亿患者,我国患病率接近1%。临床上表现为反复发作性伴有哮鸣音的呼气性呼吸困难、胸闷或咳嗽,可自行或治疗后缓解。若长期反复发作可使气道(包括胶原纤维、平滑肌)重建,导致气道增厚与狭窄,成为阻塞性肺气肿。

对哮喘病理生理学的基础研究已有很大变化,从原来对支气管平滑肌高反应性的关注转到了对呼吸道黏膜内炎症重要性的认识。目前主要集中在呼吸道上皮细胞受到理化因素刺激后释放细胞因子方面。上皮细胞源性细胞因子触发炎症的恶性循环,促使肥大细胞、嗜酸性粒细胞、淋巴细胞渗入呼吸道,释放细胞因子、白三烯、组胺等介质,致使支气管平滑肌痉挛。哮喘的防治原则是消除病因,控制急性发作,巩固治疗,防止发作。控制急性发作常用拟肾上腺素类药物,多选用对β_2受体起主要作用的药物(如舒喘灵)。茶碱类药物(如氨茶碱)可抑制细胞内磷酸二酯酶,减慢cAMP的分解速度,从而增加cAMP在细胞内的含量,从而使支气管平滑肌舒张,缓解哮喘。肾上腺皮质激素具有提高β受体对拟肾上腺素类药物的效应,抑制α受体作用,稳定细胞溶体膜,对抗释放生物活性物质,且有抗炎、抗过敏等作用,因而有明显疗效。另外也可选择抗胆碱能类药(阿托品类)和钙拮抗剂用于哮喘的治疗。

气道口径大小是影响气道阻力的另一重要因素。当气道口径减小时,气道阻力显著增大,因为流体的阻力与管道半径的4次方成反比。大气道(气道口径>2 mm)特别是主支气管以上的气道(鼻、咽、喉、气管),由于总横截面积小,气流速度快,且管道弯曲,容易形成湍流,是产生气道阻力的主要部位,约占总气道阻力的80%～90%。故对某些严重通气不良患者作气管切开术,可大大减小气道阻力,从而有效地改善肺通气。小气道(气道口径<2 mm)总横截面积约为大气道的30倍,因此,气流速度慢,且以层流为主,故形成的阻力小,约占总气道阻力的10%左右。但是,由于小气道富含平滑肌,愈到终末端,平滑肌相对愈多,当平滑肌收缩时,小气道阻力则成为气道阻力的重要成分。这些平滑肌受迷走神经和交感神经支配。迷走神经兴奋,平滑肌收缩,气道口径缩小,气道阻力增大;交感神经兴奋则引起平滑肌舒张,气道口径扩大,气道阻力减小。除神经因素外,一些体液因子也影响气道平滑肌的舒缩,如儿茶酚胺使平滑肌舒张,气道阻力减小;组胺、5-羟色胺(5-HT)、缓激肽等,则可引起呼吸道平滑肌强烈收缩,使气道阻力增加。

(三)呼吸功

在呼吸过程中,呼吸肌为克服弹性阻力和非弹性阻力而实现肺通气所作的功称为呼吸功(work of breathing)。通常以单位时间内压力变化乘以容积变化来计算呼吸功,单位是K·gm。正常人平静呼吸时,只有吸气时才有骨骼肌收缩,呼气几乎完全被动的。此时呼吸肌要克服的阻力主要有:弹性阻力,肺、胸廓等结构的惯性阻力及组织黏滞阻力和气道阻力。克服这些阻力所作的功分别叫弹性功、组织阻力功和气道阻力功。平静呼吸时,呼吸功不大,每分钟约为0.3～0.5 K·gm,所消耗的能量仅占全身总能量消耗的3%～5%,其中2/3用来克服弹性阻力,1/3用来克服非弹性阻力。用力呼吸时可升高至50倍以上。病理情况下,弹性或非弹性阻力增大时,也可使呼吸功增大。

呼吸肌疲劳

呼吸运动的先决条件是依靠呼吸肌的活动改变胸廓容积，从而引起肺的张缩，为实现肺通气提供原动力。呼吸肌与全身其他肌肉一样，都属于骨骼肌。但呼吸肌又异于一般骨骼肌，它是唯一的生命依赖的骨骼肌，在整个生命过程中有规律地收缩，永不休止。为了保证呼吸有足够的动力，呼吸肌必须保持一定强度的肌力和耐力。如果由于疾病等原因，使呼吸肌长期超负荷运转，不能产生及维持一定的肌力，即收缩无力，则称为呼吸肌疲劳(respiratory muscle fatigue)。由于呼吸肌收缩无力，使有效肺泡通气量减低，最终可导致呼吸衰竭。

一般认为，慢性阻塞性肺疾患病人(包括慢性支气管炎、肺气肿、哮喘)，气道阻力持续增加，并长期处于低氧血症、二氧化碳滞留及全身营养不良的状态下，容易发生呼吸肌疲劳。其次为神经肌肉疾病，如双侧膈肌麻痹、重症肌无力、格林巴利综合征、某些中毒以及心源性休克、感染性休克、中毒性休克等，均可引起呼吸肌疲劳。而呼吸肌锻炼可使肌肉在一定的神经刺激下产生较大的力量，有助于改善活动耐力，提高患者的生活质量，因此，呼吸肌锻炼正逐渐受到人们的重视。

二、肺容积、肺容量与肺通气功能的指标

肺容积、肺容量以及肺通气量是反映进出肺的气体量的一些指标，除余气量和功能余气量外，其余气体量都可能用肺量计直接记录。

(一)肺容积和肺容量

有四种基本肺容积(pulmonary volume)：潮气量、补吸气量、补呼气量及残气量，它们互不重叠，全部相加后等于肺总量。肺容量(pulmonary capacity)是两项或两项以上肺容积的联合气量(图 5-8)。

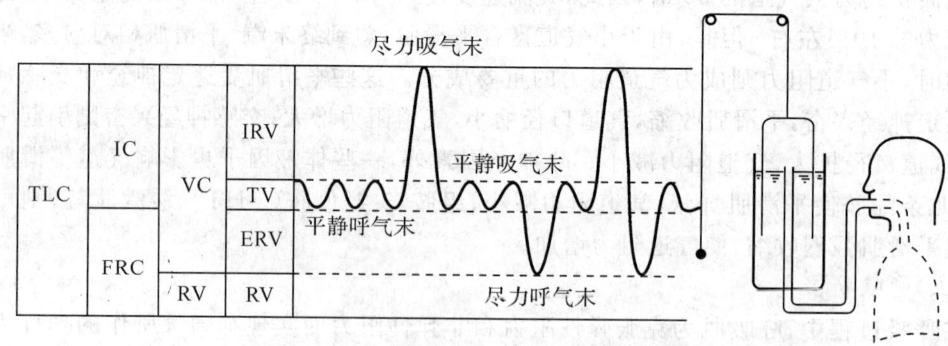

图 5-8 肺容积和肺容量

TV：潮气量；IRV：补吸气量；ERV：补呼气量；RV：余气量；

FRC：功能余气量；VC：肺活容量；TLC：总肺容量

1. 肺容积

(1)潮气量 每次呼吸时吸入或呼出的气量称为潮气量(tidal volume，TV)。它似潮汐的涨落，故名。潮气量可随呼吸强弱而变，正常成人平静呼吸时约为 0.4～0.6 L，平均约为

0.5 L。

(2)补吸气量　平静吸气末再尽力吸气，所能增加的吸入气量，称为补吸气量(inspiratory reserve volume，IRV)。正常成人约为1.5～2.0 L。

(3)补呼气量　平静呼气末再尽力呼气，所能增加的呼出气量，称补呼气量(expiratory reserve volume，ERV)。正常成人约为0.9～1.2 L。

(4)余气量　最大呼气后，肺内仍残留不能呼出的气量，称为余气量(residual volume，RV)。正常成人约为1.0～1.5 L。

2.肺容量

(1)深吸气量　平静呼气末做最大吸气所能吸入的气体，即补吸气量与潮气量之和，称为深吸气量(inspiratory capacity，IC)，它是决定最大通气潜力的一个重要因素，深吸气量大，表示吸气贮备能力大。

(2)功能余气量　平静呼气末肺内所余留的气量，称功能余气量(functional residual capacity，FRC)，它是补呼气量与余气量之和。正常成人约为2.5 L。肺弹性回缩力降低(如肺气肿)时，功能余气量增大；肺纤维化、肺弹性阻力增大的病人，功能余气量减小。

功能余气量的存在有重要的生理意义，它能缓冲呼吸过程中肺泡内氧和二氧化碳分压的急剧变化，从而保证肺泡内和血液中的氧和二氧化碳分压不会随呼吸运动而出现大幅度的波动。

(3)肺活量、用力肺活量和用力呼气量　尽力吸气后，从肺内所能呼出的最大气量称为肺活量(vital capacity，VC)，它是潮气量、补吸气量和补呼气量三者之和。正常成人男子平均约为3.5 L，女子约为2.5 L。肺活量的大小反映一次呼吸的最大通气能力，是肺静态通气功能的一项重要指标。肺活量的测定在一定程度上可作为肺通气功能的指标，但肺活量个体差异较大，故只宜作自身比较。

由于肺活量测定时，只测呼出气量而没有时间的限制，所以，一些通气功能障碍的患者，在测定时可通过任意延长呼气时间，使测得的肺活量仍可能在正常范围内，因此肺活量不能充分反映肺组织的弹性状态和气道的通畅程度，即不能充分反映通气功能的状况。为此，便提出了用力肺活量和用力呼气量的概念。用力肺活量(forced vital capacity，FVC)是指一次最大吸气后，尽力尽快呼气所能呼出的最大气量。正常时，用力肺活量小于在没有时间限制条件下测得的肺活量。用力呼气量(forced expiratory volume，FEV)，过去也称为时间肺活量(timed vital capacity，TVC)指的是尽力吸气后再尽力尽快呼气时，在一定时间内所能呼出的气量，通常以它占用力肺活量的百分数表示(FEV_t/FVC %)，t秒种内呼出的气量称为t秒用力呼气量(FEV_t)。正常时FEV_1/FVC约为80%，FEV_2/FVC约为96%，FEV_3/FVC约为99%。在临床上FEV_1/FVC最为常用，以考核通气功能损害的程度和鉴别阻塞通气障碍和限制性通气障碍。在肺纤维化等限制性肺疾病患者，FEV_1和FVC均下降，但FEV_1/FVC可正常甚至超过80%；而在哮喘等阻塞性肺疾病患者，FEV_1降低比FVC更明显，因而FEV_1/FVC变小，往往需要较长时间才能呼出相当于肺活量的气体(图5-9)。

(4)肺总量　肺可容纳的最大气体量，称肺总量(total lung capacity，TLC)。它是肺活量与余气量之和。其大小因性别、年龄、身材、锻炼情况而异。成年男子平均约为5.0 L，女子约为3.5 L。

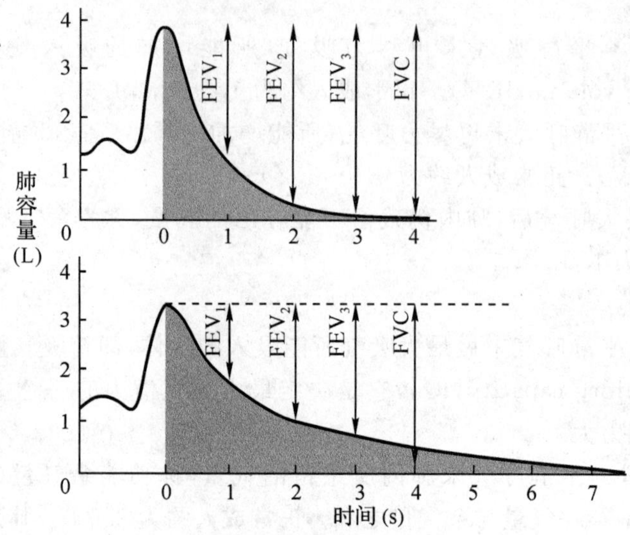

图 5-9 正常人(上)和气道狭窄患者(下)的用力肺活量和用力呼气量

(二)肺通气量

肺通气量是指单位时间内吸入或呼出肺的气体总量,它分为每分通气量和肺泡通气量。

1. 每分通气量　每分钟内吸入或呼出肺的气体量称每分通气量(minute ventilation volume),其值为潮气量与呼吸频率的乘积。正常成人在平静状态下,呼吸频率每分钟约为12～18次,潮气量约为0.5 L,则每分通气量约为6.0～9.0 L。每分通气量随年龄、性别、身材和活动量的不同而异。为便于比较,应在基础状态下测定,并以每平方米体表面积的通气量为单位来计算。

尽力作深快呼吸时,每分钟所能吸入或呼出的气量称最大随意通气量(maximal voluntary ventilation)。最大随意通气量能反映单位时间内呼吸器官发挥最大潜力后所能达到的最大通气量,因此,它是评价一个个体能进行多大运动量的一项重要指标。测定时,一般只测15 s,将所测得值乘4即得每分钟最大随意通气量,健康成人一般可达70.0～120.0 L。

最大随意通气量与每分平静通气量之差值,占最大随意通气量的百分数,称为通气贮量百分比,它反映通气功能的贮备能力。正常人在93%以上,若小于70%,表明通气贮备功能不良。

$$\text{通气贮量百分比}=\frac{\text{最大随意通气量}-\text{每分平静通气量}}{\text{最大随意通气量}}\times 100\%$$

2. 无效腔与肺泡通气量　无效腔是指整个呼吸道中无气体交换功能的管腔,它包括解剖无效腔(anatomical dead space)和肺泡无效腔(alveolar dead space)两部分,两者合称为生理无效腔(physiological dead space)。解剖无效腔是指从鼻到终末细支气管止不能与血液进行气体交换的腔道,其容量在正常成年人较恒定,约为0.15 L。进入肺泡的气体,也可因血流在肺内分布不均匀而未能与血液进行气体交换,未能发生气体交换的这一部分肺泡容积,称为肺泡无效腔。健康成人平卧时,肺泡无效腔接近于零。

由于解剖无效腔的存在,每次吸气时,最先吸入的气体是上次呼气末存留在无效腔中已进行过气体交换的气体,这部分气体含氧量较低;每次呼气时,则首先呼出前次吸入的最后一部分新鲜空气。可见,由于解剖无效腔的存在,使每分通气量中有一部分气体不能进行气体交换，所以每分通气量并不等于真正能与血液进行气体交换的气量。

肺泡通气量(alveolar ventilation volume)指的是每分钟吸入肺泡的新鲜空气量，由于这部分气体一般情况下能与血液进行气体交换，是真正有效的通气量，因此，也称为有效通气量。其计算方法为：

肺泡通气量＝(潮气量－无效腔气量)×呼吸频率

按此式计算，平静呼吸时，潮气量为 0.5 L，减去解剖无效腔容积 0.15 L，每次吸入肺泡的新鲜空气约为 0.35 L，若功能余气量为 2.5 L，则每次呼吸仅使肺泡气更新 1/7 左右。此外，由于解剖无效腔是个常数，所以肺泡通气量主要受潮气量和呼吸频率的影响，且这两者对肺通气和肺泡通气有不同的影响。当潮气量减半而呼吸频率加倍，或者是潮气量加倍而呼吸频率减半时，肺通气量不变，但肺泡通气量则因无效腔的存在使前者明显低于后者。因此，对肺换气而言，浅而快的呼吸是不利的。

高频通气

近年来，临床上在某些情况下(如开胸手术、支气管镜检查、治疗急性呼吸衰竭等)使用一种特殊形式的人工通气，即高频通气。这是一种频率很高，潮气量很低的人工通气，其频率可为每分钟 60～100 次或更高，潮气量小于解剖无效腔，但却可保持有效的通气和换气，这似乎与浅快呼吸不利于气体交换的观点相矛盾。目前，对于高频通气何以能维持有效的通气和换气还不大清楚，可能其通气原理与通常的通气原理不尽相同，有人认为它和气体对流加快及气体分子扩散的加速有关。高频通气的临床应用和通气原理都有待于进一步研究。

第二节　肺换气和组织换气

一、气体交换的原理

气体分子总是由分压高处向分压低处移动，直至气体分子分布均匀为止，这一过程称为扩散(diffusion)。肺换气和组织换气就是以扩散方式进行的。单位时间内气体分子扩散的量为气体扩散速率(diffusion rate)，它受下列因素的影响：

(一)气体的分压差

大气是由 O_2、CO_2、N_2 等多种成分组成的混合气体，其总压力在海平面约为 101.3 kPa (760 mmHg)。在混合气体的总压力中，某种气体所占有的压力，称为该气体的分压(partial pressure)，其值与该气体在混合气体中所占体积分数成正比。混合气体中各组成气体分子扩散速率只与该气体的分压差有关，即从分压高处向分压低处扩散，而与总压力和其他气体的分压差无关。分压差愈大，扩散速率也愈大。

在液体中，溶解的气体分子也按它们的各自分压在液体中互相弥散交换，达成动态平衡。气体分子可扩散而溶解于液体中，溶解在液体中的气体分子也可从液体中逸出。溶解的气体分子从液体中逸出的力，称为张力(tension)，亦即液体中气体的分压，其数值与分压相同。现将空气、肺泡、血液与组织中各种气体的分压列于表 5-1 中。

表 5-1 海平面上空气、肺泡气、血液及组织中的各种气体的分压/kPa(mmHg)

	空气	肺泡气	动脉血	静脉血	组织
PO_2	21.15(159)	13.83(104)	13.3(100)	5.32(40)	4.0(30)
PCO_2	0.04(0.3)	5.32(40)	5.3(40)	6.12(46)	6.7(50)
PN_2	79.4(597)	75.68(569)	75.68(573)	75.68(573)	75.68(573)
H_2O	0.49(3.7)	6.25(47)	6.35(47)	6.3(47)	6.3(47)
合计	101.08(760)	101.08(760)	101.08(760)	93.43(706)	92.68(700)

(二)气体的物理特性与扩散速率

单位时间内气体扩散的体积称气体扩散速率(diffusion rate,D)。气体扩散速率不仅取决于分压差大小,也与气体的相对分子质量和溶解度有关。气体扩散速率与该气体相对分子质量的平方根成反比,也就是说相对分子质量越小,扩散速率越快。如果扩散发生于气相和液相之间,气体的扩散速率还与气体的溶解度有关。溶解度指的是某种气体在单位分压下,能溶解于单位体积液体中的 ml 数。溶解度大,扩散速率也大。溶解度与相对分子质量的平方根之比称为扩散系数(diffusion coefficient),它取决于气体分子本身的特性。O_2 和 CO_2 在血浆中的溶解度分别为 21.1 ml/L 和 515.0 ml/L。CO_2 的溶解度比 O_2 的溶解度大 24 倍,CO_2 的相对分子质量(44)大于 O_2 的相对分子质量(32),所以 CO_2 的扩散系数是 O_2 的 20 倍。由于在肺泡与静脉血之间,O_2 的分压差约比 CO_2 分压差大 10 倍,故上述两种因素的综合结果是 CO_2 扩散速率比 O_2 的扩散速率大 2 倍。由于 CO_2 比 O_2 容易扩散,故临床上缺氧比 CO_2 潴留更为常见,呼吸困难的病人常常先出现缺氧。

此外,气体扩散速率还与温度、扩散面积和距离有关。扩散速率与温度成正比,温度越高,扩散越快,但人体体温恒定,所以一般不影响体内气体交换。气体的扩散速率与扩散距离成反比,与扩散面积成正比。

综上所述,气体扩散速率与上述因素的关系如下:

$$\text{气体扩散速率} \propto \frac{\text{分压差} \times \text{溶解度} \times \text{温度} \times \text{扩散面积}}{\text{扩散距离} \times \sqrt{\text{相对分子质量}}}$$

二、肺换气

(一)肺换气过程

如图 5-10 所示,肺泡气的 PO_2 大于静脉血的 PO_2,而肺泡气的 PCO_2 则小于静脉血的 PCO_2,故来自肺动脉的静脉血流经肺毛细血管时,在分压差的推动下,O_2 由肺泡扩散入血液,CO_2 则由静脉血扩散入肺泡,完成肺换气过程,结果使静脉血变成含 O_2 较多、CO_2 较少的动脉血。肺泡处 O_2 和 CO_2 的气体扩散仅需 0.3 s 即可平衡,而通常血液流经肺毛细血管的时间约 0.7 s,所以当静脉血流经肺毛细血管时,有足够的时间进行气体交换。

(二)影响肺换气的因素

前已述及,影响气体扩散速率的因素都可以影响气体交换的进行,其中扩散距离和扩散面积在人体肺内是影响气体交换的主要因素,另外,肺换气过程还受通气/血流比值的影响。

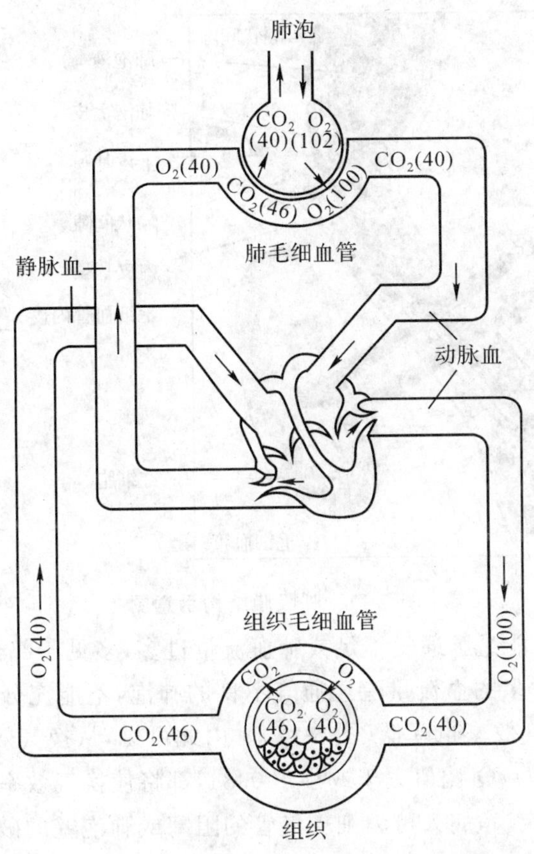

图 5-10 肺内气体交换和组织内气体交换

1. 呼吸膜的厚度　呼吸膜(respiratory membrane)是指肺泡腔与肺毛细血管腔之间的膜,它由六层结构组成,即含有表面活性物质的液体层、肺泡上皮细胞层、肺泡上皮基膜层、肺泡与毛细血管之间的间质、毛细血管基膜层、毛细血管内皮细胞层(图 5-11)。正常呼吸膜非常薄,平均厚度不到 1 μm,有的部位仅厚约 0.2 μm,因此通透性极大,气体很容易扩散通过。在肺水肿、肺纤维化等病理情况下,呼吸膜的厚度增加,将导致气体扩散量减少。

2. 呼吸膜的面积　正常成人肺的总扩散面积很大,约 100 m^2。平静呼吸时,可供气体交换的呼吸膜面积约为 40 m^2;用力呼吸时,肺毛细血管开放增多,呼吸膜面积可增大到约 70 m^2。呼吸膜广大的面积及良好的通透性,保证了肺泡与血液间能迅速进行气体交换。但肺不张、肺气肿或肺毛细血管阻塞均使呼吸膜的面积减小,影响肺换气。

3. 通气/血流比值　通气/血流比值(ventilation/perfusion ratio,V_A/Q 比值)指的是每分钟肺泡通气量与肺血流量之间的比值。由于肺换气是发生在肺泡与血液之间,要达到高效率的气体交换,肺泡既要有充足的通气量,又要有足够的血流量供给,它们之间应有一个适当的比值。正常成人在安静状态下,每分钟肺泡通气量约为 4.2 L,肺血流量即心输出量约为 5.0 L/min,$V_A/Q=4.2/5.0=0.84$。在此情况下,肺泡通气量与肺血流量配合适当,气体交换的效率高,静脉血流经肺毛细血管时,将全部变为动脉血。但当 V_A/Q 比值增大时,可能是肺通气过度或肺血流量不足,多见于部分肺泡血流量减少。例如部分肺血管栓塞,使相对过多的肺泡气不能与足够的血液充分交换,意味着肺泡无效腔增大,降低了肺换气的效率。

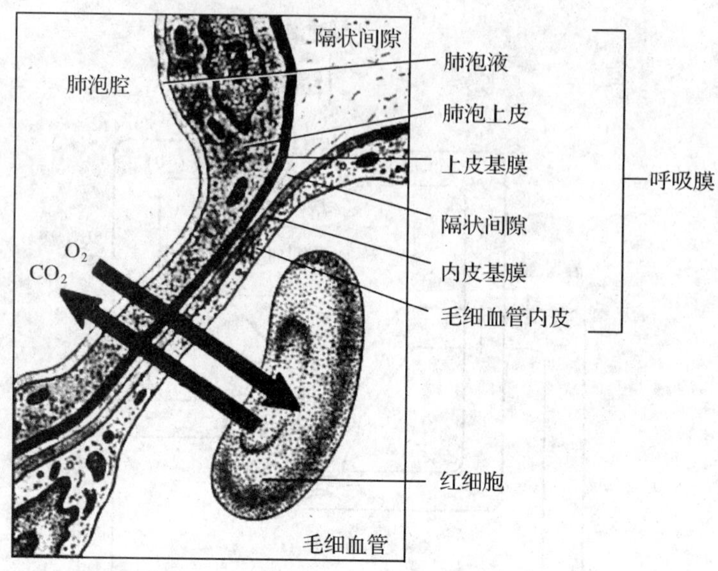

图 5-11 呼吸膜结构示意图

当 V_A/Q 比值减小时，可能是肺通气不足或肺血流量过多，多见于部分肺泡通气不良。例如支气管痉挛时，使相对过多的血流量流经通气不良的肺泡，不能充分进行气体交换，形成了功能性动-静脉短路，换气效率也降低(图 5-12)。由此可见，从换气效率来看，V_A/Q 比值维持约 0.84 是适宜状态。V_A/Q 比值大于或小于 0.84，都将使换气效率降低。肺气肿是临床上常见的换气功能障碍的疾病，病人可因细支气管的阻塞或肺泡壁的破损，上述两种 V_A/Q 异常都可以存在，肺换气功能降低而出现缺 O_2。

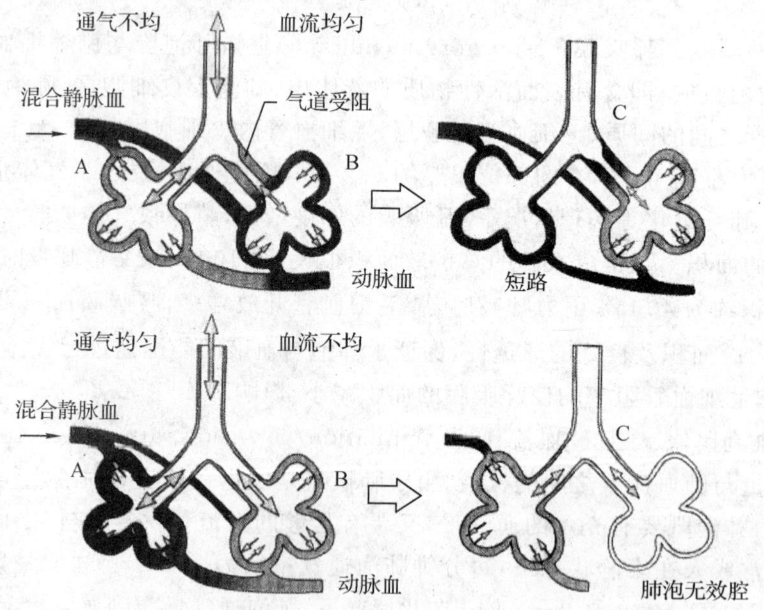

图 5-12 通气/血流比值变化示意图

低 V_A/Q 比值区域(上 A/B)相当于有一定量的心排血量功能性分流(上 C)。

高 V_A/Q 比值区域(下 A/B)相当于一部分肺泡成为了无效腔(下 C)

此外，由于肺的各部分肺泡通气量和肺毛细血管血流量是不均匀的，所以在肺的各部分 V_A/Q 比值并不一样，如人在直立时，肺上区的肺泡血流量较肺下区少，V_A/Q 比值就偏大。可见，肺整体 V/Q 比值正常，并不表明肺内各部分的 V_A/Q 比值都正常。

(三)肺扩散容量

气体在单位分压差作用下每分钟通过呼吸膜扩散的气体的 ml 数为肺扩散容量(pulmonary diffusion capacity，D_L)，它是反映肺换气功能的一个指标。

肺扩散容量(D_L)＝通过肺泡膜的气体量/肺泡膜两侧的气体分压差

目前临床上常采用一氧化碳(CO)测定肺扩散功能，这是因为 CO 透过肺泡膜的弥散系数以及和血红蛋白的反应速率与 O_2 相似，并呈线性关系，且 CO 与血红蛋白的亲和力比 O_2 大 210 倍。血浆 CO 分压接近于零，可忽略不计，仅测定单位时间内通过肺泡毛细血管膜的 CO 量和肺泡气 CO 分压，即可得到 CO 扩散容量。O_2 肺扩散容量的测定在理论上是可行的，但由于很难采取肺毛细血管的血样测定氧分压，因此临床上很少测定。

三、组织换气

在组织部位，由于细胞代谢不断消耗氧，同时产生 CO_2，故组织内 PO_2 较动脉血的 PO_2 低，而 PCO_2 较动脉血的 PCO_2 高，当动脉血流经组织毛细血管时，在分压差的推动下，O_2 由血液扩散入组织细胞，CO_2 则从组织细胞扩散入血液，完成组织换气。结果使动脉血变成了含 O_2 较少、含 CO_2 较多的静脉血。

影响组织换气的因素，主要是组织细胞代谢及血液供应情况。当组织细胞代谢活动增强时，氧耗量、CO_2 产生量增多，使动脉血与组织间的氧分压及 CO_2 分压差增大，气体交换增多。同时组织代谢产生的酸性产物，使毛细血管大量开放，血流量增多，也有利于气体交换。此外，组织细胞与有血流的毛细血管距离也影响气体交换。例如组织水肿时，细胞与毛细血管间的距离增大，换气将减少。如果水肿组织间隙压力过高，压迫毛细血管，将使气体交换进一步减少。

第三节 气体在血液中的运输

气体在血液中的运输，是实现肺换气和组织换气的中间环节。O_2 和 CO_2 在血液中的运输形式有两种，即物理溶解和化学结合。O_2 和 CO_2 在血中的溶解都较少，它们都是以化学结合为主要运输形式(表 5-2)。然而物理溶解运输的气体量尽管很少，但却是实现化学结合所必需的中间环节。气体必须先溶解于血液，才能进行化学结合；结合状态的气体，也必须先解离成溶解状态，才能逸出血液。物理溶解与化学结合两者之间处于动态平衡。

表 5-2 血液中 O_2 和 CO_2 的含量(ml/100ml 血液)

	动脉血			静脉血		
	物理溶解	化学结合	合计	物理溶解	化学结合	合计
O_2	0.31	20.0	20.31	0.11	15.2	15.31
CO_2	2.53	46.4	48.93	2.91	50.0	52.91

一、氧的运输

血液中以物理溶解形式存在的O_2量，约占血液总O_2含量的1.5%，化学结合是O_2的主要运输形式，绝大部分(98.5%)O_2进入红细胞，通过与血红蛋白(hemoglobin，Hb)结合，以氧合血红蛋白(oxyhemoglobin，HbO_2)的形式运输。

每个Hb由一个珠蛋白和4个血红素组成，珠蛋白有4条多肽链，分α、β、γ和δ 4种。不同发育阶段，Hb亚基类型不同，正常成年人的Hb有2条α链和2条β链($\alpha_2\beta_2$)。每条α链和β链分别有141和146个氨基酸残基，血红素分别附在第87和92位的组氨酸残基上。每条肽链与一个血红素形成单体，4个单体再聚合成Hb。血红素由4个杂环吡咯形成的原卟啉和1个Fe^{2+}组成，亦称亚铁血红素。珠蛋白和血红素各自并不能携氧，只有结合后才能与氧结合。因为每个血红素可以结合1分子氧，所以1分子Hb能结合4分子氧(图5-13)。

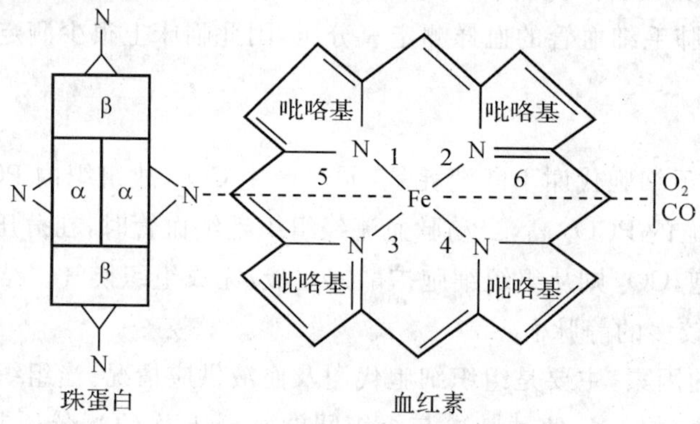

图5-13　血红蛋白结构示意图

(一)Hb的氧合能力

氧和Hb结合是一种亲和力很强的可逆性结合，称为氧合(oxygenation)，它有以下几个特征：①Hb与氧结合反应快、可逆、不需酶催化，反应方向和多少取决于PO_2的高低。当血液流经肺部时，O_2从肺泡扩散入血液，使血中PO_2升高，促使O_2与Hb氧合，形成HbO_2；当血液流经组织时，组织处PO_2低，O_2从血液扩散入组织，使血液中PO_2降低，从而导致HbO_2解离，释放出O_2而成为去氧血红蛋白。②Hb与氧的结合不改变铁离子价态，所以是氧合，不是氧化。如果Fe^{2+}被氧化成Fe^{3+}，形成的高铁血红素，则丧失结合氧的能力。③不同的Hb具有不同的吸收光谱。HbO_2吸收短波光谱(如蓝光)区域光线的能力强，而去氧Hb吸收长波光谱(如红光)区域光线的能力强，故含HbO_2较多的动脉血呈鲜红色，而含去氧Hb较多的静脉血呈紫红色。

血液中Hb的类型和数量的多少有时可在皮肤上反映出来。当每升血液中去氧Hb含量达到50 g以上时，在毛细血管丰富的表浅部位，如口唇、甲床等处可出现青紫色，称为紫绀(cyanosis)。紫绀一般表示人体缺氧，但也有例外，如某些严重贫血患者，因其血液中Hb量大幅减少，人体虽有缺氧，但由于血液中去氧血红蛋白达不到50 g/L，所以不出现紫绀。反之，某些红细胞增多的人(如高原性红细胞增多症)，血液中Hb含量大大增多，人体即使不缺氧，由于血液中去氧Hb可超过50 g/L，也可出现紫绀。

血液含氧的多少通常用血氧饱和度表示。在PO_2足够高，百分之百的Hb都结合氧变成

HbO_2(4 个亚基的 Fe^{2+} 都与氧结合)时,1 mol Hb(重 64500g)可结合 4 mol 氧,每 mol 气体体积为 22400 ml,由此算得 1 g Hb 可结合 1.39 ml 氧(4×22400 ml/64500 g)。在体内,由于循环血中存在少量的一氧化碳血红蛋白(HbCO)和无活性的 Hb(如高铁 Hb),实际上每克 Hb 只能携氧 1.34 ml。由于血中 O_2 绝大部分与 Hb 结合,因此,通常将每升血液中 Hb 所能结合的最大 O_2 量,称为血氧容量也称氧容量(oxygen capacity)。氧容量受 Hb 浓度的影响。每升血液的实际含 O_2 量,称为氧含量(oxygen content),是 Hb 结合的氧与物理溶解的氧之和。生理情况下,血浆中溶解的氧极少,因此通常把与 Hb 结合的氧量看作血氧含量。氧含量主要受 PO_2 的影响,在吸纯氧(特别是高压氧)时,因氧分压高,故物理溶解的氧明显增多。氧含量占氧容量的百分数,称为血氧饱和度,简称为氧饱和度(oxygen saturation)。

血氧饱和度=(氧含量/氧容量)×100%

脉搏血氧测量法

在临床救护中,对危重病人的血氧浓度监测是不可缺少的。传统的血氧饱和度测量方法是对人体采血,再利用血气分析仪进行电化学分析,测出氧分压,计算血氧饱和度。这种方法不但麻烦,且不能进行连续的监测。脉搏血氧饱和度测量技术,是基于 HbO_2 和去氧 Hb 对光波反射不同,将探头指套固定在病人指端甲床,利用手指作为盛装血红蛋白的透明容器,使用一定波长的近红外光作为射入光源,测定通过组织床的光传导强度,来计算血红蛋白浓度及血氧饱和度。

用这种测定方法可进行持续无创监测(如对住院患者的肺通气和灌流进行密切的临测),亦可间断使用(如对肺病患者或有呼吸困难的病人进行快速的测定)。

(二)氧离曲线

以 PO_2 为横坐标,Hb 氧饱和度为纵坐标,绘成的反映 PO_2 与 Hb 氧饱和度关系的曲线称 Hb 的氧解离曲线(oxygen dissociation curve),简称氧离曲线。如图 5-14 所示,在一定范围内,血氧饱和度与 PO_2 呈正相关,但并非完全的线性关系,而是呈近似 S 形的曲线。

1. 氧离曲线呈“S”形的原因

实验表明,肌红蛋白(myoglobin,Mb)分子只含一个色素成分,一分子 Mb 只能结合一分子氧,其氧离曲线为双曲线。用透析法使 Hb 分子中的多肽链脱开后,每条多肽链分别与氧结合得到的氧离曲线也呈双曲线。可见 Hb 的“S”形氧离曲线是由于 Hb 分子的 4 个亚单位与氧结合之间存在协同效应所致。X 线衍射方法显示 Hb 的每条多肽链屈曲折叠,肽链间相互连接,形成特定的构型。每个血红素被包绕在肽链曲折的缝隙之中。去氧 Hb 与 HbO_2 的三维结构存在明显差异。去氧 Hb 为紧密型(tense form,T 型),键的连接牢固,结构稳定,氧分子难以进入,因此对氧的亲和力最低。当氧进入 Hb 内与其中一个血红素的 Fe^{2+} 结合生成 HbO_2 时,一些连接脱开,构型改变为疏松型(relaxed form,R 型),使另一个血红素周围的肽链间隙变大,容易接纳氧分子,即提高了 Hb 对氧的亲和力。如此,一个血红素的氧合促进了下一个的氧合,当第四个血红素进行氧合时,其亲和力约为第一个的 150 倍。正是这种与 Hb 构型改变有关的氧合速度的变化可能是氧离曲线呈“S”形的结构基础。

2. 氧离曲线“S”形特征的生物学意义

根据氧离曲线特征,可人为地把它分为上、下两段。当 PO_2 高于 7.98 kPa(60 mmHg)时

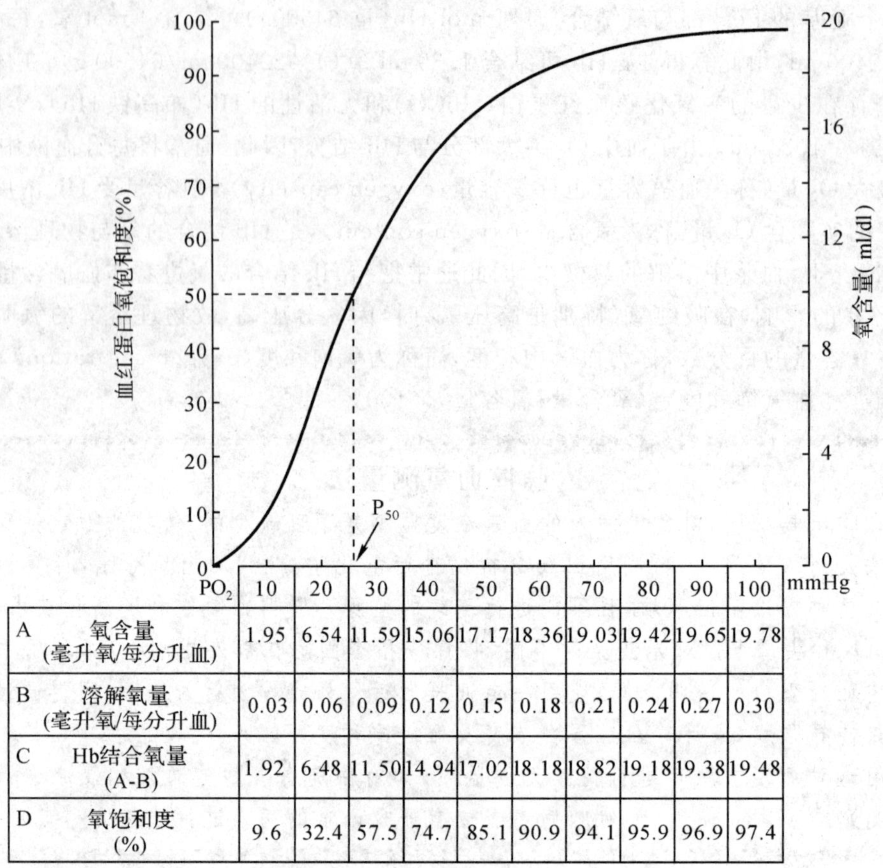

PO2	10	20	30	40	50	60	70	80	90	100
A 氧含量(毫升氧/每分升血)	1.95	6.54	11.59	15.06	17.17	18.36	19.03	19.42	19.65	19.78
B 溶解氧量(毫升氧/每分升血)	0.03	0.06	0.09	0.12	0.15	0.18	0.21	0.24	0.27	0.30
C Hb结合氧量(A-B)	1.92	6.48	11.50	14.94	17.02	18.18	18.82	19.18	19.38	19.48
D 氧饱和度(%)	9.6	32.4	57.5	74.7	85.1	90.9	94.1	95.9	96.9	97.4

图 5-14 正常人体血红蛋白氧离曲线

在测定氧解离曲线时，于 pH7.4，37℃下分别向 10 个血液样本(Hb 浓度为 15 g/dl，PCO_2 40 mmHg)通入不同氧量，使其 PO_2 为 10～100 mmHg，根据氧饱和度(左侧纵坐标)与氧含量(右侧纵坐标)的测量值(表中数值)，可绘出“S”形氧离曲线。图中横坐标为 PO_2(mmHg)，P_{50}为 26.6 mmHg(见虚线)

(曲线上段)，曲线较平坦，与摄取氧有关，称结合段；在 1.33～7.98 kPa(10～60 mmHg)时(曲线下段)，曲线陡直，与释放氧有关，称为解离段。

(1)结合段　该段曲线平坦的特点保证了肺部的血液能够充分氧合。它表明 PO_2 在 7.98 kPa (60 mmHg)水平以上变化时，对 Hb 氧饱和度和血氧含量影响不大。如 PO_2 在 13.3 kPa(100 mmHg)时，血氧饱和度约为 97.4%，氧含量为 8.8 mmol/L(19.8 ml/dl)；当 PO_2 降至 10.6 4kPa(80 mmHg)时，血氧饱和度只下降至 95.9%，氧含量为 8.65 mmol/L (19.4 ml/dl)，仅减少了氧含量为 0.18 mmol/L(0.4 ml/dl)，故摄氧能得到保证。氧离曲线的这一特性使生活在高原地区的人，或当呼吸系统疾病造成 V_A/Q 比值减小时，只要 PO_2 不低于 7.98 kPa(60 mmHg)，血氧饱和度就可维持在 90%以上，血液仍可携带足够的氧而不致发生明显的组织缺氧。但是，这一特点也不利于及早发现呼吸系统和心血管系统疾病引起的早期缺氧。氧解离曲线的这一特性还说明，若吸入气中 PO_2 大于 13.3 kPa(100 mmHg)，血氧饱和度变化却很小，这提示，此时仅靠提高吸入气中 PO_2 并无助于 O_2 的摄取。

(2)解离段　该段曲线陡直的特点有助于血液在组织中释放氧。这个特点意味着血中 PO_2 的较小变化将引起 Hb 氧饱和度和血氧含量的明显改变,这有利于动脉血流经 PO_2 较低组织时,按不同组织的耗氧量(PO_2 下降程度)释放足够的氧供其代谢所需。PO_2 在毛细血管血液中平均为 5.32 kPa(40 mmHg)时,在运动的肌肉中可降至 2.66 kPa(20 mmHg)。Hb 氧饱和度分别为 74.7%和 32.4%,此时 PO_2 下降了 2.66 kPa(20 mmHg),但氧含量却从 6.73 mmol/L(15.1 ml/dl)降至 2.9 mmol/L(6.5 ml/dl),即每 100 ml 血液释放出 8.6 ml 氧,因此保证了氧供。

氧离曲线的下段曲线还提示,当动脉血 PO_2 较低时,只要吸入少量的 O_2,就可以明显提高血氧饱和度和血氧含量。这就为慢性阻塞性呼吸系统疾病的低氧血症,进行低流量持续吸氧治疗提供了理论基础。

(三)氧离曲线的偏移

Hb 对氧的亲和力发生变化时可使氧离曲线的位置发生偏移。通常用 P_{50} 表示 Hb 对氧的亲和力。P_{50} 是指 Hb 氧饱和度为 50%时的 PO_2 值,在 37℃和 pH 7.4 时,P_{50} 为 3.54 kPa (26.6 mmHg)(图 5-14)。氧离曲线左移时,P_{50} 降低,与氧亲和力增高,有利于在肺部摄取氧;反之,曲线右移,P_{50} 升高,与氧亲和力降低,有利于血液在组织中释放氧。增加 PCO_2、H^+ 浓度、温度和 2,3-二磷酸甘油酸(2,3-DPG)等,均能增高 P_{50},即降低 Hb 对氧的亲和力(图 5-15)。

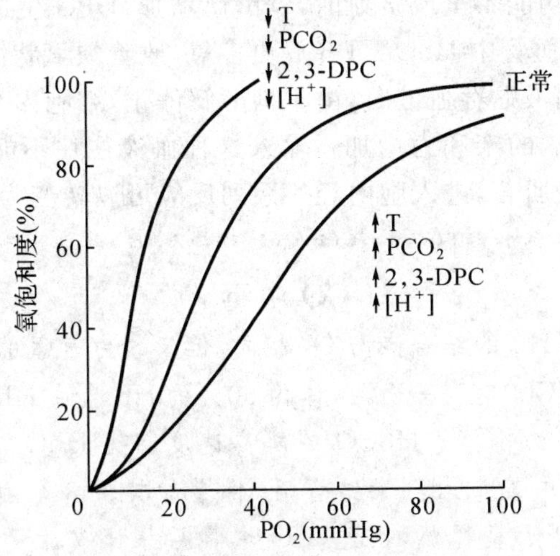

图 5-15　氧解离曲线的主要影响因素

增加温度(T)、PCO_2、$[H^+]$和 2,3-DPG,均使氧离曲线右移,即增高 P_{50};相反,降低上述各因素均使氧离曲线左移,即 Hb 对氧的亲和力增加。

1. CO_2 和 H^+ 浓度　1904 年丹麦生理学家 C. Bohr 发现 PCO_2 升高可以降低 Hb 对氧的亲和力,氧离曲线右移,因此将 PCO_2 对氧离曲线的效应称为 Bohr 效应(Bohr effect),后人还将 H^+ 浓度或 pH 对氧离曲线的效应也称为 Bohr 效应。

Bohr 效应的机制与 pH 改变时 Hb 的构型变化有关。酸度增加时,H^+ 与 Hb 多肽链某氨基酸残基的基团结合,促进盐键形成,可促使 Hb 分子构型变为 T 型,从而降低了 Hb 对氧的亲和力;酸度降低时,则使盐键断裂释放出 H^+,Hb 变为 R 型,对氧亲和力增加。PCO_2 改变时,可通过改变 pH 产生间接效应,另一方面可通过 CO_2 与 Hb 结合而直接影响 Hb 与氧的亲和力，但后一效应对氧离曲线影响较小。

Bohr 效应的生理意义在于加强氧的运输效率，它既可促进肺毛细血管血液的氧合，又有利于在组织中毛细血管血液释放氧。当血液流经肺时，CO_2 从血液向肺泡扩散，血液 PCO_2 下降，H^+ 浓度也降低，均使 Hb 对 O_2 亲和力增大，血液运 O_2 量增加；当血液流经组织时，CO_2 从组织扩散进入血液，血液 PCO_2 和 H^+ 浓度升高，Hb 对 O_2 的亲和力降低，曲线右移，促进 HbO_2 解离向组织释放 O_2。

2. 温度　温度升高可降低 Hb 对氧的亲和力，氧离曲线右移，促进氧的释放；温度降低时，氧离曲线左移，不利于氧的释放。温度对氧离曲线的这种影响，可能与温度影响了 H^+ 活度有关。温度升高，H^+ 活度增加，降低了 Hb 对 O_2 的亲和力。组织代谢活动增强，产热量、CO_2 生成量及酸性代谢产物均增多，均可使氧离曲线右移，促使更多的 HbO_2 解离，满足组织对氧的需求。

3. 2,3-二磷酸甘油酸　2,3-二磷酸甘油酸(2,3-diphosphoglycerate，2,3-DPG)是糖在红细胞内进行无氧酵解的副产物，带有负电荷，容易与 Hb 两条 β 链之间的正电荷结合，改变 Hb 构型从而降低 Hb 对氧的亲和力。DPG 难以透过细胞膜，在细胞内积聚时，可增加 H^+，通过 Bohr 效应也使 Hb 对氧的亲和力降低，氧离曲线右移。DPG 可降低 Hb 亲和力达 26 倍之多。在某些生理性和病理性缺氧时，通过改变红细胞中 DPG 浓度可调节组织的供氧量。如在高原缺氧、心肺功能不全或贫血时，糖酵解增加，DPG 生成增多，使氧离曲线右移，在相同 PO_2 下，组织毛细血管中 HbO_2 可释放更多氧，改善缺氧状况。

用酸性柠檬酸葡萄糖液贮存血液时，由于糖酵解停止，细胞内 DPG 浓度在 10 天内将下降至正常的 1/10，Hb 对氧的亲和力增加。输入这种血液往往不能满足危重病人对氧的急需。在贮存的血液中加入肌苷，进入胞内经一系列反应可以转变为 DPG，阻止 DPG 下降。

CO 中毒

一氧化碳(CO)与 Hb 的结合点与 O_2 相同，但亲和力是氧的 210 倍。氧占空气的 21%，所以吸入 0.1% CO 达到平衡后，体内 50% 的 Hb 生成 HbCO，相当于严重的贫血状态，致使血携氧能力下降。HbCO 的解离速度却比 HbO_2 的解离慢 3600 倍，此外，当 CO 与 Hb 分子中某个血红素结合后，将增加其余 3 个血红素对氧的亲和力，使氧离曲线左移，不利于氧释放，因此，CO 中毒后果比贫血更为严重，导致低氧血症，引起组织缺氧。但患者并不出现紫绀，而是出现 HbCO 特有的樱桃红色。通常，在 Hb 被 CO 饱和约 10%～20% 时即开始有轻微症状(如头痛、呼吸困难、意识模糊)，超过 60% 将是致死的(伴脑水肿、肺水肿、昏迷、低血压等症状)。抢救 CO 中毒病人，首先应将患者迅速移至通风良好处，以防再次吸入 CO。血 HbCO 系 CO 中毒唯一特异的化验指标，但只有及时测定才对诊断更有参考意义。及时有效给氧是急性 CO 中毒最重要的治疗原则。HbCO 的半衰期在空气中为 4～6 小时，而吸入纯氧可使 HbCO 解离速度加快，半衰期减至约 1 小时。应用高压氧疗法，可加速患者血中 HbCO 的清除，半衰期可减至 15 分钟，能迅速纠正组织缺氧。

二、二氧化碳的运输

(一)CO_2 的运输形式

血液中 CO_2 也以物理溶解和化学结合的形式运输(图 5-16)。物理溶解的 CO_2 约占血液中 CO_2 总运输量的 5%,其余 95%是以化学结合形式运输。从组织中扩散入血的 CO_2 首先溶解于血浆,一小部分溶解的 CO_2 与水结合成 H_2CO_3,再解离成 HCO_3^- 和 H^+。此反应需要碳酸酐酶催化,在血浆中因缺乏该酶,此反应进行缓慢,生成的 H_2CO_3 量甚微。一小部分(<1%)与血浆蛋白的终末氨基结合,形成氨甲酰化合物,但形成的量极少。在血浆中溶解的 CO_2 绝大部分扩散进入红细胞,在红细胞生成碳酸氢盐和氨基甲酰血红蛋白。

1.碳酸氢盐的形式　以碳酸氢盐形式运输的 CO_2,约占血液 CO_2 运输总量的 88%。组织细胞生成并进入血液的 CO_2 大部分在红细胞内碳酸酐酶的催化下与 H_2O 结合形成 H_2CO_3,H_2CO_3 又迅速解离成 HCO_3^- 和 H^+。生成的 HCO_3^- 除一小部分与细胞内的 K^+ 结合成 $KHCO_3$ 外,大部分扩散入血浆与 Na^+ 结合生成 $NaHCO_3$,同时血浆中的 Cl^- 向细胞内转移,以保持红细胞内外电荷平衡,这一现象称为氯转移(chloride shift)。在红细胞膜上有特异的 HCO_3^-/Cl^- 载体,介导红细胞内的 HCO_3^- 与血浆中的 Cl^- 跨膜交换,使 HCO_3^- 不会在红细胞内堆积,有利于 CO_2 的运输。由于红细胞膜对正离子通透性极小,在上述反应中解离出的 H^+ 则与红细胞内的 HbO_2 结合,同时促进 O_2 释放(图 5-16)。由此可见,进入血浆的 CO_2 最后主要以 $NaHCO_3$ 形式在血浆中运输。

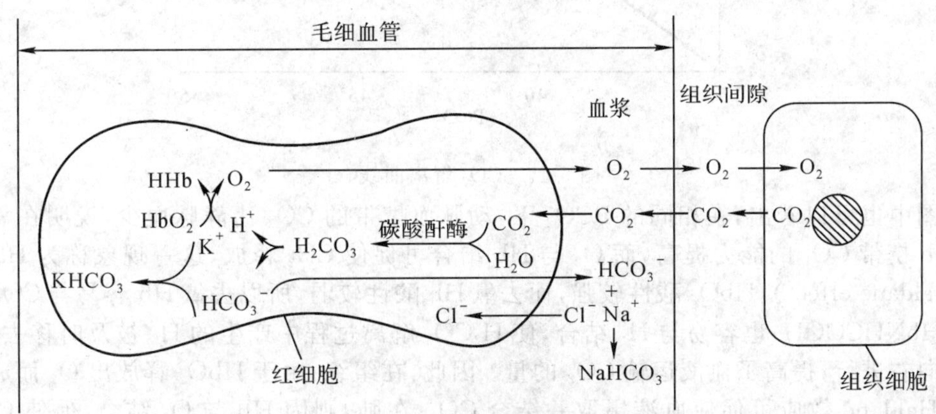

图 5-16　CO_2 在血液中的运输示意图

在肺毛细血管,CO_2 向肺泡扩散,血液中 CO_2 减少,碳酸反应向相反方向进行。HCO_3^- 自血浆进入红细胞在碳酸酐酶的催化作用下,与 H^+ 结合生成 H_2CO_3,再解离出 CO_2,CO_2 扩散入血浆,然后扩散入肺泡,排出体外。

2.氨基甲酰血红蛋白的形式　以氨基甲酰血红蛋白形式运输的 CO_2 量,占运输总量的 7%。进入红细胞中的 CO_2 能直接与 Hb 的氨基结合,形成氨基甲酰血红蛋白(HbNHCOOH)。这一反应无需酶的参与,反应迅速,可逆。其结合量主要受 Hb 含 O_2 量的影响。HbO_2 与 CO_2 的结合能力比 Hb 与 CO_2 的结合力小,所以,当动脉血流经组织时,HbO_2 释放出 O_2 成为 Hb,与 CO_2 结合力增加,形成大量的 HbNHCOOH;在肺部,由于 HbO_2 形成,减小了结合力,迫使 CO_2 从 Hb 解离,扩散入肺泡。以 HbNHCOOH 形式运输的

CO_2 量虽然只占 7%，但在肺部排出的 CO_2 总量中，约有 18%是由氨基甲酸血红蛋白所释放，可见这种形式的运输对 CO_2 的排出有重要意义。

(二)CO_2 解离曲线

CO_2 解离曲线(carbon dioxide dissociation curve)是表示血液中 CO_2 含量与 PCO_2 关系的曲线(图 5-17)。血液中 CO_2 含量随 PCO_2 上升而增加，两者之间接近线性关系而不是S形曲线，没有饱和点。因此，CO_2 解离曲线的纵坐标不用饱和度而用浓度表示。图中A点是静脉血 PO_2 为 5.32 kPa(40 mmHg)、PCO_2 为 5.99 kPa(45 mmHg)时的 CO_2 含量，约为 52 ml%；B 点是动脉血 PO_2 为 13.3 kPa(100 mmHg)、PCO_2 为 5.32 kPa(40 mmHg)时的 CO_2 含量，约为 48ml%。可见，每 100 ml 血液流经肺时释出 4 ml CO_2。

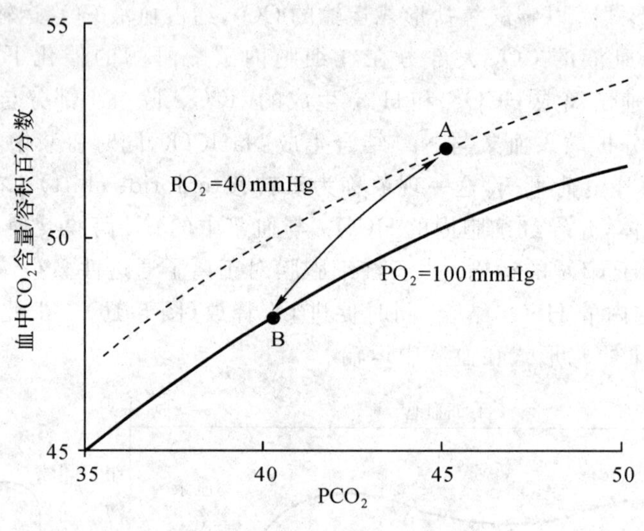

图 5-17 CO_2 解离曲线

从图中也可以看出，在相同的 PCO_2 下，动脉血携带的 CO_2 比静脉血少，说明在氧离状态下，Hb 携带 CO_2 的能力提高，而 O_2 与 Hb 结合可促使 CO_2 释放，这一现象称为 Haldane 效应(Haldane effect)。HbO_2 酸性较强，而去氧 Hb 酸性较弱，所以去氧 Hb 容易与 CO_2 结合生成 HHbNHCOOH，也容易与 H^+ 结合，使 H_2CO_3 解离过程中产生的 H^+ 被及时移去，有利于反应向右进行，提高了血液运输 CO_2 的量。因此，在组织，由于 HbO_2 释放出 O_2 而成为去氧 Hb，Haldane 效应可促使血液摄取并结合 CO_2；在肺，则因 Hb 与 O_2 结合，促使 CO_2 释放。可见，O_2 和 CO_2 的运输不是孤立进行的，而是相互影响的。CO_2 通过 Bohr 效应影响 O_2 的结合和释放，O_2 又通过 Haldane 效应影响 CO_2 的结合和释放。

第四节 呼吸运动的调节

呼吸运动是一种节律性的活动，其深度和频率随机体内外环境的改变而改变。如劳动或运动时，代谢增强，呼吸运动加深加快，以摄取更多的 O_2，排出更多的 CO_2，以与代谢水平相适应。呼吸节律的形成及其与代谢水平适应的调节，主要通过神经系统的调节而实现的。

一、呼吸中枢与呼吸节律的形成

呼吸中枢(respiratory center)是指中枢神经系统内产生和调节呼吸运动的神经细胞

群。早在20世纪20年代,英国生理学家Lumsden对猫的脑干从高位到低位逐段进行横断(图5-18),发现在中脑和脑桥之间(水平Ⅰ)横断时,呼吸节律依旧。在脑桥中部横断时(水平Ⅱ),呼吸变深、变慢,此时再切断两侧迷走神经,呼吸表现为长吸式;在脑桥和延髓横切时(水平Ⅲ),呼吸快速交替,呈喘息式;而在延髓和脊髓横断时(水平Ⅳ),呼吸停止。据此提出了所谓三级呼吸中枢理论,即在延髓有"喘息中枢"(gasping center),产生最基本的呼吸节律;脑桥后部有"长吸中枢"(apneustic center),对吸气活动产生紧张性易化作用;脑桥前部有"呼吸调整中枢"(pneumotaxic center),对长吸中枢产生周期性抑制作用,三者共同引起正常的呼吸节律。目前认为,呼吸中枢涵盖了脑干至大脑皮层所有与呼吸有关的神经元群。它们在呼吸节律的产生和调节中所起的作用不同,正常节律性呼吸运动是在各级呼吸中枢的相互配合下实现的。

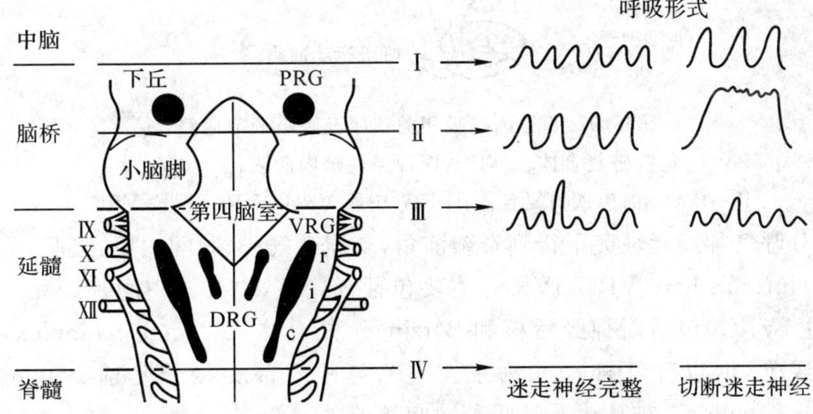

图5-18 在不同平面横切脑干后呼吸的变化

DRG:延髓背侧呼吸组;VRG:延髓腹侧呼吸组;PRG:脑桥呼吸组。Ⅰ、Ⅱ、Ⅲ、Ⅳ为不同平面横切面

(一)脑干中的呼吸神经元群

脑干中许多神经元有与呼吸周期相关的节律性放电,于吸气相或呼气相放电,分别称为吸气神经元(inspiratory neuron)和呼气神经元(expiratory neuron)。此外还有些神经元在吸气相开始放电,至呼气相早期结束,或于呼气相开始放电,至吸气相早期结束,称为跨时相神经元。低位脑干中呼吸神经元分布相对集中,可分为3组。

1. 延髓背侧呼吸组 延髓背侧呼吸组(dorsal respiratory group,DRG)位于延髓背内侧,沿纵轴方向排列(图5-19),主要包括孤束腹外侧核和中缝核的一部分。DRG主要含吸气神经元,也分布有一些其他类型的呼吸神经元。由于动物种属不同,此区呼吸神经元分布的类型也存在着差异。

DRG的呼吸神经元轴突主要交叉至对侧,下行终止于脊髓颈、胸段的膈神经和肋间神经的运动神经元,它们是调控膈运动神经元和肋间外运动神经元的上运动神经元。

2. 延髓腹侧呼吸组 延髓腹侧呼吸组(ventral respiratory gorup,VRG)位于延髓的腹外侧部,亦呈纵向排列,分布的范围很大,是由多个神经核团集合组成的一个狭长的功能复合体(图5-19)。根据结构和功能不同,可将VRG分成头端、中间和尾端三部分。近年来的研究,已基本确定此区为基本节律性呼吸发生的部位。

VRG尾端(caudal VRG,cVRG)位于疑核和后疑核,以呼气神经元为主,夹杂少量吸气

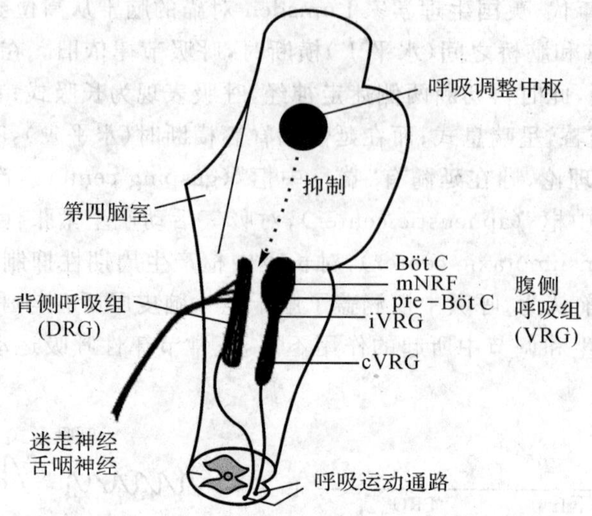

图 5-19 脑干内呼吸相关核团及呼吸调节通路

Böt C：包钦格复合体；mNRF：面神经后核内侧区；

Pre-Böt C 前包钦格复合体；iVRG：中段 VRG；cVRG：尾段 VRG

神经元。大部分呼气神经元轴突下行到脊髓前角，支配呼气肌（肋间内肌、腹肌）运动神经元。VRG 中间部（intermediate VRG，iVRG）主要包括旁疑核，主要含中间神经元。VRG 头端（rostral VRG，rVRG）包括面神经后核和 Bötzinger 复合体（Bötzinger complex，Böt C），含各类呼吸神经元，但以呼气神经元为主。头端与中间部交接处是前 Bötzinger 复合体（pre-Bötzinger complex），被认为是呼吸节律起源的关键部位。

2. 脑桥呼吸组　脑桥呼吸组（pontine respiratoy group）相对集中于脑桥背侧前端的臂旁内侧核（NPBM）及其相邻的 Köllike-Fuse（KF）核，两者合称 PBKF 核群，位于传统观念中的呼吸调整中枢部位。该区分布吸气、呼气和跨时相呼吸神经元，其中跨时相神经元较多。一般认为，PBKF 的这些神经元和呼吸时相转换及吸气切断机制有关。它们与延髓呼吸神经元之间有双向联系，形成调控呼吸的神经元回路。实验证明，切断迷走神经和损毁脑桥呼吸神经元都可导致吸气活动延长，提示早先研究发现的呼吸调整中枢位于脑桥的 PBKF，其作用为限制吸气，促使吸气向呼气转换。

呼吸除受延髓、脑桥的呼吸中枢控制外，还受脑桥以上中枢部位的影响，如大脑皮层、边缘系统、下丘脑等。大脑皮层可通过皮层脊髓束和皮层脑干束控制呼吸运动神经元的活动，以保证其他重要的与呼吸相关活动的完成，如说话、唱歌、哭笑、咳嗽、吞咽、排便等。

（二）呼吸节律的形成

虽然早已肯定基本呼吸节律产生于延髓，但其发生机制迄今尚未完全阐明。目前关于呼吸节律形成机制，主要有两类学说，即起步细胞学说和神经元网络学说。

起步细胞学说认为，节律性呼吸如窦房结起搏细胞的节律性一样，是由延髓内具有起步样活动的神经元的节律兴奋引起的。以新生动物离体脑片制备的研究表明，在含有前 Bötzinger 复合体的厚度仅 350μm 的脑薄片上记录到呼吸节律性放电。并观察到这些神经元具有膜电位的周期性去极化改变，类似于窦房结细胞自动去极化的起步（pacemaker）特征，称这种自律细胞为条件起步细胞（conditonal pacemaking cell）。但有关起搏细胞学说的实验依据多来自新生或胚胎动物，在成年整体动物上是否存在，目前尚难证实。

神经元网络学说认为，成年动物呼吸节律的形成依赖于呼吸神经元网络，网络由各种呼吸神经元组成，其间有广泛而复杂的兴奋性和抑制性的突触联系。一些吸气神经元在吸气相开始兴奋，放电频率进行性增加，并通过侧支抑制呼气神经元的活动。当吸气神经元的活动达到某一阈值时，还能触发其他神经元的活动，并回返性抑制吸气神经元的活动，使呼气神经元去抑制，产生呼吸的相位转换。当对发生吸气活动的吸气神经元的抑制减弱时，吸气活动便再次发生。这样，延髓内吸气神经元和呼气神经元的活动此起彼伏，交互抑制，产生依次有序的节律。延髓呼吸神经元还接受来自脑桥呼吸调整中枢和肺牵张感受器的传入冲动，在吸气过程中这些传入冲动逐渐增强，可促进对吸气活动的切断。

虽然目前对呼吸节律产生机制的认识仍不详尽，但不容置疑，呼吸是在中枢神经元群的严密控制下产生协调、统一的节律性活动。

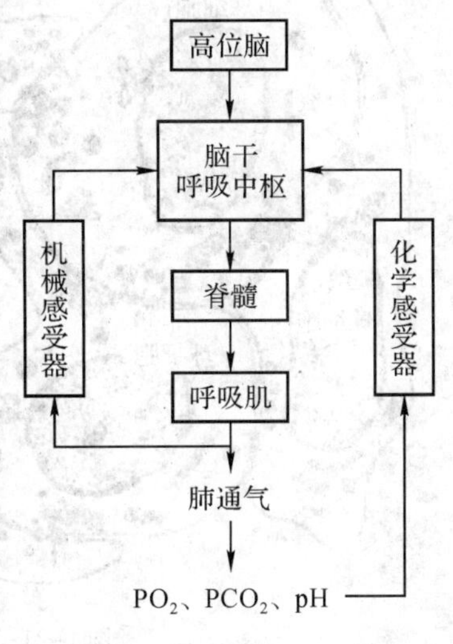

图 5-20　呼吸控制示意图

二、呼吸的反射性调节

中枢神经系统接受各种感受器传入冲动，实现对呼吸运动调节的过程，称为呼吸的反射性调节。主要包括机械和化学两类感受器的反射性调节(图 5-20)。

(一)化学反射性调节

呼吸的化学反射性调节是指化学因素刺激化学感受器所引起的反射性调节。呼吸调节的化学因素是指动脉血或脑脊液中的 O_2、CO_2 和 H^+。机体通过呼吸调节血液中 O_2、CO_2 和 H^+ 的水平，动脉血中的 O_2、CO_2 和 H^+ 水平的变化又能通过化学感受器反射性地调节呼吸运动，从而维持着内环境中这些因素的相对稳定。

1. 化学感受器　化学感受器(chemoreceptor)是指其适宜刺激为化学物质的感受器。按其分布部位不同，将参与呼吸调节的化学感受器分为外周化学感受器(peripheral chemoreceptor)和中枢化学感受器(central chemoreceptor)。

(1)外周化学感受器　外周化学感受器(preipheral chemoreceptor)是指颈动脉体和主动脉体，它在动脉血中 PO_2 降低、PCO_2 升高或 H^+ 浓度升高时产生兴奋，冲动经窦神经(舌咽神经分支，分布于颈动脉体)和主动脉神经(迷走神经分支，分布于主动脉体)传入延髓，反射性地引起呼吸加深加快和动脉血压的升高。其中颈动脉体对呼吸调节的作用较主动脉体大(图 5-21)。

由于颈动脉体体积较大，位于颈内外动脉分叉处，易于解剖，所以对外周化学感受器的研究主要集中在颈动脉体。颈动脉体含Ⅰ型细胞(球细胞)和Ⅱ型细胞(鞘细胞)，周围包绕以毛细血管窦，血供十分丰富。Ⅱ型细胞包绕Ⅰ型细胞、神经纤维和神经末梢，功能相当于神经胶质细胞。Ⅰ型细胞有大量囊泡，内含递质，直接或间接与神经末梢形成突触联系，被认为是化学感受细胞。PO_2 下降与 PCO_2 升高、H^+ 浓度升高引起Ⅰ型细胞内[Ca^{2+}]升高，触发递质释放，引起传入神经兴奋。在贫血或 CO 中毒时，血氧含量虽然下降，但只要血流量充分，PO_2 正常，化学感受传入冲动并不增加。可见颈动脉体所感受的刺激是 PO_2，而不是氧含量。

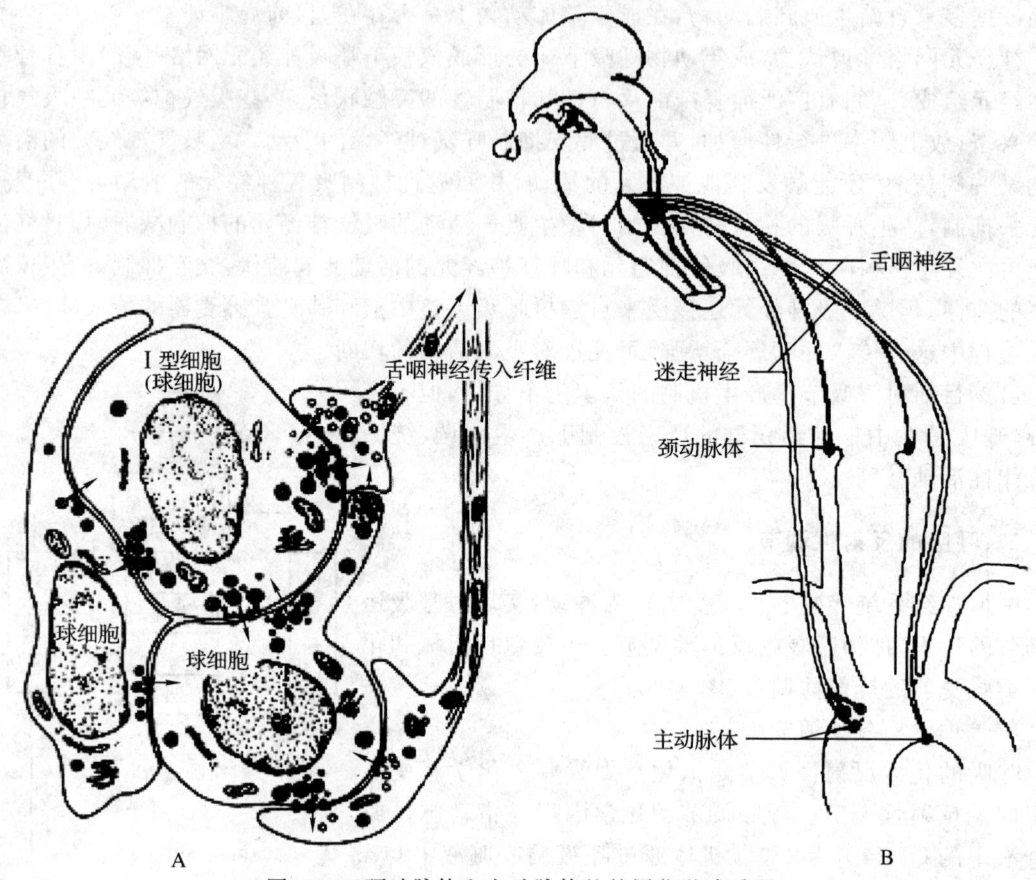

图 5-21 颈动脉体和主动脉体的外周化学感受器

A. 颈动脉体组织结构 B. 颈动脉体、主动脉体解剖位置

(2)中枢化学感受器 中枢化学感受器(central chemoreceptor)位于延髓腹外侧浅表部位,左右两侧对称分布,分头、中、尾三个区,头端和尾端区具有化学感受性,中间区是头端区和尾端区传入冲动向脑干呼吸中枢投射的中继站(图 5-22a)。

一般认为,中枢化学感受器的生理刺激是脑脊液和局部细胞外液中的 H^+。由于外周血中的 H^+ 不易通过血脑屏障,故外周血 pH 值的变动对中枢化学感受器的作用不大。但血液中的 CO_2 能迅速通过血脑屏障,进入脑脊液和脑组织细胞外液的 CO_2 在碳酸酐酶的作用下,与 H_2O 形成 H_2CO_3 再解离出 H^+,使化学感受器周围液体中的 H^+ 浓度升高,从而刺激中枢化学感受器,再引起呼吸中枢兴奋(图 5-22b)。但脑脊液中的碳酸酐酶含量很少,CO_2 与 H_2O 的水合反应较慢,所以对 CO_2 的反应有一定的时间延迟。中枢化学感受器与外周化学感受器不同,它不感受缺 O_2 的刺激,但对 CO_2 的敏感性比外周的高。

2. CO_2、H^+ 和 O_2 对呼吸的影响

(1)CO_2 对呼吸的影响 CO_2 是调节呼吸最重要的生理性化学因素,血液中一定浓度的 CO_2 是维持呼吸中枢兴奋性所必要的。在麻醉动物或人,动脉血液 PCO_2 降得很低时可出现呼吸暂停。当吸入气 CO_2 含量适当增加时,呼吸将加深加快,肺通气量增加(图 5-23)。但当吸入气中 CO_2 含量超过 7%时,肺通气量的增大不足以将 CO_2 完全清除,血液中 PCO_2 将明显升高,压抑中枢神经系统包括呼吸中枢的活动,引起呼吸困难、头痛、头昏,甚至昏迷,出现 CO_2 麻醉。

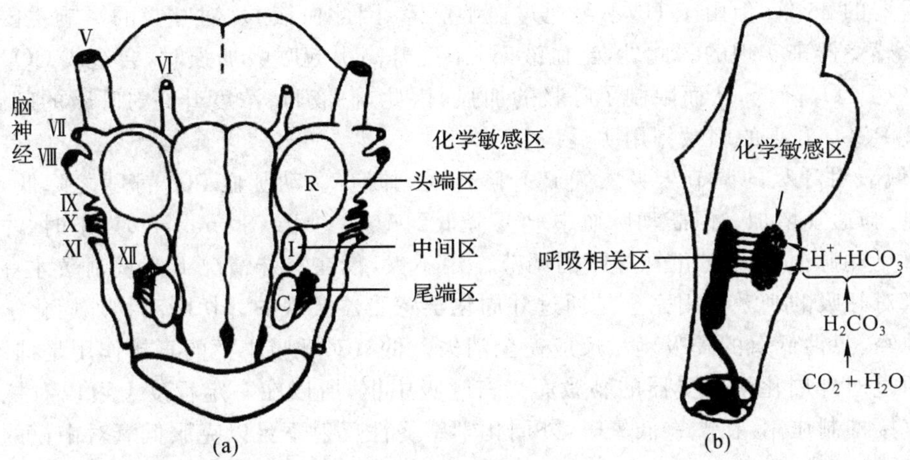

图 5-22 中枢化学感受器

(a)延髓腹外侧的三个化学敏感区 (b)血液或脑脊液 PCO_2 升高刺激呼吸的中枢机制

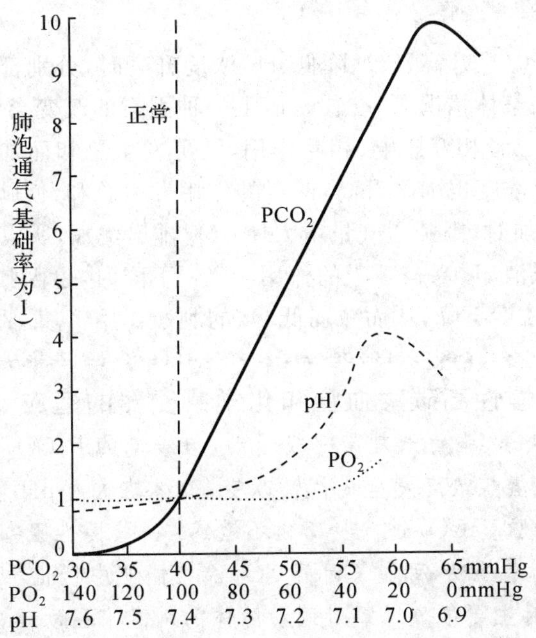

图 5-23 改变动脉血液 PCO_2、PO_2、pH 对肺泡通气反应的影响

CO_2 兴奋呼吸是通过刺激中枢化学感受器和外周化学感受器两条途径实现的，但以前者为主。实验表明，动脉血 PCO_2 升高时，通过中枢化学感受器引起的通气增强约占总效应的 80%。动物切断外周化学感受器的传入神经后，吸入 CO_2 仍能发生呼吸加强反应，而且与完好的动物反应类似。但当中枢化学感受器受到抑制，对 CO_2 反应降低时，外周化学感受器就起主要作用。或当动脉血 PCO_2 突然增大时，由于中枢化学感受器的反应较慢，外周化学感受器在引起呼吸快速反应中可能起主要作用。

(2)H^+ 对呼吸的影响　动脉血 H^+ 浓度增高，可导致呼吸加深加快，肺通气量增加；H^+ 浓度降低时，呼吸受到抑制(图 5-23)。虽然中枢化学感受器对 H^+ 的敏感性较高，约为外周化学感受器的25倍，但由于H^+不易通过血脑屏障，因此血液H^+对呼吸的影响主要是通过外周化学感受器来实现的。此外，当血液H^+浓度升高引起呼吸加强时，会造成CO_2过多地排除，以致PCO_2降低，从而限制了呼吸的加强。因此，血液H^+浓度升高对呼吸的刺激作用，不及血液PCO_2升高的刺激作用明显。

(3)低氧对呼吸的调节　吸入气PO_2降低时，肺泡气、动脉血PO_2都随之降低，可引起呼吸增强，肺通气增加。但需动脉血中PO_2降低到10.64 kPa(80 mmHg)以下时，才有明显效应。可见动脉血PO_2对正常呼吸的调节作用不大，仅在特殊情况下低氧刺激才有重要意义。低氧对呼吸的刺激作用完全是通过外周化学感受器实现的。切断动物外周化学感受器的传入神经，急性低氧的呼吸刺激反应完全消失。低氧对呼吸中枢的直接作用是抑制，但是低氧可通过对外周化学感受器的刺激而兴奋呼吸中枢，所以在一定程度上可以对抗低氧对中枢的直接抑制作用。在严重低氧时，外周化学感受性反射不足以克服低氧对中枢的抑制作用，将导致呼吸障碍。

在高山或高空区，由于大气压较海平面低，吸入气中氧含量降低，血中PO_2也随之降低，可刺激外周化学感受器，使呼吸加深加快，此时，低氧兴奋外周化学感受器是提高血PO_2的一个重要途径。

综上所述，当血液PCO_2升高、PO_2降低、H^+浓度升高时，分别都有兴奋呼吸作用，尤以PCO_2的作用显著。但在整体情况下，往往是以上一种因素的改变会引起其余因素相继改变或几种因素同时改变。三者相互影响、相互作用，既可发生总和而加大，也可相互抵消而减弱。如PCO_2升高时，H^+浓度也随之升高，两者的作用发生总和，使肺通气反应较单独PCO_2升高时为大。H^+浓度增加时，因肺通气量增大使CO_2排出增加，所以PCO_2下降，H^+浓度也有所降低，两者可部分抵消H^+兴奋呼吸的作用。PO_2下降时，也因肺通气量增加，呼出较多的CO_2，使PCO_2和H^+浓度下降，从而减弱低O_2的刺激作用。

慢性高碳酸血症和化学感受器的适应

虽然$PaCO_2$可快速、强力地刺激呼吸运动，但缓慢的$PaCO_2$上升将由于肾脏的代偿作用使血中碳酸氢盐浓度发生代偿性改变，最终使脑内pH值恢复正常。因此，中枢化学感受器对动脉$PaCO_2$进一步变化不敏感。一些慢性阻塞性肺疾病晚期的患者主要依靠PO_2来刺激呼吸，可能长时间CO_2潴留能使中枢化学感受器对CO_2的刺激作用发生适应，这时主要依靠低氧对颈动脉体的刺激来驱动呼吸。如果这些患者的病情恶化(例如呼吸系统感染)并有气促，医生可能会给病人吸入高浓度的氧以缓解症状。但事实上给这些患者吸入高浓度的氧后反而可能导致呼吸停止、嗜睡、昏迷、呼吸衰竭甚至死亡。正确的做法是给予低浓度的补充氧，以逐渐纠正低氧血症而不是突然完全纠正，以免突然解除低氧刺激作用，导致呼吸暂停。

(二)机械感受器反射

肺及气道内存在多种类型的感受器，如存在于呼吸道平滑肌内的牵张感受器，位于气道黏膜内的激惹感受器，以及存在于肺泡壁内的C类无髓纤维末梢。这些感受器的传入纤维主要行走在迷走神经内，上行至脑干，终止于孤束核。这些感受器可引起各种保护性(如咳嗽)或调节性(如肺牵张)反射。

1. 肺牵张反射 肺扩张或缩小而引起呼吸的反射性变化,称肺牵张反射(pulmonary stretch reflex),也称黑-伯反射(Hering-Breuer reflex)。肺牵张反射包括肺扩张引起吸气抑制和肺缩小引起吸气兴奋两种反射。肺扩张反射的感受器位于从气管到细支气管的气道平滑中,为机械感受器,肺牵张是其适宜刺激,故称为肺牵张感受器,其阈值低,适应慢。当吸气肺扩张时,牵拉支气管和细支气管,感受器受到牵拉而兴奋,冲动经迷走神经传入延髓,在延髓内通过一定的神经联系使吸气停止,转为呼气。可见肺牵张感受器反射的意义是阻止吸气过深过长,促使吸气转为呼气,与脑桥呼吸调整中枢共同调节着呼吸频率与深度。

肺牵张反射有明显的种属差异,兔的最强,人的最弱。切断家兔双侧迷走神经导致吸气幅度加深、吸气时程延长。在人体,当潮气量增加至 800 ml 以上时,才能引起该反射,平静呼吸时,肺牵张反射不参与人的呼吸调节。但新生儿存在着这一反射,大约在生后数天即迅速减弱。在病理情况下,例如肺炎、肺水肿、肺充血等,由于肺顺应性降低,肺扩张时对气道的牵张刺激较强,可以引起该反射,使呼吸变浅变快。

肺回缩时可引起吸气的反射,感受器也位于气道平滑肌内,但其性质尚不清楚。该反射在较强缩肺时才出现,对平静呼吸的调节意义不大,但其对呼气过深和肺不张可能起一定作用。

2. 防御性呼吸反射 呼吸道黏膜内的激惹感受器在受到机械或化学刺激时,引起防御性呼吸反射(defensive respiratory reflex),以清除激惹物,避免其进入肺泡。主要有咳嗽反射和喷嚏反射。

咳嗽反射(cough reflex)是常见的重要的防御反射,其中枢在延髓,感受器位于喉、气管和支气管的黏膜。大支气管以上部位的感受器对机械刺激敏感,二级支气管以下部位对化学刺激敏感。传入冲动经迷走神经传入延髓,从而引发一系列协调且有次序的反射效应。咳嗽时先短促或深吸气,接着声门紧闭,呼气肌强烈收缩,肺内压和胸膜腔内压急剧上升,然后声门突然打开,由于气压差极大,气体便以极高的速度从肺内冲出,将呼吸道内异物或分泌物排出。剧烈咳嗽时,因胸膜腔内压显著升高,可阻碍静脉回流,使静脉压和脑脊液压升高。

喷嚏反射(sneeze reflex)是因鼻黏膜受刺激而引起,传入神经为三叉神经,其动作与咳嗽反射类似,不同的是悬雍垂下降,舌压向软腭,而不是声门关闭,呼出气主要从鼻腔喷出,以清除鼻腔中的异物。

3. 呼吸肌本体感受器反射 呼吸肌本体感受性反射(respiratory muscle proprioceptive reflex)的感受器是肌梭和腱器官,属骨骼肌本体感受器,所引起的反射为本体反射,为呼吸肌的牵张反射。当肌肉受牵张时,肌梭受刺激而兴奋,其冲动经背根传入脊髓中枢,反射性地引起受牵张的肌肉收缩。呼吸肌通过本体感受器反射,可使呼吸增强,但在平静呼吸时,这一反射活动不明显。运动或呼吸阻力增大,肌梭受到较强的刺激,可反射性地引起呼吸肌收缩加强。可见,呼吸肌本体感受器反射的意义在于随着呼吸肌负荷的增加而相应地加强呼吸运动,这在克服气道阻力上有重要作用。

异常呼吸

陈-施呼吸(Cheyne-Stoke breathing):特点是呼吸逐渐增强、增快又逐渐减弱、减慢与呼吸暂停交替出现,每个周期约 45 s~3 min。在陈-施呼吸过程中血 O_2 和 CO_2 分压出现大幅度波动。在缺氧、睡眠、脑干损伤等情况下可出现陈-施呼吸,其主要原因是肺-脑循环时间延长和呼吸中枢反馈增益增加。前者导致肺泡气的 O_2 和 CO_2 分压的信息不能及时传递到中枢及外周化学感受器;后者导致对 O_2 和 CO_2 分压变化的肺通气反应过强。

Biot 呼吸(Biot breathing):特点是一次或多次呼吸后,继以较长时间的呼吸停止,之后又出现第二次这样的呼吸。Biot 呼吸出现于脑损伤、脑脊液压力升高、脑膜炎等病情,是病情危急的表现。其发病的原因尚不清楚,可能是疾病已侵及延髓,损害了呼吸中枢。

睡眠呼吸暂停(sleep apnea):大约有 1/3 的正常人在睡眠时会出现周期性的呼吸暂停。呼吸暂停持续 10 s 以上并伴有动脉血氧饱和度的下降(可下降至 75%)或更低。在睡眠的各个时相中均可出现呼吸暂停,但以浅慢波睡眠期和 REM 睡眠期为多见。

睡眠呼吸暂停分为中枢性和阻塞性两大类。中枢性睡眠呼吸暂停的特征是呼吸运动完全消失,膈神经无放电活动。阻塞性睡眠呼吸暂停的是上呼吸道塌陷阻塞所致,因而有呼吸运动但无气流。觉醒是中断睡眠呼吸暂停的主要原因。打鼾是上呼吸道吸气阻塞的早期表现。长期发生睡眠呼吸暂停会导致嗜睡、肺动脉高压、右心衰竭等疾病。

【复习思考题】

1. 名词解释

   肺通气　肺表面活性物质　肺顺应性　肺活量　用力肺活量　用力呼气量　最大随意通气量　肺泡通气量　通气/血流比值　血氧饱和度　氧解离曲线　Bohr 效应　Haldane 登效应　肺牵张反射

2. 试述肺表面活性物质的生理作用。
3. 试述胸内负压的形成原因及其生理意义。
4. 试述氧离曲线的特点和生理意义。
5. 试述动脉血中 CO_2 分压升高、pH 降低、O_2 分压降低对呼吸的影响及其机制。

(林国华　王琳琳)

第六章

消化和吸收

【教学要求】

了解消化和吸收的概念、消化道平滑肌的特性、胃肠道激素、口腔内消化、大肠内消化。掌握食物在胃内和小肠内的消化过程、神经和体液因素对消化腺的分泌及消化道运动的调节作用，以及小肠内主要营养物质的吸收过程。

【内容提要】

1. 食物在消化道内被分解为小分子物质的过程称为消化。消化的方式有两种：机械消化和化学消化。消化后的小分子物质以及水、无机盐和维生素通过消化管黏膜，进入血液和淋巴循环的过程，称为吸收。

2. 消化道平滑肌具有一般肌肉的生理特性和独特的电生理特性，消化道平滑肌的生物电活动包括静息电位、慢波和动作电位，其中慢波是平滑肌的起步电位，控制着平滑肌收缩的节律。

3. 消化道接受两套神经调节，即自主神经系统和内在神经系统。同时，消化道也接受全身性体液调节和局部性体液调节。消化管自身是体内最大的内分泌器官，可分泌多种胃肠激素。胃肠激素的作用主要有：调节消化腺的分泌和消化道的运动，调节其他激素释放，营养作用。

4. 胃液的主要成分包括盐酸、胃蛋白酶原、黏液和 HCO_3^-、内因子。盐酸的主要作用是杀菌、激活胃蛋白酶原、引起促胰液素的释放；胃蛋白酶原激活后成为胃蛋白酶，可分解蛋白质；黏液和 HCO_3^- 形成黏液-HCO_3^- 屏障保护胃黏膜；内因子促进维生素 B_{12} 的吸收。

5. 消化期胃液分泌可分为头期、胃期和肠期，头期胃液分泌量较大，酸度及胃蛋白酶原的含量高。促进胃液分泌的主要内源性物质有乙酰胆碱、促胃液素、组胺。抑制胃酸分泌的因素：盐酸、脂肪和高张溶液，另外，生长抑素对胃酸分泌有很强的抑制作用。

6. 胰液是最重要的消化液，含有胰淀粉酶、胰脂肪酶、蛋白水解酶(胰蛋白酶、糜蛋白酶、羧基肽酶和弹性蛋白酶等)、核糖核酸酶和脱氧核糖核酸酶。胰液分泌受神经和体液双重调节，以体液调节为主(促胰液素和缩胆囊素)。

7. 胆汁中无消化酶，其主要成分胆盐对于脂肪的消化和吸收具有重要作用，对脂溶性维生素的吸收也有促进作用。胆汁分泌和排出的调节除受神经和体液调节外，经肠-肝循环返回的胆盐刺激肝胆汁分泌。

8. 胃运动的主要形式有：容受性舒张、蠕动、移行性复合运动。食糜由胃排入十二指肠的过程称为胃排空。胃排空的动力是胃与十二指肠之间的压力差。在三种主要食物中，糖类排空最快，蛋白质次之，脂肪类排空最慢。胃内因素(胃内食物量和促胃液素)促进胃排空，十二指肠内因素(酸、脂肪、渗透压及机械扩张)抑制胃排空。小肠在消化期的主要运动形式有紧张性收缩、分节运动、蠕动。

9. 小肠是吸收的主要部位。糖的吸收形式主要是单糖，蛋白质的吸收形式主要是氨基酸，均属继发性主动转运，经血液途径吸收。脂肪的吸收途径以淋巴为主。

第一节 概 述

人体新陈代谢必须从外界摄取营养物质。营养物质主要来自食物，包括蛋白质、脂肪、糖类、维生素、水和无机盐等，其中维生素、水和无机盐可以直接被吸收利用，而蛋白质、脂肪和糖类属于结构复杂的大分子物质，必须先在消化管内分解成为结构简单的小分子物质，才能透过消化管黏膜进入血液循环。食物在消化管内被分解为小分子物质的过程称为消化(digestion)。消化后的小分子物质以及水、无机盐和维生素通过消化管黏膜，进入血液和淋巴循环的过程，称为吸收(absorption)。消化和吸收是两个相辅相成、紧密联系的过程。通过吸收摄取食物精华，最后不能被吸收的食物残渣，形成粪便排出体外。

消化系统的主要功能是对食物进行消化和吸收，为机体新陈代谢提供物质和能量来源。此外，还有内分泌功能和免疫功能。

一、消化的方式

食物的消化方式有两种：一种是机械消化，即通过消化道的运动，将食物磨碎，并使其与消化液充分混合，同时将其向消化管远端推送；另一种是化学消化，即通过消化酶的各种化学作用，将食物中大分子的营养物质分解为可被吸收的小分子物质。通常这两种消化方式同时进行，相互配合。

二、消化腺的分泌和消化液的功能

消化腺包括存在于消化道黏膜内许多散在的腺体和附属于消化道的唾液腺、肝和胰腺。每日向消化管内分泌的各种消化液总量达 6～8 L(表 6-1)。消化液主要由有机物、无机物和水组成。消化液的功能主要有：①分解食物中的各种成分；②为各种消化酶提供适宜的 pH 环境；③稀释食物，使其渗透压与血浆的渗透压接近，以利于营养物质的吸收；④保护消化管黏膜免受理化因素的损伤。

消化腺分泌消化液是腺细胞的主动活动过程，包括从血液中摄取原料，在细胞内合成分泌物，以及将分泌物排出等一系列复杂的过程。腺细胞膜上存在多种受体，当不同的刺激物与相应的受体结合时，通过不同的受体后信号转导机制，引起细胞内一系列反应，最终以出胞方式排出分泌物。

表 6-1 消化液的成分

消化液名称	分泌量(L/d)	pH	主要成分
唾液	1.0～1.5	6.6～7.1	黏液、α-淀粉酶
胃液	1.5～2.5	0.9～1.5	黏液、盐酸、胃蛋白酶(原)、内因子
胰液	1.0～2.0	7.8～8.4	HCO_3^-、胰淀粉酶、胰脂肪酶、胰蛋白酶(原)、糜蛋白酶(原)
胆汁	0.8～1.0	6.8～7.4	胆盐、胆固醇、胆色素
小肠液	1.0～3.0	7.6～8.0	黏液、肠激酶
大肠液	0.6～0.8	8.3～8.4	黏液、HCO_3^-

三、消化道平滑肌的生理特性

除口腔、咽、食管上段的肌肉和肛门外括约肌为骨骼肌外，消化道其余部分的肌肉都是平滑肌。

消化道平滑肌具有肌肉组织的一般生理特性，如兴奋性、传导性和收缩性，同时又有自己的特点，如与骨骼肌和心肌相比，消化道平滑肌的兴奋性较低，收缩速度较慢，但伸展性大。消化道平滑肌对电刺激不敏感，而对机械牵张、温度变化和化学刺激敏感。许多部位的消化道平滑肌有自发的节律性运动，但频率慢且节律不稳定。

消化道平滑肌的生物电活动也有自己的特点。

1. 静息电位 消化道平滑肌细胞的静息电位为－50～－60 mV，波动较大。其形成原因主要为 K^+ 外流，另外还有 Na^+-K^+ 泵生电作用、少量的 Na^+ 内流和 Cl^- 外流参与。

2. 慢波电位 在静息电位基础上产生自发性去极化和复极化的节律性电位波动，其频率较慢，故称为慢波电位，又称为基本电节律(basal electrical rhythm)。用细胞内微电极记录到的慢波多为单向波，包括快速的去极化相和缓慢的形成平台的复极化相。慢波波幅约为5～15mV，持续几秒至十几秒，其发生频率因部位而异。人胃的慢波频率为每分钟 3 次，十二指肠为每分钟 12 次。慢波本身亦可引起较弱的肌肉收缩，并使静息电位接近于阈电位，一旦达到阈电位，就可产生动作电位，产生较强的肌肉收缩。

慢波由存在于纵行肌与环行肌之间的 Cajal 间质细胞产生，这些细胞具有成纤维细胞和平滑肌细胞的特性，并与纵、环两层平滑肌细胞形成缝隙连接，可将慢波快速传播到平滑肌。慢波产生的原因可能是由于 Na^+-K^+ 泵活动的周期性改变造成的。

3. 动作电位 当慢波去极化达阈电位时，在慢波基础上会产生一至数个动作电位。消化道平滑肌细胞动作电位的时程较骨骼肌长(约 10～20 ms)，幅值较低。去极化相主要是由慢钙通道开放，Ca^{2+}(以及少量 Na^+)内流引起的。复极化相是由于 K^+ 通道开放，K^+ 外流造成的。

慢波被认为是平滑肌的起步电位，控制着平滑肌收缩的节律，并决定蠕动的方向、节律和速度，每个慢波所出现的动作电位数目越多，肌肉收缩的幅度也越大(图 6-1)。

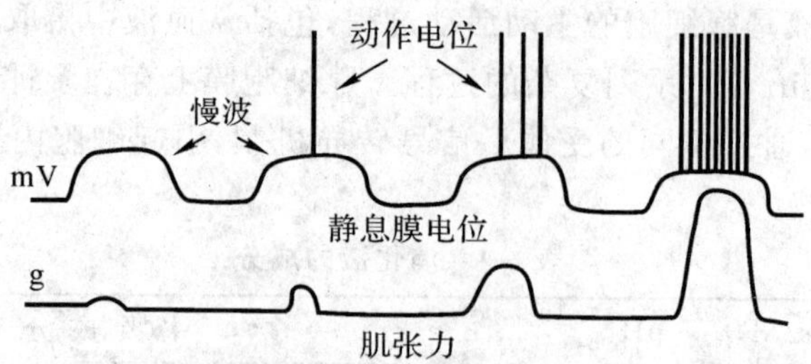

图 6-1　消化道平滑肌的电活动与收缩之间的关系

四、消化道的神经支配及其作用

消化道的神经支配包括内在神经系统和外来神经系统两大部分。两者相互协调，共同调节胃肠功能(图 6-2)。

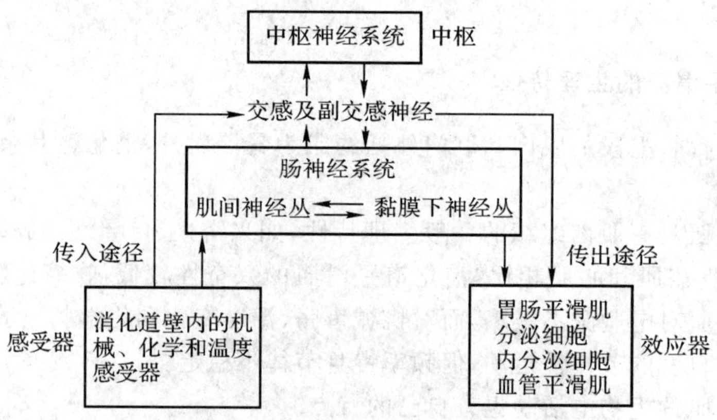

图 6-2　消化系统的局部和中枢性反射通路

(一)内在神经系统

胃肠内在神经系统又称肠神经系统，是由存在于消化管壁内的神经元和神经纤维组成的复杂的神经网络。其中有感觉神经元，感受胃肠道内化学、机械和温度等刺激；有运动神经元，支配胃肠道平滑肌、腺体和血管；还有大量的中间神经元。各种神经元之间通过短的神经纤维形成网络联系。内在神经系统释放的神经递质和调质种类很多，几乎所有中枢神经系统中的递质和调质(如 NO、Ach 及脑啡肽等)均存在于内在神经元。因此，内在神经构成了一个完整的、可以独立完成反射活动的整合系统，但在完整的机体内，内在神经受外来神经的调节。

消化道的内在神经丛包括黏膜下神经丛和肌间神经丛(图 6-3)，分布于食管中段至肛门的绝大部分消化道壁内。黏膜下神经丛位于环行肌与黏膜层之间，主要参与消化道腺体和内分泌细胞的分泌，肠内物质的吸收以及对局部血流的控制。肌间神经丛位于纵行肌与环行肌之间，其中有兴奋性神经元，也有抑制性神经元。肌间神经丛主要调节消化道的运动。两神经丛之间有中间神经元相互联系，同时都有感觉神经元传入感觉信号，并接受外来神经纤维支配。

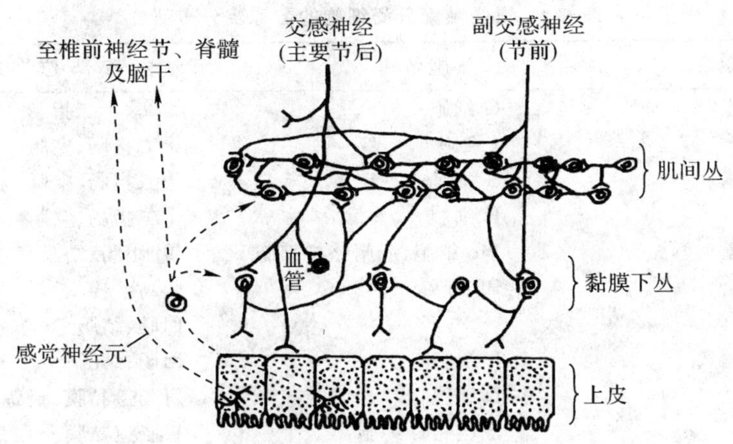

图 6-3　胃肠壁内的神经丛

(二)外来神经系统

支配消化道的外来神经包括交感神经和副交感神经，其中副交感神经对消化功能的影响更大。交感神经发自脊髓胸 5 至腰 2 段的侧角，在腹腔神经节、肠系膜神经节或腹下神经节更换神经元后，发出节后纤维，主要分布在内在神经元上，抑制其兴奋性，或直接支配胃肠道平滑肌、血管平滑肌及胃肠道腺细胞。交感神经兴奋时，节后纤维末梢释放去甲肾上腺素，引起胃肠道运动减弱，腺体分泌减少；但对胃肠括约肌则引起它们的收缩，对某些唾液腺(如颌下腺)也起到刺激分泌的作用。胃肠交感神经中约有 50%的纤维为传入纤维。

副交感神经主要来自迷走神经和盆神经，其节前纤维直接进入胃肠组织，与内在神经元形成突触，发出节后纤维支配腺细胞、上皮细胞和平滑肌细胞。胃肠副交感神经兴奋时，节后纤维末梢主要释放乙酰胆碱，引起胃肠道运动增强，腺体分泌增加；但对胃肠括约肌则引起它们的舒张。少数胃肠副交感神经的节后纤维末梢释放嘌呤类和肽类，它们的作用视具体部位而异。迷走神经中约有 80%的神经纤维为传入纤维，可将胃肠感受器信号传入高位中枢，引起反射调节，如“迷走-迷走”反射。

五、胃肠激素

(一)胃肠激素的概念

由胃肠黏膜层及胰岛的内分泌细胞和旁分泌细胞合成并分泌的肽类物质，统称为胃肠激素(gastrointestinal hormone)。从胃到大肠的黏膜内，约有 40 多种内分泌细胞，它们分散地分布在胃肠黏膜细胞之间，可分泌多种胃肠激素(表 6-2)。迄今已发现和鉴定的胃肠激素多达 20 多种，其中被认为是起生理性调节和循环激素作用的激素有 5 种，它们是促胃液素(gastrin)、缩胆囊素(cholecystokinin，CCK)、促胰液素(secretin)、抑胃肽(gastric inhibitory peptide，GIP)及促胃动素(motilin)。

表 6-2 胃肠激素分泌细胞的名称及分布部位

胃肠激素	细胞名称	分布部位
促胃液素	G 细胞	胃窦、十二指肠
缩胆囊素	I 细胞	十二指肠、空肠
促胰液素	S 细胞	十二指肠、空肠
抑胃肽	K 细胞	十二指肠、空肠
促胃动素	Mo 细胞、肠嗜铬样细胞	胃、小肠、结肠
胰多肽	PP 细胞	胰岛
YY 肽		回肠、结肠
肠高血糖素	L 细胞	回肠、结肠
生长抑素	D 细胞	胃肠道黏膜、胰岛
组胺	肠嗜铬样细胞	胃肠道黏膜
血管活性肠肽		胃肠道黏膜及肌层
促胃液素释放肽		胃黏膜
脑啡肽		胃肠道黏膜及肌层

一些最初在胃肠道发现的激素或肽类，也存在于中枢神经系统中；而原来认为只存在于中枢神经系统的肽类，也在消化道中被发现。这些双重分布的肽类被统称为脑-肠肽(brain-gut peptides)。已知的脑-肠肽有促胃液素、缩胆囊素、P 物质、生长抑素、神经降压素等 20 余种。

(二)胃肠激素的作用

胃肠激素的主要作用是调节消化器官的功能，但对体内其他器官功能也可产生广泛影响。胃肠激素对消化器官的作用主要有：

1. 调节消化腺的分泌和消化道的运动　不同的胃肠激素对不同的消化腺、平滑肌和括约肌产生不同的调节作用。三种主要胃肠激素的作用见表 6-3。

表 6-3 三种胃肠激素对消化腺分泌和消化管运动的作用

	胃酸	胰 HCO_3^-	胰酶	肝、胆汁	小肠液	食管-胃括约肌	胃平滑肌	小肠平滑肌	胆囊平滑肌
促胃液素	++	+	++	+	+	+	+	+	+
促胰液素	−	++	+	+	+	−	−	−	+
缩胆囊素	+	+	++	+	+	−	±	+	++

注：+：兴奋；++：强兴奋；−：抑制；±：依部位不同既有兴奋又有抑制

2. 调节其他激素释放　例如抑胃肽有很强的刺激胰岛素分泌的作用。此外，生长抑素、胰多肽、血管活性肠肽等对生长素、胰岛素、胰高血糖素和促胃液素等激素的释放均有调节作用。

3. 营养作用　一些胃肠激素具有促进消化道组织的代谢和生长的作用，称为营养作用。例如，促胃液素能刺激胃泌酸部位黏膜和十二指肠黏膜细胞的 DNA、RNA 和蛋白质的合成。给动物长期注射五肽促胃液素(一种人工合成的促胃液素活性片段)可引起壁细胞增生。此外，小肠黏膜 I 细胞释放的缩胆囊素则具有促进胰腺外分泌组织生长的作用。

促胃液素瘤

促胃液素瘤又称 Zollinger-Ellison 综合征，是胰腺非 B 细胞瘤能分泌大量促胃液素者所致。肿瘤往往很小（<1 cm），生长缓慢，半数为恶性。大量促胃液素可刺激壁细胞增生，分泌大量胃酸，使上消化道经常处于高酸环境，导致胃、十二指肠球部和不典型部位（十二指肠降段、横段，甚至空肠近端）发生多发性溃疡。与常见消化道溃疡鉴别主要是溃疡发生于不典型部位，具难治性特点，有过高胃酸分泌及空腹血清促胃液素>200 pg/ml，常>500 pg/ml。

第二节 口腔内消化

消化过程从口腔开始。食物在口腔停留的时间约 15～20 s；在这里，食物被咀嚼、湿润而后吞咽。口腔中的唾液对食物有较弱的化学消化作用。

一、唾液

人的口腔内有三对主要的唾液腺，即腮腺、下颌下腺和舌下腺，还有众多散在的小唾液腺，唾液是这些腺体分泌的混合液。

（一）唾液的性质和成分

唾液（saliva）是近于中性（pH 6.6～7.1）的低渗或等渗液体，其中水分约占 99%；有机物主要为粘蛋白、唾液淀粉酶、溶菌酶、舌脂酶、免疫球蛋白 A、乳铁蛋白、富含脯氨酸的蛋白质、激肽释放酶及血型物质等；无机物有 Na^+、K^+、Ca^{2+}、HCO_3^-、Cl^-和一些气体分子。

（二）唾液的作用

唾液可以湿润和溶解食物，以引起味觉并易于吞咽；还可以清除口腔中食物的残渣，冲淡和中和进入口腔的有害物质，对口腔起清洁和保护作用；唾液中的溶菌酶和免疫球蛋白有杀灭细菌和病毒的作用。在人的唾液中含有唾液淀粉酶，可将淀粉分解为麦芽糖。此酶的最适 pH 是 7.0，但随食物进入胃后还可以继续作用一段时间，直至食物 pH 小于 4.5 后才彻底失活。

（三）唾液分泌的调节

唾液分泌完全是通过神经调节机制实现的，包括条件反射和非条件反射。进食之前，食物的色、香、味、形以及进食环境，甚至联想食物所引起的唾液分泌属于条件反射；进食过程中，食物对口腔黏膜的温度、化学和机械刺激所引起的唾液分泌则属于非条件反射。条件反射的传入纤维为第Ⅰ、Ⅱ、Ⅷ对脑神经，非条件反射的传入纤维为第Ⅴ、Ⅶ、Ⅸ、Ⅹ对脑神经。唾液分泌的初级中枢在延髓的上涎核和下涎核，高级中枢则位于下丘脑及大脑皮质的味觉及嗅觉感受区。唾液腺受副交感神经和交感神经的双重支配，以前者的作用为主。副交感神经兴奋引起量多、稀薄（水多、有机物少）的唾液分泌，同时伴有唾液腺血管的扩张，其纤维末梢释放的递质分别为 Ach 和血管活性肠肽（VIP）；交感神经兴奋（其纤维末梢释放的递质为去甲肾上腺素）引起量少、黏稠（水少、富含有机物）的唾液分泌，同时唾液腺血管先收缩（直接作用）后舒张（局部代谢产物的间接作用）。

二、咀嚼和吞咽

咀嚼(mastication)是由各咀嚼肌按一定的顺序收缩而实现的，是随意运动，但通常是一种反射活动，受口腔感受器和咀嚼肌本体感受器传入冲动的制约。咀嚼的作用是：①将食物切碎；②将切碎的食物与唾液混合形成食团，便于吞咽；③使食物与唾液淀粉酶充分接触而产生化学消化作用。此外，咀嚼还能加强食物对口腔内各种感受器的刺激，反射性地引起胃、胰、肝、胆囊等活动加强，为下一步的消化及吸收过程做好准备。

吞咽(deglutition)虽然可以随意发动，但整个过程是一个复杂的反射活动。根据食团所经过的部位，可将吞咽过程分为三期。

第一期：由口腔到咽。这是在大脑皮层控制下随意启动的。舌尖和舌后部依次上举，抵触硬腭并后缩，将食团挤向软腭后方至咽部。

第二期：由咽到食管上端。由于食团刺激了软腭和咽部的触觉感受器，引起一系列快速反射动作，包括软腭上升，咽后壁向前突出，封闭鼻咽通路，声带内收，喉头升高并向前紧贴会厌，封闭咽与气管的通路，呼吸暂停，食管上括约肌舒张，食团被挤入食管。

第三期：食团沿食管下行至胃。当食团通过食管上括约肌后，该括约肌即反射性收缩，食管随即产生一由上而下的蠕动(图 6-4)，将食团向下推送。蠕动(peristalsis)是指空腔器官平滑肌的顺序收缩，形成一种向前推进的波形运动。蠕动是消化道的基本运动形式，是一种由神经介导的，可使消化道内容物向下推进的反射活动，蠕动反射通常由两个部分组成：一是腔内食团近端的兴奋性反应，表现为环行肌收缩和纵行肌舒张；另一是食团远端的抑制性反应，表现为纵行肌收缩和环行肌舒张。

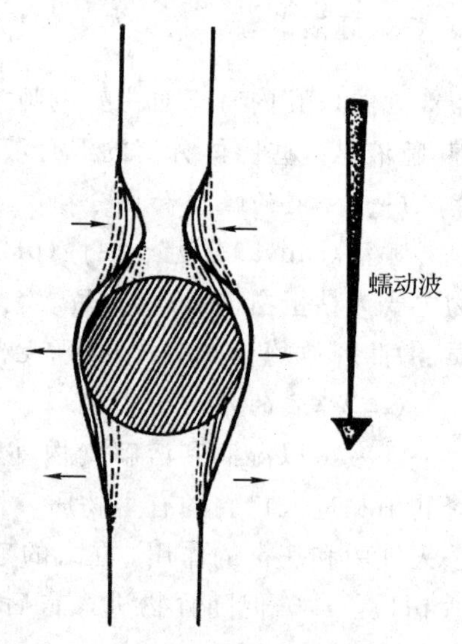

图 6-4 食管蠕动的模式图

在食管和胃之间，虽然不存在解剖学上的括约肌，只是环行肌轻度增厚，但确实有一个高压区，宽约 1～2 cm，其内压力比胃内压高约 0.67～1.33 kPa(5～10 mmHg)，可阻止胃内容物逆流入食管，起到了类似生理性括约肌的作用，故称为食管下括约肌。食管下括约肌的紧张性收缩主要受迷走神经的胆碱能纤维调节。刺激支配食管下括约肌的交感神经以及食物入胃后引起的促胃液素、促胃动素释放增加，也能引起食管下括约肌的紧张性收缩增强。食管下括约肌的舒张则是由迷走神经纤维末梢释放的 VIP 介导的，VIP 通过促进靶细胞合成 NO 从而使平滑肌舒张。此外，前列腺素(PGE_1)及异丙肾上腺素也可使食管下括约肌的紧张性收缩减弱。

总之，吞咽是由一连串依一定顺序发生的反射动作实现的，统称为吞咽反射。吞咽反射的传入神经包括第Ⅴ、Ⅸ对(来自软腭和咽后壁)，第Ⅹ对(来自会咽和食管)脑神经的传入神经；反射的基本中枢位于延髓内；而传出神经则在第Ⅴ、Ⅸ、Ⅻ对脑神经(支配舌、喉、咽部肌肉)和迷走神经(支配食管)中。

第三节 胃内消化

胃是消化道中最膨大的部分，具有暂时贮存食物的功能。成人胃的容量约1～2 L。食物在胃内还将受到胃液的化学消化和胃壁肌肉运动的机械消化。

一、胃液的性质、成分和作用

胃黏膜是一个含有三种管状外分泌腺(胃腺)和多种内分泌细胞的复杂的分泌器官。胃腺主要有贲门腺、泌酸腺(位于胃底和胃体)及幽门腺三种。胃液(gastric juice)是由这三种腺体和胃黏膜上皮细胞的分泌物构成的。

纯净的胃液是一种pH为0.9～1.5的无色液体。正常人每日分泌量约1.5～2.5 L。胃液的成分除水分外，主要有盐酸、胃蛋白酶、黏液、HCO_3^-和内因子。此外，还含有胃脂肪酶和胃淀粉酶等。

1. 盐酸(亦称胃酸) 是由泌酸腺中的壁细胞分泌的。正常人空腹时盐酸排出量(基础酸排出量)为每小时0～5 mmol。在食物或某些药物刺激下，盐酸排出量可明显增加。正常人的盐酸最大排出量每小时可达20～25 mmol。

胃液中H^+的最高浓度可达150 mmol/L，比壁细胞胞浆的H^+浓度高约300万倍。因此，壁细胞分泌H^+是逆着巨大浓度梯度进行的主动过程。壁细胞胞浆内的水解离生成H^+和OH^-，H^+在位于壁细胞内的分泌小管膜上H^+-K^+依赖式ATP酶(又称质子泵)的作用下，主动分泌到小管内，OH^-留在细胞内有待被中和。由于壁细胞内含有丰富的碳酸酐酶，它能将从血浆中摄取的和细胞代谢产生的CO_2与水化合，形成H_2CO_3。H_2CO_3随即解离成H^+和HCO_3^-。H^+和OH^-中和生成水，HCO_3^-则与血浆中的Cl^-进行交换而进入血液，与Na^+形成$NaHCO_3$。而血浆中的Cl^-则进入壁细胞，再通过分泌小管膜上特异性的Cl^-通道进入小管腔，在小管内与H^+形成HCl。当需要时再由壁细胞分泌入胃腔(图6-5)。

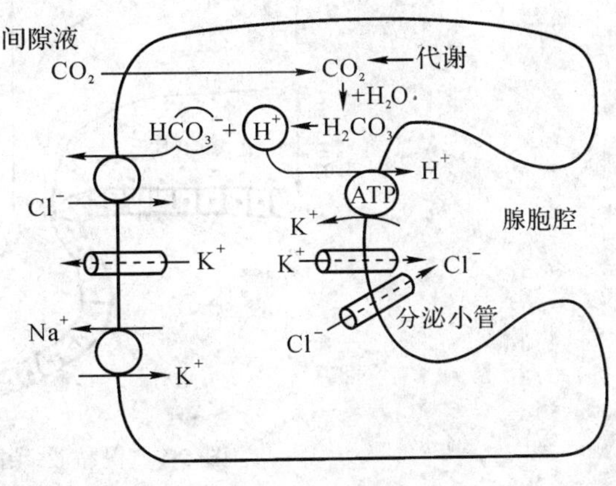

图6-5 壁细胞分泌盐酸的基本过程

由于质子泵已被证实是各种因素引起胃酸分泌的最后通路，所以，选择性抑制质子泵的药物(如奥美拉唑)已被临床用来有效地抑制胃酸分泌。

胃酸可杀灭随食物进入胃内的细菌，还能激活胃蛋白酶原，使其转变为有活性的胃蛋白酶，并为其作用提供适宜的酸性环境。盐酸进入小肠内可引起促胰液素的释放，从而有促进胰液、胆汁和小肠液分泌的作用。盐酸所造成的酸性环境还有利于铁和钙在小肠内吸收。盐酸分泌过多对胃和十二指肠黏膜有侵蚀作用，是溃疡病发病的重要原因之一。

2. 胃蛋白酶原 胃蛋白酶原(pepsinogen)主要是由泌酸腺的主细胞分泌的。主细胞中的胃蛋白酶原贮存在细胞顶部的分泌颗粒中，当细胞受到刺激时，通过胞吐作用释放入腺腔。

胃蛋白酶原依其电泳迁移率大小可分为 7 个组分，组分 1～5 称为胃蛋白酶原Ⅰ，组分 6～7 被称为胃蛋白酶原Ⅱ，它们在血清中的含量及比值的变化对临床胃部疾病诊断具有一定意义。

无活性的胃蛋白酶原在盐酸作用下，或在酸性条件下，通过自身催化，转变为有活性的胃蛋白酶。胃蛋白酶可分解蛋白质为朊和胨，以及少量的多肽或氨基酸。胃蛋白酶作用的最适 pH 为 2.0～3.5，当 pH>5 时便失活。

3. 黏液和 HCO_3^-　胃的黏液是由表面上皮细胞、胃底腺的颈黏液细胞、贲门腺和幽门腺共同分泌的，其主要成分为糖蛋白。黏液具有较高的粘滞性和形成凝胶的特性，它在正常人胃黏膜表面形成一个厚约 500 μm 的凝胶层，可减少粗糙食物对胃黏膜的机械性损伤。

胃内 HCO_3^- 主要是由胃黏膜的非泌酸细胞分泌的，仅有少量的 HCO_3^- 是从组织间液渗入胃内的。

单独的黏液和 HCO_3^- 的分泌都不能有效地保护胃黏膜不受胃腔内盐酸和胃蛋白酶的损伤，但两者联合作用则可形成一个屏障，称为"黏液-HCO_3^- 屏障"，可有效地保护胃黏膜，这是因为黏液的黏稠度为水的 30～260 倍，当胃腔内的 H^+ 通过黏膜表面的黏液层向上皮细胞扩散时，其移动速度将明显减慢，并不断地与从黏液层下面向表面扩散的 HCO_3^- 遭遇，两种离子在黏液层内发生中和，形成一个跨黏液层的 pH 梯度(图 6-6)。黏液层靠近胃腔侧的 pH 一般为 2.0 左右，而靠近上皮细胞侧的 pH 则为 7.0 左右。黏液深层的中性 pH 环境还能使黏膜表面的胃蛋白酶丧失分解蛋白质的作用。

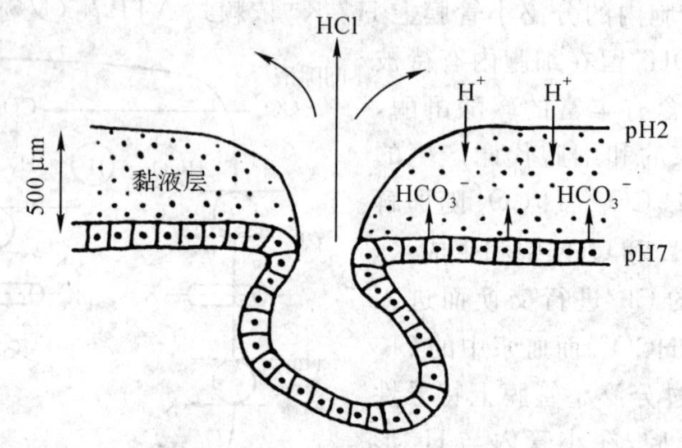

图 6-6　胃黏液-碳酸氢盐屏障示意图

正常情况下，黏液层靠近胃腔侧的糖蛋白会受到胃蛋白酶的作用而水解，由凝胶状态变为溶胶状态而进入胃液。但在正常情况下，黏液水解的速度与上皮细胞分泌的速度之间处于动态平衡，从而保持了黏液屏障的完整性和连续性。

4. 内因子　壁细胞还分泌一种相对分子质量约 55000 的糖蛋白，称为内因子(intrinsic factor)，它可与随食物进入胃内的维生素 B_{12} 结合而促进维生素 B_{12} 在回肠的主动吸收。

胃黏膜屏障破坏与应激性溃疡

胃黏膜屏障的破坏是形成应激性溃疡的重要机制。导致胃粘膜屏障破坏的因素主要有以下方面：①胃黏膜血流改变，应激状态时，交感-肾上腺系统兴奋，儿茶酚胺分泌增加，使胃黏膜血管痉挛，并可使黏膜下层动静脉短路，流经黏膜表面的血液减少。胃黏膜缺血可造成黏膜坏死，黏膜损害程度与缺血程度有很大关系；②黏液与碳酸氢盐减少，应激状态时，交感神经兴奋，胃运动减弱，幽门功能紊乱，胆汁反流入胃。胆盐有抑制碳酸氢盐分泌的作用，并能溶解胃黏液，还间接抑制黏液合成；③前列腺素水平降低，前列腺素对胃黏膜有保护作用，可刺激表层细胞 cAMP 升高，促进胃黏液和碳酸氢盐的分泌，还能增加胃黏膜血流量，抑制胃酸分泌及促进上皮细胞更新。应激状态时，可导致前列腺素水平下降；④超氧离子的作用，应激状态时机体可产生大量超氧离子，其可使细胞完整性受到破坏，核酸合成减少，上皮细胞更新速率减慢，损伤胃黏膜；⑤胃黏膜上皮细胞更新减慢，应激因素可通过多种途径使胃黏膜上皮细胞增生减慢，削弱黏膜的屏障作用。

二、胃的运动

胃运动主要完成以下三方面的功能：①容纳进食时摄入的大量食物；②对食物进行机械消化；③以适当的速率向十二指肠排出食糜。胃底和胃体的前部（也称头区）运动较弱，主要是容纳食物，胃体的远端和胃窦（也称尾区）则有较明显的运动。

（一）胃运动的主要形式

1. 容受性舒张　当咀嚼和吞咽时，食物对咽、食管等处感受器的刺激可反射性地引起胃头区平滑肌紧张性降低和舒张，使胃腔容量由空腹时的约 50 ml 增加到进食后的 1.5 L。胃壁肌肉的这种活动称为容受性舒张（receptive relaxation），它适应于大量食物的涌入，而胃内压变化不大。

胃的容受性舒张是通过迷走-迷走反射实现的。在这个反射中，迷走传出通路是抑制性的，其末梢释放的递质可能是某种肽类物质或一氧化氮（NO）。

2. 蠕动　胃蠕动出现于食物入胃后 5 分钟左右。蠕动起始于胃的中部，约每分钟 3 次，每个蠕动波约需 1 分钟到达幽门。因此，进食后胃的蠕动通常是一波未平，一波又起（图 6-7）。

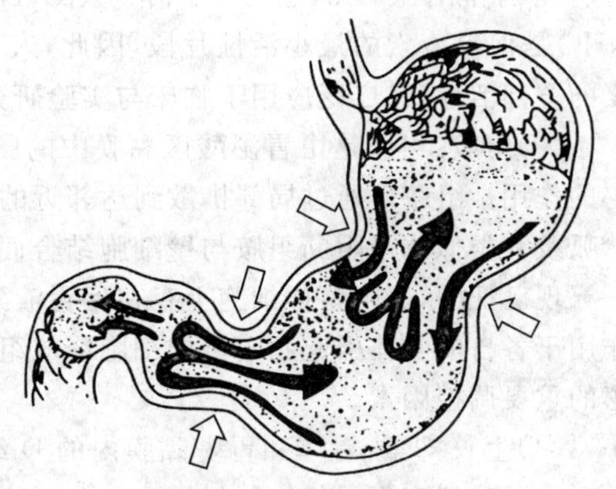

图 6-7　胃的蠕动

蠕动波初起时较小，在向幽门传播过程中，波的幅度和速度逐渐增加，当接近幽门时明显增强，可将一部分食糜（约 1～2 mL）排入十二指肠。当收缩波超越胃内容物到达胃窦终末时，由于胃窦终末部的有力收缩，可将一部分食糜反向推回到近侧胃窦或胃体。食糜的这种后退有利于块状食物在胃内进一步被磨碎。

（二）胃的排空

食糜由胃排入十二指肠的过程称为胃排空（gastric emptying）。一般在食物入胃后5分钟即有部分食糜被排入十二指肠。食糜的理化性状和化学组成不同，胃排空的速度也不同。一般来说，稀的、流体食物比稠的、固体食物排空快；颗粒小的食物比大块的食物排空快；等渗溶液比非等渗溶液快。在三种主要食物中，糖类排空最快，蛋白质次之，脂肪类排空最慢。混合食物由胃完全排空通常需4～6小时。

（三）消化间期的胃运动

人在空腹时，胃运动呈现以间歇性强力收缩伴有较长的静息期为特征的周期性运动，并向肠道方向扩布。胃肠道在消化间期的这种运动称为移行性复合运动（migrating motor complex，MMC）。其意义是可将上次进食后遗留的食物残渣和积累的黏液推送到十二指肠，为下次进食作好准备。进食后这种运动消失。

三、胃内消化的调节

（一）胃液分泌的调节

空腹时胃液不分泌或很少分泌。进食是胃分泌的自然刺激，它通过神经和体液因素调节胃液的分泌。

1. 影响胃液分泌的主要内源性物质

（1）乙酰胆碱：乙酰胆碱是大部分支配胃的迷走神经及部分肠壁内在神经末梢释放的递质。乙酰胆碱可直接作用于壁细胞上的胆碱能（M_3型）受体而刺激胃酸分泌，它的作用可被胆碱受体阻断剂如阿托品阻断。

（2）促胃液素：G细胞可直接感受胃肠腔内化学物质（主要是蛋白质消化产物氨基酸及其胺类衍生物）的刺激而释放促胃液素（gastrin），迷走神经也可引起促胃液素释放。

促胃液素释放后主要通过血液循环作用于壁细胞引起胃酸分泌增加。体内的促胃液素以多种分子形式存在，主要的有两种：大促胃液素（G-34）和小促胃液素（G-17）。G-17刺激胃分泌的作用比G-34强5～6倍。人G-17分子C端的4个氨基酸（色-甲硫-门冬-苯丙-NH_2）是促胃液素的最小活性片段，因此，人工合成的四肽或五肽促胃液素具有天然促胃液素的全部活性，已广泛应用于临床与实验研究。

（3）组胺：组胺是由胃泌酸区黏膜中的肠嗜铬样细胞分泌的，它具有很强的刺激胃酸分泌的作用。组胺可通过局部扩散到达邻近的壁细胞。壁细胞上的组胺受体为H_2受体，甲氰咪呱及其类似物可阻断组胺与壁细胞结合而抑制胃酸分泌。

现已证明，肠嗜铬样细胞上存在促胃液素受体和胆碱受体，促胃液素和乙酰胆碱可通过作用于各自的受体引起肠嗜铬样细胞释放组胺而调节胃酸分泌。因此，组胺被认为是胃酸分泌的重要调控因素。

（4）生长抑素：胃体和胃窦黏膜内的D细胞可释放一种十四肽的激素，称为生长抑素，它对胃酸分泌有很强的抑制作用。生长抑素可通过：①抑制胃窦G细胞释放促胃液素；②抑制肠嗜铬样细胞释放组胺；③直接抑制壁细胞的功能等多个途径来抑制胃酸分泌。此外，前列腺素（PGE_2、PGI_2）以及上皮生长因子也可抑制胃酸分泌。

目前认为组胺对酸的刺激作用是通过cAMP介导的；而促胃液素和乙酰胆碱并不增加细胞内cAMP水平，它们的胃酸刺激作用是通过Ca^{2+}依赖性途径介导的；生长抑素、PGE_2

和 PGI_2 以及上皮生长因子则是通过抑制性G蛋白调节腺苷酸环化酶活性而起作用的。值得注意的是,上述物质不仅各自对壁细胞有直接作用,它们之间还存在着复杂的相互关系。壁细胞的胃酸分泌水平正是各种因素相互加强、相互拮抗及相互制约的结果。

2.消化期的胃液分泌 进食后胃液分泌的调节机制,一般按感受食物刺激的部位分成三个时期,即头期、胃期和肠期。这三个时期几乎是同时开始、互相重叠的(图6-8)。

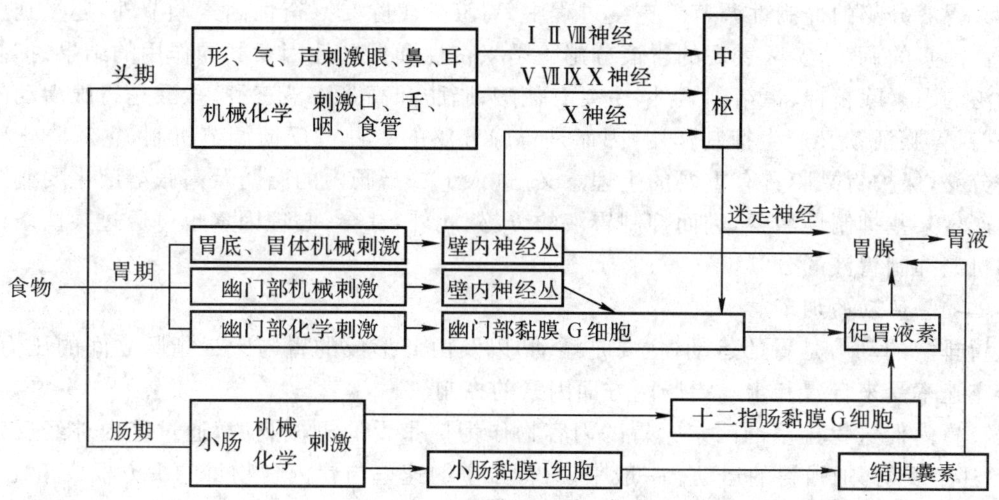

图6-8 进食促进胃液分泌的机制

(1)头期胃液分泌:头期胃液分泌的传入冲动均来自头部感受器(眼、耳、鼻、口腔、咽、食管)。在动物实验中,当食物经口腔进入食管后,如果从食管的手术切口流出体外,食物并未进入胃内(称为假饲),却可引起胃液分泌。假饲引起的胃液分泌机制包括条件反射和非条件反射。前者是由和食物有关的形象、气味、声音等刺激了视、嗅、听等感受器而引起的;后者则是当咀嚼和吞咽食物时,食物刺激了口腔和咽喉等处的化学和机械感受器而引起的。这些反射的传入途径和由进食引起的唾液分泌的传入途径相同,反射中枢包括延髓、下丘脑、边缘叶和大脑皮层等。迷走神经是这些反射共同的传出神经。

迷走神经除了直接作用于壁细胞刺激其分泌外,还可作用于胃窦部的G细胞,通过释放促胃液素间接刺激胃腺分泌。支配壁细胞的迷走神经末梢释放的神经递质是乙酰胆碱,阿托品可阻断其作用,但阿托品不能阻断迷走神经引起的促胃液素释放。目前认为,支配G细胞的迷走神经节后纤维释放的是一种肽类物质——蛙皮素,也称促胃液素释放肽。在人的头期胃液分泌中,迷走神经的直接作用较其间接作用更为重要。

头期胃液分泌量与食欲有很大关系。一般情况下,头期胃液分泌量较大,约占进食后分泌量的30%,酸度及胃蛋白酶原的含量均很高。

(2)胃期胃液分泌:食物入胃后,对胃产生机械性和化学性刺激,继续引起胃液分泌,其主要途径为:①扩张刺激胃底、胃体部的感受器,通过迷走-迷走神经长反射和壁内神经丛的短反射,直接或间接通过促胃液素引起胃腺分泌;②扩张刺激胃幽门部,通过壁内神经丛,作用于G细胞引起促胃液素的释放;③食物的化学成分直接作用于G细胞,引起促胃液素的释放。

胃期分泌的胃液量大,约占进食后总分泌量的60%,酸度及胃蛋白酶原的含量也很高。

(3)肠期胃液分泌:当食物离开胃进入小肠后,还有继续刺激胃液分泌的作用。肠期胃液分泌主要是通过体液调节机制实现的，即当食物与小肠黏膜接触后，有一种或几种激素从小肠黏膜释放出来，通过血液循环作用于胃。由十二指肠释放的促胃液素是肠期胃液分泌的体液因素之一。在食糜作用下，小肠黏膜还可能释放一种叫“肠泌酸素”的激素刺激胃酸分泌。

肠期胃液分泌的量不大，大约占进食后胃液分泌总量的10%，这可能与食物在小肠内同时还产生许多对胃液分泌起抑制性作用的调节机制有关。

3. 胃液分泌的抑制性调节　进食过程中，胃液分泌除受兴奋性因素调节外，还受到各种抑制性因素的调节，实际表现的胃液分泌正是兴奋性和抑制性因素共同作用的结果。抑制胃酸分泌的因素除精神、情绪因素外，主要有盐酸、脂肪和高张溶液三种。盐酸是胃腺活动的产物，它对胃腺活动又产生抑制作用，因而是胃腺分泌的一种负反馈调节机制，它对防止胃酸过度分泌，保护胃黏膜具有重要的生理意义。进入十二指肠内的脂肪及高张溶液主要刺激肠黏膜产生某些抑制性激素，进而抑制胃液的分泌。此外，社会、心理因素也可通过某些条件反射的机制抑制胃液的分泌。

(二)胃运动的调节

胃排空的动力是胃的运动(主要是蠕动)以及由此形成的胃与十二指肠之间的压力差。胃排空速率受来自胃和十二指肠两方面因素的控制。

1. 胃内促进胃排空的因素　胃的内容物作为扩张胃的机械刺激，通过壁内神经反射或迷走-迷走反射，加强胃的运动。一般来说，胃排空的速率与胃内食物量的平方根成正比。食物的扩张刺激和化学成分还可引起促胃液素的释放。促胃液素对胃运动有刺激作用，从而促进胃排空。

2. 十二指肠内抑制胃排空的因素　在十二指肠壁上存在多种感受器，酸、脂肪、渗透压及机械扩张都可刺激这些感受器，反射性地抑制胃运动，使胃排空减慢。这种反射称为肠-胃反射，其传出冲动可通过迷走神经、壁内神经，甚至还可能有交感神经等几条途径到达胃。肠-胃反射对胃酸的刺激特别敏感，当小肠内pH降到3.0～4.0，反射即可引起，它抑制胃的运动和胃排空，从而可延缓酸性食糜进入十二指肠。而食糜，特别是胃酸和脂肪进入十二指肠后，还可引起小肠黏膜释放多种激素，抑制胃的运动和胃排空。

十二指肠内抑制胃运动的各种因素并不是经常存在的。随着盐酸在肠内被中和、食物消化产物被吸收，它们对胃的抑制性影响便逐渐消失，胃运动便又增强起来，并推送另一部分食糜进入十二指肠。如此重复，直至食糜全部排入十二指肠为止。由此可知，在神经和体液因素控制下，胃排空的间断进行，能较好地适应十二指肠内消化和吸收的速度。

(三)呕吐

呕吐是将胃及肠内容物从口腔强力驱出的动作。机械的和化学的刺激作用于舌根、咽部、胃、大小肠、总胆管、泌尿生殖器官等处的感受器都可引起呕吐，视觉和内耳前庭的位置感觉的改变，也可引起呕吐。

呕吐时，胃和食管下端舒张，膈肌和腹肌猛烈收缩，从而挤压胃内容物通过食管而进入口腔。同时，十二指肠和空肠上段的运动也变得强烈起来，蠕动增快并可转为痉挛。由于胃舒张而十二指肠收缩，压力差倒转，使十二指肠内容物流入胃内，故呕吐物中常混有胆汁和小肠液。

呕吐是一种反射活动。感觉冲动由迷走神经和交感神经传入到延髓的呕吐中枢。传出冲动则沿迷走神经、交感神经、膈神经和脊神经等传至胃、小肠、膈肌和腹壁肌肉等。呕吐中枢的位置在延髓外侧网状结构的背外侧，颅内压增高(脑水肿、脑瘤等情况)可直接刺激该中枢而引起呕吐。呕吐中枢在解剖上和功能上与呼吸中枢、心血管中枢均有密切的联系，它能协调这些邻近结构的活动，从而在呕吐时产生复杂的反应。

在延髓呕吐中枢的附近存在一个特殊的化学感受野，某些中枢性催吐药如阿朴吗啡，实际上是刺激了这个化学感受野，通过它再兴奋呕吐中枢。

呕吐是一种具有保护意义的防御性反射，它可把胃内有害的物质排出；但长期剧烈的呕吐会影响进食和正常的消化活动，使大量的消化液丢失，造成体内水、电解质和酸碱平衡的紊乱。

第四节　小肠内消化

小肠内消化是整个消化过程中最重要的阶段。食糜在小肠内停留的时间随食物的性质而有不同，一般为3～8小时。在这里，食糜将受到胰液、胆汁和小肠液的化学性消化以及小肠运动的机械性消化。食物通过小肠后，消化吸收过程基本完成，未被消化吸收的食物残渣则被推送到大肠。

一、胰液

胰液是由胰腺腺泡和小导管上皮细胞分泌，经胰腺导管排入十二指肠。

(一)胰液的性质和成分

胰液是无色、无臭的碱性液体，pH为7.8～8.4，人每日分泌量为1～2 L，渗透压与血浆相等。胰液中除含有大量水分外，还含有无机物和有机物。无机物主要是碳酸氢盐，它们主要由胰腺小导管上皮细胞分泌。有机物主要由各种消化酶组成。消化酶是由腺泡细胞分泌的，如胰淀粉酶、胰脂肪酶、蛋白水解酶等。

(二)胰液的作用

1. HCO_3^-　主要作用是中和进入十二指肠的胃酸，保护肠黏膜免受强酸的侵蚀；此外，HCO_3^-造成的弱碱性环境也为小肠内多种消化酶的活动提供了适宜的pH环境。

2. 胰淀粉酶(pancreatic amylase)　是一种α淀粉酶，对生、熟淀粉的水解效率都很高。淀粉经消化后的产物为糊精、麦芽糖及麦芽寡糖。胰淀粉酶作用的最适pH为6.7～7.0。

3. 胰脂肪酶(pancreatic lipase)　是消化脂肪的主要消化酶，可分解甘油三酯为脂肪酸、甘油一酯和甘油。它的最适pH为7.5～8.5。但是，胰脂肪酶只有在胰腺分泌的另一种小分子蛋白质——辅脂酶存在的条件下才能发挥作用。胰液中还含有胆固醇酯水解酶及磷脂酶A_2，分别水解胆固醇酯和卵磷脂，前者生成胆固醇和脂肪酸，后者生成溶血卵磷脂和脂肪酸。

4. 蛋白水解酶　主要有胰蛋白酶(trypsin)、糜蛋白酶(chymotrypsin)、羧基肽酶和弹性蛋白酶等，它们都是以不具有活性的酶原形式存在于胰液中的。肠液中的肠激酶可以激活胰蛋白酶原，使之变为具有活性的胰蛋白酶。此外，胃酸、胰蛋白酶本身，以及组织液也能使胰蛋白酶原激活。糜蛋白酶原、羧基肽酶原和弹性蛋白酶原在胰蛋白酶作用下分别转化为相对应的酶。胰蛋白酶和糜蛋白酶的作用相似，都能分解蛋白质为脲和胨。当两者共同作用于蛋白质时，则可消化蛋白质为小分子的多肽和氨基酸，前者可被羧基肽酶和弹性蛋白酶进一步分解。此外,胰液中还含有核糖核酸酶和脱氧核糖核酸酶,可使相应的核酸水解为单核苷酸。

正常时胰液中有少量的消化酶(如胰淀粉酶和胰脂肪酶)进入血液循环,但在急性胰腺炎时血液中的胰酶水平显著升高,因此,测定血中胰淀粉酶或胰脂肪酶活性是诊断急性胰腺炎的一个有意义的指标。

如上所述,胰液中含有三种主要营养物质的消化酶,因此,胰液是最重要的一种消化液。当胰腺分泌发生障碍时,会明显影响蛋白质和脂肪的消化和吸收,但对糖的消化和吸收影响不大。

急性胰腺炎

急性胰腺炎是一种常见的疾病,乃胰酶消化自身胰腺及其周围组织所引起的化学性炎症,临床症状轻重不一。轻者有胰腺水肿,表现为腹痛、恶心、呕吐等;重者胰腺发生坏死或出血,可出现休克和腹膜炎,病情凶险,死亡率高。本病好发年龄为20~50岁,女性较男性多见。急性胰腺炎的病因很多,其发病机制也有争论。目前认为中心环节是胰腺消化酶经一系列激活过程,引起胰腺的自身消化,导致胰腺细胞和间质水肿,脂肪坏死及出血。正常胰腺能分泌十几种酶,其中以胰淀粉酶、蛋白酶、脂肪酶、弹性蛋白酶等为主。这些酶平时多以无活性的胰酶原颗粒的形式存在于腺泡细胞内,外裹一层磷脂膜与胞浆隔绝。同时,胰腺还可以产生胰蛋白酶抑制物质,如α_1-抗胰蛋白酶、抗糜蛋白酶等,均可抑制胰蛋白酶的活性。这些均可避免胰腺被自身消化。当胰腺在各种致病因素作用下,其自身消化的防卫作用被削弱,加之胰腺细胞受损,释放出溶酶体水解酶,此酶在细胞内与酶原颗粒接触后激活胰酶,首先胰蛋白酶原被激活,形成胰蛋白酶,进一步激活磷脂酶A、弹性蛋白酶和胰激肽释放酶。磷脂酶A使卵磷脂变成具有细胞毒性的溶血卵磷脂,引起胰腺坏死;弹性蛋白酶可使血管壁弹力纤维溶解,致胰血管受损、破裂、出血与坏死;胰激肽释放酶可使血中激肽原转变为缓激肽,使血管扩张,并增加血管通透性。消化酶与坏死组织液又可通过血液循环及淋巴管途径输送到全身,引起全身脏器损害,产生多种并发症和致死原因。患者血淀粉酶和尿淀粉酶均升高,血清脂肪酶也高于正常。

二、胆汁

胆汁是由肝细胞分泌的。在非消化间期,肝胆汁大部分流入胆囊贮存。在消化期,胆汁可直接由肝脏以及胆囊大量排出至十二指肠。

(一)胆汁的性质和成分

成年人每日分泌胆汁约600~1200 ml。由肝细胞直接分泌的胆汁(肝胆汁)呈金黄色或橘棕色,pH约7.4;在胆囊中贮存过的胆汁(胆囊胆汁)因被浓缩而颜色变深,并因碳酸氢盐被胆囊吸收而呈弱酸性(pH 6.8)。

胆汁的成分很复杂,除水分和钠、钾、钙、碳酸氢盐等无机成分外,其有机成分有胆汁酸、胆色素、脂肪酸、胆固醇、卵磷脂和黏蛋白等。胆汁中无消化酶。胆汁酸与甘氨酸或牛磺酸结合形成的钠盐或钾盐称为胆盐,它是胆汁参与消化的主要成分。胆色素是血红蛋白的分解产物,包括胆红素及其氧化物——胆绿素。

胆汁中胆盐、胆固醇和卵磷脂的适当比例是维持胆固醇成溶解状态的必要条件。胆固醇分泌过多,或胆盐、卵磷脂合成减少时,胆固醇就容易沉积下来,这是形成胆石的原因之一。

(二)胆汁的消化作用

胆汁对于脂肪的消化和吸收具有重要意义。

1.乳化脂肪　胆汁中的胆盐、胆固醇和卵磷脂等都可作为乳化剂,减小脂肪的表面张力,使脂肪乳化成为脂肪微滴(图6-9),分散在肠腔内,从而增加了胰脂肪酶的作用面积,使其分解脂肪的作用加速。

2.促进脂肪吸收　当胆盐达到一定浓度后,可聚合而形成微胶粒,肠腔中脂肪的分解产物,如脂肪酸、甘油一酯等均可掺入到微胶粒中,形成水溶性复合物(混合微胶粒),有利于脂肪消化产物的吸收。

3.胆汁通过促进脂肪分解产物的吸收,对脂溶性维生素(维生素A、D、E、K)的吸收也有促进作用。

此外,胆汁在十二指肠中还可以中和一部分胃酸;胆盐在小肠内被吸收后还是促进胆汁自身分泌的一个体液因素。

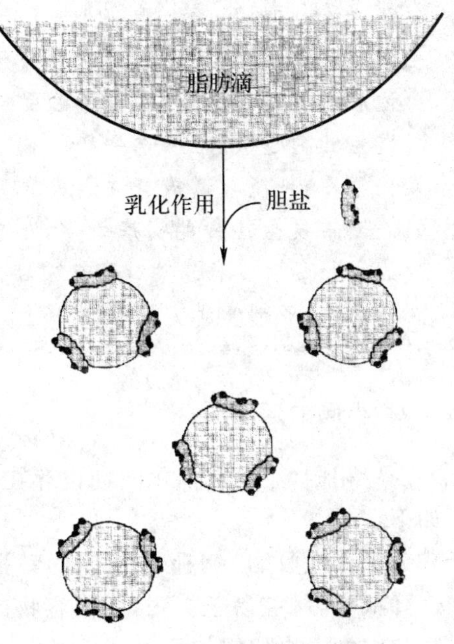

图6-9　胆盐的乳化作用

三、小肠液

小肠内有两种腺体,十二指肠腺和小肠腺。十二指肠腺主要分泌黏稠的碱性液体。小肠腺又称李氏腺,分布于全部小肠的黏膜层内,其分泌液中主要是水和无机盐,还有肠激酶和粘蛋白等,是小肠液的主要部分。

(一)小肠液的性质和成分

小肠液是一种弱碱性液体,pH约为7.6,渗透压与血浆相等。小肠液的分泌量变动范围很大,成年人每日分泌量为1～3 L。在不同条件下,小肠液的性状变化也很大,有时是较稀的液体,有时则由于含有大量粘蛋白而很黏稠。由小肠腺分泌入肠腔内的消化酶可能只有肠激酶一种。小肠液中还常混有脱落的肠上皮细胞、白细胞以及由肠上皮细胞分泌的免疫球蛋白。

(二)小肠液的作用

大量的小肠液可以稀释消化产物,使其渗透压下降,有利于吸收的进行。小肠液分泌后又很快地被绒毛重吸收,这种液体的交流为小肠内营养物质的吸收提供了媒介。小肠本身对食物的消化是以一种特殊的方式进行的,即在小肠上皮细胞的刷状缘或细胞内进行的。已知在刷状缘上存在各种消化酶,如多种寡糖酶、脂肪酶和肽酶,它们对一些进入上皮细胞的营养物质继续起消化作用,从而可防止没有完全分解的消化产物被吸收入血。这些酶可随脱落的肠上皮细胞进入肠腔内,但它们对肠腔内消化并不起作用。

乳糖酶缺乏症

乳糖是奶类食品特有的糖类,在母乳中含量较丰富,牛奶中含量也不少。当孩子吃奶后,其中的乳糖在小肠内经过乳糖酶的水解后被吸收利用。但有的孩子肠道先天就缺乏乳糖酶,致使乳糖在小肠不能被水解而直接进入大肠。在大肠细菌的作用下产生酸和气体,刺激肠道因而导致腹痛、腹胀、肠鸣甚至腹泻等反应。当饮用奶制品出现上述症状时,一般称为乳糖不耐受或乳糖吸收不良。无论是吃母奶或吃牛奶的孩子均可发生乳糖过敏,但以吃牛奶的孩子更为多见。先天性乳糖酶缺乏是指从婴儿出生即无乳糖酶,可能与遗传有关。成人型乳糖酶缺乏是遗传性,受基因调控。继发性乳糖酶缺乏常发生在一些疾病之后,如感染性疾病、严重的营养不良等,大多由于疾病所致的小肠黏膜受损造成。乳糖酶缺乏的发生率随种族和地区而异:欧洲白人在5%～30%左右,亚洲黄种人在76%～100%,非洲在95%～100%左右。

四、小肠的运动

与胃相同,小肠在消化间期也存在周期性的移行性复合波。小肠在消化期的主要运动形式如下:

1. 紧张性收缩　小肠平滑肌的紧张性收缩是其他运动形式有效进行的基础。当小肠紧张性降低时,肠腔易于扩张,肠内容物的混合和转运减慢;相反,当小肠紧张性升高时,食糜在肠腔内的混合运转加快。

2. 分节运动　是一种以环行肌为主的节律性收缩和舒张运动。在食糜所在的一段肠管上,环行肌在许多点同时收缩,把食糜分割成许多节段;随后,原来收缩处舒张,而原来舒张处收缩,使原来的节段分为两半,而相邻的两半则合拢来形成一个新的节段;如此反复进行,食糜得以不断地分开,又不断地混合(图 6-10)。分节运动的推进作用很小,它的作用在于使食糜与消化液充分混合,便于进行化学性消化,它还使食糜与肠壁紧密接触,为吸收创造了良好的条件。分节运动还能挤压肠壁,有助于血液和淋巴的回流。

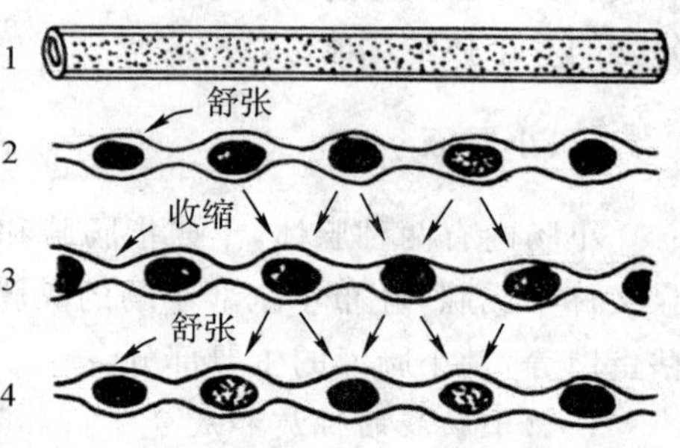

图 6-10　小肠分节运动模式图

分节运动在空腹时几乎不出现,进食后才逐渐变强。小肠各段分节运动的频率不同,上部频率较高,下部较低。在人,十二指肠分节运动的频率约为 11 次/分钟,回肠末端为 8 次/分钟。这种活动梯度有助于食糜由小肠上段向下推进。

3. 蠕动　小肠的蠕动可发生在小肠的任何部位,其速度约为 0.5～2.0 cm/s,近端小肠的蠕动速度大于远端。小肠蠕动波很弱,通常只进行一段短距离(约数厘米)后即消失。蠕动的意义在于使经过分节运动的食糜向前推进一步,到达一个新的肠段,再开始分节运动。通常,食糜从幽门部到回盲瓣大约历时 3～5 小时,即食糜在小肠内实际推进的速度约 1 cm/min。

在小肠还常可见到一种行进速度很快(约 2～25 cm/s)、传播较远的蠕动,称为蠕动冲,它可将食糜从小肠的始端一直推送到末端，有时还可推送入结肠，从而可迅速清除食糜中有害刺激物或解除肠管的过度扩张。蠕动冲可能是由于进食时吞咽动作或食糜刺激十二指肠引起的。

4. 移行性复合运动　在饥饿时或小肠内容物大部分被吸收后，分节运动停止，而出现周期性的移行性复合运动(MMC)。小肠的 MMC 起源于胃的下部，向肛门方向缓慢移行，每 60～90 分钟发生一次。MMC 的主要作用是将肠内容，包括前次进食后遗留的食物残渣、脱落的上皮细胞及细菌等清除干净；阻止结肠内的细菌迁移到终末回肠。因此，MMC 被称为小肠的"管家"。MMC 减弱或缺乏者，细菌易于在回肠内过度生长；细菌释放的某些物质可刺激小肠上皮细胞分泌 NaCl 和水，导致腹泻。

五、小肠内消化的调节

(一)胰液分泌的调节

在消化间期，胰液分泌很少。进食可引起胰液大量分泌。进食时胰液的分泌也受神经和体液双重调节(图 6-11)，但以体液调节为主。

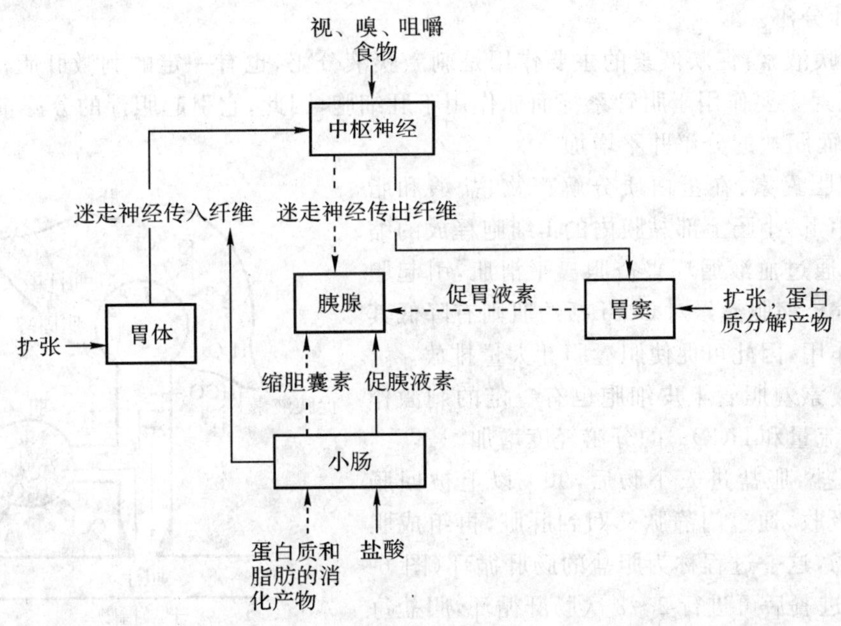

图 6-11　胰液分泌的神经和体液调节

1. 神经调节　食物的形象、气味，食物对口腔、食管、胃和小肠的刺激，都可通过神经反射(包括条件反射和非条件反射)引起胰液分泌。反射的传出神经主要是迷走神经，其末梢释放乙酰胆碱，直接作用于胰腺，也可通过引起促胃液素的释放，间接地引起胰腺的腺泡细胞分泌，但对导管细胞的作用较弱。因此，迷走神经兴奋引起的胰液分泌的特点是：水分和碳酸氢盐含量很少，而酶的含量很丰富。

2. 体液调节　促胰液素(secretin)和缩胆囊素(cholecystokinin，CCK)是食物进入小肠后调节胰腺分泌的两种主要胃肠激素。促胰液素主要作用于胰腺小导管的上皮细胞，使其分泌水分和碳酸氢盐，因而使胰液量大为增加，而酶的含量不高。CCK 促进胰腺腺泡细胞分泌消化酶及促进胆囊平滑肌收缩。CCK 可直接作用于腺泡细胞上的 CCK 的 A 型受体引起胰酶分泌。近年来证明,CCK 还可作用于迷走神经传入纤维,通过迷走-迷走神经反射刺激胰酶分泌。

3. 胰液分泌的反馈性调节　进食后,在蛋白质水解产物作用下,通过 CCK 释放肽可引起 CCK 释放和胰酶分泌增加,而分泌的胰蛋白酶则又可使 CCK 释放肽失活,反馈性地抑制 CCK 和胰酶的分泌。胰酶分泌的反馈性调节的生理意义在于防止胰酶的过度分泌。

(二)胆汁分泌和排出的调节

食物在消化道内是引起胆汁分泌和排出的自然刺激物。高蛋白食物(蛋黄、肉等)引起胆汁流出最多,高脂肪或混合食物次之,糖类食物的作用最小。

1. 神经调节　进食动作或食物对胃、小肠的刺激可通过神经反射引起肝胆汁分泌的少量增加,胆囊收缩也轻度加强。反射的传出神经是迷走神经。迷走神经还可通过引起促胃液素释放而间接引起肝胆汁分泌和胆囊收缩。

2. 体液调节及胆盐的作用

(1)促胃液素:促胃液素可通过血液循环作用于肝细胞和胆囊,促进肝胆汁分泌和胆囊收缩。促胃液素也可先引起胃酸分泌,后者通过作用于十二指肠黏膜,引起促胰液素释放而促进肝胆汁分泌。

(2)促胰液素:促胰液素的主要作用是刺激胰液分泌,也有一定的刺激肝胆汁分泌的作用。促胰液素主要作用于胆管系统而非作用于肝细胞,因此,它引起胆汁的分泌量和 HCO_3^- 含量增加,而胆盐的分泌并不增加。

(3)缩胆囊素:在蛋白质分解产物、盐酸和脂肪等的作用下,小肠上部黏膜内的 I 细胞释放的缩胆囊素,可通过血液循环兴奋胆囊平滑肌,引起胆囊强烈收缩。缩胆囊素对 Oddi 括约肌则有降低其紧张性的作用,因此可促使胆囊胆汁大量排放。

缩胆囊素对胆管上皮细胞也有一定的刺激作用,使胆汁流量和 HCO_3^- 的分泌轻度增加。

(4)胆盐:胆盐进入小肠后,90%以上被回肠末端黏膜吸收,通过门静脉又回到肝脏,再组成胆汁分泌入肠,这一过程称为胆盐的肠肝循环(图 6-12)。每次进餐后可进行 2～3 次肠肝循环,胆盐每循环一次仅损失 5%左右。返回肝的胆盐有刺激肝胆汁分泌的作用;但它对胆囊运动无明显作用。

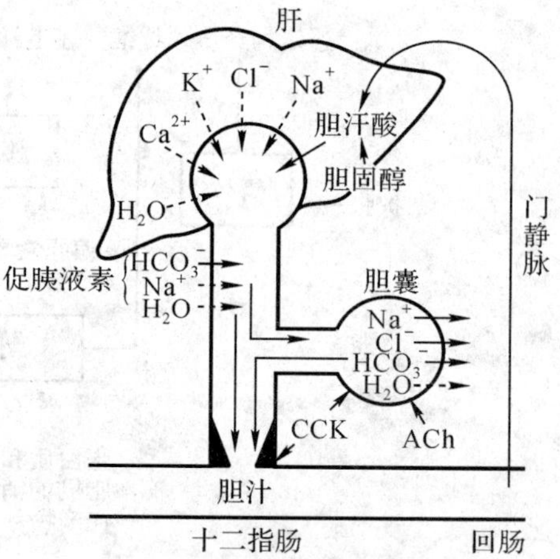

图 6-12　胆盐的肠肝循环

——→:主动转运;--→:被动转运

(三)小肠液分泌的调节

小肠液的分泌是经常性的,但在不同条件下,分泌量的变化可以很大。食糜对肠黏膜的局部机械刺激和化学刺激都可引起小肠液分泌,其中以对扩张刺激最为敏感,小肠内食糜量越多,分泌也越多。一般认为,这些刺激主要是通过肠壁内神经丛的局部反射引起分泌的,外来神经的作用并不明显。促胃液素、促胰液素和血管活性肠肽等胃肠激素都有刺激小肠液分泌的作用。

(四)小肠运动的调节

1. 肠道内在神经的作用　当机械和化学刺激作用于肠壁感受器时,通过局部反射可引起小肠蠕动。肠道内在神经对小肠运动起主要的调节作用。

2.外来神经的作用　一般来说,副交感神经兴奋能加强肠运动,而交感神经兴奋则产生抑制作用。外来神经的作用一般是通过小肠的壁内神经丛实现的。

3.体液因素的作用　一些胃肠肽类激素和胺,如促胃液素、缩胆囊素、脑啡肽和5-羟色胺等,都可直接作用于平滑肌细胞上的受体或通过神经介导而调节平滑肌的运动。

第五节　大肠的功能

人类的大肠内没有重要的消化活动。大肠的主要生理功能为:①吸收水和电解质,参与机体对水、电解质平衡的调节;②吸收由结肠内微生物产生的维生素B和维生素K;③完成对食物残渣的加工,形成并暂时贮存粪便。

一、大肠液

大肠液是由大肠黏膜表面的柱状上皮细胞及杯状细胞分泌的。大肠的分泌物富含黏液和碳酸氢盐,其pH为8.3～8.4。大肠液中含有少量二肽酶和淀粉酶,但它们对物质的分解作用不大。大肠液的主要作用在于其中的黏液蛋白,它能保护肠黏膜和润滑粪便。

二、大肠内细菌的活动

大肠内的细菌主要来自食物和空气。大肠内的酸碱度和温度对一般细菌的繁殖极为适宜,细菌便在这里大量繁殖。细菌中含有能分解食物残渣的酶。细菌对糖及脂肪的分解称为发酵,能产生乳酸、乙酸、CO_2、沼气等。蛋白质的细菌分解称为腐败,其结果产生氨、硫化氢、组胺、吲哚等,其中有的成分由肠壁吸收后到肝中进行解毒。

大肠内的细菌能利用肠内较为简单的物质合成维生素B复合物和维生素K。它们在肠内吸收,对人体有营养作用。

三、大肠的运动

大肠的运动少而慢,对刺激的反应也较迟缓,这些特点对于大肠作为粪便的暂时贮存场所来说是适合的。

(一)大肠运动的形式

1.袋状往返运动　这是在空腹时最多见的一种运动形式,由环行肌不规则地收缩所引起,它使结肠袋中的内容物向两个方向作短距离的位移,但并不向前推进。

2.分节或多袋推进运动　这是一个结肠袋或一段结肠收缩,其内容物被推移到下一段的运动。

3.蠕动　大肠的蠕动是由一些稳定向前的收缩波所组成。收缩波前方的肌肉舒张,往往充有气体;收缩波的后面则保持在收缩状态,使这段肠管闭合并排空。大肠还有一种进行很快且前进很远的蠕动,称为集团蠕动,它可使结肠内压力明显升高。集团蠕动通常开始于横结肠,可将一部分大肠内容物推送至降结肠或乙状结肠。

四、大肠活动的调节

(一)大肠液分泌的调节

大肠液的分泌主要是由食物残渣对肠壁的机械性刺激所引起的。刺激副交感神经可使大肠液分泌增加，而交感神经兴奋则使正在进行着的分泌减少。大肠黏膜内存在高浓度的血管活性肠肽，它可能参与大肠内水和电解质的转运。

(三)大肠运动的调节

进食后或结肠受到拟副交感药物刺激时，分节运动或多袋推进运动增加。集团蠕动常见于进食后，最常发生在早餐后60分钟之内，可能是胃内食物进入十二指肠，由十二指肠-结肠反射所引起。

五、排便反射

食物残渣在大肠内停留一般在十余小时以上，在这一过程中，大部分水分、无机盐和维生素被大肠黏膜吸收。未消化的食物残渣经过细菌的发酵和腐败作用形成的产物，加上脱落的肠上皮细胞、大量细菌、肝排出的胆色素衍生物，以及由肠壁排出的某些重金属，如钙、镁、汞等盐类，共同构成粪便。

正常人的直肠内通常是没有粪便的。当肠的蠕动将粪便推入直肠时，刺激了直肠壁内的感受器，冲动经盆神经和腹下神经传至脊髓腰骶段的初级排便中枢，同时上传到大脑皮层，引起便意和排便反射(图6-13)。这时，通过盆神经的传出冲动，使降结肠、乙状结肠和直肠收缩，肛门内括约肌舒张。与此同时，阴部神经的冲动减少，肛门外括约肌舒张，使粪便排出体外。此外，由于支配腹肌和膈肌的神经兴奋，腹肌和膈肌也发生收缩，腹内压增加，促进粪便的排出。

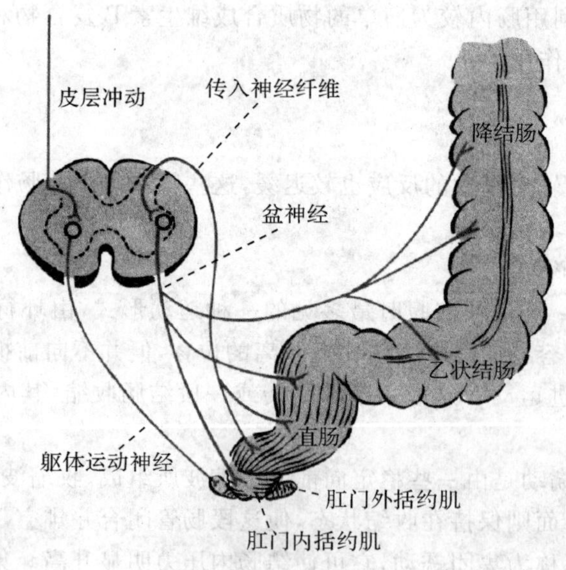

图6-13 排便反射

正常人的直肠壁内的感受器对粪便的压力刺激具有一定的阈值，当达到此阈值时即可引起排便反射。排便受大脑皮层的影响，意识可加强或抑制排便。如果对便意经常予以制止，会使直肠逐渐失去对粪便压力刺激的正常敏感性，加之粪便在大肠内停留过久，水分吸收过多而变得干硬，引起排便困难，这是便秘产生的常见原因之一。

第六节　吸　收

一、概述

吸收是指食物的成分或其消化后的产物通过消化道上皮细胞进入血液和淋巴的过程。消化过程是吸收的重要前提。由于吸收为多细胞机体提供了营养物质，因而具有重要的生理意义。

消化道不同部位的吸收能力和吸收速度是不同的，这主要取决于各部分消化道的组织结构，以及食物在各部位被消化的程度和停留的时间。在口腔和食道内，食物几乎不被吸收。在胃内，食物的吸收也很少，胃可吸收酒精和少量水分。小肠是吸收的主要部位，一般认为，糖类、蛋白质和脂肪的消化产物大部分是在十二指肠和空肠吸收的，回肠有其独特的功能，即主动吸收胆盐和维生素 B_{12}（图 6-14）。大肠主要吸收水分和盐类，一般认为，结肠可吸收进入结肠内的 80%的水和 90%的 Na^+ 和 Cl^-。

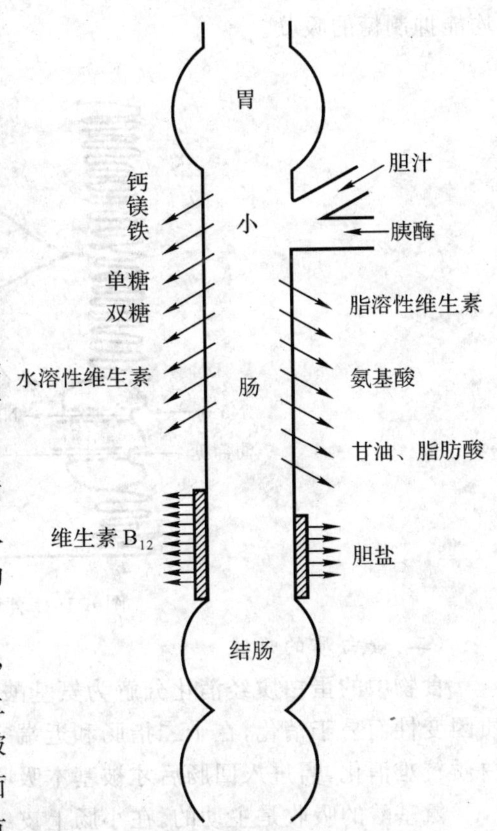

图 6-14　各种主要营养物质在小肠的吸收部位

人的小肠长约 4 m，它的黏膜具有环形皱褶，皱褶上有大量的绒毛。人的肠绒毛上，每一柱状上皮细胞的顶端约有 1700 条微绒毛。由于环状皱褶、绒毛和微绒毛的存在，最终使小肠黏膜的表面积增加 600 倍，达到 200～250 m^2。小肠除了具有巨大的吸收面积外，食物在小肠内停留的时间较长（3～8 小时），以及食物在小肠内已被消化到适于吸收的小分子物质，这些都是食物在小肠中被吸收的有利条件。

小肠内的吸收主要通过跨细胞的和细胞旁两种途径。跨细胞途径是指肠腔内的物质通过小肠绒毛上皮细胞的顶端膜进入细胞内，再通过基底侧膜进入细胞外间隙，最后进入血液或淋巴的途径。肠腔内的物质通过小肠上皮细胞间的紧密连接进入细胞间隙，再进入血液的途径为细胞旁途径。

二、主要营养物质的吸收

（一）糖的吸收

一般说来，糖类只有分解为单糖时才能被小肠上皮细胞所吸收。各种单糖的吸收速率有很大差别，已糖的吸收很快，而戊糖则很慢。在已糖中，又以半乳糖和葡萄糖的吸收为最快，果糖次之，甘露糖最慢。

单糖的吸收是消耗能量的主动过程，它可逆浓度差进行，能量来自钠泵，属继发性主动转运。肠绒毛上皮细胞的基底侧膜上有钠泵，其顶端膜存在 Na^+-葡萄糖和 Na^+-半乳糖同向转运体。由于钠泵的运转，造成细胞膜外即肠腔液中 Na^+ 的高势能，当 Na^+ 通过与转运体结合顺浓度差进入细胞时，由此释放的能量可用于葡萄糖分子和半乳糖分子逆浓度差进入细胞。之后，葡萄糖和半乳糖再以易化扩散的方式扩散到细胞外，然后进入血液（图 6-15）。因此，钠和钠泵对单糖的吸收是必需的，用抑制钠泵的哇巴因或用能与 Na^+ 竞争转运体的 K^+ 均能抑制糖的吸收。

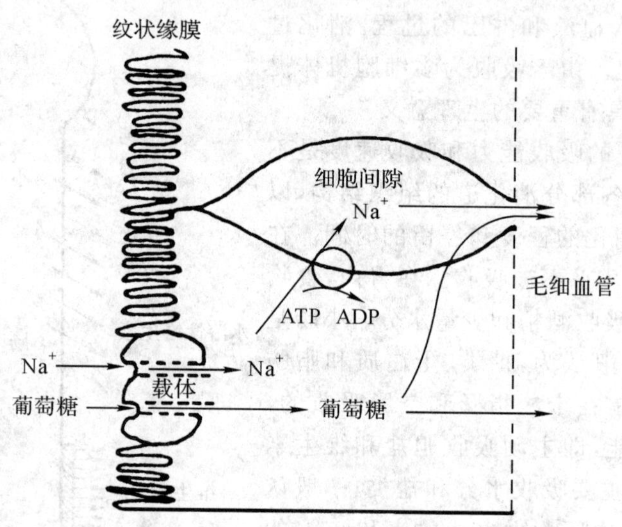

图 6-15 葡萄糖吸收过程示意图

（二）蛋白质的吸收

食物中的蛋白质经消化分解为氨基酸后，几乎全部被小肠吸收。经煮过加热变性的蛋白质因变性而易于消化，在十二指肠和近端空肠就被迅速吸收，未经煮过的蛋白质和内源性蛋白质较难消化，需进入回肠后才被基本吸收。

氨基酸的吸收是主动的。在小肠上皮细胞刷状缘上存在不同种类的氨基酸转运系统，分别选择性地转运中性、酸性和碱性氨基酸。这些转运系统多数与钠的转运耦联，机制与单糖转运相似，但也存在非钠依赖性的氨基酸转运。

现已证明，小肠刷状缘上存在二肽和三肽转运系统。这类转运系统也是继发性主动转运，动力来自于 H^+ 的跨膜转运。进入细胞内的二肽和三肽可被胞内的二肽酶和三肽酶进一步分解为氨基酸，再进入血液循环。

在某些情况下，少量的完整蛋白也可以通过小肠上皮细胞进入血液，它们没有营养学意义；相反可作为抗原而引起过敏反应，对人体不利。

（三）脂肪和胆固醇的吸收

在小肠内，脂类的消化产物脂肪酸、甘油一酯、胆固醇等很快与胆汁中胆盐形成混合微胶粒。由于胆盐有亲水性，能携带脂肪的消化产物通过覆盖在小肠绒毛表面的非流动水层到达微绒毛。在这里，甘油一酯、脂肪酸和胆固醇等又逐渐地从混合微胶粒中释出，并透过微绒毛的脂蛋白膜而进入黏膜细胞，而胆盐则被遗留于肠腔内。

长链脂肪酸及甘油一酯被吸收后，在肠上皮细胞的内质网中大部分被重新合成为甘油三酯，并与细胞中生成的载脂蛋白合成乳糜微粒。乳糜微粒形成后即进入高尔基复合体中，在那里，许多乳糜微粒被包裹在一个囊泡内。囊泡移行到细胞侧膜时，便与细胞膜融合，并被释出胞外，进入细胞间质，再扩散入淋巴（图 6-16）。

中、短链甘油三酯水解产生的脂肪酸和甘油一酯是水溶性的，可以直接进入肝门静脉而不进入淋巴。由于膳食中的动、植物油中含有 15 个以上碳原子的长链脂肪酸很多，所以脂肪的吸收途径仍以淋巴为主。

进入肠道的胆固醇主要有两个来源：一是来自食物，一是来自肝脏分泌的胆汁。胆固醇的吸收受很多因素影响。食物中胆固醇含量越多，其吸收也越多，但两者不呈直线关系。食物中的脂肪和脂肪酸有促进胆固醇吸收的作用，而各种植物固醇（如豆固醇、β-谷固醇）则抑制其吸收。胆盐可与胆固醇形成混合微胶粒而有助于胆固醇的吸收，食物中不能被利用的纤维素、果胶、琼脂等容易和胆盐结合形成复合物，妨碍微胶粒的形成，故能降低胆固醇的吸收。

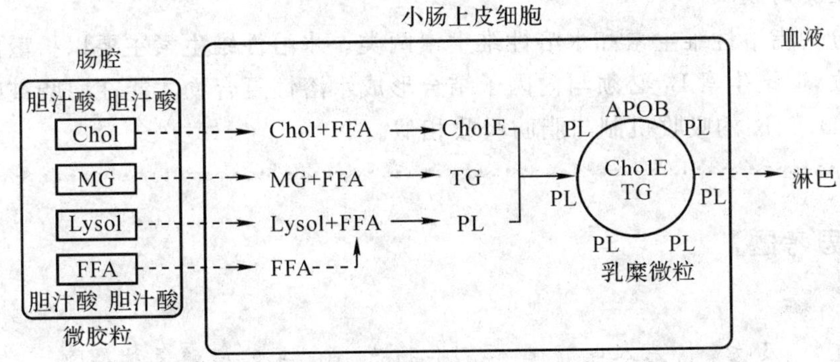

图 6-16 脂肪吸收示意图

Chol：胆固醇，MG：甘油一酯，Lysol：溶血卵磷脂，FFA：游离脂肪酸，PL：磷脂，TG：甘油三酯，CholE：胆固醇酯，APOB：脱辅基蛋白 B

（四）无机盐的吸收

单价碱性盐类如钠、钾、铵盐的吸收很快，多价碱性盐则吸收很慢，而与钙结合形成沉淀的盐则不能被吸收。

1. 钠的吸收　成人每日摄入约 250～300 mmol 的钠，消化腺分泌大致相同数量的钠，但从粪便排出的钠不到 4 mmo1，说明肠内容物中 95％～99％的钠都被吸收了。小肠和结肠均可吸收钠，但吸收量不同，单位面积吸收的钠量以空肠为最大，回肠其次，结肠最小。钠的吸收是主动的，钠的主动吸收为单糖和氨基酸的吸收提供动力。反之，单糖和氨基酸的存在也促进 Na^+ 的吸收。

2. 铁的吸收　人每日吸收的铁约为 1 mg，仅为食物中铁含量的 1/10。对铁的吸收能力与机体对铁的需要有关。当机体缺铁时（如缺铁性贫血）机体吸收铁的能力增强。食物中的铁绝大部分为高价铁，不易被吸收，需还原为亚铁才能被吸收。维生素 C 能将高价铁还原为亚铁而促进铁的吸收。铁在酸性环境中易溶解而便于吸收，故胃液中的盐酸能促进铁的吸收。胃大部切除后易伴发缺铁性贫血。

铁主要在十二指肠和空肠被吸收。铁的吸收是主动过程。

3. 钙的吸收　小肠各部都有吸收钙的能力。但通常食物中的钙只有一小部分被吸收。机体吸收钙的多少受机体需要的影响，维生素D促进小肠对钙的吸收。只有可溶性的钙（如氯化钙、葡萄糖酸钙）才能被吸收，离子状态的钙最易吸收。进入小肠的胃酸可促进钙游离，有助于钙吸收。脂肪酸对钙吸收也有促进作用。而钙一旦形成不易溶解的钙盐，则不能被吸收。

吸收钙的部位在小肠上段，特别是十二指肠吸收能力最强。钙的吸收也是主动过程。

4. 负离子的吸收　在小肠内吸收的负离子主要有Cl^-和HCO_3^-。肠腔内Na^+被吸收所造成的电位变化可促进负离子向细胞内移动。但也有证据表明，负离子可独立地转运。

（五）水的吸收

人体每日由胃肠吸收的液体量约8 L，其中摄入的水约为1～2 L，由消化腺分泌的液体可达6～8 L，随粪便排出的水仅为0.1～0.2 L。水的吸收都是被动的，各种溶质被主动吸收所产生的渗透压梯度是水被动吸收的动力。

在十二指肠和空肠上部，水的吸收量很大，但消化液的分泌量也很大。结肠吸收水的能力很强。严重呕吐、腹泻可使人体丢失大量水分和电解质，从而导致人体脱水和电解质紊乱。

（六）维生素的吸收

维生素分为脂溶性维生素和水溶性维生素两类。水溶性维生素主要以扩散的方式在小肠上段被吸收，但维生素B_{12}必须与内因子结合形成水溶性复合物才能在回肠被吸收。脂溶性维生素A、D、E、K的吸收机制与脂肪吸收相似。

【复习思考题】

1. 名词解释

消化　吸收　基本电节律　脑-肠肽　黏液-碳酸氢盐屏障　内因子　容受性舒张　胃排空　胆盐的肠-肝循环

2. 何谓消化道平滑肌的基本电节律？它与动作电位和肌肉收缩有何关系？
3. 胃液中有哪些主要成分？它们有何生理作用？
4. 食物入胃后是如何引起胃液分泌的？
5. 胃肠道内有哪些重要因素可抑制胃液分泌？
6. 胃排空是如何调控的？
7. 为什么说胰液是所有消化液中最重要的一种？
8. 胰液的分泌是如何调控的？
9. 胆汁有哪些生理作用？
10. 蛋白质在小肠是如何吸收的？

（王会平　梁华为）

第七章

能量代谢和体温

【教学要求】

了解食物的能量转化、能量代谢测定的原理和方法。掌握影响能量代谢的主要因素，基础代谢及基础代谢率的概念，体温的生理变动，机体的产热和散热，体温恒定的调节过程。

【内容提要】

1. 机体一切生命活动所需的能量主要来源于摄入体内的糖、脂肪和蛋白质所蕴藏的化学能。能量代谢是指伴随物质代谢过程中发生的能量的贮存、释放、转移和利用。测定能量代谢的基本原理是通过测定单位时间内机体向外界所散发的总热量加以测算。

2. 影响能量代谢的主要因素有肌肉活动、环境温度、食物的特殊动力效应、精神活动。

3. 基础代谢是指人体在基础状态下的能量代谢。人体在单位时间内的基础代谢，称为基础代谢率。

4. 机体深部的平均温度称为体温。维持体温相对稳定是机体进行正常新陈代谢和生命活动的必要条件。体温的相对稳定主要是在体温调节中枢控制下产热与散热过程动态平衡的结果。安静和运动时主要的产热器官分别是内脏器官(主要是肝)和骨骼肌。散热的最重要途径是皮肤。皮肤的主要散热方式有辐射、传导、对流和蒸发散热。机体主要通过调节皮肤血流量和发汗来调控散热。

5. 外周和中枢温度感受器感受到的温度信息，经体温调节基本中枢下丘脑及其以下中枢部位多层次整合后，通过神经和体液调节途径对产热和散热进行调控，在体温调定点水平保持体温的相对稳定。

第一节　能量代谢

人体生命活动的最基本特征是新陈代谢，即人体不断地通过物质代谢来构筑、更新自身的组织，通过能量代谢来驱动各种生命活动。因此，新陈代谢一旦发生障碍，生命活动就会受到影响，甚至终止。能量代谢与物质代谢是紧密相联的，物质在合成代谢时，需要获取能量，而物质在氧化分解过程中，伴有能量的释放。通常我们把伴随物质代谢过程中发生的能量的贮存、释放、转移和利用称为能量代谢(energy metabolism)。

一、能量的来源和去路

(一)能量的来源

人体一切生命活动所需的能量，主要来源于体内糖、脂肪和蛋白质的氧化分解，这三类营养物质中蕴藏着能被机体利用的化学能，它们是人体活动的能源物质。

1. 糖　人体所需能量的70%以上是由食物中的糖类物质提供的，它的消化分解产物葡萄糖被吸收入血液后，可供细胞直接氧化供能。当人体糖的摄入量大于消耗量时，多余的葡萄糖可以合成糖原，贮存在肝脏和肌肉组织中。当血糖浓度降低时，糖原可以分解成葡萄糖，维持血糖浓度相对稳定。人体内糖原的贮存量较少，约占体内贮存能量的1%，只能供给机体半天的活动能量，尤其在脑细胞中贮存的糖原量更少。当血液中葡萄糖浓度下降，低于正常血糖浓度的1/3～1/2时，可发生脑功能障碍和低血糖休克。另外，糖分解供能与O_2的吸入量有关，在吸入O_2充分时，细胞通过糖有氧氧化产生的能量多；O_2吸入不足时，细胞主要依靠无氧酵解产生能量，释放的能量约占有氧氧化时的1/18，这在人体处于缺氧状态时极为重要，因为这是人体的能源物质惟一不需氧的供能途径。神经系统消耗的能量几乎全部来自于葡萄糖的有氧氧化，所以对缺氧很敏感。

2. 脂肪　脂肪是人体内重要的供能物质，又是能源物质贮存的主要形式。一般情况下，成人体内糖的贮存量大约只有150 g，而脂肪的贮存量可达体重的20%。脂肪被分解成甘油和脂肪酸后，在细胞内氧化释放能量。脂肪氧化释放的能量，是同等重量糖或蛋白质氧化释放能量的2倍。正常体重者在短期饥饿情况下，主要依靠脂肪供能，体内贮存的脂肪可供给饥饿者约2个月的能量。但由于脂肪酸经过β氧化作用形成大量的乙酰辅酶A，会转化成大量酮体，因此长期饥饿者易发生酮症酸中毒。

3. 蛋白质　在生理状态下，蛋白质是人体细胞的重要组成成分，不作为供能物质。在某些特殊情况下，如长期不能进食或消耗量极大时，体内的糖原和贮存的脂肪大量消耗，能量极度缺乏时，机体才开始分解蛋白质，以维持必需的生理活动。体内过剩的氨基酸可以转变成为脂肪。

(二)能量的转移

体内的糖、脂肪或蛋白质在氧化分解过程中，生成代谢终产物H_2O、CO_2和尿素等，同时释放出蕴藏的化学能，其中约有50%以上直接转变为热能，维持体温；其余不足50%的化学能是用于作功的“自由能”。“自由能”被二磷酸腺苷(adenosine diphosphate, ADP)获取，用于合成三磷酸腺苷(adenosine triphosphate, ATP)，能量被转移到了ATP的高能磷酸键上。ATP是机体的贮能物质和各种生理活动的直接供能物质，ATP分解时释放的能量，可用于离子泵跨细胞膜转运离子；神经纤维传导兴奋；合成各种组织物质；使肌肉发生收缩运动，以完成人们的日常工作、学习、劳动等。当机体氧化释放的能量过剩时，ATP也能将能量转移给肌酸，生成磷酸肌酸，作为暂时的贮存能量形式；当机体需要大量消耗ATP时，磷酸肌酸所贮存的能量再转移到ADP分子上，生成ATP供能。由于ATP有直接促进或改善组织代谢的作用，临床上常把ATP作为治疗昏迷、休克、脑血管疾病、心肌炎等疾病的急救辅助药物。体内能量的释放、转移、贮存和利用之间的关系见图 7-1。

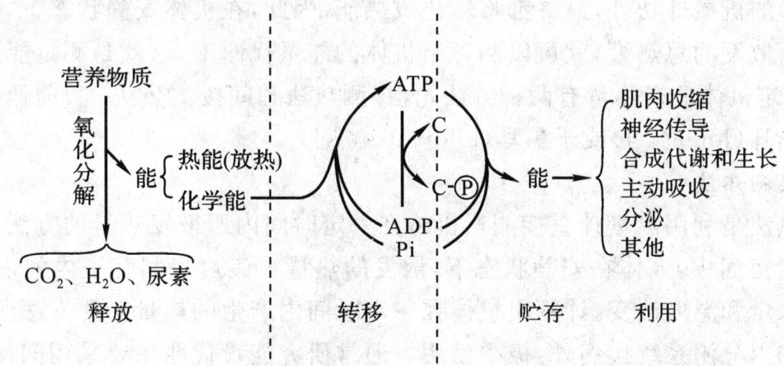

图 7-1　体内能量的释放、转移、贮存和利用示意图

Pi:磷酸　C:肌酸　C-Ⓟ:磷酸肌酸

(三)能量平衡

能量平衡是指机体摄入食物的能量和消耗的能量之间的平衡。如果在一段时间内,机体摄入的化学能和消耗的能量基本相等,体重不变,即人体能量的"收支"达到平衡。能量平衡是一种动态平衡。如果摄入的能量少于消耗的能量,机体则利用体内贮存的能源物质,糖原、脂肪和蛋白质被分解,体重则有所减轻,表现为能量的负平衡;反之,如果机体摄入的能量多于消耗的能量,则以脂肪的形式贮存起来,因而体重增加,表现为能量的正平衡。

不同的平衡状态也代表不同的生理意义。成长阶段、怀孕期或病后复原时期,需要合成身体组织,供应胎儿的成长,此时热量平衡需维持正值。成年期不再有成长的需求,维持热量平衡状态。热量负平衡表示身体组织有耗损的现象,表示有营养不良的危险,这种现象最常发生在癌症病患或重症病人,应该及时予以补充营养,以免恶化。

肥胖

肥胖是由于能量的摄取和消耗失去平衡造成的。即摄入能量＞消耗能量。肥胖可以用体重指数(BMI)来衡量,计算的方法是:BMI(kg/m^2)＝体重÷身高^2。世界卫生组织拟定的标准是,BMI 在 18.5～24.9 时属正常范围,BMI 大于 25 为超重,BMI 大于 30 为肥胖。

我国肥胖人群有两大特点:体型小、指数小;腹围大、危害大。体型小决定了 BMI 的正常上限要低些。有专家建议,中国人体重指数的最佳值应该是 20～22,BMI 大于 22.6 为超重,BMI 大于 30 为肥胖。腹型肥胖比例大是中国人肥胖的特点和潜在危险。研究中发现,体重指数正常或不很高的人,若腹围男性大于 101 cm、女性大于 89 cm、或腰围/臀围比值男性大于 0.9、女性大于 0.85 的腹型肥胖者,其危害与体重指数高者一样大。

二、能量代谢的测定

人体的能量代谢遵循了"能量守恒定律",即当能量从一种形式转化成另一种形式时,不论经过了什么样的中间步骤,能量既不会增多,也不会减少。如前所述,在生命活动中机体消耗营养物质内的化学能，将其转换成机械能、电能等多种形式的能量。机体消耗的能量，除了肌肉收缩所做的机械外功外，最终都将转化成热能。因此，在机体安静状态下，测定其单位时间内向外界所散发的总热量，就可以测算出机体的能量代谢率，这就是测定能量代谢的基本原理。目前测定机体的产热量有两种方法，直接测热法和间接测热法。目前通用的法定能量计量单位是焦耳(Joules，J)或千焦耳(kilojoules，kJ)。

(一)直接测热法

直接测热法是利用热量计直接测量机体在一定时间内所散发热量的方法。在由隔热材料组成的密封房间中，人体在安静状态下，散发的热量被流过房间管道内的水所吸收，根据流过管道的水量和温度改变，计算出机体在一定时间内产生的热量。此方法所需设备复杂，除研究肥胖和内分泌系统疾病外，极少使用。通常研究能量代谢主要采用间接测热法。

(二)间接测热法

能源物质糖、脂肪和蛋白质在体内氧化分解过程中，所消耗的 O_2 量、CO_2 产生量与产热量之间存在着一定的比例关系。间接测热法是根据这种比例关系，先测量出机体在一定时间内的耗 O_2 量、CO_2 产生量，以此来计算人体的产热量和能量代谢率。

应用间接测热法测定能量代谢，必须了解食物的热价、氧热价与呼吸商等概念。

1.食物的热价　1 g 物质在体内氧化(或在体外燃烧)时所释放出的热量称为该食物的热价(thermal equivalent of food)。它反映了能源物质的消耗量与产热量之间的关系，是间接测定能量代谢的基础，并在临床工作中为合理配制营养饮食提供了理论依据。食物的热价可分为物理热价和生物热价，前者指该食物在体外燃烧时所释放出的热量，后者指食物在体内氧化时所释放出的热量。糖和脂肪两者的物理热价与生物热价相等，而蛋白质在体内氧化不彻底，有一部分能量以尿素的形式排出体外，其物理热价与生物热价不等。三种营养物质的物理热价和生物热价见表 7-1。

表 7-1　三种营养物质的热价、氧热价和呼吸商

营养物质	产热量 (kJ/g)		耗 O_2 量 (L/g)	CO_2 产生量 (L/g)	氧热价 (kJ/L)	呼吸商
	物理热价	生物热价				
糖	17.15	17.15	0.83	0.83	20.90	1.00
脂肪	39.75	39.75	2.03	1.43	19.60	0.71
蛋白质	23.43	17.99	0.95	0.76	18.80	0.80

2.食物的氧热价　某种营养物质被氧化时，每消耗 1 L 氧所产生的热量称为该种食物的氧热价(thermal equivalent of oxygen)。利用氧热价计算产热量的公式为：某种食物的产热量＝该食物的氧热价×该食物的消耗氧量。三种营养物质的氧热价见表 7-1。

3.呼吸商　氧化分解某种营养物质时，同一时间内 CO_2 产生量与 O_2 消耗量的比值称为呼吸商(respiratory quotient，RQ)，即：

$$RQ=\frac{\text{产生的 }CO_2\text{ 量(mol)}}{\text{消耗的 }O_2\text{ 量(mol)}}$$

通常人们摄入的食物是混合性食物，机体分解供能的物质并不是单一的糖、脂肪或蛋白质，所以在测算产热量时，还必须知道食物中糖、脂肪和蛋白质的比例。由于各种营养物质的碳、氢、氧含量不同，它们在体内氧化分解时耗 O_2 量和产生 CO_2 量不同，因此呼吸商也不同。

葡萄糖氧化时，O_2 消耗量与 CO_2 产生量相等，所以呼吸商为 1.00。脂肪氧化时，呼吸商为 0.71。蛋白质在体内不能完全氧化，呼吸商大约为 0.80。三种营养物质氧化时的呼吸商见表 7-1。

呼吸商的测定可以推测在某一段时间内机体氧化营养物质的种类和大致比例。例如，呼吸商接近 1.00，反映机体主要以糖氧化供能；呼吸商接近 0.71，表示机体氧化的营养物质主要为脂肪，如糖尿病病人体内主要以脂肪供能时，其呼吸商可以接近 0.71；若某人长期处于病理性饥饿状况下，机体主要依靠蛋白质氧化供给能量时，呼吸商接近 0.80。根据我国的膳食情况，一般混合性膳食时，呼吸商约为 0.85。

（三）能量代谢的计算

如前所述，混合食物的能量代谢可以通过呼吸商来计算。但由于蛋白质在体内很少用于氧化供能，而且氧化不完全，通常每 6.25 g 蛋白质分解，产生 1 g 尿氮由尿液排出体外。因此，在计算能量代谢时，就需要由非蛋白呼吸商来估计糖和脂肪的氧化比例，由非蛋白呼吸商与氧热价的关系来计算产热量。非蛋白呼吸商（non-protein respiratory quotient，NPRQ）是指糖和脂肪在氧化时，CO_2 产生量与耗 O_2 量之间的比值。非蛋白呼吸商与氧热价的关系见表 7-2。

表 7-2 非蛋白呼吸商与氧热价

非蛋白呼吸商	氧化的百分比(%)		氧热价 (kJ/L)
	糖	脂肪	
0.70	0.0	100.0	19.60
0.71	1.1	98.9	19.62
0.75	15.6	84.4	19.83
0.80	33.4	66.6	20.09
0.81	36.9	63.1	20.14
0.82	40.3	59.7	20.19
0.83	43.8	56.2	20.24
0.84	47.2	52.8	20.29
0.85	50.7	49.3	20.34
0.86	54.1	45.9	20.40
0.87	57.5	42.5	20.45
0.88	60.8	39.2	20.50
0.89	64.2	35.8	20.55
0.90	67.5	32.5	20.60
0.95	84.0	16.0	20.86
1.0	100.0	0.0	21.12

在临床和劳动卫生工作中，能量代谢计算的基本步骤是：①测出人体在单位时间内总的耗 O_2 量和 CO_2 产生量，并测出尿氮排出量；②根据尿氮含量算出蛋白质的氧化量、耗 O_2 量、CO_2 产生量和产热量；③用人体总的 CO_2 产生量与蛋白质的 CO_2 产生量之差值，除以总的耗 O_2 量与蛋白质耗 O_2 量的差值计算出 NPRQ；④根据 NPRQ，从表中查出相应的氧热价，再乘以耗 O_2 量，算出非蛋白产热量和机体总的产热量。

下面举例说明计算过程。假设某人 1 小时总的耗 O_2 量为 16.8 L，CO_2 产生量为 15.0

L,同1小时内的尿氮量约0.2 g。试计算出此人1小时所产生的能量是多少。

1.根据尿氮量计算蛋白质分解量:6.25 g×0.2=1.25 g

查表7-1,蛋白质生物热价为18 kJ/g,CO_2产生量为0.76 L/g,耗O_2量为0.95 L/g

计算蛋白质的产热量:18 kJ/g×1.25 g=22.5 kJ

蛋白质的CO_2产生量:0.76 L/g×1.25 g=0.95 L

蛋白质的耗O_2量:0.95 L/g×1.25 g=1.19 L

2.计算非蛋白CO_2产生量:15.0 L－0.95 L=14.05 L

非蛋白耗O_2量:16.8 L－1.19 L=15.61 L

非蛋白呼吸商:14.05 L÷15.61 L=0.90

查表7-2,非蛋白呼吸商等于0.90时的氧热价为20.60 kJ/L

计算非蛋白的产热量为:20.60 kJ/L×15.61 L=321.6 kJ

3.计算人体1小时的产热量为:22.5 kJ＋321.6 kJ=344.1 kJ

经过计算最后得到,此人1小时的产热量是344.1 kJ。

人体在生理状态下,由于蛋白质不是主要的供能物质,实际计算时可以把蛋白质代谢部分忽略不计,采用简化计算法。实验时,先测出人体在一定时间内的耗O_2量,然后普通混合膳食按非蛋白呼吸商0.82计算,其对应的氧热价20.19 kJ/L与所测得的耗O_2量直接相乘,得到人体的产热量。实践证明,用此方法算出的结果与使用三种混合营养食物的呼吸商测算出的结果相接近,因而在临床实际工作中是一种较为方便、快捷,可靠的方法。其计算公式是:

产热量(kJ)=氧热价(20.19 kJ/L)×耗O_2量(L)

三、影响能量代谢的因素

影响能量代谢的因素很多,主要有以下四个方面:

(一)肌肉活动

肌肉活动对能量代谢的影响最为显著。人体任何轻微的活动都可提高能量代谢。肌肉活动时需要补充能量的多少、耗O_2量的大小与肌肉活动的强度成正比关系。轻微活动时,机体耗O_2量比安静状态时增加25%～60%;剧烈运动时,耗O_2量可达到安静状态的10～20倍,而且在肌肉剧烈活动停止后的一段时间内能量代谢仍然维持在较高水平。从表7-3可以看出劳动或运动时能量代谢率增长情况。

表7-3 劳动或运动时的能量代谢率

肌肉活动形式	平均产热量[kJ/(m^2·min)]
静卧休息	2.73
出席会议	3.40
擦窗	8.30
洗衣物	9.98
扫地	11.36
打球	17.04
踢足球	24.96

有氧运动与无氧运动

有氧运动还是无氧运动，并不是简单地根据运动项目来划分，而是按照运动时肌肉收缩的能量是来自有氧代谢还是无氧代谢而区别的。

有氧运动也叫做有氧代谢运动，是指人体在氧气充分供应的情况下进行的体育锻炼。有氧运动的好处是：可以提升氧气的摄取量，能更好地消耗体内多余的热量。也就是说，在运动过程中，人体吸入的氧气与需求相等，达到生理上的平衡状态。因此，它的特点是强度低、有节奏、持续时间较长。要求每次锻炼的时间不少于1小时，每周坚持3～5次。通过这种锻炼，氧气能充分酵解体内的糖分，还可消耗体内脂肪，增强和改善心肺功能，预防骨质疏松，调节心理和精神状态。常见的有氧运动项目有：步行、慢跑、滑冰、游泳、骑自行车、太极拳、健身舞、韵律操等。

而无氧运动是指肌肉在"缺氧"的状态下高速剧烈的运动。无氧运动大部分是负荷强度高、瞬间性强的运动，所以很难持续长时间，而且疲劳消除的时间也长。无氧运动的最大特征是：运动时氧气的摄取量非常低。由于速度过快及爆发力过猛，人体内的糖分来不及经过有氧分解，而不得不依靠"无氧供能"。这种运动会在体内产生过多的乳酸，导致肌肉疲劳而不能持久，运动后感到肌肉酸痛，呼吸急促。常见的无氧运动项目有赛跑、举重、投掷、跳高、跳远、拔河、肌力训练等。

（二）环境温度

人体在安静状态下，环境温度20～30℃时能量代谢最稳定。当环境温度低于20℃时，能量代谢开始增强，在低温寒冷的环境中，人体会发生战栗和肌肉紧张度增强，体内能量代谢显著提高，以维持正常体温。当环境温度超过30℃时，人体内的生物化学反应速度加快，人体的呼吸功能、循环功能加强等使能量代谢增强。

（三）食物的特殊动力效应

人从进食后1小时左右开始，延续到7～8小时左右，同样处于安静状态，其产热量也比进食前有所增加。这种由于摄入食物引起人体"额外"消耗能量的作用称为食物的特殊动力效应(specific dynamic effect)。摄入蛋白质食物可使机体"额外"的产热量增加25%～30%，糖和脂肪的摄入可使产热量增加4%～6%，混合性食物产热量大约增加10%。

产生食物特殊动力效应的原因还不十分清楚，可能与营养物质在体内的中间代谢反应有关，如肝内氨基酸脱氨基反应额外消耗能量等。

（四）精神活动

精神和情绪活动对能量代谢也有较大的影响。人处于紧张状态时，如激动、愤怒、恐惧、焦虑等，能量代谢可以显著增高。这可能是精神状态变化时，肌紧张增强，交感神经-肾上腺髓质系统兴奋，刺激代谢的激素分泌增多等，使能量代谢增强所致。

四、基础代谢

（一）基础代谢的概念

测定能量代谢时，易受到上述多种影响因素的干扰。所以，人体在不同机能状态或环境条件下测定的能量代谢值，不能直接作为判断能量代谢是否正常的依据。为此，规定在基础状态下测定人体的能量代谢值，作为衡量机体能量代谢的一个统一的标准，较为准确。

基础状态是指人体处于清晨、清醒、静卧、肌肉放松、空腹（禁食 12 小时以上）、环境温度在 20～25℃、无精神紧张的状态。它排除了肌肉活动、食物的特殊动力效应、环境温度和精神活动等对能量代谢的影响。在这种状态下的能量代谢消耗，主要用在维持人体的最基本生命活动如心跳、呼吸等。人体在基础状态下的能量代谢称为基础代谢（basal metabolism）。通常，临床上测定的人体在单位时间内的基础代谢，称为基础代谢率（basal metabolism rate，BMR）。基础代谢率并不是人体最低水平的能量代谢率，熟睡时的能量代谢率更低。

（二）基础代谢率的测定及其正常值

基础代谢率通常以简化计算法测定。把基础状态下的混合性膳食非蛋白呼吸商定为 0.82，非蛋白混合性营养物质的氧热价为 20.19 kJ/L。只要测出受试者单位时间（一般为 6 分钟）内的耗 O_2 量，就可以算出每小时的产热量。

基础代谢率是以每小时、每平方米体表面积的产热量表示，其单位是 kJ/(m^2·h)。为什么在计算时要除以体表面积呢？实验发现，人的心输出量、肺活量、肾小球滤过率、产热量与体表面积大小成正比。无论身材高大或瘦小的人，其每平方米体表面积的产热量都比较接近，除以体表面积后，在不同个体之间可以进行能量代谢率的比较，能区别出不同个体的能量代谢是否正常。体表面积的计算公式如下：

$$\text{体表面积}(m^2) = 0.0061 \times \text{身高}(cm) + 0.0128 \times \text{体重}(kg) - 0.1529$$

此外，体表面积还可以依据图 7-2，将受试者的身高与体重数据作一连线，从连线与体表面积线的交点直接查出。

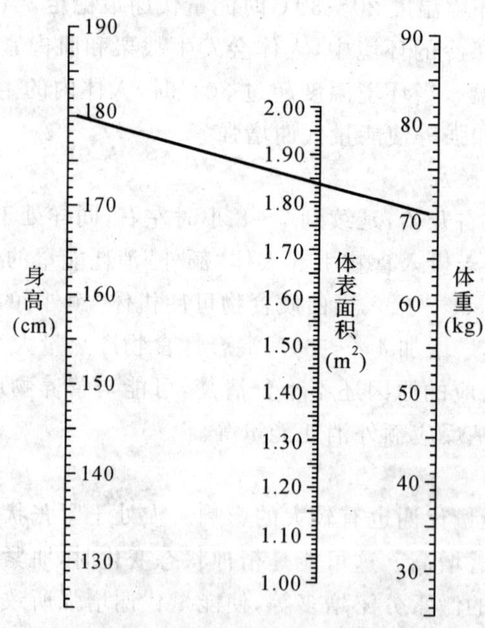

图 7-2 体表面积测算用图

在临床实际工作中，常用基础代谢率的相对值表示测定结果，其计算公式如下：

$$\text{基础代谢率的相对值} = \frac{\text{实际测得值} - \text{正常平均值}}{\text{正常平均值}} \times 100\%$$

我国正常人基础代谢率的平均值见表 7-4 所示。

表 7-4 我国正常人基础代谢率的平均值[kJ/(m²·h)]

年龄(岁)	11～15	16～17	18～19	20～30	31～40	41～50	51 以上
男性	195.5	193.4	166.2	157.8	158.7	154.1	149.1
女性	172.5	181.7	154.1	146.5	150.0	142.4	138.6

一般说来，实际测得的基础代谢率的值与正常平均值比较，相差在±10%～±15%以内均属于正常。如果相差超过±20%时，才有可能是病理情况。在各种疾病中，甲状腺功能改变对基础代谢率影响最为显著。当甲状腺功能低下时，基础代谢率低于正常值20%～40%；甲状腺功能亢进时，基础代谢率可比正常值高25%，甚至到80%。因此，基础代谢率的测定是临床用来诊断甲状腺疾病的重要辅助方法。此外，糖尿病、肾上腺皮质功能亢进、发热时，基础代谢率也会增高；而病理性饥饿、肾病综合征时，基础代谢率则降低。

第二节 体温及其调节

人体的温度分为体表温度和深部温度。人体的皮肤温度属于体表温度，皮肤散热较多较快，容易随着环境温度的变化而发生变化，很不稳定。身体各部位的体表温度也不同，越向肢体远端温度越低。通常将机体深部的平均温度称为体温(body temperature)。在正常情况下，人体通过体温调节系统，使体温保持相对稳定。体温的相对稳定是维持内环境稳态的重要因素之一。人体的新陈代谢是以酶促反应为基础的，酶必须在适宜的温度条件下才具有较高的活性。所以，正常的体温既是新陈代谢的结果，又是保证人体正常新陈代谢和生命活动的重要条件。

一、人的正常体温及其生理变动

(一)人的正常体温

人体内不同组织器官的能量代谢率不一样，使得各器官的温度略有差异。肝的温度约38℃左右，是全身中最高的，而肾、胰腺、十二指肠等器官的温度较低。但由于血液循环，使不同组织器官之间的热量得到迅速交换，使体内各部分的温度趋于一致，一般不超过0.5℃。通常血液的温度可以看成是人体深部的平均温度。

由于人体深部的温度不易测量，所以临床上通常通过测量口腔、腋窝或直肠的温度来代表体温。直肠温度正常为36.9～37.9℃，较接近机体深部的温度，但测量不太方便。口腔正常温度大约比直肠温度低0.3℃，该测量方法使用方便，临床上最常使用。腋窝温度比口腔温度约低0.4℃，测量时应保持腋窝干燥，并且要求被测量者的上臂紧贴胸廓，减少腋窝处温度的散失，同时测量时间不少于10分钟。在实验研究中可测量食道温度作为体温的指标，测量鼓膜温度作为脑组织温度的指标。

(二)体温的生理性变动

人的体温是相对稳定的，但在生理情况下，体温可随昼夜、年龄、性别等因素有所变化，变化幅度一般不超过1℃。

1. 昼夜变化 正常成年人(新生儿除外)体温按昼夜变化呈周期性波动，清晨2～6时体温最低，午后1～6时最高。体温的这种昼夜周期性波动称为昼夜节律(circadian rhythm)或日节律。这种现象被认为与体内的生物钟有关。高等动物的下丘脑视上核具有调节生物节律的功能,此处可能是生物钟所在位置。除体温外,人体内酶的活性变化、血压波动、激素分泌等都存在生物节律现象。

2.性别差异 青春期后女子的体温平均比男子高 0.3℃,而且基础体温(指基础状态下的体温)随月经周期发生规律性变化(图 7-3)。从月经期到排卵日之前体温较低,排卵日最低,排卵后体温立即上升,并且维持在较高水平,直到下次月经期前。排卵后的体温升高可能与孕激素及其代谢产物有关。临床上通过测定女性月经周期中基础体温的变化,有助于了解有无排卵及排卵的日期。

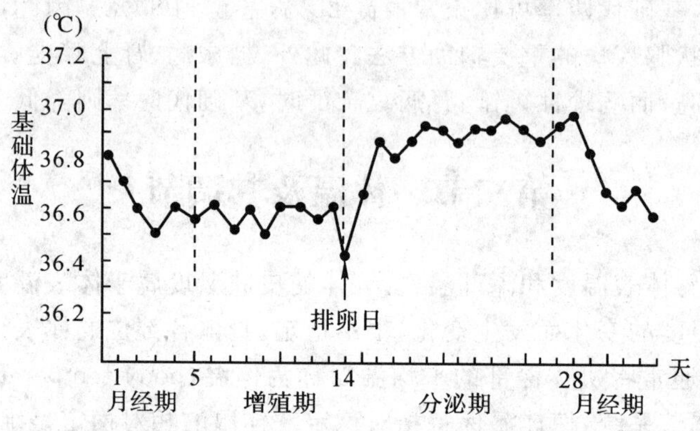

图 7-3 女性月经周期中基础体温的变化

3.年龄差异 体温的高低与体内能量代谢有关,不同年龄人的能量代谢不同,体温也不同。一般来说,儿童的体温比成年人高;老年人的体温偏低,有些老年人在发热时可以不见体温升高,而且对外界环境温度变化的适应能力也较差;新生儿尤其是早产儿的体温调节中枢发育还不成熟,调节体温的能力差,易受环境温度变化的影响。在护理工作中,应该注意老年人和新生儿的体温特点,病房内注意保持适宜的温度。

4.肌肉活动与精神活动 肌肉活动和精神活动增强时,能量代谢都会增高,造成体温上升。因此,在测量体温时要让受试者安静休息一段时间后,再测量体温。测量小儿的体温时要尽量避免其哭闹不安,以避免因肌肉活动增强和精神紧张而导致的体温升高。

二、人体的产热和散热

人体在代谢过程中不断地产生热量,同时又将热量不断地散发到体外。正常体温的维持依赖于这种产热(thermogenesis)过程与散热(thermolysis)过程的动态平衡(图 7-4)。

(一)人体的产热

人体的热量来源于各种组织的能量代谢。组织的机能状态和代谢水平不同,所产生出的热量也不同。在安静状态下,主要的产热器官是内脏器官,其中以肝组织产热量最大,肝血液的温度比主动脉血液的温度约高 0.6℃左右,内脏器官的产热量约占全身产热量的 56%。劳动或运动时,骨骼肌是主要产热器官,其产热量可达到人体产热量的 90%。骨骼肌产生热量的潜力很大,剧烈运动时,人体产热量可比安静时提高 40 多倍。战栗是骨骼肌发生的不随意的节律性收缩,基本不作功,但能最大程度地产生热量。寒冷刺激能使人体发生战栗,同时还能促进甲状腺激素分泌增加和交感神经-肾上腺髓质系统活动增强,分泌大量的髓质激素,

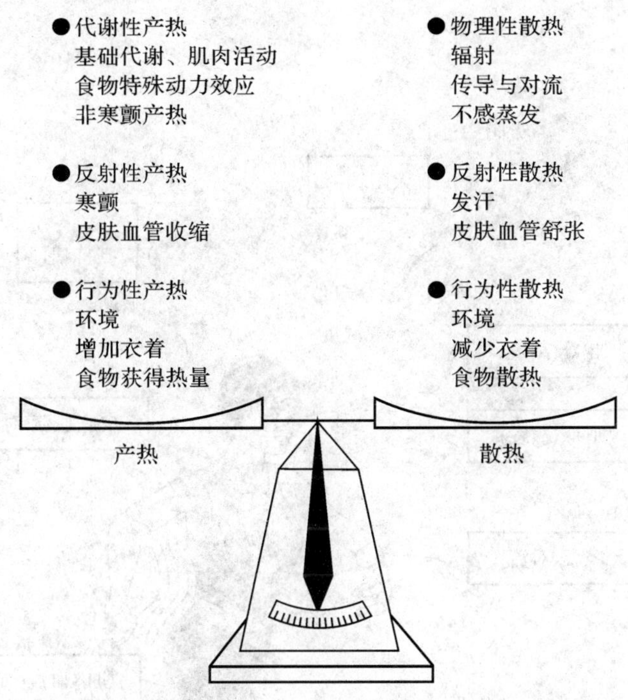

图 7-4　人体的热量平衡

增强组织细胞对糖、脂肪的氧化分解，提高组织的基础代谢率，增加人体产热量，使代谢性产热增加。几种组织、器官的产热量比较见表 7-5。

表 7-5　几种组织、器官的产热量比较

器官、组织	产热量(%)	
	安静状态	劳动或运动
脑	16	1
内脏	56	8
骨骼肌	18	90
其他	10	1

(二)人体的散热

人体散热的主要途径有皮肤、呼吸道、消化道、泌尿道散热等。其中最重要的途径是皮肤散热(图 7-5)。人体几种散热方式散热量的比较见表 7-6。

表 7-6　在环境温度为 21℃时人体几种散热方式散热量的比较

散热途径	占人体总散热量的百分数(%)
皮肤辐射、传导、对流	70
皮肤蒸发	27
呼吸	2
排尿、排便	1

1. 皮肤散热方式　皮肤的主要散热方式有辐射散热、传导散热、对流散热和蒸发散热等。

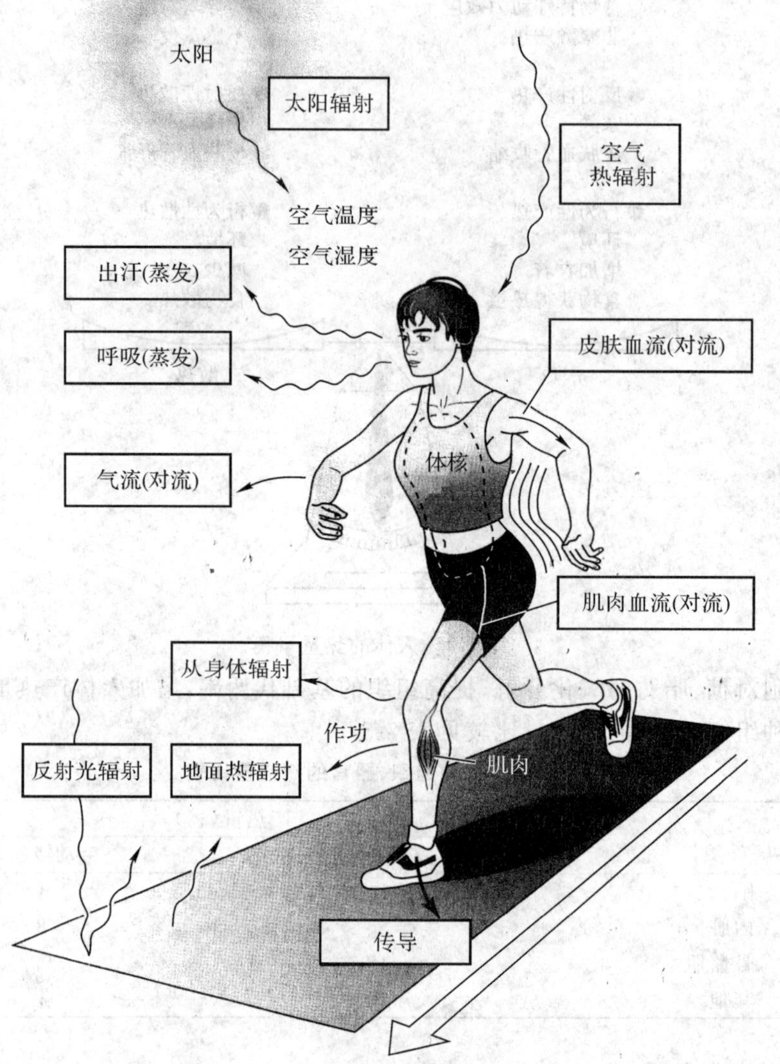

图 7-5 人体散热的几种方式

(1)辐射散热 指人体以热射线的形式将体热传给外界较冷物体的散热方式。皮肤的有效散热面积越大,皮肤与环境之间的温差越大,则皮肤散热量越多;反之,当外界环境温度超过皮肤温度时,皮肤会吸收热射线热量,使体温升高。在环境温度较低以及人体处于安静状态时,此方式散热量约占人体总散热量的 60%。

(2)传导散热 指人体将热量直接传给与皮肤接触的较冷物体的散热方式。传导散热与接触物体的导热性能有关。棉毛织物、木材、脂肪导热性能差,传导散热量少。如肥胖者皮下脂肪较多,人体深部的热量不易向外散发,因此炎热天气特别容易出汗。水的导热性能好,故应用冰袋、冰帽可为高热病人降温。

(3)对流散热 指通过气体来交换热量的一种散热方式。散热过程中,较冷的气体或液体可通过流动、接触体表来散发人体的热量,它是传导散热的一种特殊形式。散热速度取决于气体或液体的流速、与机体温差的大小。例如，电扇加快冷空气对流速度时，能够增加人体的散热量；增添衣服可以减少人体对流散热，有利于保持体温。

(4)蒸发散热　是机体通过体表水分的蒸发来散失体热的一种方式。蒸发1 g 水可使机体散发 2.44 kJ 的热量。对高热不退的病人使用乙醇擦浴，就是利用蒸发散热来达到降温的目的。影响蒸发散热的因素主要有环境温度、湿度和风速。高温、高湿度和低风速时，不易蒸发；反之，容易蒸发。

人体蒸发散热分为不感蒸发和发汗两种形式。

人即使处于低温环境中，皮肤和呼吸道也不断有水分渗出而被蒸发，称为不感蒸发。它与汗腺分泌无关，不易被人觉察。环境温度在 30℃以下时，不感蒸发比较恒定，每天蒸发量可达 1 L，其中皮肤蒸发量约为 0.6～0.8 L，呼吸道蒸发量为 0.2～0.4 L。不感蒸发受体温影响较大，体温上升 1℃时，蒸发量增加 15%。婴儿不感蒸发的速度较快，体温升高时较容易发生脱水。临床上给患者补液时，应该注意补充不感蒸发所丢失的液体量。

发汗是指汗腺主动分泌汗液的活动。汗液蒸发时可带走大量的热量。汗液中水分占 99%以上，溶质成分中以 NaCl 为主，还有少量的 KCl、尿素、乳酸等，属低渗液体。人体大量出汗时，由于水分的丢失比盐的丢失多，容易发生高渗性脱水。发汗是一种反射活动。人体受到温热环境刺激或在剧烈运动体温升高情况下，反射性引起全身小汗腺分泌汗液的过程称为温热性发汗。其发汗中枢在下丘脑，支配汗腺的交感神经纤维末梢释放递质为乙酰胆碱，引起汗腺分泌。温热性发汗主要参与体温调节。另外，精神紧张或情绪激动时，常出现手掌、足底、前额等局部汗腺的分泌，称为精神性发汗，在体温调节中作用不大。其中枢可能在大脑皮层运动区。

2. 散热的调控　人体主要通过皮肤血流量的调节和发汗来调控散热。皮肤血流量的大小决定了皮肤温度的高低，当皮肤温度高于环境温度时，主要通过辐射、传导和对流方式散热，散热量大小主要取决于皮肤与外界环境之间的温度差。在寒冷环境中，交感神经活动增强，皮肤小动脉收缩，血流量减少，皮肤与环境之间的温差减小，散热量下降。而在炎热环境下，交感神经活动减弱，皮肤小动脉舒张，动静脉吻合支大量开放，血流量增加，皮肤温度升高，散热量增多。然而，当环境温度高于皮肤温度时，辐射、传导和对流方式散热效果甚微，主要依靠发汗散热来调节体温。在一定范围内，发汗量随着气温的升高而增多。但当人在高温环境中停留时间过长，发汗速度会因汗腺疲劳而明显减慢。若环境中同时风速较低、湿度较大时，不易蒸发散热，易导致体温升高，甚至中暑。

中暑

中暑常发生在高温和湿度较大的环境中，是以体温调节中枢功能障碍、汗腺功能衰竭和水电解质丢失过多为特征的疾病。根据发病机制和临床表现将中暑分为：①热痉挛　属轻型中暑，患者表现为痛性肌痉挛，但意识清楚，体温正常。②热衰竭　是热痉挛的继续和发展，主要表现为循环衰竭，发生虚脱和热晕厥。③热射病　是长时间热衰竭的结果，主要是产热过多或体温调节中枢功能障碍致散热异常所致，表现为高热、昏迷和多器官衰竭等。根据产热和散热异常将热射病分为劳力性和非劳力性。劳力性主要是高温环境下内源性产热过多；非劳力性主要是散热减少。

三、体温调节

维持人体体温的相对稳定，有赖于自主性体温调节和行为性体温调节的共同参与，使人体的产热和散热过程处于动态平衡之中。自主性体温调节是根据体内外环境温热性刺激信息的变动，在体温调节中枢控制下，通过改变皮肤血流量、汗腺活动、战栗等反应，使人体的产热量和散热量保持平衡，从而维持体温相对稳定的过程。行为性体温调节是指人通过改变自身的姿势和行为来保暖或增加散热的过程。如在寒冷环境下增加衣服来保温的行为；在炎热环境中减少衣服来增加散热等，它是自主性体温调节的补充。以下主要讨论自主性体温调节。

(一)温度感受器

温度感受器可分为外周温度感受器和中枢温度感受器。外周温度感受器是分布于皮肤、黏膜和腹腔内脏等处的一些游离神经末梢。它们能够感受外界环境的冷、热变化，将信息传入体温调节中枢。存在于下丘脑、脑干网状结构、延髓和脊髓等部位的对温度敏感的神经元称为中枢温度感受器，在视前区-下丘脑前部(preoptic area/anterior hypothalamus, PO/AH)存在热敏神经元和冷敏神经元，它们能够感受人体深部组织的温度变化，从而参与体温调节。

(二)体温调节中枢

在多种恒温动物实验中观察到，只要保留下丘脑及其以下神经组织的完整，动物就能够保持体温相对稳定，而在破坏下丘脑后，动物的体温不能维持稳定。现认为调节体温的基本中枢位于下丘脑。PO/AH 的热敏神经元和冷敏神经元不但能感受人体深部组织温度变化的刺激，而且能对从其他途径传入的温度变化信息进行整合处理。热敏神经元对体温升高变化敏感，体温升高时发生兴奋。当热敏神经元兴奋时，冷敏神经元被抑制，人体散热增加，产热减少，体温下降。反之，当体温降低时，冷敏神经元兴奋，热敏神经元被抑制，人体产热增多，散热减少，体温回升。中枢内热敏神经元的数量远多于冷敏神经元。

体温调节中枢的神经元对产热和散热的调控，是通过神经和体液调节来实现的。主要通过下述途径完成：①通过交感神经系统来调节皮肤血管舒缩反应和汗腺分泌活动，改变人体的散热量；②由躯体神经来调节骨骼肌的活动，如战栗增强或减弱，改变产热量；③通过改变激素的分泌(如甲状腺激素和肾上腺髓质激素)来调节人体的代谢率，影响产热量的变化。

(三)调定点学说

正常人体体温为什么能够维持在 37℃左右？现在认为体温调节机制类似于恒温器工作原理，并提出调定点(set point)学说加以解释。该学说认为，调定点数值的设定，取决于温度敏感神经元对某一温度的敏感性。PO/AH 的温度敏感神经元对温度的感受有一定的兴奋阈值，正常人一般为 37℃左右，这个温度就是体温相对稳定的调定点。正常人体温调节的过程是：当体温高于调定点 37℃时，热敏神经元活动增强，增加散热；当温度低于 37℃时，冷敏神经元活动增强，增加产热，最终使体温维持在 37℃左右的水平(图 7-6)。

调定点学说较好地解释了发热现象。由病菌感染所引起的发热，是由于致热原作用于温度敏感神经元，使其对温度的敏感性降低，兴奋阈值升高，调定点上移所致。例如，致热原使调定点由正常体温 37℃上移到 39℃时，则病人的体温在未到达 39℃以前，冷敏神经元兴奋，人体加强产热，抑制散热，表现出畏寒战栗等症状，直至体温达到 39℃时，产热与散热过程才开始恢复平衡，体温被稳定在39℃左右。由上可见，发热时体温调节功能仍然正常，只是调定点上移，体温被维持在比正常体温高的水平上。

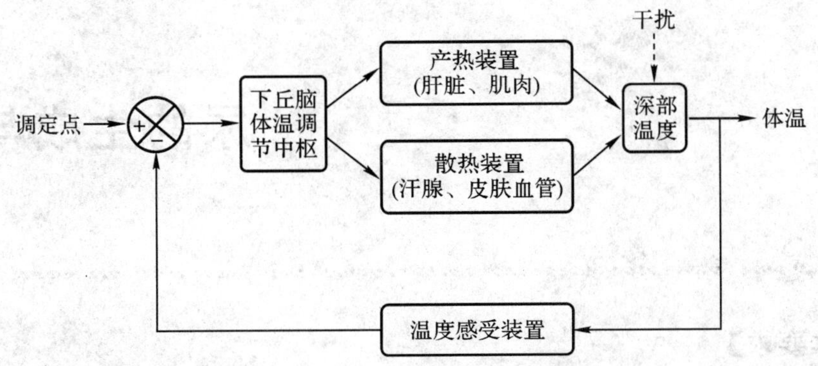

图7-6　体温调节自动控制示意图

发热

正常人体温在一个狭小范围内有所波动，差异在±1.0℃左右。妇女月经前期、妊娠期、精神紧张以及剧烈运动，都会出现体温升高现象；受情绪影响体温可升高2℃，5千米长跑后体温可达40～41℃，这些均属生理现象。病理条件下的发热主要是由各种病原体感染引起的，如流感、肺炎、伤寒、疟疾等引起的发热。也可以是非感染性疾病引起的发热，像中暑、恶性肿瘤、白血病等引起的发热。发热的根本原因在于致热原以某种方式使调定点上移。一定限度内的发热是人体抵抗疾病的生理性防御反应。此时白细胞生成增多，肝脏的解毒功能增强，物质代谢速度加快，有利于人体战胜疾病。但发热过高或过久会使人体各个系统和器官的功能以及代谢发生严重障碍。小儿体温超过41℃时，脑细胞就可能遭受损伤，甚至出现抽搐，并逐步丧失调节体温的能力。发热时人体营养物质的消耗增加，加上食物的消化吸收困难，长期下去可引起人体消瘦，蛋白质及维生素缺乏，以及一系列的继发性病变。

【复习思考题】

1. 名词解释

氧热价　呼吸商　食物的特殊动力效应　基础代谢率　体温　辐射散热　传导散热　对流散热　蒸发散热　发汗　体温调定点

2. 影响能量代谢的主要因素有哪些？它们怎样影响能量代谢？

3. 人体的散热方式主要有哪几种？根据散热原理，如何降低高热病人的体温？

4. 视前区-下丘脑前部(PO/AH)在体温调节中起哪些作用？

5. 体温相对恒定有何重要意义？机体是如何维持体温相对恒定的？

（高　琴　梁华为）

第八章

尿的生成与排出

【教学要求】

了解肾脏的解剖生理特点，清除率的概念，排尿反射。掌握尿生成过程及其影响因素，尿浓缩和稀释的基本原理，尿液生成的调节。

【内容提要】

1. 肾脏的主要功能是生成尿液，以排出代谢终产物、进入体内的异物、过剩物质以及水分，维持机体内环境的稳定。

2. 尿的生成包括肾小球滤过、肾小管和集合管的重吸收和分泌，以及肾对尿的浓缩和稀释作用。

3. 肾小球滤过的结构基础是肾小球滤过膜，滤过膜具有机械屏障和电学屏障作用。滤过的动力是有效滤过压＝肾小球毛细血管血压－(血浆胶体渗透压＋肾小囊内压)。影响肾小球滤过的因素有：有效滤过压、滤过膜面积及其通透性、肾血浆流量。

4. 肾小管和集合管具有选择性重吸收作用，葡萄糖、氨基酸全部被重吸收，水和电解质(Na^+、K^+、Cl^-等)大部分被重吸收。近端小管是物质重吸收的主要部位。肾小管和集合管的分泌及排泄作用可将自身代谢产生的物质或血液中的某些物质通过分泌或转运过程排入小管液。

5. 尿液的浓缩和稀释过程发生在髓袢、远球小管和集合管内。肾髓质渗透梯度的形成和保持是尿液浓缩和稀释的先决条件，而抗利尿激素的有无是决定尿液是否被浓缩或稀释的关键因素。外髓部渗透梯度是由髓袢升支粗段对 NaCl 的主动重吸收所形成，内髓部渗透梯度的形成与尿素的再循环和 NaCl 的扩散有密切关系。肾髓质高渗透梯度的保持主要依靠直小血管的作用。

6. 小管液溶质浓度决定小管内的渗透压，溶质浓度高可对抗肾小管重吸收水分。

7. 尿液的生成主要受抗利尿激素和醛固酮的调节。抗利尿激素可提高远曲小管和集合管上皮细胞对水的通透性，增加水的重吸收；其释放调节与血浆晶体渗透压和循环血量有关。醛固酮促进远曲小管和集合管上皮细胞对 Na^+ 和水的重吸收，促进 K^+ 的分泌，即"保 Na^+ 保水排 K^+"作用；其分泌受肾素-血管紧张素-醛固酮系统和血 K^+、血 Na^+ 浓度的调节。

8. 排尿是一种反射活动，其初级反射中枢在骶髓，大脑高级排尿中枢对初级排尿中枢有易化和抑制作用。

肾脏具有排泄功能和内分泌功能。其排泄功能是指肾脏通过尿的生成和排出，可以排出机体的大部分代谢终产物以及进入人体内的异物、调节细胞外液量和渗透压、保留体液中的重要电解质（如钠、钾、碳酸氢盐以及氯离子等）、排出氢离子，从而维持机体水、电解质及酸碱平衡。肾脏的内分泌功能主要是它可产生多种生物活性物质，如肾素、促红细胞生成素、1,25-二羟维生素 D_3 和前列腺素等，参与血压调节、红细胞生成及骨骼生长发育等生理过程。所以，肾并非是单纯的排泄器官，而是维持机体内环境相对稳定的最重要器官之一。

本章重点阐述肾生成尿的过程及其调节机制和尿液的排放。

第一节　肾的功能解剖和肾血流特点

一、肾的功能解剖

（一）肾单位和集合管

肾生成尿的功能是由肾单位和集合管完成的。正常人的两肾有 170 万～240 万个肾单位，肾单位由肾小体和肾小管组成（图 8-1）。

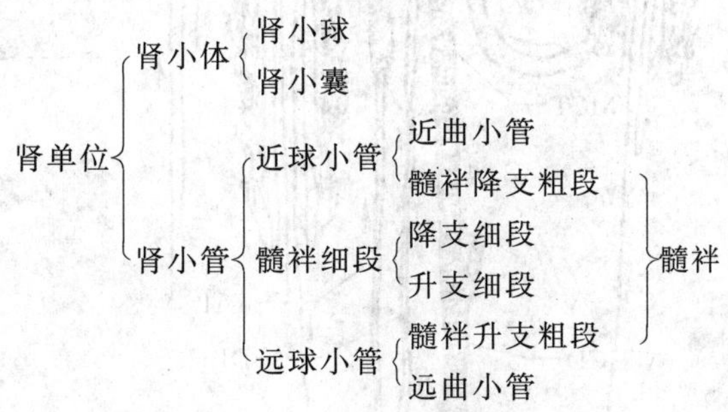

图 8-1　肾单位的组成

肾单位按所在部位的不同分为皮质肾单位和近髓肾单位两类（图 8-2），其结构有明显的不同。

1. 皮质肾单位　主要分布于外皮质层和中皮质层。人肾的皮质肾单位约占肾单位总数的 85%～90%。这类肾单位的肾小球体积较小，髓袢较短，只达外髓质层。入球小动脉的口径比出球小动脉的粗。出球小动脉进一步再分为毛细血管后，几乎全部分布于皮质部分的肾小管周围。

2. 近髓肾单位　分布于靠近髓质的内皮质层，在人肾约占肾单位中的 10%～15%。这类肾单位的肾小球体积较大，其髓袢甚长，可深入到内髓质层，有的甚至到达乳头部。出球小动脉不仅形成缠绕邻近的近曲小管或远曲小管的网状毛细血管，而且还形成细而长的 U 字形直小血管，直小血管可深入到髓质，并形成毛细血管网包绕髓袢升支和集合管。

（二）球旁器

球旁器又称近球小体，主要分布在皮质肾单位，由球旁细胞、致密斑和球外系膜细胞组成（图 8-3）。球旁细胞是位于入球小动脉中膜内的肌上皮样细胞，其胞质内的分泌颗粒含肾素。致密斑由位于远曲小管起始部的呈高柱状的上皮细胞构成，它同入球小动脉和出球小动脉相接触，其功能是感受小管液中 NaCl 含量的变化，并将其信息传至球旁细胞，调节肾素

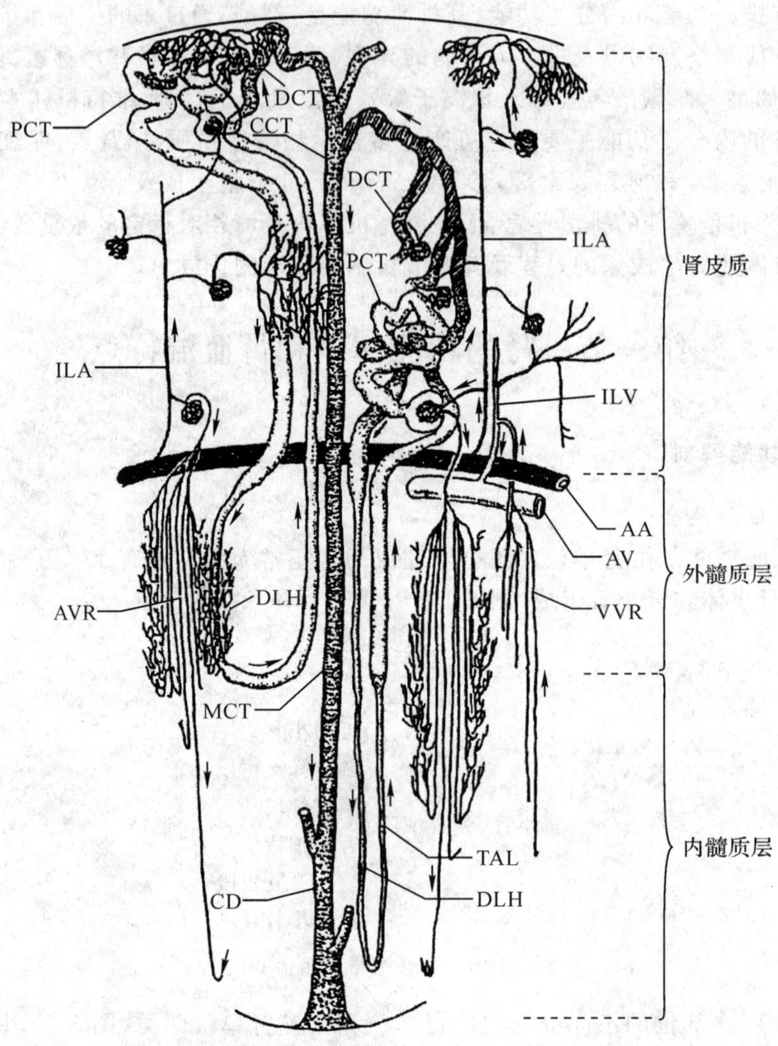

图 8-2 肾单位和肾血管的示意图

AA:弓状动脉	AV:弓状静脉	CD:集合管
DCT:远曲小管	ILA:小叶间动脉	MCT:髓质部集合管
TAL:髓袢升支	AVR:下行直小血管	CCT:皮质部集合管
DLH:髓袢降支	ILV:小叶间静脉	PCT:近曲小管
VVR:上行直小血管		

的释放。球外系膜细胞分布在入球小动脉和出球小动脉之间,具有吞噬功能。

二、肾血液循环的特点

(一)血流量大

正常成人两肾重约 300 g,仅占体重的 0.5%,但安静时两肾血流量约为 1200 ml/min,相当于心输出量的 20%～25%。血浆约占全血容量的 55%,故肾血浆流量为 660 ml/min。流经肾皮质的血量约为肾血流量的 94%。肾髓质的血管阻力大、流速慢,流经髓质的血量少。肾的血流量大,有利于完成其生成尿的功能。

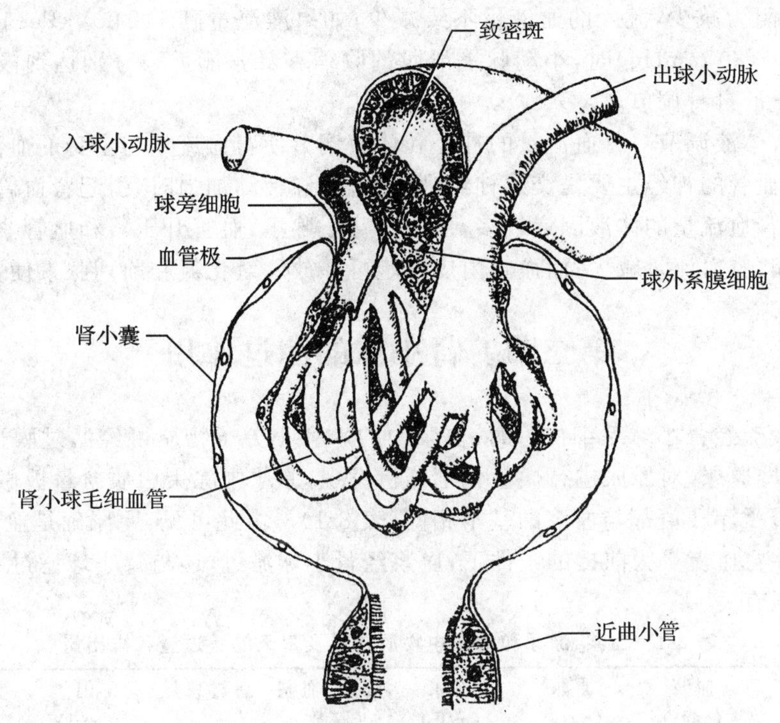

图 8-3　肾小球、肾小囊和球旁器示意图

(二)两套毛细血管网的血压差异大

肾内存在两套毛细血管网，即肾小球毛细血管网和肾小管周围毛细血管网。肾小球毛细血管网由入球小动脉分支形成，介于入球和出球小动脉之间。在皮质肾单位，因入球小动脉粗而短，血流阻力小，流入血量大；出球小动脉细而长，血流阻力大，故肾小球毛细血管的血压高，有利于肾小球的滤过。而肾小管周围毛细血管网由出球小动脉的分支形成，在血流经过入球和出球小动脉之后，因阻力消耗，肾小管周围毛细血管网的血压降低，有利于肾小管对小管液中物质的重吸收。

(三)肾血流量的调节

肾血流量是尿生成的前提。肾血流量的调节包括肾血流的自身调节、神经调节和体液调节。

1. 自身调节　是指肾血流量不依赖于神经和体液因素的作用，而在一定的血压变动范围内保持相对恒定的现象。在离体肾实验中观察到，当肾动脉灌流压由 2.7 kPa(20 mmHg)升高到 10.7 kPa(80 mmHg)的过程中，肾血流量随灌流压的升高而增加；当灌流压在10.7～24.0 kPa(80～180 mmHg)之间变动时，肾血流量保持相对恒定；进一步升高灌流压，肾血流量又随之增加。该实验说明，当肾动脉血压在 10.7～24.0 kPa(80～180 mmHg)之间变动时，肾血流能维持相对稳定，这对于肾排泄功能的正常进行具有重要意义。

肾血流量自身调节的机制尚未完全阐明。获得较多支持的肌源学说认为：灌流压在10.7～24.0 kPa(80～180 mmHg)范围内增高时，入球小动脉受到的牵张刺激逐渐增强，小动脉平滑肌的紧张性增加，口径缩小，阻力增大，以对抗灌流压的增高，使流入的血液量不致增多；而灌流压由 24.0 kPa(180 mmHg)降至 10.7 kPa(80 mmHg)的过程中，入球小动脉则逐渐舒张，血流阻力减少，流入的血液量不致减少；如果灌流量高于 24.0 kPa(180 mmHg)或低于 10.7 kPa(80 mmHg)时，小动脉平滑肌的收缩和舒张能力已分别达到极限，不能继续维持肾血流量的自身调节。

2.神经和体液调节　肾血流量的神经和体液调节使肾血流量与全身的血液循环调节相配合。支配肾血管的神经主要是交感神经，肾交感神经活动加强时，引起肾血管收缩，肾血流量减少。调节肾血流量的体液因素较多，主要有肾上腺素、血管升压素和血管紧张素等，可引起肾血管收缩，肾血流量减少；而血管内皮细胞可释放一氧化氮和前列腺素使肾血管舒张。

第二节　肾小球的滤过作用

循环血液流经肾小球毛细血管时，血浆中的水和小分子物质可经滤过膜进入肾小囊腔形成超滤液，即原尿。对原尿进行微量化学分析发现，原尿中除蛋白质含量极微外，其他成分以及晶体渗透压、pH 值都与血浆的基本相同(表 8-1)。由此可见，原尿确是血浆的超滤液。

在有足够肾血流量为前提的条件下，血浆经肾小球滤过，还与肾小球滤过膜及其通透性和有效滤过压有关。

表 8-1　血浆、原尿和终尿中物质含量及每天的滤过量和排出量

成分	血浆 (g/L)	原尿 (g/L)	终尿 (g/L)	终尿/血浆 (倍数)	滤过总量 (g/d)	排出量 (g/d)	重吸收率 (%)
Na^+	3.3	3.3	3.5	1.1	594.0	5.3	99
K^+	0.2	0.2	1.5	7.5	36.0	2.3	94
Cl^-	3.7	3.7	6.0	1.6	666.0	9.0	99
碳酸根	1.5	1.5	0.07	0.05	270.0	0.1	99
磷酸根	0.03	0.03	1.2	40.0	5.4	1.8	67
尿素	0.3	0.3	20.0	67.0	54.0	30.0	45
尿酸	0.02	0.02	0.5	25.0	3.6	0.75	79
肌酐	0.01	0.01	1.5	150.0	1.8	2.25	0
氨	0.001	0.00	0.4	400.0	0.18	0.6	0
葡萄糖	1.0	1.0	0	0	180.0	0	100*
蛋白质	微量	0	0	0	微量	0	100*
水					180L	1.5L	99

* 几乎为100%。

一、滤过膜及其通透性

肾小球滤过膜由三层结构组成：内层、中间层和外层(图 8-4)。内层是毛细血管内皮细胞，细胞间有许多直径为 50～100 nm 的圆形微孔，可阻止血细胞通过，对血浆中的物质几乎无限制作用。中间层是非细胞性的基膜，厚约 300 nm，是由水和凝胶形成的纤维网结构，网孔直径 4～8 nm，可允许水和部分溶质通过。外层是肾小囊脏层上皮细胞，伸出许多足突贴附于基膜外面，足突相互交错，形成的裂隙称为裂孔，裂孔上覆盖一层薄膜，膜上有 4～14 nm 的微孔，可限制蛋白质通过。以上三层结构组成了滤过膜的机械屏障。除机械屏障外，在滤膜的各层，均覆盖着一层带负电荷的物质(主要是糖蛋白)，这些物质可能起着电学屏障的作用。

不同物质通过肾小球滤过膜的能力取决于被滤过物质的分子大小及其所带的电荷。一般来说，凡有效半径小于1.8 nm的带正电荷或呈电中性物质，如水、Na^+、尿素、葡萄糖等，均可自由地通过滤过膜上的微孔。有效半径等于或大于3.6 nm的大分子物质，即使是带正电荷，由于机械屏障的作用，也难以通过。虽然血浆白蛋白的有效半径为3.5 nm，但由于带负电荷，不能通过电学屏障，故原尿中几乎无蛋白质。另外，电学屏障的阻隔作用不如机械屏障，故Cl^-、HCO_3^-、HPO_4^{2-}和SO_4^{2-}等带负电荷的物质可顺利通过滤过膜。

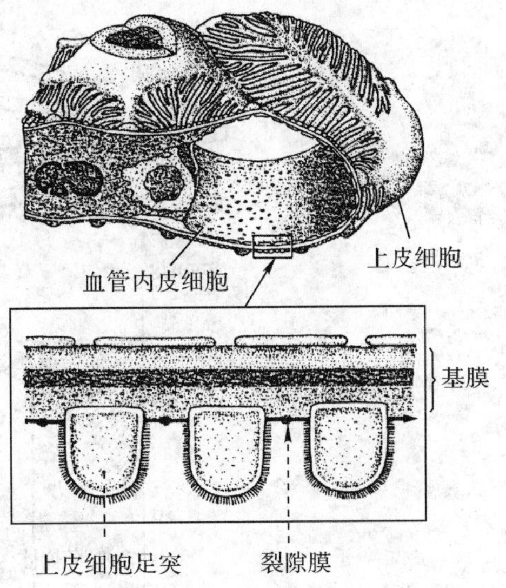

图 8-4 肾小球滤过膜示意图

二、有效滤过压

肾小球滤过作用的动力是有效滤过压(effective filtration pressure)，在滤过膜通透性和肾血浆流量不变时，原尿的生成量主要由有效滤过压来决定。肾小球有效滤过压与组织液生成的有效滤过压相似，由滤过的动力减去阻力。促使肾小球滤过的力是肾小球毛细血管血压和肾小囊内液体的胶体渗透压，由于肾小囊内液中的蛋白质含量极低，所以其形成的胶体渗透压可忽略不计；阻止肾小球滤过的力是血浆胶体渗透压和肾小囊内压(图 8-5)，即：

肾小球有效滤过压＝肾小球毛细血管血压－(血浆胶体渗透压＋肾小囊内压)

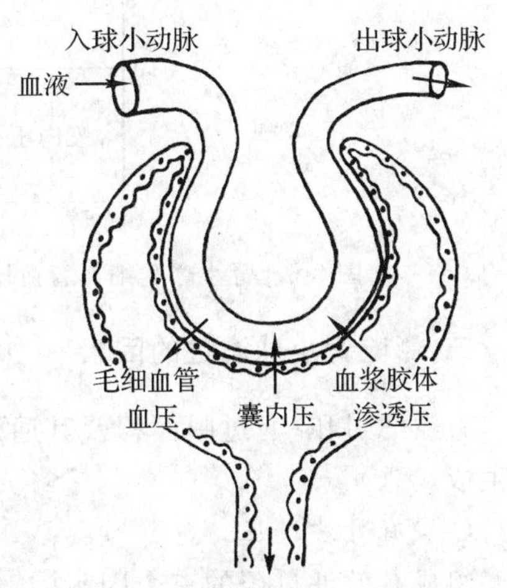

图 8-5 有效滤过压示意图

如图 8-6 所示，在入球小动脉端和出球小动脉端的压力几乎相等，肾小囊内压较为恒定。因此，肾小球毛细血管中有效滤过压的大小，主要取决于血浆胶体渗透压的变化。在入球小动脉端，有效滤过压较大，在血液流向出球小动脉端的过程中，由于水分和晶体物质不断被滤出，使血浆中的蛋白质浓度相对增加，血浆胶体渗透压逐渐升高，有效滤过压则逐渐下降。当血浆胶体渗透压升高引起有效滤过压下降到零时，滤过停止。产生滤过作用的毛细血管长度取决于有效滤过压下降的速率。当有效滤过压下降的速率减慢时，则产生滤过作用的毛细血管长度延长，生成的原尿量增多；反之，则减少。

在肾小球有效滤过压的作用下，血浆中的水、小分子物质以及极微量的蛋白质可经滤过膜进入肾小囊内形成原尿。单位时间(min)内两肾生成的原尿量，称为肾小球滤过率(glomerular filtration rate，GFR)。肾小球滤过率是衡量肾功能的重要指标，正常成人安静时约为125 ml/min。肾小球滤过率与每分钟的肾血浆流量的比值，称为滤过分数。正常人安静时肾血浆流量为660 ml/min，滤过分数＝(125/660)×100％＝19％。滤过分数表明，肾的血浆流量中，约有1/5由肾小球滤出到肾小囊内形成了原尿。

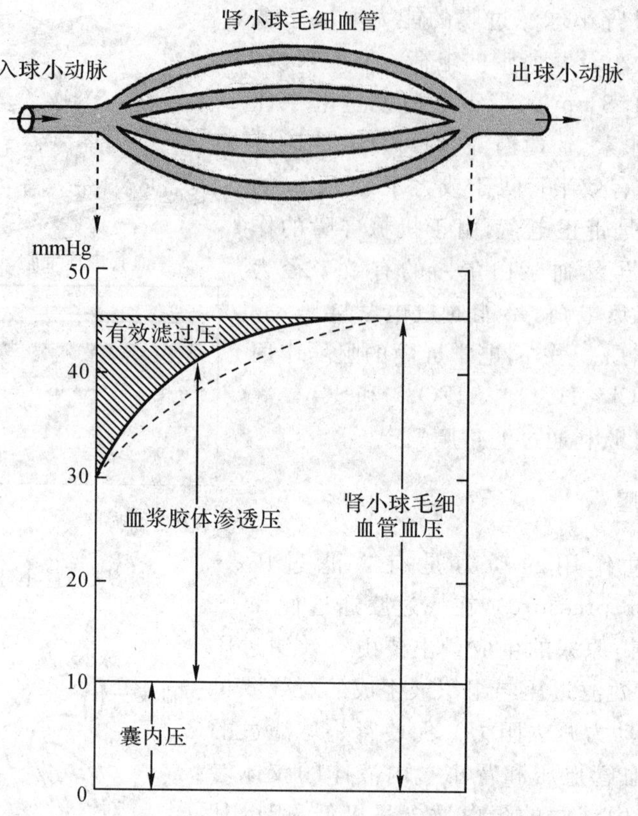

图 8-6 肾小球毛细血管血压、胶体渗透压和囊内压对肾小球滤过过程的影响

三、影响肾小球滤过的因素

有效滤过压、滤过膜面积及其通透性和肾血浆流量均影响肾小球的滤过，进而影响原尿的生成。

(一)有效滤过压

组成有效滤过压的三个因素中，任何一个因素发生改变，都将影响肾小球滤过率。

1.肾小球毛细血管血压 由于肾血流量的自身调节机制，当动脉血压在 10.7～24.0 kPa(80～180 mmHg)范围内变动时，肾小球毛细血管血压可保持相对稳定，从而使肾小球滤过率基本不变。当动脉血压降低到 10.7 kPa(80 mmHg)以下时，肾小球毛细血管血压降低，有效滤过率降低，肾小球滤过率减小。当血压下降到 5.4 kPa(40 mmHg)以下时，肾小球滤过率减小到零，无原尿产生。

2.血浆胶体渗透压 正常人血浆胶体渗透压维持相对恒定，对肾小球滤过率影响不大。若因某些疾病使血浆蛋白的浓度明显降低，或由静脉输入大量生理盐水使血浆稀释，均可导致血浆胶体渗透压降低，因而有效滤过压升高，肾小球滤过率增加，尿量将增多。

3.肾小囊内压 在正常情况下囊内压是比较稳定的。但当肾盂或输尿管结石，或受到肿物压迫使尿流阻塞时，可导致肾盂内压升高，肾小囊内压也将升高，有效滤过压降低，肾小球滤过率减小。

(二)滤过膜的面积和通透性

在正常情况下,滤过膜的面积和通透性保持稳定。但在病理情况下,如急性肾小球肾炎时,由于肾小球毛细血管的管腔变窄,使具有滤过功能的面积减少,肾小球滤过率亦减小,出现少尿(<500 ml/d)甚至无尿(<100 ml/d)。

(三)肾血浆流量

肾血浆流量对肾小球滤过率有明显影响。在其他条件不变时,肾血浆流量与肾小球滤过率呈正变关系。肾血浆流量增加,肾小球毛细血管内血浆胶体渗透压升高的速率和有效滤过压下降的速率均减慢,产生滤过作用的毛细血管长度增加,肾小球滤过率增多。相反,在各种原因所致的休克时,由于交感神经兴奋,肾血管收缩,肾血流量减少,血浆胶体渗透压上升的速度和有效滤过压下降的速率均加快,肾小球滤过率减少。

第三节　肾小管和集合管的物质转运功能

肾小管和集合管的物质转运功能包括重吸收(reabsorption)和分泌(secretion)。原尿进入肾小管后称为小管液。小管液流经肾小管和集合管后,同原尿相比,质和量均发生了明显的变化(表 8-1),这是由于肾小管和集合管具有重吸收和分泌作用所致。

一、肾小管与集合管的转运方式

肾小管和集合管的物质转运方式包括被动转运和主动转运。被动转运是指物质顺电-化学梯度通过肾小管上皮细胞的过程,包括扩散、渗透和易化扩散。渗透压之差是水的转运动力,水从渗透压低的一侧通过细胞膜进入渗透压高的一侧。主动转运是指溶质逆电-化学梯度通过肾小管上皮细胞的过程。主动转运需要消耗能量。根据主动转运过程中能量来源的不同,分为原发性主动转运和继发性主动转运。原发性主动转运(简称为主动转运)所消耗的能量由 ATP 分解直接提供。继发性主动转运所需的能量不是直接来自 ATP 的分解,而是来自其他溶质顺电化学梯度转运时释放的能量。许多重要物质的转运都直接或间接地与 Na^+的转运有关。因此,Na^+的转运在肾小管上皮细胞的物质转运中起着关键的作用。例如,肾小管上皮细胞对葡萄糖的重吸收就属于继发性主动转运。

二、肾小管和集合管的重吸收功能

肾小管和集合管的重吸收具有选择性。原尿中的葡萄糖、氨基酸全部被重吸收,水和电解质(Na^+、K^+、Cl^-等)被大部分重吸收,尿素被小部分重吸收,肌酐则完全不被重吸收。此外,不同部位肾小管对物质重吸收的能力及机制不同,其中近端小管重吸收物质的种类多、数量大,是物质重吸收的主要部位。

(一)Na^+、Cl^-和水的重吸收

每日滤过 Na^+总量可达 594 g,排泄量仅为 5.3 g,表明原尿中的 Na^+有 99%以上被重吸收入血。除髓袢降支细段外,肾小管各段和集合管对 Na^+均具有重吸收的能力,主要以主动形式重吸收。

在近球小管重吸收的 NaCl,占滤液总量的 65%～70%。肾小管上皮细胞的管腔膜对 Na^+的通透性大,小管液中的 Na^+浓度比细胞内高,Na^+顺浓度差扩散入细胞内,随即被管

周膜和基侧膜上的钠泵泵入组织液。随着细胞内的 Na^+ 被泵出，小管液中的 Na^+ 又不断地进入细胞内。伴随 Na^+ 的重吸收，细胞内外电位发生变化，加之小管液的 Cl^- 浓度比小管细胞内高，Cl^- 顺其电位差和浓度差而被动重吸收。NaCl 进入管周组织液，使其渗透压升高，并促使小管液中的水不断进入上皮细胞及管周组织液。NaCl 和水进入后，使细胞间隙的静水压升高，促使 Na^+ 和水通过基膜进入相邻的毛细血管而被重吸收。部分 Na^+ 和水也可能通过紧密连接回漏到小管腔内(图 8-7)。故在近球小管，Na^+ 的重吸收量等于主动重吸收量减去回漏量。

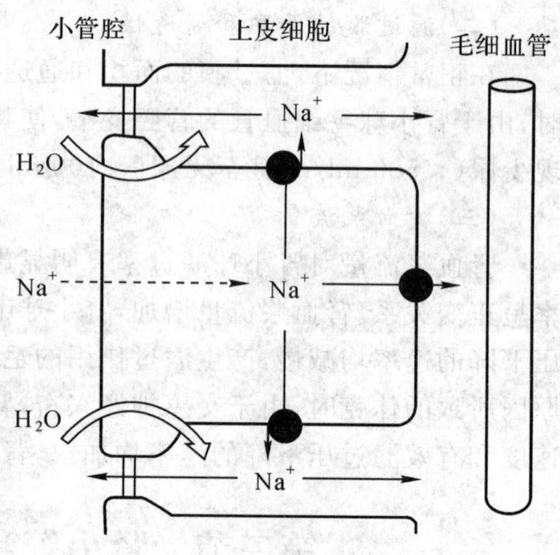

图 8-7 Na^+ 主动重吸收泵-漏模式图

在髓袢中，重吸收的 NaCl 约占滤液中总量的 20%。髓袢各段对 NaCl 的重吸收并不相同。降支细段对 NaCl 的通透性极低，但对水的通透性高，由于水分不断渗透至管周组织液，使小管液中 NaCl 浓度升高。升支细段对水几乎不通透，但对 Na^+ 和 Cl^- 的通透性高，小管液中的 Na^+ 和 Cl^- 顺浓度差扩散至管周组织液，故小管液中 Na^+、Cl^- 的浓度又明显降低。升支粗段对 NaCl 的重吸收是通过钠泵和管腔膜上转运体的活动，将 Na^+、Cl^-、K^+ 协同转运，一起转入细胞内，其比例为 1∶2∶1。髓袢升支粗段对水几乎不通透，水不被重吸收而留在小管内，由于其中的 NaCl 被上皮细胞重吸收入管周组织液，因此造成小管液渗透压降低，而管周组织液渗透压增高。该段对水和 NaCl 重吸收的分离，对尿液的浓缩和稀释具有重要作用。速尿和利尿酸等利尿剂，能特异性地与管腔膜转运体上的 Cl^- 结合点相结合，抑制 Na^+、Cl^-、K^+ 的协同转运，导致利尿。

远曲小管和集合管主动重吸收的 NaCl 约占滤液中总量的 12%。在机体缺水或缺盐时，对水或盐的重吸收增加。在集合管，Na^+ 和水的重吸收分别受醛固酮和抗利尿激素的调节，属于调节性重吸收，而其余肾小管各段对 Na^+ 和水的重吸收，同机体是否存在水、Na^+ 不足或过剩无直接关系，属于必然性重吸收。

由此可见，肾小管各段和集合管对 Na^+ 的重吸收，在维持细胞外液 Na^+ 平衡和渗透压中有重要作用。而且，随着 Na^+ 的主动重吸收，促进了葡萄糖和氨基酸的继发性主动重吸收，间接促进了 HCO_3^-、Cl^- 的被动重吸收(在髓袢升支粗段，Cl^- 属继发性主动重吸收)，同时还促进了 Na^+-H^+ 交换和 Na^+-K^+ 交换的过程。因此，Na^+ 的重吸收在肾小管和集合管对其他物质的重吸收及分泌功能中具有重要地位。

(二)HCO_3^- 的重吸收

HCO_3^- 的重吸收与小管上皮细胞管腔膜上的 Na^+-H^+ 交换有密切关系。由于小管液中的 HCO_3^- 不易透过管腔膜，它与肾小管细胞分泌的 H^+ 结合生成 H_2CO_3，H_2CO_3 迅速分解为 CO_2 和水。CO_2 为高脂溶性物质，能迅速扩散入上皮细胞内，并在细胞内碳酸酐酶的作用下，CO_2 又与 H_2O 生成 H_2CO_3。H_2CO_3 又解离成 H^+ 和 HCO_3^-，H^+ 可以通过 Na^+-H^+ 交换从细胞分泌到小管液中，HCO_3^- 则与 Na^+ 一起转运回血，因此肾小管重吸收 HCO_3^- 是以 CO_2 的形式，而不是直接以 HCO_3^- 的形式进行的。如果滤过的 HCO_3^- 量超过了分泌的 H^+，HCO_3^- 就不能全部以 CO_2 形式被重吸收。由于它不易透过管腔膜，所以余下的 HCO_3^- 便随尿排除体外。可见肾小管上皮细胞分泌 1 个 H^+ 就可使 1 个 HCO_3^- 和 1 个 Na^+ 重吸收回血(图 8-8),这在体内的酸碱平衡调节中起着重要作用。用乙酰唑胺后,Na^+-H^+ 交换减少,Na^+ 和 HCO_3^- 的重吸收也会减少,$NaHCO_3$、NaCl 和水的排出增加,可引起利尿。由于近端小管液中的 CO_2 透过管腔膜的速度明显高于 Cl^- 的转运速度,所以,HCO_3^- 的重吸收率明显大于 Cl^- 的重吸收率。

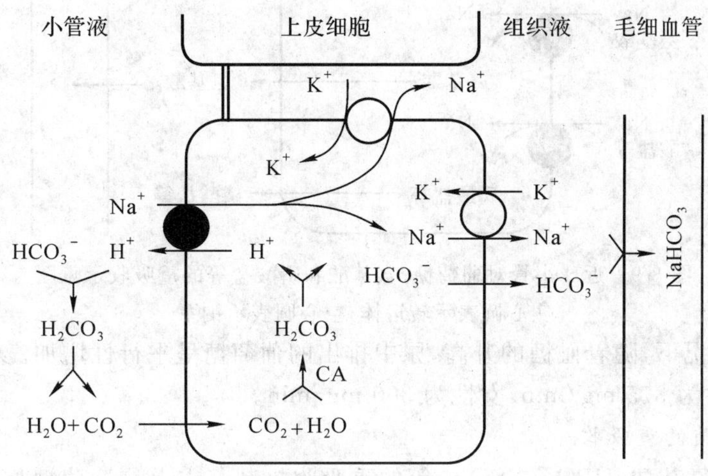

图 8-8　HCO_3^- 重吸收示意图

(三)K^+ 的重吸收

微穿刺实验研究证实:肾小球滤过的 K^+,67%左右在近端小管被重吸收回血。而终尿中的 K^+ 主要是由集合管和远曲小管分泌的。有人认为,近端小管 K^+ 的重吸收是一个主动转运过程。小管液中的 K^+ 浓度约为 4 mmol/L,大大低于细胞内 K^+ 浓度(约 150 mmol/L),因此,小管液的 K^+ 逆浓度差主动转运入细胞,然后扩散至管周组织液并入血,其主动重吸收的机制尚不清楚。

(四)葡萄糖的重吸收

肾小球滤过液中的葡萄糖浓度和血中的相等,但终尿中几乎不含葡萄糖,说明葡萄糖全部被重吸收回血。葡萄糖的重吸收部位仅限于近球小管(主要在近曲小管),其余的各段肾小管无重吸收葡萄糖的能力。所以,一旦近球小管不能将小管液中的葡萄糖全部重吸收,余下的部分则随尿排出。

葡萄糖的重吸收是与 Na^+ 伴随进行的,属于继发性主动重吸收。小管液中的葡萄糖和 Na^+ 与上皮细胞刷状缘上的转运体结合形成复合体后,引起其构型改变,使 Na^+ 易化扩散入细胞内,葡萄糖亦伴随进入。在细胞内,Na^+、葡萄糖和转运体分离,后者恢复原构型。Na^+ 被泵入组织液,葡萄糖则和管周膜上的载体结合,易化扩散至管周组织液再入血(图 8-9)。

近球小管对葡萄糖的重吸收有一定的限度,当血中的葡萄糖浓度超过 180mg/100ml 时,近球小管上皮细胞吸收葡萄糖已达极限,葡萄糖就不能被全部重吸收,尿中开始出现葡萄糖。此时的血浆葡萄糖浓度称为肾糖阈(renal glucose threshold)。血糖浓度超过肾糖阈后,随着血糖浓度的升高,肾小管对葡萄糖吸收达极限的上皮细胞数量增加,随尿排出的葡萄糖便增多。人的两肾全部近球小管在单位时间内能重吸收葡萄糖的最大量,称为葡萄糖的吸收极限量。此时,全部近球小管上皮细胞对葡萄糖的吸收均已达极限(全部转运体均达到

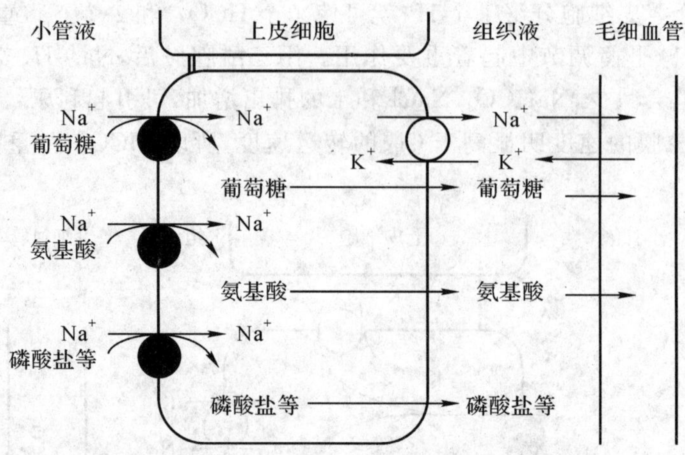

图 8-9 近球小管对葡萄糖、氨基酸和磷酸盐等的重吸收示意图
实心圆表示转运体,空心圆表示钠泵

饱和)。在这种情况下,随着血糖的升高,尿中排出的葡萄糖呈平行性增加。人肾对葡萄糖的吸收极限量,男性为 375 mg/min,女性为 300 mg/min。

(五)其他物质的重吸收

小管液中的氨基酸、HPO_4^{2-}、SO_4^{2-}等的重吸收机制基本上与葡萄糖相同,但转运体可能不同(图 8-9)。部分尿酸在近球小管重吸收。大部分的Ca^{2+}、Mg^{2+}在髓袢升支粗段重吸收。小管液中微量的蛋白质,在近球小管内通过入胞作用而重吸收。

三、肾小管和集合管的分泌及排泄功能

肾小管和集合管上皮细胞除了重吸收机体需要的物质以外,还可将自身代谢产生的物质或血液中的某些物质通过分泌或转运过程排入小管液,以保证机体内环境的相对恒定。

(一)H^+的分泌

肾小管和集合管上皮细胞均可分泌 H^+,其中,近球小管细胞通过 Na^+-H^+交换分泌 H^+,促进 $NaHCO_3$ 重吸收。远曲小管和集合管的闰细胞也可分泌 H^+。H^+的分泌是一个逆电化学梯度进行的主动转运过程。有人认为,管腔膜上有 H^+泵,能将细胞内的 H^+泵入小管腔内。细胞内的 CO_2,在碳酸酐酶的催化下,与 H_2O 生成 H_2CO_3,H_2CO_3 解离成 H^+和 HCO_3^-。H^+由 H^+泵泵至小管液,HCO_3^-则通过基侧膜回到血液中,因而 H^+分泌和 HCO_3^-的重吸收与酸碱平衡的调节有关。每分泌一个 H^+,可重吸收 1 个 Na^+和 1 个 HCO_3^-回到血液(图 8-8)。$NaHCO_3$ 是体内重要的碱贮备,因此,肾小管和集合管分泌 H^+的作用对维持体内酸碱平衡是非常重要的。

(二)K^+的分泌

终尿中 K^+主要由远曲小管和集合管分泌。尿中 K^+排泄量根据 K^+的摄入量而定,高 K^+饮食可排除大量的 K^+,低 K^+饮食则尿中排 K^+量少,使机体的 K^+摄入量与排出量保持平衡,维持机体 K^+浓度的相对恒定。

在正常情况下,小管液中的 K^+绝大部分被肾小管各段和集合管重吸收入血。尿液中的 K^+主要是由远曲小管和集合管分泌的。远曲小管和集合管对 Na^+的主动重吸收,使管腔内成为负电位(−10～−40 mV);钠泵的活动则促使组织液的 K^+进入细胞,增加了细胞内和

小管液之间的K^+浓度差，以上两者均有利于K^+进入小管液中。K^+的分泌与Na^+的主动重吸收有密切的联系，在小管液中的Na^+重吸收入细胞内的同时，K^+被分泌到小管液内，这种K^+的分泌与Na^+的重吸收相互联系，称为Na^+-K^+交换（图8-10）。由于Na^+-K^+交换和Na^+-H^+交换都是Na^+依赖性的，故两者呈竞争性抑制，即当Na^+-H^+交换增强时，Na^+-K^+交换减弱，反之，当Na^+-H^+交换减弱时，Na^+-K^+交换则增强。在酸中毒时，小管细胞内的碳酸酐酶活性增强，H^+生成增多，Na^+-H^+交换增强，以增加$NaHCO_3$的重吸收；而Na^+-K^+交换则减弱，K^+随尿排出减少，可能出现血钾升高。

在临床上，为维持体内的K^+平衡，应对不能进食的病人适当地补K^+，以免引起血K^+降低。肾功能不全的病人，排K^+功能障碍，可发生高血K^+症。血K^+过高或过低，都会对人体的功能，尤其是对神经和心脏的兴奋性产生不利的影响。

（三）NH_3的分泌

细胞内的NH_3主要来源于谷氨酰胺的脱氨反应，其他氨基酸也可氧化脱氨生成NH_3。正常情况下NH_3主要由远曲小管和集合管分泌，但酸中毒时，近球小管也可分泌NH_3。NH_3是脂溶性物质，可通过细胞膜扩散入小管液中。进入小管液的NH_3与其中的H^+结合成NH_4^+，减少了小管液中的H^+量，有助于H^+的继续分泌。NH_4^+是水溶性物质，不能通过细胞膜。小管液中的NH_4^+可与强酸盐（如NaCl）的负离子结合生成铵盐（NH_4Cl）随尿排出。强酸盐的正离子（如Na^+）则与H^+交换而进入肾小管细胞，然后和细胞内的HCO_3^-一起被转运入血。随着小管液中的NH_3与H^+结合生成NH_4^+，小管液中的NH_3降低，有利于NH_3的继续分泌（图8-10）。

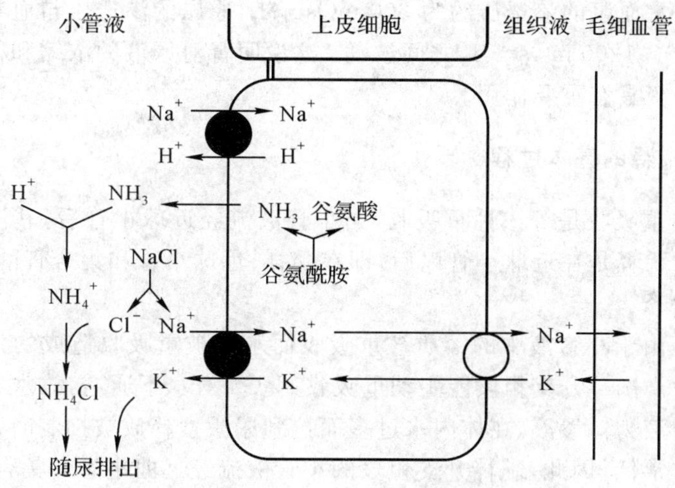

图8-10　H^+、NH_3和K^+分泌关系示意图

实心圆表示转运体，空心圆表示钠泵

（四）其他物质的排出

肾小管细胞可将血浆中的某些代谢产物如肌酐等，以及进入人体的某些异物如青霉素等直接排入小管液。肌酐是由肌肉中肌酸脱水或磷酸肌酸脱磷酸而来，每日随尿排出的肌酐量大于滤过的总量，表明肾小管和集合管细胞具有将血浆中的肌酐排入小管液的作用。血肌酐水平是判定肾功能的一个重要指标，当肾小球滤过率减少或肾小管功能受损时，血肌酐含量均可增多。此外，进入体内的物质如青霉素、酚红、速尿和利尿酸等，它们在血液中大多与

血浆蛋白结合而运输，很少被肾小球滤过，主要由近球小管排入小管液。

几种常用的利尿药及其作用机制如表8-2所示。

表8-2 几种常用的利尿药及其作用机制

代表药物	作用部位	作用机制
氨茶碱	肾小球	利尿作用弱，但在心功能降低、肾循环障碍而肾小球滤过率降低者，可通过增强心缩、增加肾血流量和肾小球滤过率而利尿
乙酰唑胺	近曲小管	抑制碳酸酐酶活性，使 Na^+-H^+ 交换减弱，Na^+、水重吸收减少
利尿酸	髓袢升支粗段	抑制 Na^+、Cl^-、K^+ 的协同转运，导致利尿
噻嗪类药	升支粗段皮质	抑制 NaCl 的重吸收
氨氯吡咪	远曲小管	阻断钠通道，抑制 Na^+ 重吸收，使 Na^+-K^+ 交换减弱
螺内酯	集合管	与醛固酮竞争胞浆受体，抑制 Na^+ 重吸收，使 Na^+-K^+ 交换减弱
甘露醇、高渗葡萄糖	肾小管、集合管	渗透性利尿

第四节 尿液的浓缩和稀释

尿的浓缩和稀释是以尿和血浆的渗透压相比较而言的。如果排出的尿渗透压比血浆的高，称为高渗尿，表明尿液被浓缩；反之，如果排出的尿渗透压比血浆的低，则称为低渗尿，表明尿液被稀释。正常血浆的渗透压约为300 mOsm/L，原尿的渗透压与血浆的基本相同，但终尿的渗透压在50～1200 mOsm/L之间波动。这说明肾对尿液的浓缩和稀释能力很强，这对于维持人体水平衡具有重要作用。

一、尿浓缩和稀释的基本过程

肾近球小管的重吸收是等渗性重吸收，当小管液流经近球小管后，其渗透压并未改变，表明尿液的浓缩和稀释是在近球小管以后，即在髓袢、远球小管和集合管内进行的。

（一）尿液的稀释

尿液的稀释是由于小管液中的溶质被重吸收而水不被重吸收造成的，这种情况主要发生在髓袢升支粗段。髓袢升支粗段能主动重吸收NaCl，对水不通透，故水不被重吸收，造成髓袢升支粗段小管液为低渗液。在体内水过多而抗利尿激素释放被抑制时，远曲小管和集合管对水的通透性非常低。因此，髓袢升支粗段的小管液流经远曲小管和集合管时，NaCl被继续重吸收，而水被少量重吸收，故小管液渗透浓度进一步下降，可降低至50 mOsm/L，形成低渗尿，造成尿液的稀释。

（二）尿液的浓缩

尿液的浓缩是由于小管液中的水被重吸收而溶质仍留在小管液中造成的。重吸收水的动力来自肾髓质的渗透梯度的建立，即髓质的渗透浓度从髓质外层向乳头部不断升高。肾皮质部组织液的渗透压与血浆相等，而由髓质外层向乳头部深入，组织液的渗透压逐渐升高，分别为血浆的2.0、3.0和4.0倍（图8-11），这表明肾髓质的渗透浓度由外向内逐步升高，具有明显的渗透梯度。在抗利尿激素存在时，远曲小管和集合管对水的通透性增加，小管液从外髓集合管向内髓集合管流动时,由于渗透作用,水不断进入高渗的组织间液,使小管液不断被浓缩而变成高渗液,最后尿液的渗透浓度可高达 1200 mOsm/L,形成浓缩尿。

二、肾髓质渗透压梯度的形成和保持

由上述尿浓缩和稀释的基本过程可知,抗利尿激素的释放是尿液浓缩和稀释的决定因素,而肾髓质的渗透梯度的形成和保持是尿液浓缩和稀释的先决条件。

(一)髓质渗透压梯度的形成

肾髓质的渗透压梯度的形成与多种因素有关。有人用肾小管各段及集合管对水和溶质的通透性不同(表 8-3)和逆流倍增现象来解释肾髓质的渗透梯度的形成。

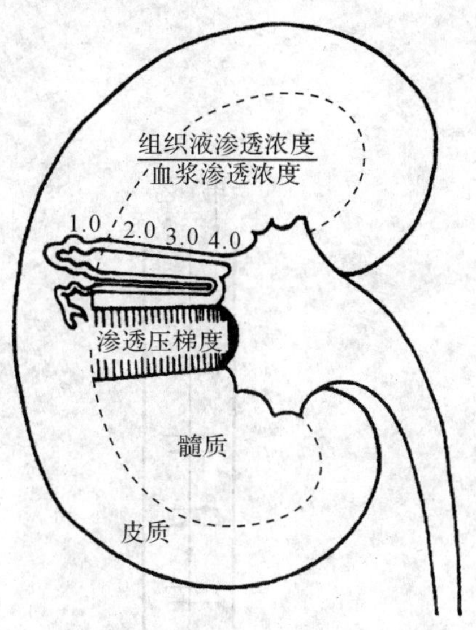

图 8-11 肾髓质渗透梯度示意图

表 8-3 各段肾小管和集合管对不同物质的通透性及作用

肾小管部分和集合管	水	Na^+	尿 素	作 用
髓袢升支粗段	不易通透	Na^+主动重吸收,Cl^-继发性主动重吸收	不易通透	NaC 进入外髓部组织液,使之渗透压升高
髓袢升支细段	不易通透	易通透	中等通透	NaCl 由小管液进入内髓部组织液,使之渗透压升高;部分尿素由内髓组织液进入小管液加入尿素再循环
髓袢降支细段	易通透	不易通透	不易通透	水进入内髓部组织液,使小管液中 NaCl 浓度和渗透压逐渐升高
远曲小管和集合管	在有抗利尿激素时,集合管对水易通透	主动重吸收	在皮质和外髓部不易通透,内髓部易通透	水重吸收使小管液中的尿素浓度升高。NaCl 和尿素进入内髓组织液,使之渗透压升高。部分尿素进入髓袢升支细段,形成尿素再循环

物理学中逆流的含义是指两个并列的管道中液体流动的方向相反。如图 8-12 所示,甲管中液体向下流,乙管中液体向上流。如果甲、乙两管下端是连通的,而且两管间的隔膜容许液体中的溶质或热能在两管间交换,便构成了逆流系统。在逆流系统中,由于管壁通透性和管道周围环境的作用,就会产生逆流倍增现象(图 8-13)。

肾髓质渗透压梯度的形成是与髓袢的结构和功能分不开的。在髓袢的降支与升支之间液体的逆向流动,使小管液与组织液溶质浓度和渗透压成倍地增长,这就是髓袢的逆流倍增作用。

在外髓部,渗透压梯度的形成是由于髓袢升支粗段对 Na^+的主动重吸收和对 Cl^-的继发性主动重吸收所致(图 8-14)。髓袢升支粗段对水不通透,故随着对 NaCl 的主动重吸收,

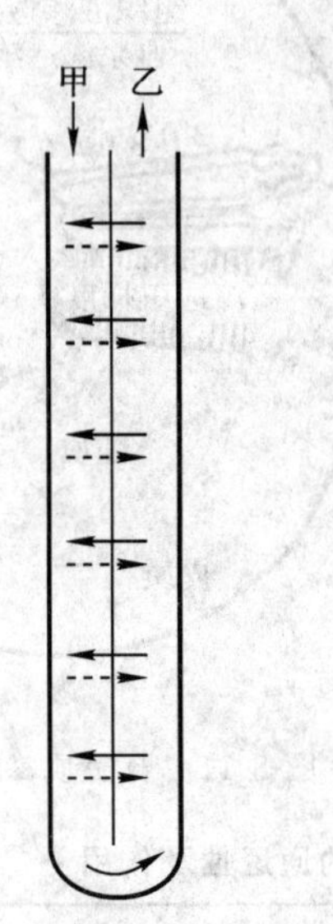

图 8-12 逆流系统示意图

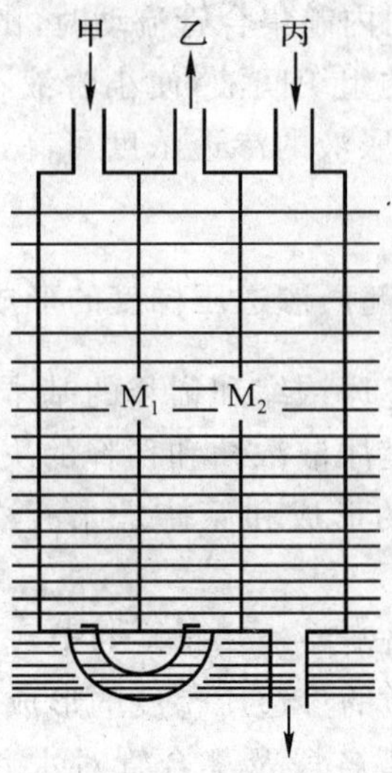

图 8-13 逆流倍增作用模型

甲管与乙管构成逆流系统。含钠盐液体从甲管流入，从乙管流出。M_1 膜能主动将 Na^+ 从由乙管泵入甲管，结果造成甲、乙管内自上而下的渗透浓度递增，即逆流倍增现象。M_2 膜只对水通透，水将因渗透作用进入乙管，造成丙管内的溶质浓度自上而下逐渐增加，丙管下端流出的液体为高渗溶液

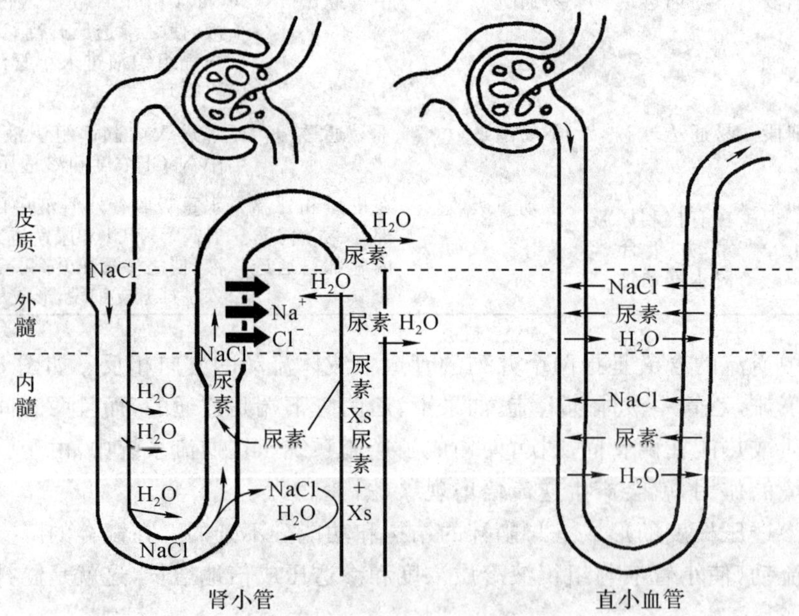

图 8-14 尿浓缩机制示意图

Xs 表示未被重吸收的溶质

升支粗段内小管液的 NaCl 浓度和渗透压均逐渐降低，而升支粗段管周组织液的渗透压则升高，于是从皮质到近内髓部的组织液形成了一个渗透压增高的梯度。

在内髓部，渗透压梯度的形成与尿素的再循环和 NaCl 的扩散有密切关系。远曲小管及皮质部、外髓部的集合管对尿素不通透，但集合管细胞对水易通透。由于水被重吸收，小管液的尿素浓度将逐渐增高；内髓部的集合管容易让尿素通透，尿素顺浓度差进入内髓部组织液，使其渗透压增高；升支细段对尿素的通透性大，内髓组织液中的尿素顺浓度差扩散入升支细段，经远球小管及皮质部和外髓部集合管，至内髓集合管时再扩散入组织液，形成尿素的再循环。尿素的再循环有助于内髓高渗透压梯度的形成和加强。NaCl 的扩散发生于内髓部。髓袢细段降支对 Na^{+}不通透，但对水易通透。在内髓部渗透压的作用下，小管液中的水不断进入内髓组织间，使小管液的 NaCl 浓度和渗透压逐渐增高，在髓袢折返部达到最高。在升支细段，管壁对 Na^{+}易通透而对水不通透，NaCl 顺浓度差扩散入组织液，参与内髓部高渗透压梯度的形成。

（二）髓质高渗透压梯度的保持

肾髓质高渗透压梯度的保持主要依靠直小血管的逆流交换作用。图 8-15 是逆流交换的示意图。直小血管与髓袢平行，当其中的血液沿降支下行时，因其周围组织液的 NaCl 和尿素浓度逐渐增加，这些物质便顺浓度差扩散入直小血管，而直小血管中的水则渗出到组织液中。愈深入内髓层，直小血管血液中的 NaCl 和尿素浓度愈高，至折返部达最高。当血液沿升支回流时，其中的 NaCl 和尿素浓度比同一水平组织液的高，NaCl 和尿素又不断扩散到组织液，水又重新渗入直小血管。这样，NaCl 和尿素就在直小血管的升支和降支间循环，产生逆流交换的作用。直小血管细而长、阻力大，血流缓慢，有充分的时间进行逆流交换。当直小血管升支离开外髓部时，带走的只是过剩部分的溶质和水（主要是水）。这样，就使髓质的高渗透压梯度得以保持。

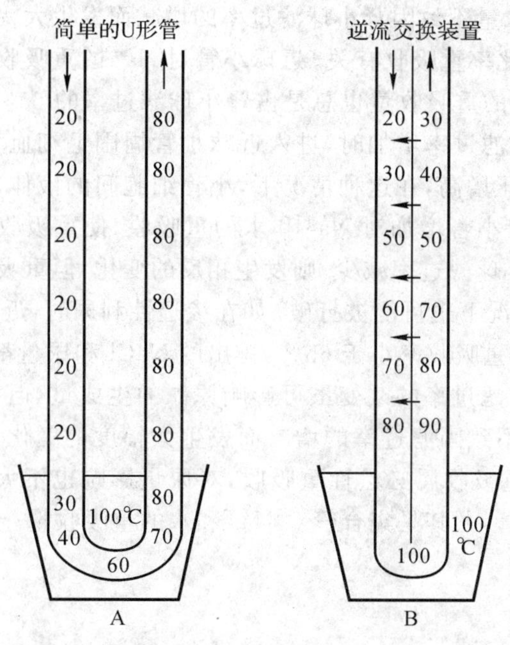

图 8-15　逆流交换示意图

第五节 尿生成的调节

尿的生成包括肾小球滤过和肾小管、集合管的重吸收和分泌，以及肾对尿的浓缩和稀释作用。因此，机体对尿生成的调节也是通过影响这些作用而实现的。与肾小球滤过作用有关的因素（有效滤过压、滤过膜面积及其通透性和肾血浆流量），在前文已述。本节主要论述肾小管和集合管重吸收和分泌的调节。

一、肾内调节

肾内调节包括小管液中溶质浓度的影响、球-管平衡等。

（一）小管液中溶质的浓度

小管液溶质的浓度决定小管内的渗透压，是对抗肾小管重吸收水分的力量。如果小管液中溶质的浓度高，渗透压高，就会妨碍肾小管特别是近端小管对水的重吸收，小管液中 Na^+ 被稀释而浓度降低，故小管液与细胞内之间的 Na^+ 浓度差变小，Na^+ 的重吸收也减少，结果尿量增多，NaCl 的排出也增多。如糖尿病患者，由于葡萄糖不能被近球小管完全重吸收回血，使小管液中葡萄糖含量增多，小管液渗透压增高，妨碍了水和 NaCl 的重吸收，而造成尿量增多并出现糖尿。临床上给某些水肿病人使用可被肾小球滤过但不被肾小管重吸收的物质如甘露醇和山梨醇等，来提高小管液的渗透压，以达到利尿消肿的目的。这种利尿方式称为渗透性利尿（osmotic diuresis）。

（二）球-管平衡

近球小管对小管液的重吸收量与肾小球滤过率之间有着密切的联系。无论肾小球滤过率增多或减少，近球小管的重吸收量始终占滤过量的 65％～70％，这种关系称为球-管平衡。其生理意义在于使尿量不致因肾小球滤过率的增减而发生大幅度的变化。球-管平衡与近球小管对 Na^+ 的恒定比率重吸收有关。近球小管对 Na^+ 的重吸收量常是滤过量的 65％～70％，从而决定了对滤液的重吸收量也总是占肾小球滤过率的 65％～70％。在肾血浆流量不变的情况下，当肾小球滤过率增加时，进入近球小管周围毛细血管的血量减少，毛细血管中血压降低而胶体渗透压增高，在这种情况下，小管细胞间的液体加速进入毛细血管，其间的静水压降低，有利于肾小管增加对 Na^+ 和水的重吸收，使重吸收的量仍达肾小球滤过率的 65％～70％；如果肾小球滤过率减少，则发生相反的变化，但重吸收量仍保持在此范围。

球-管平衡在某些情况下也可能被打破。如在渗透性利尿时，近球小管重吸收率减少，而肾小球滤过率不受影响，重吸收率小于 65％，排出的 NaCl 和尿量都会明显增多。

前文已述及，肾小球滤过率的改变虽可影响原尿的生成量，但在生理情况下，由于存在球-管平衡机制，使尿量不致因滤过率的增减而发生大幅度的变化；在远曲小管以前的各段肾小管，对 Na^+ 和水的重吸收属必然性重吸收，对尿量影响也不大；因此，尿量的多少主要取决于远曲小管和集合管，尤其是集合管对 Na^+ 和水的重吸收量。

二、神经和体液调节

（一）神经调节

肾主要接受肾交感神经的支配和调节。肾交感神经兴奋可使入球小动脉和出球小动脉收缩，而前者收缩比后者更明显，肾小球毛细血管血浆流量减少，肾小球毛细血管血压下降，肾小球的有效滤过压下降，肾小球滤过率降低；可刺激球旁器中的球旁细胞释放肾素，导致循环血中的血管紧张素Ⅱ和醛固酮含量增加，增加肾小管对 NaCl 和水的重吸收；增加近端小管和髓袢上皮细胞重吸收 Na^+、Cl^- 和水。肾交感神经抑制则有相反的作用。

（二）体液调节

1. 抗利尿激素　抗利尿激素（antidiuretic hormone，ADH）由下丘脑视上核和室旁核的神经内分泌细胞合成，经下丘脑垂体运输至神经垂体贮存，并由此释放入血。

抗利尿激素主要通过提高远曲小管和集合管上皮细胞对水的通透性，增加水的重吸收而发挥抗利尿作用。抗利尿激素与远曲小管和集合管上皮细胞管周膜上的 V_2 受体结合后，通过兴奋性 G 蛋白，激活膜内的腺苷酸环化酶，使细胞内 cAMP 生成增多，cAMP 激活细胞中的蛋白激酶 A，蛋白激酶 A 使特异蛋白磷酸化，磷酸化后的蛋白通过一系列核内、核外途径使含有水通道的小泡镶嵌在管腔膜上增多，从而增加水的通透性，重吸收的水量增多使尿液浓缩，尿量减少。当抗利尿激素缺乏时，管腔膜上的水通道返回到细胞内原来的部位，管腔膜上的水通道消失，对水就不通透。这样，通过含水通道的小泡镶嵌在管腔膜或从管腔膜进入细胞内，就可调节管腔膜对水的通透性（图 8-16）。

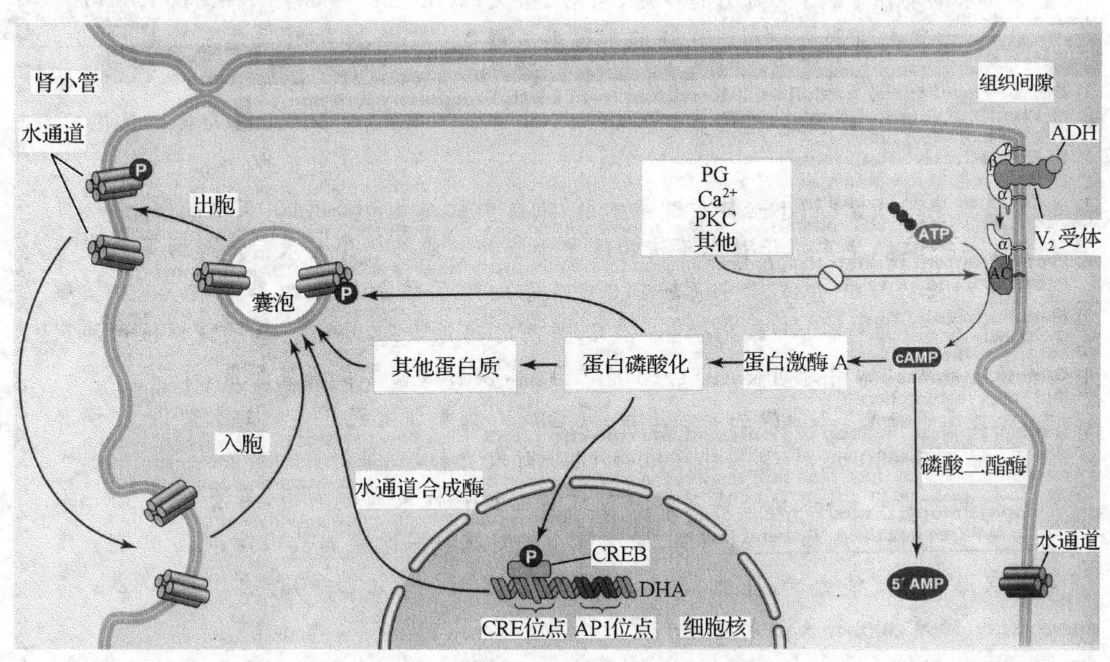

图 8-16　抗利尿激素的作用机制示意图

CREB：cAMP 反应元件结合蛋白；CRE：cAMP 反应元件；AP1：激活因子蛋白 1

抗利尿激素释放的调节与血浆晶体渗透压和循环血量有关。

血浆晶体渗透压是生理情况下调节抗利尿激素释放的重要因素。下丘脑视上核和室旁核及其周围区域存在渗透压感受器，这些细胞对血浆晶体渗透压、尤其是对 NaCl 浓度的改变非常敏感。在人体因剧烈运动而大量出汗或病理情况下发生严重的呕吐、腹泻后，导致体内水分丧失，血浆晶体渗透压升高，使视上核和室旁核细胞分泌、神经垂体释放的抗利尿激素增加，促进远曲小管和集合管对水的重吸收，尿液浓缩，水分排出减少，有利于血浆晶体渗透压恢复到正常范围。相反，大量饮清水使血浆晶体渗透压降低，上述刺激作用减弱，抗利尿激素分泌和释放减少甚至停止，远曲小管和集合管对水的重吸收减少，尿液稀释，尿量增多，以排出体内过剩的水分。这种由于一次性的大量饮清水，反射性地使抗利尿激素分泌和释放减少而引起尿量明显增多的现象，称为水利尿。临床上常用它来检测肾的稀释能力。

循环血量减少时，对左心房和胸腔大静脉壁上的容量感受器刺激减弱，同时心输出量减少，血压降低，对颈动脉窦压力感受器的刺激减弱，两者经迷走神经传入中枢的冲动减少，反射性地使抗利尿激素分泌和释放增多，水重吸收增多，尿量减少，有利于血容量和血压的恢复。循环血量增多，对容量感受器的刺激增强；心输出量增多，血压升高，对压力感受器的刺激增强，两者均可使迷走神经传入冲动增加，反射性地抑制抗利尿激素的分泌和释放，使水的重吸收减少，尿量增多，以排出体内过剩的水分。

尿崩症

尿崩症是由于抗利尿激素(ADH)分泌不足，或肾脏对ADH反应缺陷，使肾小管重吸收水的功能下降，从而引起多尿、烦渴、多饮、低比重尿和低渗尿为主要表现的一种疾病。按发病机制分中枢性尿崩症和肾性尿崩症。患者24小时尿量多为4～10 L，喜冷饮。尿比重常在1.005以下，尿渗透压常＜200 mOsm/L。注射ADH后，中枢性尿崩症患者尿比重、尿渗透压显著升高。肾性尿崩症患者，注射ADH后仍无反应。

治疗：

1. 激素替代治疗：①垂体后叶素水剂，常用剂量为5～10单位，皮下注射，作用可持续3～6小时，主要用于神志不清的继发于脑外伤或神经外科术后起病的尿崩症患者的最初治疗。②垂体后叶素粉剂(尿崩停)：赖氨酸加压素为鼻腔喷雾剂，每瓶5.0 ml，含50单位，每个鼻孔喷1～2下，作用时间为4～5小时。③鞣酸加压素油剂(长效尿崩停)：作用时间长，从1～3单位开始，以后根据尿量调整剂量，每3～5天一次，深部肌肉注射。④醋酸去氨加压素：是合成的血管加压素同类物的水剂药物，滴鼻应用，每日5～20 μg，抗利尿作用维持12小时或更长，效果好。

2. 其他口服药：氢氯噻嗪对部分性尿崩症和肾性尿崩症有效，每次25～50 mg，每日3次，同时应补钾。氯磺丙脲，增加肾小管对抗利尿激素的敏感性，用于仍有一定抗利尿激素分泌能力者，每次250 mg，每日2～3次。卡马西平，每次0.1～0.2 g，每日3次，可增加抗利尿激素对肾小管的作用。

2. 醛固酮

醛固酮(aldosterone)由肾上腺皮质球状带的细胞分泌。其作用主要是促进远曲小管和集合管上皮细胞对Na^+和水的重吸收，促进K^+的分泌，所以具有保Na^+排K^+和增加细胞外液容量的作用。

醛固酮进入远曲小管和集合管的上皮细胞后，与胞浆内的受体结合，形成激素-受体复合物，后者通过核膜，与核中DNA特异性结合位点相互作用，调节特异性mRNA转录，最终合成多种醛固酮诱导蛋白，进而使管腔膜对Na^+的通透性增大，线粒体内ATP的合成和管周膜上钠泵的活性增加，以及 Na^+-K^+ 和 Na^+-H^+ 交换过程增强。结果，在醛固酮的作用下，远曲小管和集合管上皮细胞在对 Na^+ 的重吸收增强的同时，对水的重吸收也增加，故细胞外液量增多，K^+ 的分泌量也增加(图 8-17)。

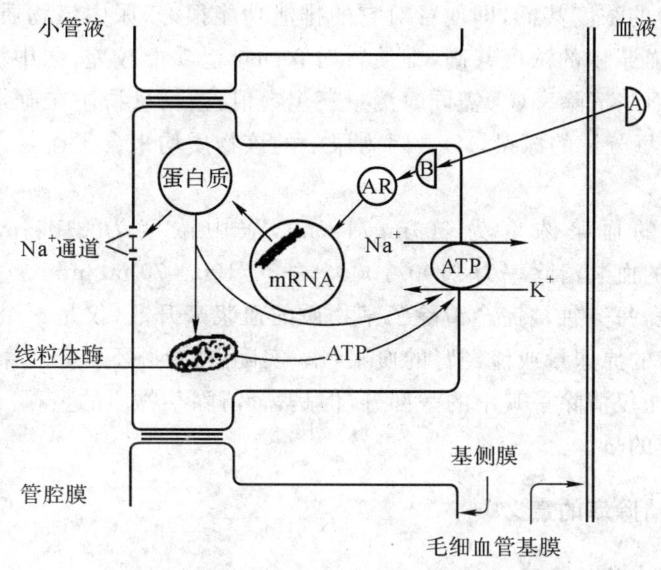

图 8-17　醛固酮作用机制示意图

醛固酮的分泌主要受肾素-血管紧张素-醛固酮系统和血 K^+、血 Na^+ 浓度的调节。

肾素-血管紧张素系统兴奋，导致血管紧张素产生增多，血管紧张素 Ⅲ 和 Ⅱ 可刺激肾上腺皮质分泌醛固酮增多，因此，肾素-血管紧张素系统和醛固酮在血浆中的变化一致，构成一个相互关联的功能系统，称为肾素-血管紧张素-醛固酮系统。

血 K^+ 浓度升高和(或)血 Na^+ 浓度降低，均可直接刺激醛固酮的合成和分泌增加；反之，则使醛固酮分泌减少。但肾上腺皮质球状带对血 K^+ 浓度的变化比血 Na^+ 更为敏感，血 K^+ 升高 0.5 mmol/L，即可刺激其分泌活动增加，而血 Na^+ 浓度则需更大程度降低才能引起同样的效应。

3. 心房钠尿肽

心房钠尿肽是由心房肌细胞合成和释放的激素。心房钠尿肽具有明显的促进 NaCl 和水排出的作用。循环血量增多使心房扩张和摄入钠过多时，刺激其释放。心房钠尿肽通过抑制集合管对 NaCl 的重吸收、促进入球和出球小动脉舒张(以前者为主)以及抑制肾素、醛固酮和抗利尿激素的分泌，使水的重吸收减少。

第六节　血浆清除率

血浆清除率(plasma clearance，PC)是指在单位时间内，肾能将多少毫升血浆中某种物质完全清除出去，此血浆体积(ml)称为该物质的血浆清除率(ml/min)。血浆清除率表示肾在单位时间内从血浆中清除某种物质的能力。因此，血浆清除率对衡量肾的排泄功能有重要意义。

一、血浆清除率测定方法

肾对某一物质排泄量的多少除与肾本身功能有关外,还与该物质在血浆中的浓度有关。如该物质在血浆中的浓度甚低,即使肾对它的排泄功能很好,尿中该物质的数量仍然不多。反之,如该物质在血浆中的浓度甚高,即使肾对它的排泄功能较差,尿中该物质的含量也会较多。因此,计算血浆清除率(C)需同时测量三个数值:被测量物质在血浆中的浓度(P)、在尿中的浓度(U)和每分钟的尿量(V)。因为尿中的该物质均来自于血浆,所以,$U \times V = P \times C$,$C = U \times V / P$。

如测得尿素的血浆浓度为 30 mg/100ml,尿中浓度为 2100 mg/100ml,尿量为 1 ml/min,则尿素的血浆清除率为 $2100/100 \times 1 \div 30/100 = 70$ ml/min。

需要指出的是,每分钟被完全清除了某物质的血浆毫升数,仅是一个计算出来的数值,而不是肾小球滤出的原尿量或流经肾的血浆量。实际上,肾并不一定把某 1 ml 血浆中的某物质完全清除,可能仅清除了其中的一部分。但是,肾清除某物质的量,可以相当于多少毫升血浆中所含该物质的量。

二、测定血浆清除率的意义

(一)测定肾小球滤过率

研究表明,菊粉是一种对人体无毒的物质,可被肾小球自由滤过。但肾小管和集合管对其既不吸收,也无分泌作用。由于该物质从肾小球滤过后,全部由尿排出,所以,菊粉的血浆清除率即为肾小球滤过率,如用静脉滴注菊粉并使之在血浆中的浓度恒定为 1 mg/100ml,测得此时尿中的浓度为 125 mg/100ml,尿量为 1 ml/min,则菊粉的血浆清除率=125 mg/100ml×1 ml/min÷1 mg/100ml=125ml/min。前文提到的肾小球滤过率为 125 ml/min,就是由此得出的。

(二)测定肾血浆流量

碘锐特和对氨基马尿酸盐这类物质,可通过肾小球自由滤过,肾小管和集合管对其无重吸收但有分泌作用。保持这类物质在动脉血中一定的浓度,如测得在肾静脉中的浓度几乎是零,说明经肾循环一周后,该物质已被完全清除,因此,其清除率实际上就代表肾血浆流量。用静脉滴注碘锐特,使之在血浆中的浓度恒定。同时测定其在尿中的浓度和单位时间的尿量,则肾血浆流量应和该物质的血浆清除率相等。

如测得血浆浓度为 1 mg/100ml,尿中浓度为 220 mg/100ml,尿量为 3 ml/min,求出血浆清除率 660 ml/min,也就是单位时间的肾血浆流量。在测得肾小球滤过率和红细胞比容的前提下,据此可计算出滤过分数和肾血流量。

(三)判断肾功能

正常肾对于葡萄糖和氨基酸的血浆清除率为零,尿素为 70 ml/min,对氨基马尿酸盐为 660 ml/min,表明对人体需要的营养物质,肾能将其全部重吸收,清除的只是代谢产物和外来物质等。由于血浆清除率考虑了物质的血浆浓度,用被清除了某物质的血浆毫升数来表示,所以与单纯用尿中排出某物质的绝对值比较,血浆清除率能更好地反映肾对某物质的排泄能力,从而能更好地判断肾排泄功能。

第七节　尿液排放

尿的生成是个连续不断的过程。通过滤过、重吸收、分泌等过程形成的尿液经集合管流出，汇入乳头管，再进入肾盂。由于压力差和肾盂的收缩，尿被送入输尿管，输尿管的周期性蠕动将其运送至膀胱，膀胱内贮存的尿达到一定量时，引起排尿反射，尿液经尿道排出体外。

一、膀胱和尿道的神经支配

起自骶髓 2～4 侧角的盆神经，其传出纤维属副交感神经，兴奋时使膀胱逼尿肌收缩，尿道内括约肌松弛，促进排尿。

起自脊髓胸 11～腰 2 侧角的腹下神经，其传出纤维属交感神经，兴奋时使膀胱逼尿肌松弛，尿道内括约肌收缩，抑制排尿。但在排尿活动中，该神经的作用较次要。

起自骶髓 2～4 前角的阴部神经，属躯体神经，兴奋时使尿道外括约肌收缩。这一作用受意识控制。

上述三种神经中也含有传入纤维。膀胱充盈感觉的传入纤维在盆神经中；传导膀胱痛觉的纤维在腹下神经中；尿道感觉的传入纤维在阴部神经中（图 8-18）。

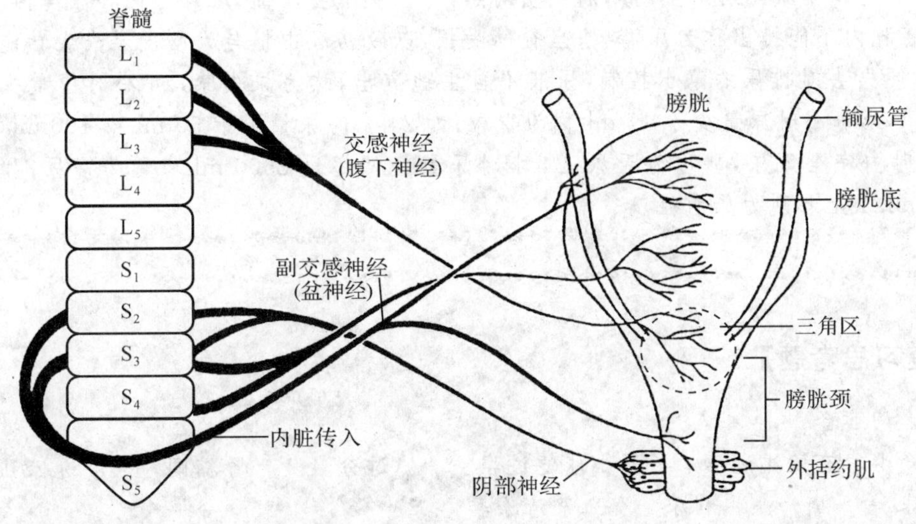

图 8-18　膀胱和尿道的神经支配

二、排尿反射

排尿活动是一种反射活动。当膀胱内尿量达 0.4～0.5 L、内压超过 1.0 kPa 时，膀胱壁上的牵张感受器受到刺激而兴奋，冲动沿盆神经传入骶髓的初级排尿反射中枢，同时，冲动上行达大脑皮层的高级排尿反射中枢，产生尿意。如环境允许排尿，由高级排尿反射中枢发出的冲动加强初级中枢的兴奋，经盆神经传出冲动增多，引起逼尿肌收缩，内括约肌松弛，尿液进入后尿道。后尿道感受器受到尿液刺激，冲动沿阴部神经传入脊髓初级排尿中枢使其活动增强，再经传出神经使逼尿肌加强收缩，外括约肌松弛，于是，尿液被强大的膀胱内压（可高达 14.7 kPa）驱出。尿液对尿道的刺激可反射性地加强排尿中枢活动，这是一种正反馈，可以促进排尿反射，直至尿液排完为止。在排尿末期，尿道海绵体肌肉收缩，将残留于尿道的尿液排出体外。此外，在排尿时，腹肌和膈肌的强力收缩产生的较高腹内压，有助于克服排尿的阻力。

若当时环境不适宜排尿，高级排尿反射中枢发出抑制性冲动，使初级排尿反射中枢活动减弱，腹下神经和阴部神经传出冲动增多，以抑制排尿。故在一定范围内，排尿可受意识控制。在膀胱充盈、内压升高期间，通过膀胱-肾反射使肾生成尿液减少，以避免膀胱的负担进一步加重。

存在于大脑皮层的高级排尿中枢，对骶髓初级排尿中枢既有兴奋又有抑制作用，但以抑制作用占优势。小儿因大脑皮层尚未发育完善，对初级排尿反射中枢的控制能力较弱，故排尿次数多，夜间也易发生遗尿。成人后，如发生脊髓横断伤，排尿的初级反射中枢与大脑皮层失去关系，便不能随意抑制排尿，而出现尿失禁。如果骶髓的初级排尿反射中枢或排尿反射弧的其他环节受损时，则排尿反射不能进行，此时，膀胱内充满尿液而不能排出，称为尿潴留。

排尿异常

排尿功能异常包括排尿困难、尿频、尿急、尿痛、尿潴留、尿失禁、少尿、无尿和多尿。排尿困难是指排尿障碍，常伴有尿频、尿急、尿痛等尿路刺激症状；尿频是指在单位时间内排尿次数明显超过正常范围；尿急是指尿意一来即需迫不及待地排尿的症状；尿痛是指排尿时所产生的疼痛或烧灼感，可出现于会阴部、耻骨上区和尿道内。尿液在膀胱内不能排出称为尿潴留；当脊髓受损，以致初级中枢与大脑皮层失去功能联系时，便失去对排尿的意识控制，尿液不自主地流出，称为尿失禁；24 小时尿量少于 400 ml，或每小时尿量少于 17 ml 称为少尿；如 24 小时尿量少于 50 ml 或 100 ml，或 12 小时内完全无尿，则称为无尿；24 小时尿量经常超过 2500 ml 者称为多尿；如在 4000 ml 以上者则为尿崩症。

【复习思考题】

1. 名词解释

   肾小球有效滤过压　肾小球滤过率　滤过分数　肾糖阈　渗透性利尿　球-管平衡　水利尿　血浆清除率

2. 试述肾脏的泌尿功能在维持机体内环境稳定中的作用。
3. 体循环血压明显降低时对尿液生成有何影响？
4. 影响肾小球滤过作用的因素有哪些？
5. 大量出汗而饮水过少时，尿液有何变化？其机制如何？
6. 为什么说髓袢升支粗段主动吸收 NaCl 是形成髓质高渗的动力？
7. 简述直小血管的血流速度对尿液生成的影响。
8. 3 kg 体重的家兔，耳缘静脉注射 20％葡萄糖溶液 5 ml，尿液有何变化？简述其变化机制。

（夏满莉　梁华为）

第九章

感觉器官

【教学要求】

了解感受器、感觉器官的定义和分类，感觉器的一般生理特性，嗅觉、味觉及皮肤感觉的特点和感受器。掌握视觉和听觉的原理，前庭器官的适宜刺激和前庭反应。

【内容提要】

1. 感受器是分布在体表或组织内部的专门感受机体内外环境变化的特殊结构或装置，具有适宜刺激、换能作用、编码作用与适应现象等共同的生理特性。

2. 眼具有折光系统（折光成像）和感光系统（感光换能）。眼的视近调节过程包括：晶状体变凸，瞳孔缩小，双眼会聚。视网膜中存在视杆和视锥两种感光换能系统，前者司暗光觉，无色觉，分辨力低，后者司昼光觉和色觉，分辨力高。

3. 视杆和视锥细胞接受光的刺激，所含的视色素（前者为视紫红质，后者为视锥色素）发生构变，产生感受器电位，经多级神经元传递，在神经节细胞处产生动作电位，上传到视觉中枢形成视觉。

4. 声波通过外耳和中耳传至内耳，被耳蜗中的毛细胞感受，转变为听神经纤维上的动作电位传入中枢，在大脑皮层听觉中枢综合后产生听觉。

5. 前庭器官是机体对自身运动状态和头在空间位置的感受器，同时可引起前庭反应（包括姿势反射、自主神经反应以及眼震颤）。

认识由感觉器官接触周围事物开始。感觉是客观事物在人脑中的主观反映，是认识的源泉。在感觉的产生过程中，感受器或感觉器官接受内、外环境的刺激，将其转变为生物电信号，沿一定的神经传导通路到达大脑皮层的特定部位，产生相应的感觉。感觉是由特定的感受器或感觉器官、神经传导路和皮层中枢三个部分共同活动来完成的。

第一节 概 述

一、感受器与感觉器官

感受器(receptor)是指分布在体表或组织内部的专门感受机体内、外环境变化的特殊结构或装置。如体表或组织内部与痛觉感受有关的游离神经末梢、视网膜上的视锥细胞和视杆细胞、耳蜗中的毛细胞等。感受器的种类很多,分类方法也不相同。根据所感受刺激的性质,可分为机械感受器、化学感受器、光感受器和温度感受器等;根据所感受刺激的来源,又可分为内感受器和外感受器。内感受器感受内环境变化的信息,存在于身体内部的器官或组织中(如平衡感受器、本体感受器和内脏感受器等);而外感受器感受外环境变化的信息,多分布在体表(如距离感受器,包括视觉、听觉和嗅觉,以及接触感受器,包括触觉、压觉、味觉及温度觉等)。

感觉器官(sense organ),简称为感官,是指感受器及其附属结构。如视觉器官,除视锥细胞和视杆细胞这两种感光细胞外,还包括眼球壁的一些其他结构和眼球的内容物等。在感觉器官中,由于附属结构的存在,可使其感受功能更加灵敏和完善;附属结构还可起到支持、营养和保护作用。高等动物中最重要的感觉器官有眼(视觉)、耳(听觉)、前庭(平衡感觉)、嗅上皮(嗅觉)、味蕾(味觉)等,这些感觉器官都分布在头部,称为特殊感觉器官。

二、感受器的一般生理特性

(一)感受器的适宜刺激

一种感受器通常只对某种形式的能量变化最敏感,这种形式的刺激就称为该感受器的适宜刺激(adequate stimulus)。例如,一定波长的电磁波是视网膜感光细胞的适宜刺激,一定频率的机械振动是耳蜗毛细胞的适宜刺激等。但是,感受器并不只是对适宜刺激有反应,对于一种感受器来说,非适宜刺激也可引起一定的反应,但所需刺激强度要比适宜刺激大得多。例如,所有感受器官均能为电流所兴奋,大多数感受器对突发的压力和化学环境的变化有反应,如打击眼部可刺激视网膜感光细胞产生光感等。每种感受器都有其一定的感觉阈值(sensory threshold)。引起感受器兴奋所需的最小刺激强度称为强度阈值;而在刺激强度不变时引起感受器兴奋所需的最短作用时间称为时间阈值。对于某些感受器来说(如皮肤的触觉感受器),当刺激强度一定时,刺激作用还要达到一定的面积,此称为面积阈值。刺激较弱时,面积阈值较大;刺激较强时,面积阈值较小。此外,对于同一种性质的两个刺激,其强度的差异必须达到 定程度才能使人在感觉上加以分辨,这种刚能分辨的两个刺激强度的最小差异,称为感觉辨别阈(discrimination threshold)。

(二)感受器的换能作用

各种感受器在功能上的一个共同特点,是能把作用于它们的各种形式的刺激能量转换为传入神经的动作电位,这种能量转换称为感受器的换能作用(transducer function)。因此可以把感受器看成是生物换能器。在换能过程中,一般不是直接把刺激能量转变为神经冲动,而是先在感受器细胞或感觉神经末梢产生一种过渡性的电位变化,在感受器细胞的称为感受器电位(receptor potential),在感觉神经末梢的称为发生器电位(generator potential)。

对于神经末梢感受器来说，发生器电位就是感受器电位，其感觉换能部位与脉冲发生的部位相同；但对于特化的感受器来说，发生器电位是感受器电位传递至神经末梢的那一部分，其感受换能部位与脉冲发生的部位不同。和体内一般细胞一样，所有感受器细胞对外来不同刺激信号的跨膜转导，主要是通过膜通道蛋白或G-蛋白耦联受体系统把外界刺激转换成跨膜电信号。例如，肌梭感受器电位的产生是由于机械牵拉造成肌梭感觉神经末梢的变形，从而使机械门控 Ca^{2+} 通道开放和 Ca^{2+} 内流所致；感受器电位以电紧张的形式扩布至神经末梢，使该处的电压门控 Na^{+} 通道开放，通过 Na^{+} 内流而产生动作电位。由此可见，所有感受神经末梢或感受器细胞出现的电位变化，都是通过跨膜信号转导，把不同能量形式的外界刺激转换成电位变化的结果。

感受器电位或发生器电位与终板电位一样，是一种慢电位，具有局部兴奋的性质，即非"全或无"式的，可以发生总和(summation)，并以电紧张的形式沿所在的细胞膜作短距离扩布。因此，感受器电位或发生器电位可通过其幅度、持续时间和波动方向的改变真实地反映和转换外界刺激信号所携带的信息。

感受器电位或发生器电位的产生并不意味着感受器功能的完成，只有当这些过渡性变化使该感受器的传入神经纤维发生去极化并产生"全或无"式的动作电位时，才标志着这一感受器或感觉器官作用的完成。

(三)感受器的编码作用

感受器把外界刺激转换成神经动作电位时，不只发生了能量形式的转换，更重要的是把刺激所包含的环境变化的信息也转移到了动作电位的序列之中，这就是感受器的编码作用(coding function)。在同一条传入神经的纤维上，虽然动作电位的大小都是相等的，但是由于其序列的不同和不同数目神经纤维的总和，感觉中枢根据不同的电信号序列便可获得各种不同的感觉。例如，某些肿瘤或炎症等病变刺激听神经时，会产生耳鸣的症状，这是因为病变刺激引起的神经冲动传到了听觉中枢所致。又如耳蜗受到声波刺激时，不但能将声能转换成神经冲动，还能把声音的音量、音调、音色等信息包含在神经冲动的序列之中。在同一感觉系统或感觉类型的范围内，外界刺激的量或强度不仅可通过单一神经纤维上动作电位的频率高低来编码，还可通过参与电信息传输的神经纤维数目的多少来编码(图 9-1)。

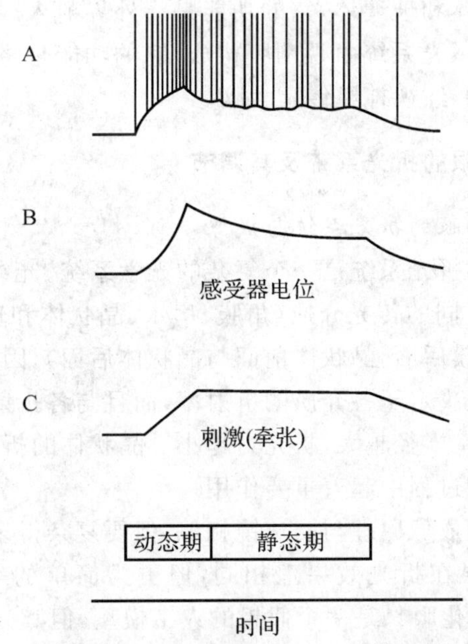

图 9-1　蛙肌梭中刺激强度的编码模式图

A. 牵拉过程中记录到的感受器电位和传入放电

B. 用河豚毒阻碍动作电位后，传入放电消失，但仍可看到在动-静式牵拉过程中的感受器电位

C. 动-静式牵拉

(四)感受器的适应现象

当某种刺激持续作用于感受器时，经过一段时间后，其传入神经的冲动频率会逐渐下降，这一现象称为感受器的适应(adaptation)。不同感受器适应的快慢各不相同，有的适应很快，称为快适应感受器，如触觉感受器和嗅觉感受器，在接受刺激后的短时间内，传入神经的冲动就会明显减少甚至消失。有的感受器则适应很慢，称为慢适应感受器，如肌梭感受器、颈动脉窦压力感受器、痛觉感受器等。各种感受器适应的快慢有不同的生理意义：快适应有利于机体再接受其他新的刺激；而慢适应则有利于对机体某些功能进行经常性的调节。感受器发生适应现象的机理尚不清楚，不同种类的感受器产生适应过程的原因也可能不同。

第二节　视觉器官

眼是人的视觉器官，视网膜的视锥细胞和视杆细胞是视觉感受器，它们的适宜刺激是波长为380～760nm的电磁波(可见光)。视觉系统包括视觉器官、视神经和视觉中枢三部分，它可以使人对外界的事物产生形态与色彩等方面的感觉。在人脑从外界获得的所有信息中，大约有70%以上来自于视觉系统。所以，视觉是极其重要的一种感觉。

人眼犹如照相机，其基本结构如图9-2所示。眼内与产生视觉直接有关的功能结构，是位于眼球正中线上的折光系统和位于眼球后部的视网膜(感光系统)。折光系统包括角膜、房水、晶状体和玻璃体，它的功能是将外界射入眼内的光线经过折射后，在视网膜上形成清晰的物像；感光系统由视网膜构成，它的功能是将物像的光刺激转变成生物电变化，继而产生神经冲动，经视神经传至大脑。

一、眼的折光系统及其调节

(一)眼的折光系统与成像

眼的折光系统是一个复杂的光学系统。光线射入眼内在达到视网膜之前，必须通过4种折光率不同的传光介质(角膜、房水、晶状体和玻璃体)和4个曲率半径不同的折射面(角膜前面、角膜后面、晶状体前面与晶状体后面)。因此，光线射入眼后要经过多次折射，其折射的程度不仅决定于各介质的折射率，而且与各折射面的曲率有关。曲率半径越小，折光力越强；反之，曲率半径越大，折光力越小。晶状体的折光率最大，而且其凸度的大小可以调节，所以它在成像过程中起着重要作用。

眼的成像原理与凸透镜相似，但要复杂得多。因此，有人根据眼的实际光学特性，设计了与正常眼在折光效果上相同，但更为简单的等效光学系统或模型，称为简化眼(reduced eye)。简化眼只是一个假想的人工模型，但其光学参数和其他特征与正常眼等值，故可用来分析眼的成像情况和进行其他计算。简化眼假定眼球的前后径为20 mm，内容物为均匀的折光体，折光率为1.333，角膜的前表面相当于单球面，外界光线只在由空气进入球形界面时折射一次，该球面的曲率半径为5 mm，即节点在球形界面后方5 mm的位置，后主焦点在节点后方15 mm处，正相当于视网膜的位置。这个模型和正常安静时的人眼一样，正好能使平行光线聚焦在视网膜上，形成一个清晰的物像(图9-3)。

利用简化眼可以方便地计算出不同远近的物体在视网膜上成像的大小。根据相似三角形原理，其计算公式为：

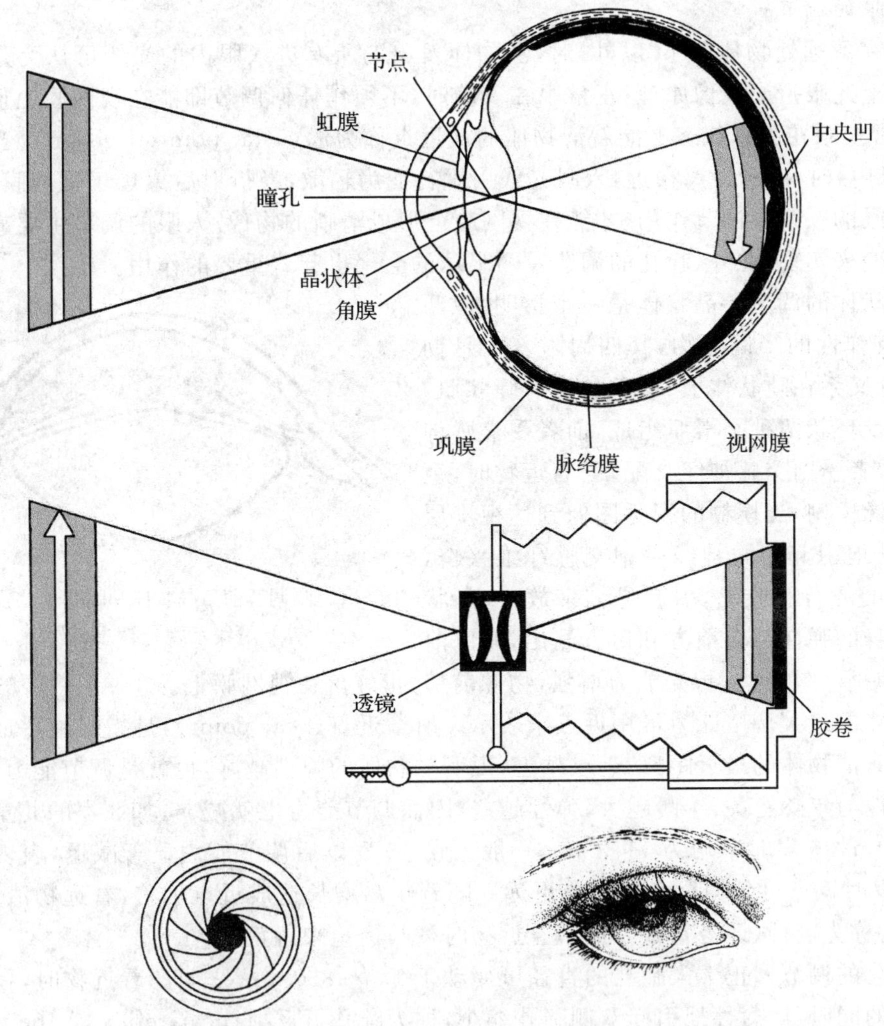

图 9-2　眼(上)与照相机(中)的结构比较
下:照相机光圈(左)与瞳孔(右)

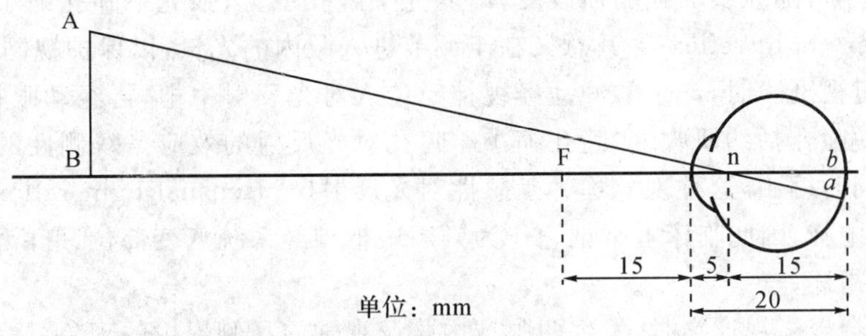

图 9-3　简化眼成像示意图
n:节点

$$\frac{AB(\text{物体的大小})}{Bn(\text{物体至节点距离})}=\frac{ab(\text{物像的大不})}{nb(\text{节点至视网膜距离})}$$

式中:nb 固定不变,为 15 mm,则可根据物体大小和它与眼睛的距离,就可算出物像的大小。

(二)眼的调节

当眼在看远处物体(6 m 以外)时,从物体发出的所有进入眼内的光线可认为是平行光线。根据上述眼折光成像原理,正常眼在安静时,不须作任何调节即能在视网膜上形成清晰的像。通常把眼在静息状态下能看清物体的最远点称为远点(far point of vision)。当眼看近物(6 m 以内)时,由于距离移近,入眼光线由平行变为辐散,经折射后聚焦于视网膜之后,因此必须经眼的一系列调节作用,才能在视网膜上形成清晰的物像。人眼的调节主要靠晶状体形状的改变来实现,此外,瞳孔的调节及两眼球的会聚也起着重要的作用。

1. 晶状体的调节　晶状体是一个透明、双凸透镜形、有弹性的半固体物,其四周附着于悬韧带上,后者又系在睫状体上。睫状体内有睫状肌,由辐射状及环状两种平滑肌组成,前者受交感神经支配,后者受副交感神经支配。当看近物时,视网膜上物像模糊,当模糊的视觉图像到达视皮层时,反射性地引起动眼神经中副交感纤维兴奋,使睫状肌的环行肌收缩,引起悬韧带放松,晶状体便靠自身的弹性而向前方和后方凸出,尤以前凸起更为明显(图 9-4),折光能力增强,物像前移,正好落在视网膜上。

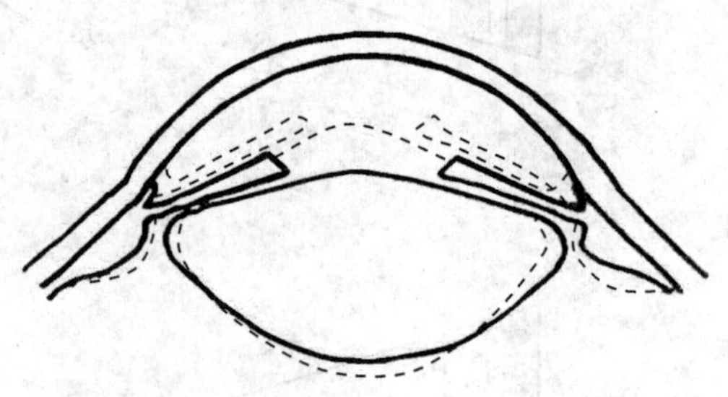

图 9-4　眼调节前后晶状体和睫状体位置的改变
虚线示视近调节后

晶状体的最大调节能力可用近点来表示。所谓近点(near point),是指眼睛尽最大能力调节所能看清物体的最近距离。近点越近,说明晶状体的弹性越好,也就是调节能力越强。晶状体的弹性与年龄有关,年龄越大,弹性越差,因而调节能力也就减弱。如 8 岁的儿童近点平均为 8.3 cm,20 岁时平均为 11.8 cm,一般人在 45 岁以后调节能力显著减退,表现为近点变远,60 岁时近点可延伸至 80 cm 或更远。随着年龄增长造成近点远移,看远物清楚,看近物则困难,称为老视(即老花眼),可用看近物时戴凸透镜来矫正。

2. 瞳孔的调节　正常人瞳孔的直径可变动于 1.5～8.0 mm 之间。看近物时,在晶状体凸度增加的同时,反射性地引起双侧瞳孔缩小,称为瞳孔近反射(near reflex of the pupil)或瞳孔调节反射(papillary accommodation reflex)。这种调节的意义在于视近物时,可减少由折光系统造成的球面像差及色像差和限制入眼的光线,使成像清晰。

瞳孔的大小可随光线的强弱而改变,即弱光下瞳孔散大,强光下瞳孔缩小,称为瞳孔对光反射(papillary light reflex)。其意义在于调节进入眼内的光量,以保护视网膜。反射过程为:当强光照射视网膜时,产生的冲动经视神经传入对光反射中枢,再经动眼神经中的副交感神经传出,使瞳孔括约肌收缩,瞳孔缩小。瞳孔对光反射的效应是双侧性的,光照一侧眼时,两眼瞳孔同时缩小,这种现象称为互感性对光反射(consensual light reflex)。瞳孔对光反射的中枢在中脑,因此临床上常把它作为判断中枢神经系统病变部位、麻醉深度和病情危重程度的重要指标。

3. 两眼球会聚　视近物时,发生两眼球内收及视轴向鼻侧聚拢的现象,称为眼球会聚或辐辏反射(convergence reflex)。其意义在于,当看近物时,物像仍可落在两眼视网膜的对称点上,从而产生单一清晰的视觉。

(三)眼的折光异常

折光异常(或称屈光不正、非正视眼)是指眼球的形态异常或折光系统异常,致使安静状态下平行光线不能在视网膜上成像。折光异常包括近视、远视和散光。

1. 近视　近视(myopia)多数是由于眼球的前后径过长(轴性近视)引起的，也有一部分人是由于折光力过强(屈光性近视)，致使平行光线聚焦在视网膜之前，故视远物模糊不清。当视近物时，由于近点移近，故近物发出的光线呈辐射状，成像位置比较靠后，物像便可以落在视网膜上，所以能看清近处物体。近视眼的形成，部分是由于先天遗传引起的，部分是由于后天用眼不当造成的，如阅读姿势不正、照明不足、阅读距离过近或持续时间过长、字迹过小或字迹不清等。因此，纠正不良的阅读习惯，注意用眼卫生，是预防近视眼的有效方法。对确诊的真性近视，应戴合适的凹透镜，以能矫正视力的最低度数为宜(图 9-5)。

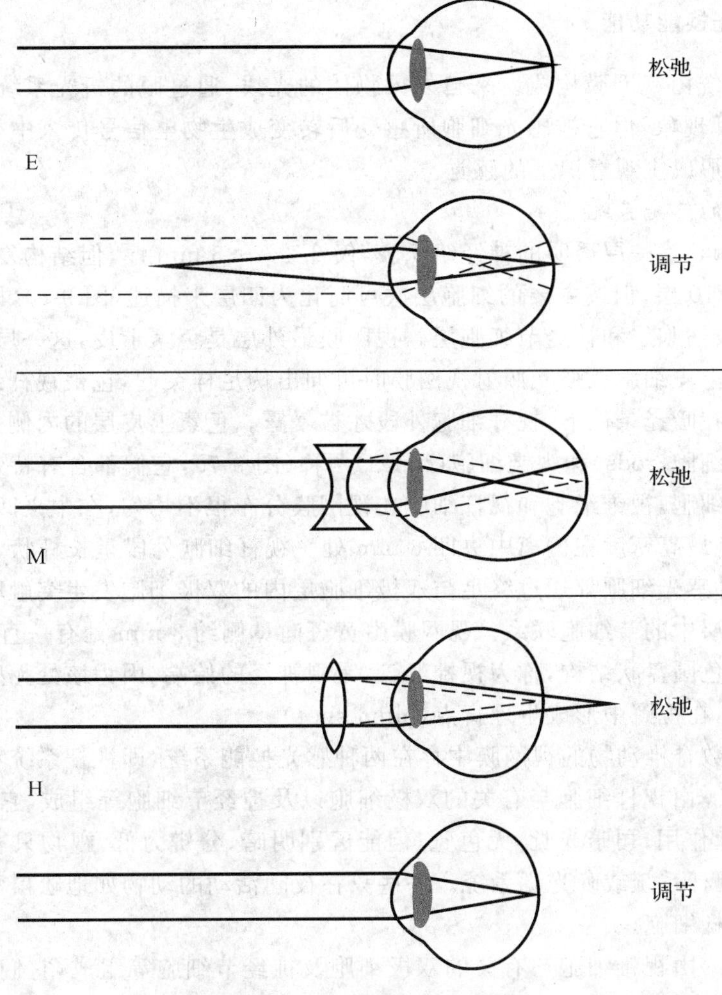

图 9-5　眼的折光异常及其矫正

E:正常眼　M:近视眼　H:远视眼

2. 远视　远视(hypermetropia)多数是由于眼球前后径过短(轴性远视)引起的，常见于眼球发育不良(多系遗传因素所致)；也可由于折光系统的折光力过弱(屈光性远视)引起，如角膜扁平等。远视眼在安静状态下看远物时，所形成的物像落在视网膜之后，若是轻度远视，经过适当调节可以看清物体；远视眼看近物时，由于近点远移，物像更加靠后，晶状体的调节即使达到最大限度也难以看清。可见，远视眼无论看近物还是看远物，都需要动用眼调节功能，因此容易产生疲劳。矫正的办法是配戴合适的凸透镜(图 9-5)。

远视眼与老花眼虽然均用凸透镜矫正，但两者不同，其主要区别在于，老花眼的晶状体弹性下降，而远视眼的晶状体弹性正常，因此，老花眼只是在看近物时才需用凸透镜矫正，而远视眼不管看近物还是看远物，均需用凸透镜矫正。

3.散光　正视眼的折光系统的各折光面都是正球面。散光(astigmatism)是由于眼的角膜表面不呈正球面，即角膜表面不同方位的曲率半径不相等，致使经折射后的光线不能聚焦成单一的焦点，导致视物不清。除角膜外，晶状体表面曲率异常也可引起散光。矫正的办法可配戴合适的圆柱形透镜。

二、眼的感光换能功能

眼的感光系统由视网膜构成。来自外界物体的光线，通过眼的折光系统在视网膜上成像，这是一种物理现象，但它被感光细胞所感受后转变成生物电信号传入中枢，经视觉中枢分析处理后才能形成主观意识上的感觉。

(一)视网膜的感光系统

视网膜(retina)是一层透明的神经组织膜，仅 0.1～0.5 mm 厚，但结构复杂。组织学将其由外向内分为 10 层，但按主要的细胞层次可简化为四层来描述(图 9-6)，即色素上皮层、感光上皮层、双极细胞层和神经节细胞层。视网膜最外层是色素上皮，这一层的来源不属于神经组织。色素上皮细胞在强光照射视网膜时可伸出伪足样突起，包被视杆细胞外段，使其相互隔离。只有在暗光条件下，视杆细胞外段才被暴露。色素上皮层的内侧为感光细胞层。感光细胞分视杆细胞(rods)和视锥细胞(cones)两种(图 9-7)，它们都含有特殊的视色素，是真正的光感受器细胞。视锥细胞和视杆细胞在视网膜分布很不均匀，在中央凹的中央只有视锥细胞，视杆细胞最高密度在偏离中央凹 6 mm 处。视杆细胞外段呈长杆状，视锥细胞外段呈短圆锥状。两种感光细胞都通过终足与双极细胞层内的双极细胞发生突触联系，双极细胞再与神经节细胞层中的节细胞联系。视网膜由黄斑向鼻侧约 3 mm 处有一直径约 1.5 mm、境界清楚的淡红色圆盘状结构，称为视神经盘，是视神经的始端。因为该处无感光细胞，所以无光的感受作用，在视野中形成生理盲点(blind spot)。

在人和大多数脊椎动物的视网膜中存在两种感光换能系统，即视杆系统和视锥系统。

1.视杆系统　由视杆细胞与有关的双极细胞以及神经节细胞等组成，它们对光的敏感度较高，弱光时起作用，司暗光觉，无色觉，但能区别明暗，分辨力低，视物只有粗略的轮廓，精确性差，称为视杆系统或晚光觉系统。一些只在夜间活动的动物如地松鼠和猫头鹰等，其视网膜中只含视杆细胞。

2.视锥系统　由视锥细胞与有关的双极细胞及神经节细胞等组成，它们对光的敏感度较低，强光时起作用，司昼光觉和色觉，分辨力高，对物体的细微结构及轮廓都能看清，视物精确。这一系统称为视锥系统或昼光觉系统。某些只在白昼活动的动物如爬虫类、鸡和麻雀等，其视网膜中以视锥细胞为主。

在人类的视网膜中，由于存在以上两种相对独立的感光换能系统，分别管理明视觉和暗视觉，这个理论被称为视觉的二元学说。

(二)视网膜的光化学反应

感光细胞能接受光的刺激而产生兴奋，是由于它们含有视色素(即为感光物质)的缘故。视杆

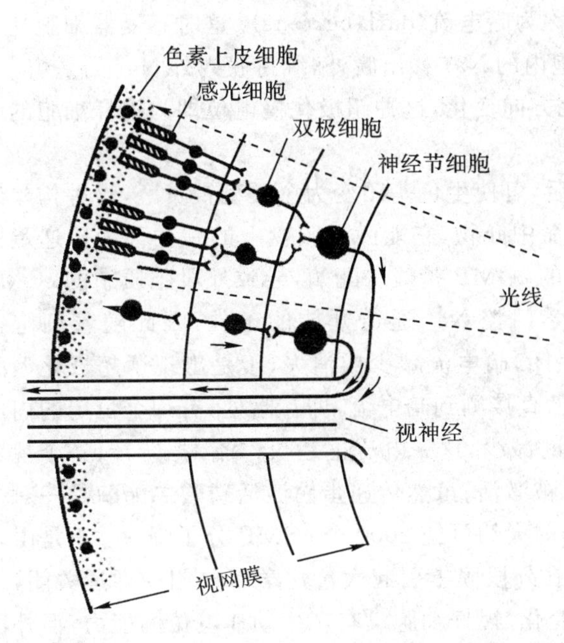

图 9-6　视网膜的主要细胞层次及其联系图

→：神经冲动的方向

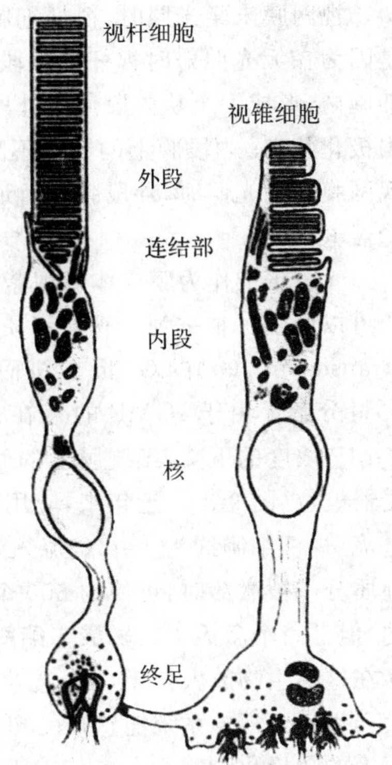

图 9-7　哺乳动物光感受器细胞模式图

细胞内视色素是视紫红质(rhodopsin)，对其光化学反应过程研究得较清楚。现已证实，视紫红质是一种结合蛋白质，由一分子称为视蛋白(opsin)的蛋白质和一分子称为 11-顺视黄醛(retinene，11-顺型视黄醛)的生色基团组成。视黄醛是由维生素 A 在酶的作用下氧化而成。

色盲

色盲是一种先天性色觉障碍疾病。色盲有多种类型，最常见的是红绿色盲。根据三原色学说，可见光谱内任何颜色都可由红、绿、蓝三色组成。正常人能辨认三原色，若三种原色均不能辨认，称为全色盲。辨认任何一种颜色的能力降低者称色弱，主要有红色弱和绿色弱。如有一种原色不能辨认者称二色视，主要为红色盲与绿色盲。红绿色盲情况较常见。由于患者从小就没有正常辨色能力，因此不易被发现。一般认为，红绿色盲决定于 X 染色体上的两对基因，即红色盲基因和绿色盲基因。由于这两对基因在 X 染色体上是紧密连锁的，因而常用一个基因符号来表示。红绿色盲的遗传方式是 X 连锁隐性遗传。男性仅有一条 X 染色体，因此只需一个色盲基因就表现出色盲。女性有两条 X 染色体，因此需有一对致病的等位基因，才会表现异常。一个正常女性如与一个色盲男性婚配，父亲的色盲基因可随 X 染色体传给他们的女儿，不能传给儿子。女儿再把父亲传来的色盲基因传给她的儿子，这种现象称为交叉遗传。因而男性患者远多于女性患者。由于红绿色盲患者不能辨别红色和绿色，因而不适宜从事美术、纺织、印染、化工等需色觉敏感的工作。如在交通运输中，若工作人员色盲，他们不能辨别颜色信号，就可能导致严重的交通事故。

视网膜未经光照时，视杆细胞的静息电位只有-30～-40 mV，比一般细胞小得多。这是因为在无光照射时视杆的外段膜上就有相当数量的Na^+通道处于开放状态，故Na^+进入细胞内，形成一个从内段流向外段的电流，称为暗电流(dark current)。这时感受器细胞处于去极化状态。内段膜上的钠泵不断地将细胞内的Na^+移出膜外，维持膜内外Na^+的平衡。当视网膜受到光照时，外段膜短暂地向超极化方向变化，这种超极化慢电位即为视杆细胞的感受器电位。

光量子被作为膜受体的视紫红质吸收后，可使生色基团变为全反型视黄醛，这种构象改变可以产生一种称为变视紫红质Ⅱ的短寿命中介物，它能激活膜盘上的一种称为传递蛋白(transducin, Gt)的G-蛋白，进而激活附近的cGMP磷酸二酯酶，导致外段胞质中的cGMP大量分解。由于cGMP的存在是膜上化学门控Na^+通道开放的条件，因此随着细胞内cGMP浓度的下降，细胞膜上的Na^+通道关闭，暗电流减少或消失，于是出现了超极化型感受器电位(图9-8)。近年来，应用吸引电极已直接测到暗电流，即在暗处，有一个恒定的内向电流(视杆细胞约为55 pA)流入外段，光照时减少，这一电流正是Na^+流。据统计，一个视紫红质分子被激活时，可使约500个传递蛋白被激活；虽然传递蛋白激活磷酸二酯酶是一对一的，但是一个激活了的磷酸二酯酶在1秒钟内大约可使2000个cGMP分子降解。正是由于存在这种生物放大作用，1个光量子便足以在外段膜上引起大量化学Na^+门控通道关闭，从而产生一个视觉系统能感知的超极化型电变化。视杆细胞没有产生动作电位的能力，但外段膜上的超极化型感受器电位能以电紧张的形式扩布到细胞的终足部分，影响终足处的递质释放。

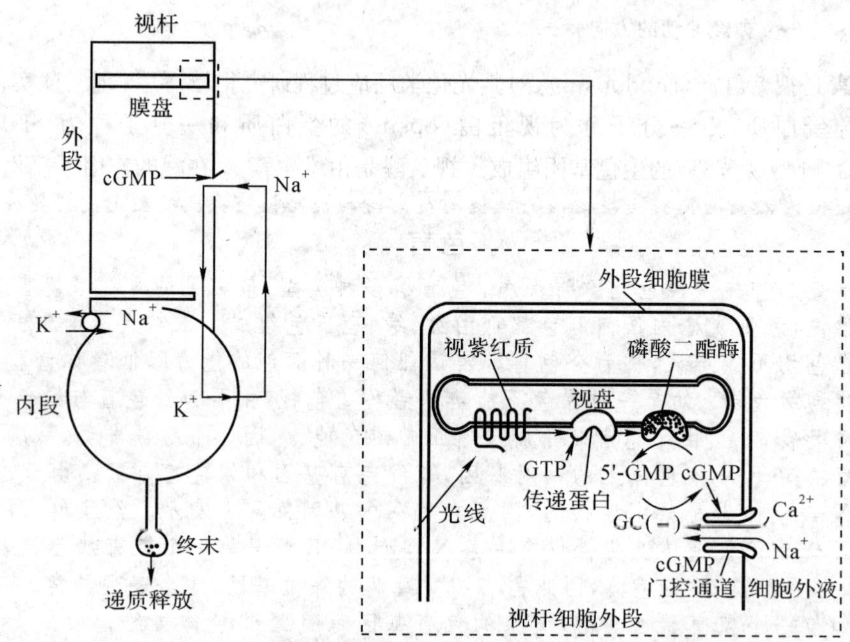

图9-8 视杆细胞感受器电位的产生机制示意图

在暗中，视杆外段在cGMP的作用下，通道开放，Na^+流入外段，内段K^+外流，突触终末释放递质。内段的Na^+-K^+泵使胞内保持低Na^+、高K^+。膜盘和质膜的一部分已放大，显示经cGMP的换能过程，详见正文。

视杆细胞的钠通道也允许钙离子通过，而进入细胞内的 Ca^{2+} 则能抑制鸟苷酸环化酶的活性。如前所述，光照视网膜可使 cGMP 减少，Na^+ 通道关闭，但光照也可减少 Ca^{2+} 内流，由于细胞 Ca^{2+} 浓度降低，对鸟苷酸环化酶的抑制作用减弱，结果使 cGMP 的合成增加，从而对稳定细胞内 cGMP 水平和恢复 Na^+ 通道开放起一定的调节作用。

视紫红质在光的作用下分解，在暗处则可重新合成，这是一个可逆反应（图 9-9）。视紫红质的再合成是全反型的视黄醛变为 11-顺型的视黄醛。而 11-顺型视黄醛的合成需要一种异构酶。贮存在色素上皮中的维生素 A，即全反型视黄醛，在异构酶的作用下转变为 11-顺视黄醛，后者与视蛋白形成视紫红质。其合成与分解过程的快慢取决于光线的强弱，光线越弱，合成过程越大于分解过程，视杆细胞内处于合成状态的视紫红质越多，视网膜对弱光越敏感；相反，光线越强，视紫红质的分解过程越强，合成过程越弱，使较多的视紫红质处于分解状态，视杆细胞暂时失去感光能力，而由视锥细胞来承担亮光环境中的感光功能。视紫红质虽然可以不断地进行再生循环，但是在它的分解和合成的过程中，总有一部分视黄醛要被消耗，因此须靠从食物进入血液循环（相当部分贮存于肝）中的维生素来补充。长期维生素摄入不足，会影响人在暗光时的视力，引起夜盲症（nyctalopia）。

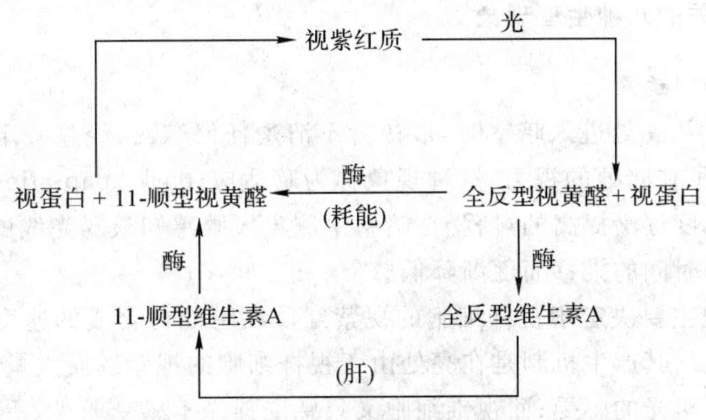

图 9-9　视紫红质的光化学反应

视锥细胞内也含有特殊的视色素。在人的视网膜中，有三种不同的视锥色素，分别存在于三种不同的视锥细胞中，即为感红、感绿和感蓝的视锥细胞。三种视锥色素都含有同样的 11-顺视黄醛，只是视蛋白的分子结构稍有不同。正是由于视蛋白分子结构中的这种微小差异，决定了与它结合在一起的视黄醛分子对某种波长的光线最为敏感。光线作用于视锥细胞时，也发生同视杆细胞类似的超极化型感受器电位，作为光-电转换的第一步，最终在相应的神经节细胞上产生动作电位，其换能机制与视杆细胞类似。

（三）视网膜中的信息传递

视网膜感光层由三级神经元组成。第一级神经元是光感受器，由视杆细胞和视锥细胞组成；第二级神经元是双极细胞，位于感光细胞与神经节细胞之间；第三级神经元是节细胞，其轴突聚集在一起成为视神经。已知感光细胞、双极细胞和水平细胞均不能产生动作电位，只是产生超极化型或去极化型的慢电位变化。当这些电位以电紧张扩布方式传至神经节细胞时，通过总和作用，可使神经节细胞的静息电位发生去极化反应，达到阈电位水平时，就会产生“全或无”式的动作电位，并作为视网膜的最后输出信号由视神经传向大脑皮层枕叶，经视中枢融合形成视觉（图 9-10）。

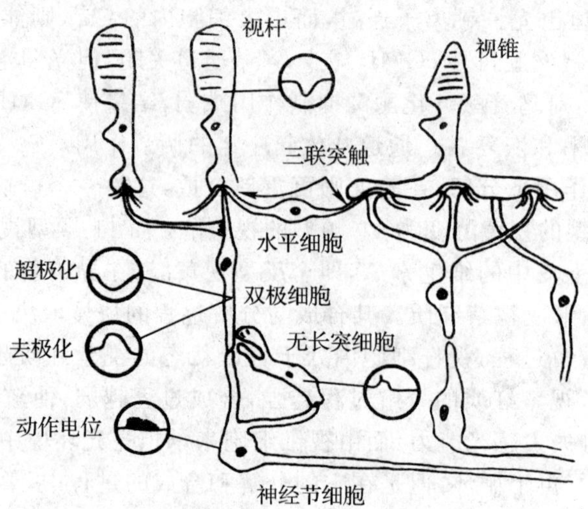

图 9-10 视网膜中各类细胞的排列及其产生的电反应的类型示意图

三、与视觉有关的几种生理现象

(一)暗适应和明适应

1. 暗适应　人从亮处进入暗室时，最初看不清楚任何东西，经过一定时间，视觉敏感度才逐渐增高，恢复了在暗处的视力，这种现象称为暗适应(dark adaptation)。暗适应是人眼在暗处对光的敏感度逐渐提高的过程。在暗室中测定人眼感知最弱光线的阈值时，可看到在暗处此阈值将随着时间的推移而逐渐降低。

暗适应的过程主要决定于视杆细胞的视紫红质在暗处再合成的速度，也与视锥细胞的视色素有一定关系。其产生机制是在亮处由于视杆细胞的视紫红质大量分解，剩余量少，到暗处后不足以引起对光的感受；而视锥细胞又只感受强光不感受弱光，所以进入暗环境的开始阶段什么也看不清。等在暗处视紫红质再合成增多时才能逐步恢复暗视觉。整个暗适应过程约需 25～30 分钟。实验证明，光敏感度的强弱与视紫红质的含量有密切关系。视紫红质的浓度与光敏感度的对数成正比，因此，视紫红质的含量只要稍有减少，光敏感度就会大大降低。

2. 明适应　人从暗处突然进到亮处，起初感到一片耀眼光亮，不能视物，只有稍待片刻才能恢复视觉，这种现象称为明适应(light adaptation)。明适应出现较快，约需几秒钟即可完成。其产生机制是，在暗处视杆细胞内蓄积了大量视紫红质，到亮处时遇强光迅速分解，因而产生耀眼的光感。待视紫红质大量分解后，视锥细胞便维持了亮光下的明视觉。

(二)色觉

视锥细胞功能的重要特点是它具有辨别颜色的能力。色觉是由于不同波长的光波作用于视网膜后在人脑引起不同的主观感觉，这是一种复杂的心理物理现象。人眼可区分波长在 380～760 nm 之间的约 150 种颜色，但主要是光谱上的红、橙、黄、绿、青、蓝、紫 7 种颜色。

三原色学说在有关色觉的许多学说中提出较早，且有较多的实验支持。该学说认为，视网膜中有三种视锥细胞，分别含有对红、绿、蓝三种光敏感的视色素，因此，它们吸收光谱的范围也各不相同，其吸收峰值分别在 560 nm、530 nm 和 430 nm 处，正好相当于红、绿、蓝三色光的波长。当某一种颜色的光线作用于视网膜上时，以一定的比例使三种不同的视锥细胞兴奋，这样的信息传至脑，就产生某一种颜色的感觉。例如用红的单色光刺激，红、绿、蓝三种视锥细胞兴奋程度的比例为 4∶1∶0 时，产生红色的感觉。

（三）视野

单眼固定注视前方一点时，该眼所能看到的范围，称为视野(visual field)。视野的最大界限以它和视轴所形成夹角的大小来表示，可用视野计检查视野大小。在同一光照条件下，用不同颜色的视标测得的视野大小不一，其中白色视野最大，其次为黄蓝色，再次为红色，绿色视野最小（图 9-11），视野的大小可能与各类感光细胞在视网膜中的分布范围有关。另外，由于面部结构（鼻和额）对光线的阻挡，使颞侧与下侧视野大，鼻侧与上侧视野小。临床上检查视野，有助于诊断视神经、视觉传导路和视网膜的病变。

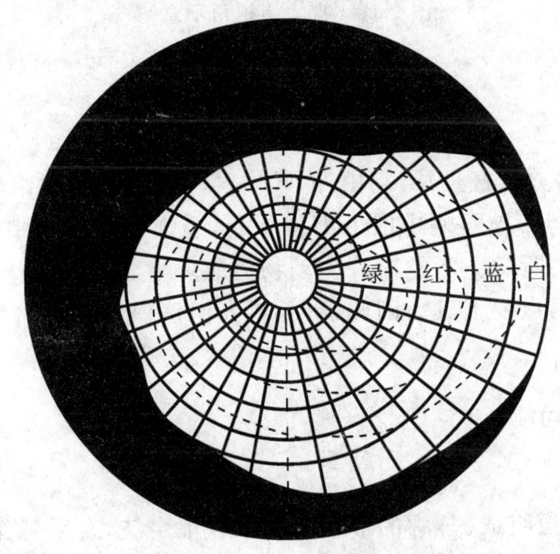

图 9-11　人右眼视野图

（四）双眼视觉和立体视觉

两眼同时观看物体时所产生的视觉称为双眼视觉(binocular vision)。双眼视觉要靠眼外肌的精细协调运动来完成。在双眼视物时，物像必须落在两眼视网膜的相称点上，才能产生单一物体的感觉。若用手指压一侧眼球的外缘，则一物就见两像，称为复视。

双眼视觉可扩大视野，弥补生理盲点的缺陷，增加对物体距离和形态大小判断的准确性，同时还能感知物体的深度（厚度），产生立体视觉。这是因为用两眼注视同一物体时，在两眼视网膜上所形成的物像并不完全相同，左眼看到物体的左侧面较多，右眼看到物体的右侧面较多。这些来自两眼稍有不同的信息经过高级中枢处理后，形成立体感觉。单眼视觉有时因物体阴影、光线反射、生活经验等原因，也可产生立体感，但不够精确。

（五）视敏度

视敏度(visual acuity)也称视力，是指眼对物体细微结构的分辨能力，即分辨物体上两点间最小距离的能力，通常以视角(visual angle)的大小作为衡量标准。所谓视角，是指物体上两点发出的光线射入眼球后，在节点交叉时所形成的夹角。眼能辨别两点所构成的视角越小，表示视力越好。视力表就是根据这个原理设计的。视网膜上物像的大小与视角的大小有关，当视角为 1 分（1/60 度，也称 1 分度）时，视网膜上的物像两点间的距离为 5 μm，稍大于一个视锥细胞的平均直径(视锥细胞的直径一般为 2～6 μm,中央凹处最小的视锥细胞直径为 1.5 μm),此时两点间刚好隔着一个未被兴奋的视锥细胞,于是,冲动传入中枢后可形成两点分开的感觉(图 9-12)。

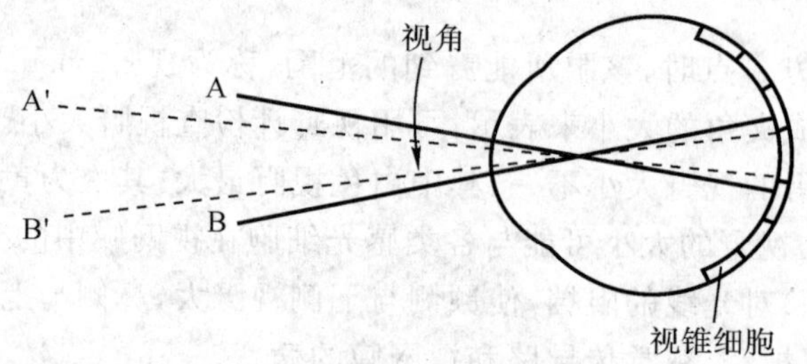

图 9-12 视力与视角示意图

第三节 听觉器官

听觉(hearing)的感觉器官是耳,它由外耳、中耳和内耳的耳蜗组成。声波通过外耳和中耳构成的传音系统至内耳,被耳蜗中的毛细胞感受,经蜗神经传入中枢,最后经大脑皮层听觉中枢分析,综合后产生听觉。听觉对许多动物适应环境起着重要作用。在人类,语言是人们互通信息、交流思想的重要工具。因此,听觉对人们认识自然界和参与社会活动具有重要的意义。

一、外耳和中耳的功能

(一)外耳的功能

外耳由耳廓和外耳道组成。耳廓的形状有利于收集声波,有采音作用;一般的哺乳动物,耳廓很大,并可以转动,这对于辨别声音的来源、方向有一定作用。人的耳廓运动能力已退化,但可通过头部运动来判断声源的位置。外耳道是声波传导的通路,具有增压作用。

(二)中耳的功能

中耳由鼓膜、听骨链、鼓室和咽鼓管等结构组成,它们在传音过程中起着重要的作用。鼓膜为椭圆形稍向内凹的薄膜,面积约为 50～90 mm^2,厚度约 0.1 mm。它是一个顶点朝向中耳的漏斗形小膜,它如同电话受话器中的振膜,是一个压力承受装置,具有较好的频率响应和较小的失真度,它的振动可与声波振动同步,有利于把声波振动如实地传给听骨链。

听骨链由听小骨组成,包括锤骨、砧骨和镫骨,它们依次连接成链。锤骨柄附着于鼓膜,镫骨底与卵圆窗(前庭窗)相连。听骨链构成一个杠杆系统,两臂之间保持固定的夹角,其中锤骨柄为长臂,砧骨长突为短臂(图 9-13),支点的位置刚好在整个听骨链的重心上,因而在能量传递过程中惰性最小,效率最高。杠杆的长臂与短臂的长度比例约为 1.3∶1,也就是说当振动经听骨链杠杆作用后,短臂一侧的压力将增大到原来的 1.3 倍。再者,鼓膜振动面积约 55 mm^2,而卵圆窗膜的面积只有 3.2 mm^2,它们之比为 55∶3.2,约 17.2∶1。通过以上两方面的作用,整个中耳传递过程中的增压效应为 $17.2\times1.3\approx22.4$ 倍,从而大大提高了声波传递的效率。

与中耳传音功能有关的,还有鼓室内的两条小肌肉,即鼓膜张肌和镫骨肌。鼓膜张肌收

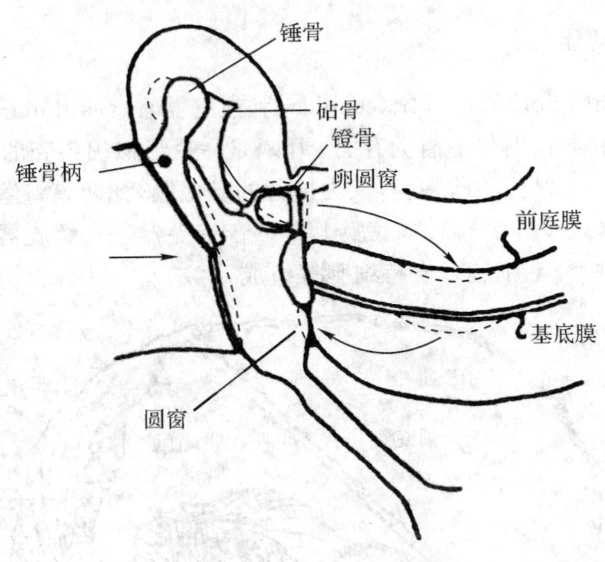

图 9-13 人中耳与耳蜗示意图

缩时可使鼓膜的紧张度增加;镫骨肌收缩时可使镫骨底向外后方移动。这两条肌肉收缩时总的效应是使听骨链振动时的阻力加大,使中耳的传音效能降低,因此,当强烈声波传入时,对感音装置能起到一定的保护作用。

咽鼓管是连通鼓室和鼻咽部的小管道,借此使鼓室内的空气与大气相通。在通常情况下,其鼻咽部的开口处于闭合状态。当吞咽、打哈欠或打喷嚏时则开放。咽鼓管的主要功能是调节鼓室内空气的压力,使之与外界大气压保持平衡,以维持鼓膜的正常位置、形状和振动性能。咽鼓管因炎症阻塞后,鼓室内空气被组织吸收,可造成鼓膜内陷,产生耳鸣,影响听力。高空大气压力低,飞机迅速升空可使鼓膜向外膨出,引起疼痛甚至鼓膜破裂。此时,如做吞咽动作,常可避免此类情况的发生。

(三)声波传入内耳的途径

声音是通过气传导与骨传导两种途径传入内耳的,正常情况下,以气传导为主。

1. 气传导 声波经外耳道引起鼓膜振动,再经听骨链和卵圆窗膜进入耳蜗,这种传导途径称为气传导(air conduction),也称气导。气传导是引起正常听觉的主要途径。当鼓膜穿孔或听骨链损坏时,声波也可通过外耳道和鼓室内的空气传至圆窗,经圆窗(蜗窗)传至耳蜗,使听觉功能得到部分代偿,但这时的听力大为降低。

2. 骨传导 声波直接引起颅骨的振动,再引起位于颞骨骨质中的耳蜗内淋巴的振动,这种传导途径称为骨传导(bone conduction),也称骨导。在正常情况下,骨传导的效率比气传导的效率低得多,所以人们几乎感觉不到它的存在。在平时,我们接触到的一般声音不足以引起颅骨的振动,只有较强的声波,或者是自己的说话声,才能引起颅骨较明显的振动。

在临床工作中,常用音叉检查患者气传导和骨传导的情况,帮助诊断听觉障碍的病变部位和性质。例如,当外耳道或中耳发生病变时,气传导途径受损,引起的听力障碍称为传音性耳聋,此时患侧气传导明显受损,骨传导则不会影响或甚至比健侧更加敏感;当耳蜗发生病变或各级听中枢及其通路上病变时所引起的听力障碍分别称为感音性耳聋和中枢性耳聋,此时患侧气传导和骨传导都受损。

二、内耳耳蜗的功能

内耳又称迷路(labyrinth),由耳蜗(cochlea)和前庭器官(vestibular apparatus)组成。耳蜗与听觉有关;而前庭器官则与平衡觉有关。耳蜗是一个形似蜗牛壳的骨管。在耳蜗的横断面上有两个分界膜,一为斜行的前庭膜,一为横行的基底膜,此两膜将管道分为三个腔,分别称为前庭阶、鼓阶和蜗管(图 9-14),基底膜上有声音感受器——螺旋器(也称柯蒂器,organ of Corti),螺旋器由内、外毛细胞及支持细胞等组成。

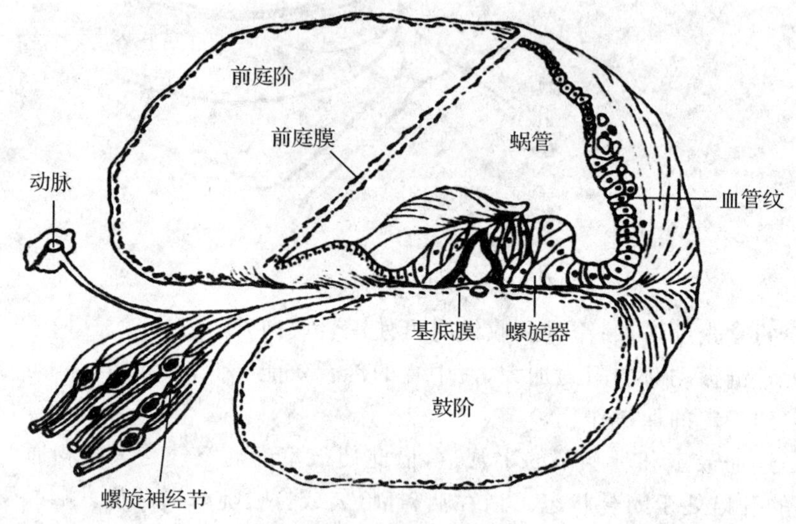

图 9-14 耳蜗管横断面图

毛细胞的顶部与蜗管内淋巴(endolymph)液相接触,毛细胞周围和基底部则与外淋巴(perilymph)液相接触。每一个毛细胞的顶部表面都有上百条整齐排列的听纤毛(也称听毛),外毛细胞中较长的一些听毛埋植于盖膜的胶冻状物质中。盖膜的内侧连耳蜗轴,外侧游离在内淋巴液中,毛细胞的底部有丰富的听神经末梢。

(一)基底膜的振动与行波学说

内耳的功能是把传到耳蜗的机械振动转变为听神经纤维上的动作电位,即将机械能转换为生物电能,在这一转变过程中,耳蜗基底膜的振动起着关键作用。人耳蜗内基底膜长度约为 30 mm,内含 2 万余条横行的纤维。

当声波振动通过听骨链到达卵圆窗时,压力变化立即传给耳蜗内液体和膜性结构。如果卵圆窗膜内移,前庭膜和基底膜也将下移,最后是鼓阶的外淋巴压力升高,使圆窗膜发生外移;相反,当卵圆窗膜外移时,整个耳蜗内的淋巴和膜性结构均作反方向移动,如此反复,便形成了基底膜的振动。进一步的观察表明,基底膜的振动是以所谓行波(traveling wave)的方式进行的,即振动最先发生在靠近卵圆窗处的基底膜,随后以行波的方式沿基底膜向耳蜗顶部传播,就像有人在有规律地抖动一条绸带,形成的波浪向远端传播一样。声波频率不同,行波传播距离和最大振幅出现的部位也不同。高频声波只能推动耳蜗底部小范围内基底膜的振动;中频声波能使基底膜振动从底部向前延伸,到中段振幅最大,然后逐渐消失;低频声波则将基底膜的振动推进到蜗顶,以顶部振幅最大(图 9-15)。这是行波学说的主要论点,也是被认为耳蜗能区分不同声音频率的基础,即耳蜗的底部感受高频声波,耳蜗的中部感受中频声波，耳蜗的顶部感受低频声波。动物实验和临床研究也得到证实，如耳蜗底部受损时主要影响高频听力；而耳蜗顶部受损时主要影响低频听力。

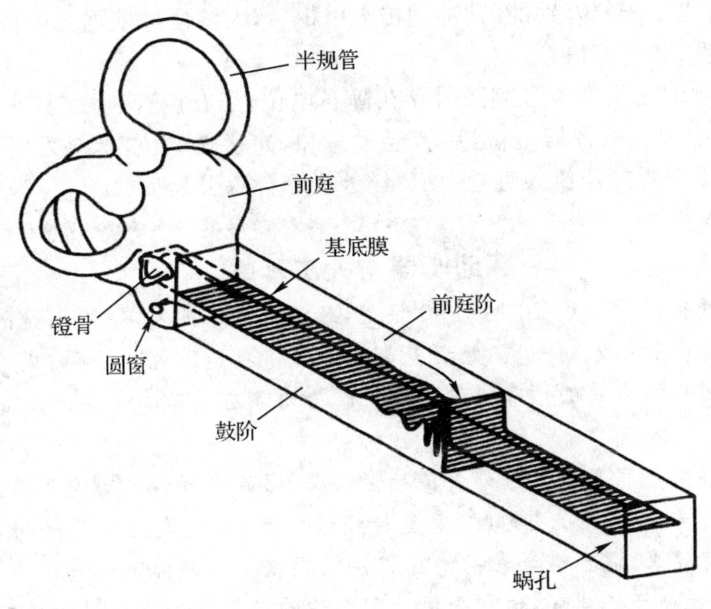

图 9-15　基底膜对声波频率共振示意图

(二)耳蜗的生物电现象

1. 耳蜗的静息电位　耳蜗未受到刺激且以鼓阶外淋巴为参考零电位时，测得蜗管内淋巴的电位约为＋80 mV，此为耳蜗内电位，又称内淋巴电位。毛细胞膜内电位约为－80 mV，这样蜗管内(＋80 mV)与毛细胞内(－80 mV)电位差可达 160 mV 左右，这就是静息电位。耳蜗静息电位是产生其他电位变化的基础。耳蜗毛细胞顶部膜的静息电位与一般细胞静息电位的不同之处在于蜗管内淋巴的正电位。

2. 耳蜗微音器电位　耳蜗受到声波刺激时所产生的一种交流性质的电位变化称为耳蜗微音器电位(cochlear microphonic potential)。例如人对着动物的耳廓讲话，同时记录耳蜗微音器电位，并将记录到的电位变化通过放大器连接到扬声器上，便可从扬声器中听到讲话的声音。这就说明耳蜗起着微音器(麦克风)的作用，可以把声波振动转换成相应的音频电信号。其特点是，它的波形和频率与声波振动完全一致；潜伏期极短，小于 0.1 ms；没有不应期，可以总和；对缺氧和深麻醉相对不敏感，甚至在听神经纤维变性时微音器电位仍能出现。实验证明，耳蜗微音器电位是多个毛细胞在接受声波刺激时所产生的感受器电位的复合表现，它可以诱发听神经纤维产生动作电位。

3. 听神经动作电位　耳蜗微音器电位是引发听神经动作电位的关键因素。毛细胞底部与听神经纤维末梢之间存在突触联系。现在认为，毛细胞顶部膜的微音器电位以电紧张的形式扩布到毛细胞底部，促使底部膜释放某种递质(可能是谷氨酸或门冬氨酸)，释放的递质作用于纤维末梢，末梢膜产生一种去极化的局部电位，后者达到阈电位水平时引起神经轴突产生动作电位。

听神经动作电位是耳蜗对声波刺激进行换能和编码作用的总结果，它的作用是传递声音信息。听神经动作电位的波幅和形状并不能反映声音的特性，但它可以通过神经冲动的节律、间隔时间以及发放冲动的纤维在基底膜上起源的部位等，来传递不同形式的声音信息。作用于人耳的声波是十分复杂的，因此基底膜的振动形式和由此而引起的听神经纤维的兴奋及其序列组合也是千差万别的，其冲动传入中枢后，人脑便可依据其中特定的规律而区分不同的音量、音调、音色等信息。

综上所述，耳蜗在没有声音刺激时存在静息电位，当有声音刺激时，在静息电位的基础上，使耳蜗毛细胞产生微音器电位，后者经过总和，如达阈电位，即触发听神经产生动作电位，该神经冲动沿着听神经传入听觉中枢，经分析综合后引起听觉。

助听器与人工耳蜗

人工耳蜗技术开始于20世纪50年代，经过几十年的发展，特别是随着近年来生物医学工程等高新技术的出现，已经从实验研究阶段进入临床应用，成为目前全聋患者恢复听觉的惟一有效的治疗方法。据统计，全球现在约有3万多耳聋患者使用了人工耳蜗。

耳聋通常按照病变部位可分为传导性耳聋、感音神经性耳聋与混合性耳聋3类。传导性耳聋可采用手术方法治疗，感音神经性耳聋(除突发性耳聋外)则用药物或手术方法均没有效果。混合性耳聋的治疗方法则根据不同病因与病情综合分析选定。治疗中、重度感音神经性耳聋，通常采用选配合适的助听器来恢复其听觉功能。助听器的作用是将声音的音量放大，利用患者残余的听力使他们听到外界声音。对于没有残余听力的全聋患者则没有多大帮助。

研究表明，多数全聋患者的病变主要位于内耳的听觉感受器部分，而听神经多是完好的。人工耳蜗利用植入内耳的电极，绕过内耳受损的部分，用电流直接刺激听神经，可使患者重获听觉，这是助听器无法做到的。由于人工耳蜗是利用电刺激产生的听觉，因此植入者听到的不是自然声，而是一种畸变的声音(像听机器人说话)，需要经过言语训练才能理解别人讲话。人工耳蜗的效果与体外携带的言语处理器的编码方案有关，目前应用的多通道电极能够传递多种频率信息并选择性地刺激不同组的听神经纤维，可传递较多的语言信息。

无论儿童还是成人，当无法借助助听器时，应尽快接受人工耳蜗植入。一般来说，听力丧失时间越短手术后效果越好。时间拖久了，听觉神经退变加重，将会增加语言训练难度，影响效果。

三、人耳的听阈和听域

耳的适宜刺激是空气振动的疏密波。对于每一种频率的声波，都有一个刚能引起听觉的最小强度，称为听阈(hearing threshold)。如果振动频率不变，振动强度在听阈以上继续增加时，听觉的感受也会增强，但当强度增加到某一限度时，它引起的将不单是听觉，同时还会引起鼓膜的疼痛感觉，这个限度称为最大可听阈。由于对每一种振动频率都有它自己的听阈和最大可听阈，如果以频率为横坐标，以声波的强度为纵坐标，将每一频率的听阈和最大可听阈分别连接起来，可绘制出人耳对声波频率和强度的感受范围曲线(图9-16)。图中下方曲线为不同频率的听阈，人类能听到的频率范围为20～20000 Hz；上方曲线为不同频率的最大可听阈，两者所包括的范围称为听域，也称听力范围，即人耳所能感受到声音的频率和强度范围。从听域图中可以看出，正常人在声音频率为1000～3000 Hz时听阈最低，也就是听觉最敏感。随着音频的升高或降低，听阈都会升高。

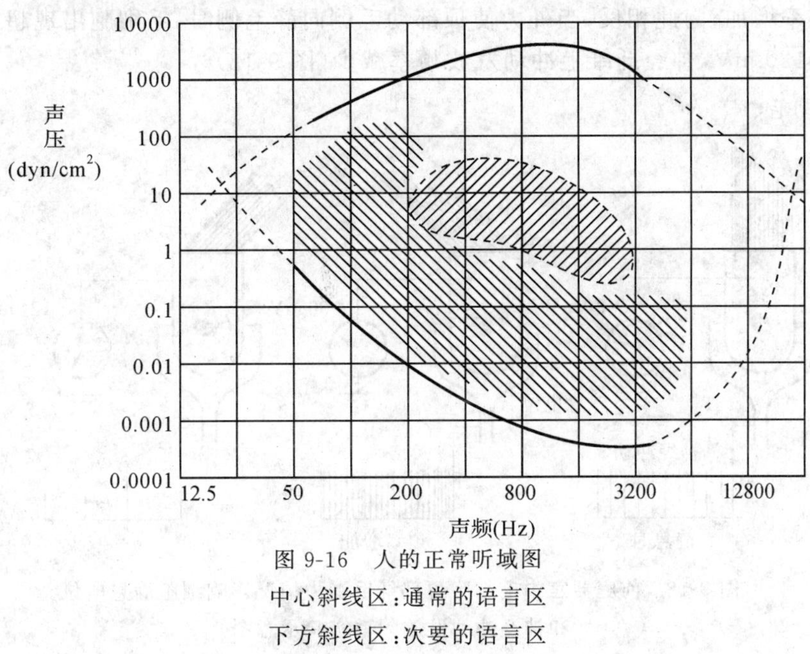

图 9-16　人的正常听域图
中心斜线区：通常的语言区
下方斜线区：次要的语言区

第四节　前庭器官

前庭器官包括椭圆囊、球囊和三个半规管，是人体对自身运动状态和头在空间位置的感受器，在维持身体的平衡中占有重要地位。

一、椭圆囊和球囊的功能

椭圆囊(utricle)和球囊(saccule)是膜质的小囊，内部充满内淋巴液，囊内各有一个特殊的结构，分别称为椭圆囊斑和球囊斑。囊斑中有毛细胞，其纤毛(cilium)埋植在耳石膜的胶质中(图 9-17)。耳石膜内含有许多微细的耳石，由碳酸钙和蛋白质组成，其比重大于内淋巴。人体直立位时，椭圆囊的囊斑呈水平位，耳石膜在毛细胞纤毛的上方；而球囊的囊斑则处于垂直位，耳石膜悬在纤毛的外侧。毛细胞纤毛的这种配置有利于分辨人体在囊斑平面上所做的各种方向的直线变速运动。

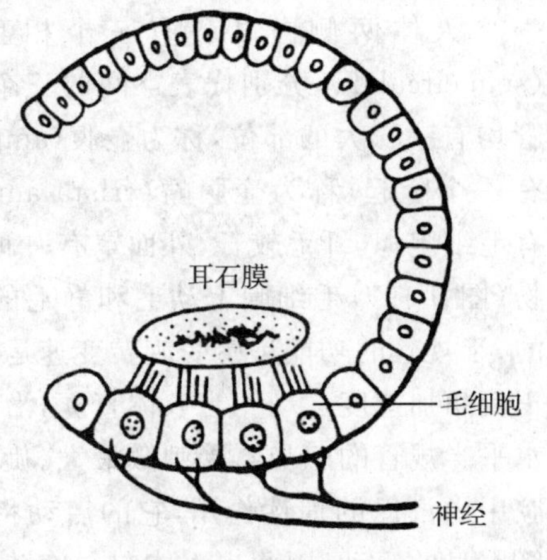

图 9-17　囊斑示意图

每个毛细胞顶部有60～100条纤毛，其中最长的一条叫动毛(kinocilium)，位于一侧边缘部，其余的都叫静毛(stereocilium)。用电生理学方法证明，当外力使这些纤毛倒向一侧时，位于毛细胞底部的神经纤维上就有冲动频率的变化。当动毛和静毛都处于自然状态时，细胞膜内外存在着约－80 mV的静息电位，毛细胞底部的神经纤维上有中等频率的持续放电；当外力使顶部静毛倒向动毛侧时，毛细胞出现去极化，膜内电位上移到阈电位(－60 mV)时，神经纤维上冲动发放频率增加；与此相反，当外力使顶部动毛倒向静毛侧时，毛细胞出现超极化，膜内电位下移到－120 mV，神经纤维上冲动发放频率减少(图9-18)。

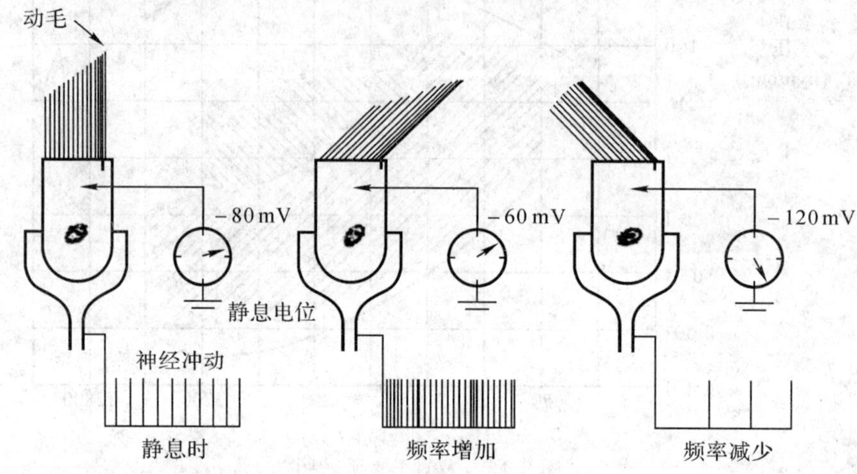

图9-18 前庭器官中毛细胞顶部纤毛受力情况影响细胞静息电位和神经冲动发放频率实验示意图

椭圆囊和球囊的功能是感受头部的空间位置和直线变速运动。其适宜刺激是直线运动正负加速度。例如，当头部的空间位置发生改变时，或者躯体作直线变速运动时，由于重力和惯性的作用，使耳石膜与毛细胞的相对位置发生改变，导致纤毛产生弯曲，倒向某一方向，从而使传入神经纤维发放的冲动发生变化，这种信息经前庭神经传入中枢后，可引起相应的感觉，同时反射性地调节躯体肌肉的紧张性引起姿势反射，以维持身体的平衡。

二、半规管的功能

人体两侧内耳各有三个相互垂直的半规管(semicircular)，分别代表空间的三个平面。每条半规管均有一膨大的部位，称为壶腹(ampulla)。壶腹内各有一个隆起，称为壶腹嵴(crista ampullaris)，嵴内也有毛细胞，其纤毛较长，外面罩有一种称为终帽的胶状物(图9-19)，毛细胞上动毛和静毛的相对位置是固定的。半规管的功能是感受旋转变速运动。其适宜刺激是正负角加速度运动。当人体直立，沿水平方向旋转时，水平半规管的感受器受刺激最大。旋转开始时，由于管腔中内淋巴的惯性作用，它的启动将晚于人体和半规管本身的运动，因此当人体向左旋转时，左侧水平半规管中的内淋巴将压向壶腹方向，使该侧毛细胞兴奋而产生较多的神经冲动；与此同时，右侧水平半规管中的

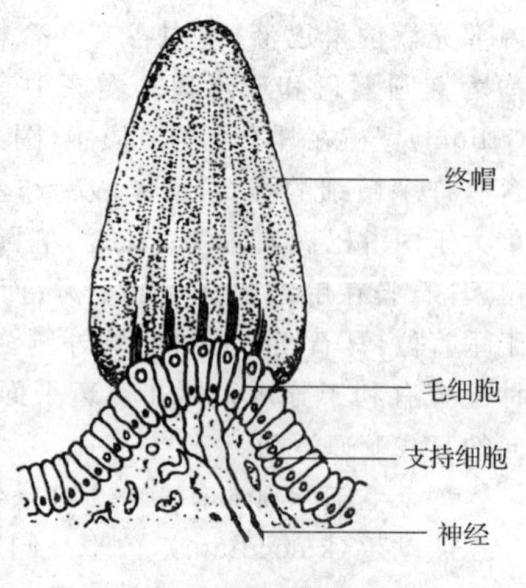

图9-19 壶腹嵴示意图

内淋巴压力作用方向正好是离开壶腹，于是由该侧壶腹毛细胞产生抑制，而传向中枢的冲动减少。

人脑便根据来自两侧半规管传入信息的不同，来判定是否开始旋转和旋转方向。当旋转停止时，半规管内淋巴因惯性继续运动，就会发生与旋转开始时相反的变化。由于人体有三对半规管，而且互相垂直，它们可以感受任何平面上不同方向旋转变速运动的刺激，最后经前庭神经传入中枢，引起眼球震颤和躯体、四肢骨骼肌紧张性的改变，以调整姿势，保持平衡；同时冲动上传到大脑皮层，引起旋转的感觉。

三、前庭反应

来自前庭器官的传入冲动，除引起运动和位置觉外，还能引起各种不同的骨骼肌和自主神经功能的改变，这些现象称前庭反应。

(一)前庭器官的姿势反射

当进行直线变速运动时，可刺激椭圆囊和球囊，反射性地改变颈部和四肢肌紧张的强度。例如，猫由高处跳下时，常常头部后仰而四肢伸直，作准备着地的姿势；而它一着地，则头前倾，四肢屈曲。又如当一动物被突然上抬时，常常头前倾，四肢屈曲；而上抬停止时，则头后仰，四肢伸直。人们在乘电梯升降时或乘汽车突然加速或减速的过程中，也可见到相似的反射活动。

同样，在作旋转变速运动时，也可刺激半规管，反射性地改变颈部和四肢肌紧张的强度。例如，当人体向左侧旋转时，可反射性地引起左侧上、下肢伸肌和右侧屈肌的肌紧张加强，使躯干向右侧偏移，以防歪倒；而旋转停止时，可使肌紧张发生反方向的变化，使躯干向左侧偏移。

综上所述，运动姿势反射所引起的反射动作，都是和发动这些反射的刺激相对抗的。其意义在于维持机体一定的姿势和保持身体平衡。

(二)前庭自主神经反应

人类前庭器官受到过强或过久的刺激，常可引起自主神经系统的功能反应，从而表现出一系列相应的内脏反应，如恶心、呕吐、眩晕、皮肤苍白、心率加快、血压下降等现象。在有些人中，这种现象特别明显，会出现晕船、晕车和航空病等，这可能是因为其前庭器官的功能过于敏感的缘故。

(三)眼震颤

躯体旋转运动引起眼球发生特殊的往返运动，称为眼震颤(nystagmus)。眼震颤主要是由于半规管受刺激，反射性地引起某些眼外肌的兴奋和一些眼外肌的抑制所致，而且眼震颤的方向与受刺激的半规管有关。人类在水平面上的活动较多(如转身、回头等)，故以水平方向的眼震颤为例来说明。当旋转开始时，如果是向左侧旋转，则是左侧壶腹嵴内的毛细胞受刺激产生兴奋而右侧正好相反(图 9-20)，这时出现两侧眼球先缓慢向右侧移动，这称为眼震颤的慢动相(slow component)；当慢动相使眼球移动到两眼裂右侧端而不能再移动时，又突然返回到眼裂正中，这称为眼震颤的快动相(quick component)。以后再出现新的慢动相和快动相，如此反复，这就是眼震颤。当旋转变为匀速转动时，旋转虽在继续，但由于内淋巴的惯性滞后作用消除，眼球不再震颤而居于正中。当旋转减速或停止时，内淋巴因惯性而不能立刻停止运动，使壶腹嵴产生与开始时相反的压力变化，又引起一阵与开始方向相反的慢动相和快动相。临床上通过检查眼震颤以判断前庭器官功能状态，一般是让受试者坐在转椅上，头前倾 30°，以每两秒一周的速度旋转 10 周，然后突然停止，这时一个正常人的眼震颤约持续 15～40 秒，震颤时间过长或过短，提示前庭功能可能异常。如前庭器官发生某些病变时，也可能出现自发性眼震颤。

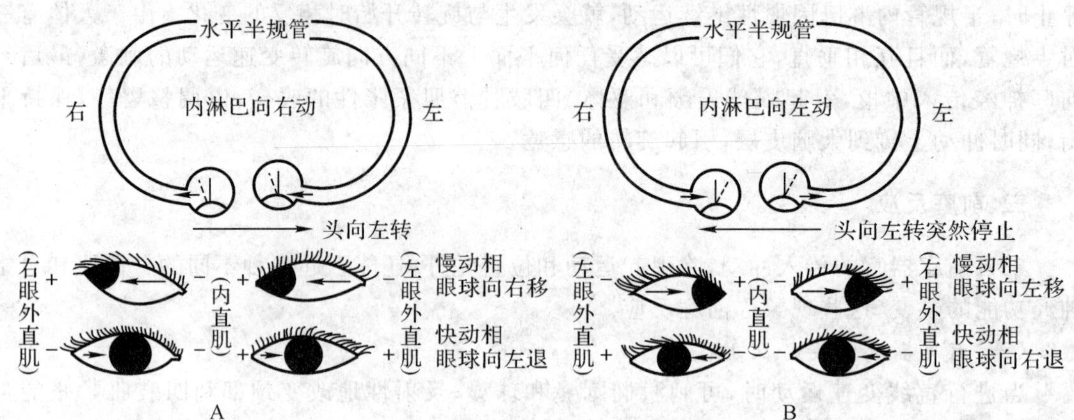

图 9-20　旋转变速运动时两侧水平半规管壶腹嵴毛细胞受刺激情况和眼震颤方向示意图
A. 头前倾 30°、旋转开始时的眼震颤方向　B. 旋转突然停止后的眼震颤方向

第五节　嗅觉和味觉

一、嗅觉

嗅觉(olfaction)的感受器位于上鼻道及鼻中隔后上部的嗅上皮，两侧总面积约 5 cm^2。由于它们的位置较高，平静呼吸时气流不易到达。因此，在嗅一些不太显著的气味时，要用力吸气，使气流上冲，才能到达嗅上皮。嗅上皮含有三种细胞，即主细胞、支持细胞和基底细胞。主细胞也称嗅细胞，呈圆瓶状，细胞顶端有 5～6 条短的纤毛，细胞的底端有长突，它们组成嗅丝，穿过筛骨直接进入嗅球。嗅细胞的纤毛受到存在于空气中的物质分子刺激时，有神经冲动传向嗅球，进而传向更高级的嗅觉中枢，引起嗅觉。

不同动物的嗅觉敏感程度差异很大，同一动物对不同有气味物质的敏感程度也不同。嗅上皮和有关中枢究竟怎样感受并能区分出多种气味，目前已有初步了解。有人分析了 600 种有气味物质和它们的化学结构，提出至少存在 7 种基本气味；其他众多的气味则可能由这些基本气味的组合所引起。这 7 种基本气味是：樟脑味、麝香味、花卉味、薄荷味、乙醚味、辛辣味和腐腥味；大多数具有同样气味的物质，具有共同的分子结构和有特殊结合能力的受体蛋白(理论上至少有 7 种)，这种结合可通过 G-蛋白而引起第二信使类物质的产生，最后导致膜上某种离子通道开放，引起 Na^+、K^+ 等离子的跨膜移动，在嗅细胞的细胞膜上产生去极化型的感受器电位，后者在轴突膜上引起不同频率的动作电位发放，传入中枢。用细胞内记录法检查单一嗅细胞电反应的实验发现，每一个嗅细胞只对一种或两种特殊的气味起反应；还证明嗅球中不同部位的细胞只对某种特殊的气味起反应。嗅觉系统也与其他感觉系统类似，不同性质的气味刺激有其相对专用的感受位点和传输线路；非基本气味则由于它们在不同线路上引起的不同数量冲动的组合特点，在中枢引起特有的主观嗅觉感受。

二、味觉

味觉(gustation)的感受器是味蕾(taste bud),主要分布在舌背部表面和舌周边部位的黏膜内,口腔和咽部黏膜的表面也有散在的味蕾存在。儿童味蕾较成人为多,老年时因萎缩而逐渐减少。味蕾由味觉细胞和支持细胞组成。味觉细胞顶端有纤毛,称为味毛,由味蕾表面的孔伸出,是味觉感受的关键部位。

舌表面不同部分对不同味觉刺激的敏感程度不一样。在人,一般是舌尖部对甜味道比较敏感,舌两侧对酸味比较敏感。舌两侧前部对咸味比较敏感,而软腭和舌根部对苦味比较敏感。味觉的敏感度往往受食物或刺激物本身温度的影响。在20～30℃之间,味觉的敏感度最高。另外,味觉的辨别能力也受血液化学成分的影响,例如,动物实验中正常大鼠能辨出1∶2000的氯化钠溶液,而切除肾上腺皮质的大鼠,可能是由于血液中低Na^+,可辨别出1∶33000的氯化钠溶液,主动选饮这种含盐多的溶液。因此,味觉的功能不仅在于辨别不同的味道,而且与营养物的摄取和内环境恒定的调节也有关系。

人和动物的味觉系统可以感受和区分出多种味道;但很早以前就知道,众多的味道是由四种基本的味觉组合而成的,这就是甜、咸、酸和苦。不同物质的味道与它们的分子结构的形式有关,但也有例外。通常NaCl能引起典型的咸味;甜味的引起与葡萄糖的主体结构有关;而奎宁和一些有毒植物的生物碱的结构能引起典型的苦味。有趣的是,这4种基本味觉的换能或跨膜信号的转换机制并不一样,如咸和酸的刺激要通过特殊化学门控通道,甜味的引起要通过受体、G-蛋白和第二信使系统,而苦味则由于物质结构不同而通过上述两种形式换能。和前面讲过的嗅觉刺激的编码过程类似,中枢可能通过来自传导四种基本味觉的专用神经通路上的神经信号和不同组合来"认知"这些基本味觉以外的多种味觉。

【复习思考题】

1. 名词解释

感受器电位　　近点　　瞳孔对光反射　　生理盲点　　暗适应　　视野

视敏度　　听域　　听阈　　耳蜗微音器电位

2. 试述正常人看近物时眼的调节过程及其生理意义。
3. 简述视网膜两种感光细胞的分布及其功能特征。
4. 试述眼的暗适应及其机制。
5. 内耳耳蜗是怎样感受声波刺激的?
6. 头与身体向右作水平旋转试验时,突然停止后,被试验者的眼震颤方向朝哪侧?简述其机理。

(虞燕琴　梁华为)

第十章

神经系统

【教学要求】

了解反射活动的一般规律，本能行为和情绪反应，脑的高级功能，睡眠觉醒机制。掌握神经元和神经胶质细胞的功能，突触传递和非突触性化学传递原理，中枢抑制的形式与原理，主要神经递质的种类和受体，中枢的感觉功能，对躯体运动的调节功能和对内脏活动的调节功能，睡眠的时相。

【内容提要】

1. 神经系统主要由神经元和神经胶质细胞构成。神经元是神经系统的基本结构和功能单位，其作用包括功能性作用(发放传导兴奋)和营养性作用。神经胶质细胞的作用包括：支持、修复和再生、免疫应答、物质代谢和营养、绝缘和屏障、维持细胞外合适的离子浓度、摄取和释放神经递质。

2. 神经元之间的信息传递方式包括突触、非突触性化学传递和电突触传递。突触大体可分为兴奋性突触和抑制性突触。兴奋性突触兴奋时，突触前膜释放兴奋性递质，使突触后膜产生去极化电位，即兴奋性突触后电位；抑制性突触兴奋时，突触前膜释放抑制性递质，使突触后膜产生超极化电位，即抑制性突触后电位。

3. 神经系统活动的基本方式是反射。兴奋在中枢传递的特征有：单向传递，突触延搁，总和，兴奋节律的改变，后放，对内环境变化的敏感性和易疲劳性。中枢神经系统的基本活动过程包括兴奋和抑制。中枢抑制分为突触后抑制和突触前抑制。

4. 感受器将各种刺激形式的能量转换为感觉传入神经的动作电位，通过各自的传导通路传向中枢，经过中枢神经系统的分析和综合形成各种感觉。丘脑是重要的感觉接替站，能对感觉进行粗略分析与综合。感觉投射系统分为特异性投射系统和非特异性投射系统，前者的功能是引起特定感觉并激发大脑皮层发出传出神经冲动，后者的功能是维持和改变大脑皮层的兴奋状态。大脑皮层是感觉分析的最高级中枢。

5. 中枢神经系统通过大脑皮层运动区、皮质下核团和脑干的下行系统及脊髓这三个水平的神经活动调节各肌群的运动。脊髓是调节躯体运动最基本的初级反射中枢，在脊髓完成的骨骼肌牵张反射包括腱反射和肌紧张，其中肌紧张是姿势反射的基础。脑干网状结构中存在抑制或加强肌紧张和肌运动的抑制区和易化区。小脑具有维持身体平衡、调节肌紧张和协调随意运动的作用。基底神经节与随意运动的产生和稳定、肌紧张的调节、本体感受器传入冲动信息的处理有关。大脑皮层运动区主要位于中央前回和运动前区，通过锥体系和锥体外系控制躯体运动功能。

6. 内脏活动受自主神经系统的交感神经和副交感神经系统双重控制，但两者对立统一，相互配合，共同协调内脏活动。脊髓是调节内脏活动的初级中枢，脑干中存在许多调控内脏活动的中枢（包括心血管运动中枢和呼吸中枢等），下丘脑和边缘系统分别是调节内脏活动的较高级中枢和高级中枢。

7. 学习是指通过神经系统接受外界环境信息而影响自身行为的过程，记忆则是指获得的信息或经验在脑内贮存和读出的神经活动过程，两者均属脑的高级功能。学习的过程实际上就是建立条件反射的过程。

8. 觉醒和睡眠是人必须的两个生理过程，交替进行。黑质多巴胺系统和蓝斑上部的去甲肾上腺素递质系统分别对行为觉醒和脑电觉醒的维持有关。睡眠分为慢波睡眠和快波睡眠，互相交替。脑干中缝核上部的5-羟色胺递质系统和中缝核下部的5-羟色胺递质系统及蓝斑下部去甲肾上腺素递质系统分别与慢波睡眠和快波睡眠有关。

人体是一个极为复杂的有机体。体内各器官、系统的功能不是孤立的，它们之间互相联系、互相制约；同时，人体生活在经常变化的环境中，环境的变化随时影响着体内的各种功能。这就需要对体内各种功能不断作出迅速而完善的调节，使机体适应内外环境的变化。实现这种调节的功能系统主要是神经系统。

第一节 神经元活动的一般规律

一、神经元和神经纤维

（一）神经元

神经细胞是高等动物神经系统的基本结构和功能单位，又称为神经元(neuron)。神经系统中含有大量神经元。神经元之间的联系彼此相互接触，但无原生质连续。神经元的大小及形状差异很大，但基本结构相同，可分为胞体和突起两部分。胞体包括细胞膜、细胞质和细胞核；突起由胞体发出，分为树突(dendrite)和轴突(axon)两种。树突较多，粗而短，反复分支，逐渐变细；轴突一般只有一条，细长而均匀，中途分支较少，末梢则形成许多分支。在轴突发起的部位，胞体常有一锥形隆起，称为轴丘。轴突自轴丘发出后，开始的一段没有髓鞘包裹，称为始段(initial segment)。由于始段细胞膜的电压门控钠通道密度最大，产生动作电位的阈值最低，即兴奋性最高，故动作电位常常由此首先产生。轴突离开细胞体一段距离后才获得髓鞘，成为神经纤维。神经元的主要功能是接受、整合、传导和输出信息。

(二)神经纤维

神经纤维的主要功能是传导兴奋。在神经纤维上传导的兴奋或动作电位称为神经冲动(nerve impulse)。兴奋在神经纤维上的传导是依靠局部电流而完成的。

1.神经纤维传导兴奋的特征

(1)完整性：包括结构和功能两方面的完整。如果神经纤维被切断、损伤，使结构上的完整性遭到破坏，或者在麻醉药或低温作用下，离子跨膜运动发生障碍，使功能完整性被破坏，局部电流均不能通过，神经冲动的传导便会发生阻滞。

(2)绝缘性：一条神经干中包含有大量粗细不同、传导速度不一的神经纤维，诸多纤维各自传导其冲动，基本上互不干扰，这称为传导的绝缘性。神经纤维的绝缘传导使神经调节表现其精确的特点。绝缘性的形成主要与局部电流在一条神经纤维上形成回路，而且神经纤维之间存在结缔组织有关。

(3)双向性：神经纤维上某一点被刺激而兴奋时，其兴奋可沿神经纤维同时向两端传导。但在体情况下，突触的极性决定了神经冲动总是由胞体传向末梢。

(4)相对不疲劳性：与突触传递相比较，神经纤维的兴奋传导表现为不易发生疲劳。在实验中发现，用频率为每秒50～100次的电刺激，连续刺激神经9～12小时，观察到神经纤维始终保持其传导性而不发生动作电位的衰减，此即相对不疲劳性。

2.神经纤维的传导速度　不同种类的神经纤维，其传导兴奋的速度有很大的差别。这与神经纤维的直径、有无髓鞘、髓鞘的厚度以及温度高低等有关。一般来说，直径粗比直径细的纤维传导速度快；有髓鞘的比无髓鞘的纤维传导速度快。温度对传导速度影响也很大，随着温度的降低，神经冲动传导速度也减慢。当温度降至0℃时，即终止传导，这就是冷冻麻醉的原理。临床上利用肌电图测定神经传导速度，有助于诊断某些神经疾患，如周围神经损伤和断裂；还可以判断神经损伤的部位、神经再生及恢复情况。

3.神经纤维的分类

(1)根据电生理学的特征分类：主要根据动作电位传导速度和动作电位中后电位成分的差异，将哺乳类动物周围神经的神经纤维分为A、B、C三类。其中A类纤维又分为α、β、γ、δ四类(表10-1)。

表10-1　神经纤维的分类(一)

纤维分类	来　源	纤维直径(μm)	传导速度(m/s)	锋电位时程(ms)	绝对不应期(ms)
A(有髓)	A_α 初级肌梭传入纤维和支配梭外肌的传出纤维	13～22	70～120		
	A_β 皮肤的触-压觉传入纤维	8～13	30～70	0.4～0.5	0.4～1.0
	A_γ 支配梭内肌的传出纤维	4～8	15～30		
	A_δ 皮肤痛、温度觉传入纤维	1～4	12～30		
B(有髓)	自主神经节前纤维	1～3	3～15	1.2	1.2
C(无髓)	sC 自主神经节后纤维	0.3～1.3	0.7～2.3	2.0	2.0
	drC 后根中传导痛觉的传入纤维	0.4～1.0	0.6～2.0		

(2)根据神经纤维直径的大小和来源分类：共分为Ⅰ、Ⅱ、Ⅲ、Ⅳ四类。Ⅰ类纤维中又进一

步分为Ⅰa和Ⅰb两个亚类(表10-2)。目前倾向于对传出纤维采用第一种分类法,对传入神经采用第二种分类法。

表10-2　神经纤维的分类(二)

纤维分类	来　源	直径(μm)	传导速度(m/s)	生理电学分类
I_a	肌梭的传入纤维	12～22	70～120	A_α
I_b	腱器官的传入纤维	15～20	70～120	A_α
Ⅱ	皮肤的机械感受器传入纤维(触-压、振动觉)	5～12	25～70	A_β
Ⅲ	皮肤痛、温度觉、肌肉的深部压觉传入纤维	2～5	10～25	A_δ
Ⅳ	无髓神经的痛觉、温度、机械感受器传入纤维	0.1～1.3	1左右	C

4.神经纤维的轴浆运输

神经纤维轴突内的轴浆经常在流动,其作用在于运输物质,此现象称为轴浆运输(axoplasmic transport)。轴浆运输与神经纤维的信息传递以及轴突的生长、再生有密切关系。轴浆流动是双向的,即轴浆由胞体向轴突末梢流动称为顺向运输,轴浆由轴突末梢反向地流向细胞体,称为逆向运输。一般来说,顺向运输为主要,且可分为快速顺向运输和慢速顺向运输。快速运输的速度约为410 mm/d,主要是指含有递质的囊泡等的运输;慢速运输的速度约为1～12 mm/d,是指细胞内新形成的微管、微丝等结构的向前延伸。逆向运输的速度约为205 mm/d,通过逆向运输转运的物质有轴突末梢摄取的神经营养因子和其他化学物质。有人认为,破伤风毒素、狂犬病病毒和脊髓灰质炎病毒也是通过逆向运输从神经末梢到达中枢神经系统的。

狂犬病

狂犬病是人类最早知道的人兽共患病,我国民间俗称“疯狗病”。至今,人类尚未完全征服狂犬病,全球每年仍有数以万计的人和畜死于狂犬病。无论人或畜,一旦发病,现代医药无能为力,只能任其发展,直至死亡。

狗是狂犬病病毒的主要携带和传播动物,其次是猫。野生动物狼和狐是病毒的储存宿主。人和多种家畜都可感染。狂犬病病毒不耐高温,在50℃、1h内即失去活力;反之,在低温条件下,能保存毒力达数月乃至1年以上。狂犬病病毒耐腐败,在腐败尸体中能存活2～3个月。

狂犬病潜伏期变动较大,由几日到数月,甚至数年不等。

狂犬病病毒是嗜神经性病毒,对神经组织有特殊亲和力。病毒不能穿透健康皮肤,主要通过损伤皮肤和黏膜入侵,少数由呼吸道吸入感染。咬伤是人和家畜发生狂犬病的主要原因。接触患狂犬病动物的血、尿、乳液、唾液和组织等含病毒物或吸入含病毒的气体,亦可发生狂犬病。

病毒入侵后,沿传入神经通过逆向轴浆运输到达中枢神经,侵害中枢神经细胞。然后,再由中枢沿传出神经侵入各脏器组织,如唾液腺、眼、舌、皮肤和心脏等。中枢神经系统的主要病理改变为:血管内皮细胞肿胀和血管周围白细胞浸润,神经细胞广泛变性和坏死。临床表现为兴奋不安,唾液分泌增多,肌肉痉挛,神经麻痹,衰竭,昏迷,死亡。

因唾液腺最适合狂犬病病毒繁殖,故唾液中含病毒最多,早在症状出现前14天即有病毒出现。因此,唾液为主要传染源,既可通过舔咬感染人和畜,又可通过流涎污染环境,引起吸入性感染。

二、神经元间信息传递的方式

(一)经典的突触传递

神经元之间的兴奋传递是依靠突触传递完成的。现在认为,突触(synapse)是指神经元之间相接触的部位。一个经典的突触包括突触前膜、突触间隙和突触后膜三个组成部分。前一神经元的轴突末梢首先分成许多小支,每个小支的末梢部分膨大成球状而形成突触小体,贴附在下一神经元的胞体或树突表面。突触前膜就是前一神经元轴突末梢的一部分膜,而与突触前膜相对的后一神经元的树突、胞体或轴突膜则称为突触后膜,两膜之间存在的间隙称为突触间隙(图 10-1)。一方面,一个神经元能够通过突触传递作用于许多其他神经元;另一方面,一个神经元的树突或胞体可以接受来自许多不同神经元的突触传递。

1. 突触的分类　一般按神经元接触部位的不同,主要将突触分为三类:①轴突-树突式突触;②轴突-胞体式突触;③轴突-轴突式突触。研究发现,神经元之间还存在着胞体-胞体式、胞体-树突式、胞体-轴突式、树突-树突式、树突-胞体式、树突-轴突式等突触联系。

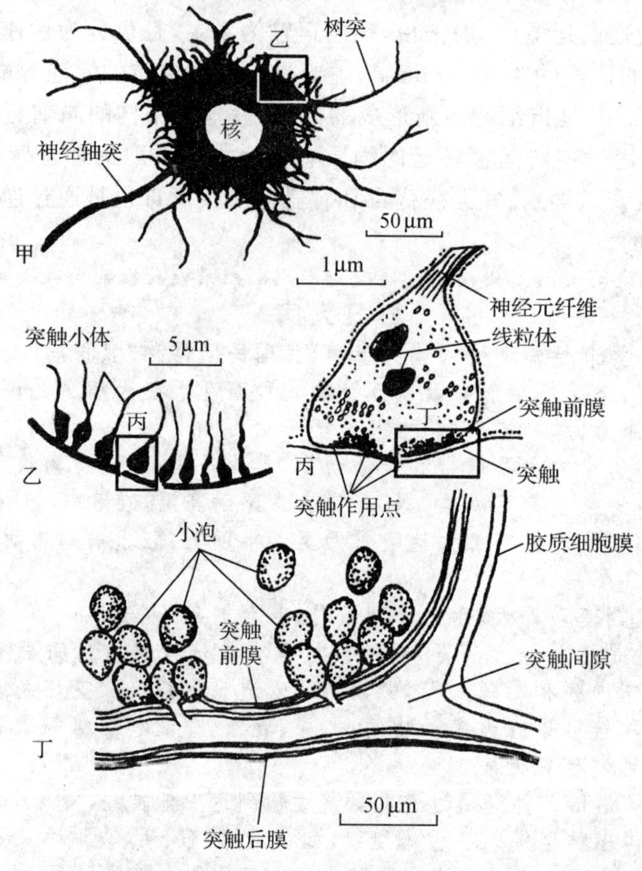

图 10-1　神经突触示意图

2. 突触传递的过程　突触传递(synaptic transmission)是指突触前神经元的信息,通过传递,引起突触后神经元活动的过程。当突触前神经元兴奋时,通过动作电位的"全或无"式传导,兴奋很快传到神经末梢。神经末梢的动作电位可以使突触前膜上的 Ca^{2+} 通道开放,细胞外液中的 Ca^{2+} 进入突触小体。由于 Ca^{2+} 的作用,使一定数量的突触小泡向突触前膜靠近,通过出胞作用，将所含的递质释放到突触间隙中。递质在突触间隙中经过扩散到达突触后膜，作用于突触后膜上的特异性受体或化学门控式通道，引起突触后膜上某些离子通道通透性的改变，导致某些带电离子进出突触后膜，从而引起突触后膜的膜电位发生一定程度的去极化或超极化，产生兴奋性或抑制性突触后电位，然后引起突触后神经元的兴奋或抑制。

(1)兴奋性突触后电位：其特征是突触后膜出现局部去极化。它的产生是由于突触小泡释放兴奋性递质，与受体结合后，提高了突触后膜对 Na^+、K^+、Cl^-，特别是 Na^+ 的通透性。由于 Na^+ 内流，使突触后膜膜电位绝对值减小，产生局部去极化，即兴奋性突触后电位(excitatory postsynaptic potential，EPSP)。兴奋性突触后电位是局部兴奋，当突触前神经元活动增强或参与活动的数目增多时，兴奋性突触后电位可以总和起来，使电位幅度加大，若达到阈电位水平，则在轴突的始段产生动作电位，进而扩布到整个神经元。如果兴奋性突触后电位没有达到阈电位水平，虽然不能引起动作电位，但这种局部电位可使突触后神经元兴奋性提高，容易产生动作电位。

(2)抑制性突触后电位：其特征是突触后膜产生超极化。它的产生也是由于突触前神经元末梢兴奋，但释放的是抑制性递质，与受体结合后，可提高突触后膜对 K^+、Cl^-，尤其是 Cl^- 的通透性，由于 Cl^- 由膜外进入膜内，使膜电位的绝对值增大，出现突触后膜的超极化，即抑制性突触后电位(inhibitory postsynaptic potential，IPSP)，它降低突触后膜的兴奋性，使突触后神经元不能产生兴奋，而出现抑制效应。

(二)兴奋传递的其他方式

除上述经典的突触能进行化学传递外，还存着其他方式的兴奋传递。

1. 非突触性化学传递　这种传递方式不发生在经典的突触部位，而是在轴突末梢的分支上进行的。如肾上腺素能神经元的轴突末梢有许多分支，在分支上有许多呈念珠状的曲张体，曲张体内含有大量的突触小泡(图 10-2)，内含去甲肾上腺素。曲张体并不与效应器细胞形成经典的突触联系，而是沿着分支位于效应器细胞近旁，当神经冲动到达曲张体时，去甲肾上腺素从曲张体释放出来，通过扩散作用到达效应器细胞而发挥作用。

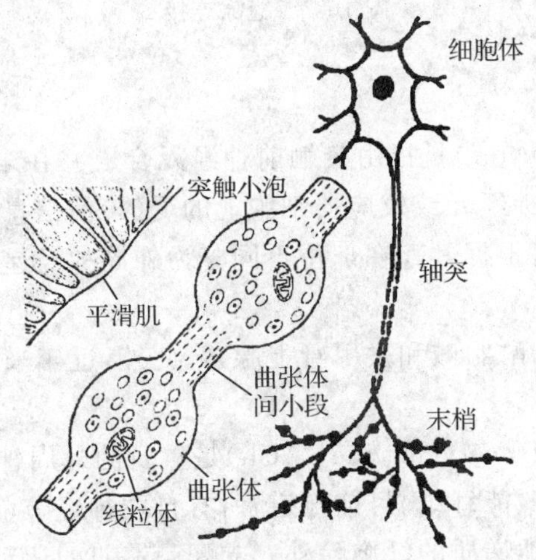

图 10-2　交感神经肾上腺素能神经元示意图

2. 电突触传递　神经元之间除了化学突触联系外，还存在另一种联系形式即电突触。电突触的结构基础是缝隙连接(gap junction)(图 10-3)。在两个神经元紧密接触的部位，两层膜间隔 2～3nm，连接部位的神经细胞膜并不增厚，膜两侧胞浆内不存在突触小泡。通过两侧膜上对称的六聚体蛋白质两两对接，形成了沟通两细胞胞浆的细胞间通道。这种细胞间通道允许相邻细胞之间直接进行物质交换，也能允许局部电流流过，实现细胞之间的直接电传递。缝隙连接无类似突触前膜和后膜之分，传递一般为双向的，由于这种通道的电阻低，电突触传递速度快，几乎没有潜伏期，从而使邻近不同细胞能够实现同步化活动。

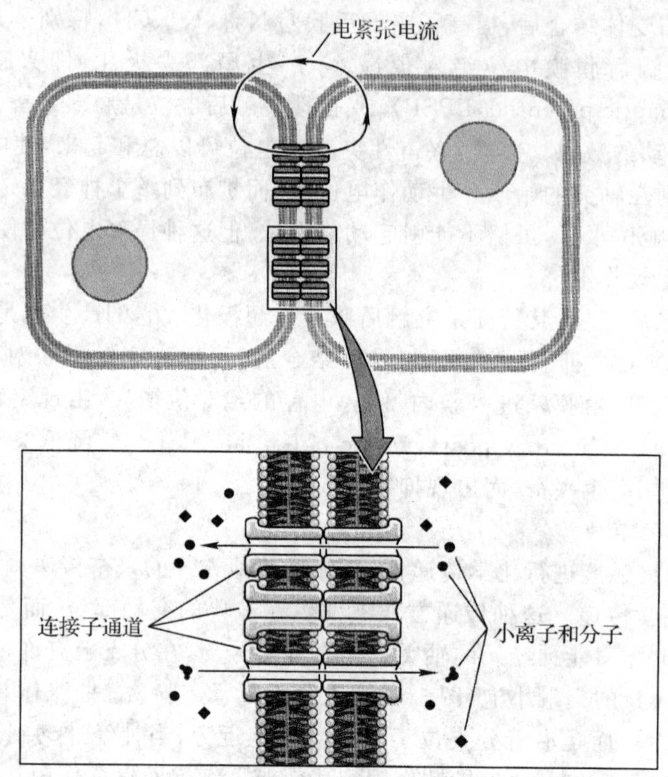

图 10-3 缝隙连接

三、神经递质和受体

神经递质(neurotransmitter)是指由突触前神经元合成并在末梢处释放，经突触间隙扩散，特异性地作用于突触后神经元或效应器细胞上的受体，使信息从突触前传递到突触后的一些化学物质。神经递质可根据其存在部位不同分为外周神经递质和中枢神经递质。

(一)外周神经递质

外周神经递质主要有乙酰胆碱和去甲肾上腺素。此外，近年来还发现有嘌呤类或肽类等外周神经递质。

1. 乙酰胆碱　乙酰胆碱(acetylcholine, ACh)是重要的外周神经递质。释放乙酰胆碱作为递质的神经纤维，称为胆碱能纤维。目前知道，所有自主神经节前纤维、大多数副交感节后纤维(少数释放肽类或嘌呤类递质的纤维除外)、支配骨骼肌的运动神经纤维、少数交感节后纤维，即支配多数小汗腺引起温热性发汗和支配骨骼肌血管引起防御反应性舒血管效应的纤维都属于胆碱能纤维。

2. 去甲肾上腺素　去甲肾上腺素(norepinephrine, NE)是外周神经末梢释放的另一种重要的神经递质。释放去甲肾上腺素作为递质的神经纤维，称为肾上腺素能纤维。在高等动物中，大部分交感神经节后纤维释放的递质为去甲肾上腺素。

3.嘌呤类或肽类递质　外周神经递质除乙酰胆碱和去甲肾上腺素外，还有以释放三磷酸腺苷或肽类作为递质的神经纤维，分别称为嘌呤能或肽能神经纤维，它们主要存在于胃肠道，其神经元胞体位于壁内神经丛中，可接受副交感神经节前神经纤维的支配。

(二)中枢神经递质

中枢神经系统内递质的种类很多，主要有乙酰胆碱、单胺类、氨基酸类和肽类四大类。

1.乙酰胆碱　乙酰胆碱在中枢神经系统的分布极为广泛，如在脊髓前角运动神经元，包括其轴突发出到闰绍细胞的侧支，丘脑后部腹侧的特异性感觉投射神经元，脑干网状结构上行激动系统的各个环节、纹状体、边缘系统的梨状区、杏仁核和海马等部位都有乙酰胆碱递质的存在。中枢胆碱能系统几乎参与了神经系统所有的功能，包括感觉与运动、学习与记忆、觉醒与睡眠、内脏活动以及情绪等多方面的调节活动。

2.单胺类　单胺类递质包括去甲肾上腺素、肾上腺素、多巴胺(dopamine，DA)和5-羟色胺，它们分别组成不同的递质系统。以肾上腺素为递质的肾上腺素能神经元主要分布在延髓，参与血压调节。去甲肾上腺素能神经元主要位于低位脑干，尤其是中脑网状结构、脑桥的蓝斑以及延髓网状结构的腹外侧部分，其纤维投射分为上行、下行和支配低位脑干三部分。去甲肾上腺素有维持脑电和行为觉醒、维持血压、体温、情绪以及某些神经内分泌功能的重要作用。多巴胺能神经元主要存在于脑内的三个部位，分别发出纤维形成投射通路：(1)中脑黑质的DA能神经元，形成黑质-纹状体投射，对纹状体内胆碱能神经元起抑制作用；(2)中脑脚间核头端背侧部的DA能神经元，形成中脑-边缘系统通路；(3)下丘脑弓状核的DA能神经元，形成结节-漏斗部通路。因此，DA能系统的生理功能主要与调节躯体运动、精神活动和内分泌功能等有关。5-羟色胺能神经元主要位于低位脑干近中线区的中缝核内，其纤维投射也可分为上行、下行和支配低位脑干三部分，其功能是主要调节痛觉、精神情绪、睡眠、体温、性行为、垂体内分泌等功能活动。

3.氨基酸类　目前已证明，谷氨酸(glutamate)、门冬氨酸(aspartate)、γ-氨基丁酸(γ-aminobutyricacid，GABA)和甘氨酸(glycine)是作为神经递质在起作用，前两种为兴奋性递质，在中枢神经系统分布广泛，尤以大脑皮层和脊髓背侧部等部位含量较高；后两种为抑制性递质，主要分布于脊髓与脑干中。

4.肽类　脑内的肽类递质种类多、分布广，作用多样。某些下丘脑肽能神经元分泌的调节腺垂体活动的多肽类神经激素，也起着神经递质的作用。脑内具有吗啡样活性的肽类物质称为阿片肽，在纹状体、下丘脑前区、中脑中央灰质及杏仁核等部位含量较高，可能是调控痛觉传入的递质。脑内还有脑肠肽，如缩胆囊素、血管活性肠肽、促胃液素、胃动素、促胰液素等，与摄食活动等生理过程有关。脑内还有其他肽类，如P物质、心房钠尿肽等。其中，P物质可能参与痛觉传入，心房钠尿肽具有中枢性调节水盐代谢的作用。

此外，还有其他一些物质也可成为递质，如嘌呤类递质主要有腺苷(adenosine)和ATP，腺苷是中枢神经系统中的一种抑制性递质；一氧化氮(NO)和一氧化碳(CO)可能作为脑内气体分子的神经递质，透过细胞膜，直接激活鸟苷酸环化酶。

神经递质的发现

关于神经化学传递物质的发现，可追溯到20世纪初。当时认为，神经末梢向器官传递信息是由伴随神经冲动的电波传导的。但电波的性质在各处是一样的，难以解释刺激某神经可增进某一器官的功能但却降低另一器官的功能。这就使人怀疑是否存在不同的传递方式。

德国科学家O. Loewi在1920年做了一个极为巧妙的实验。他将两个蛙心(A和B)分离出来，A带有神经，B不带神经。刺激心脏A的迷走神经引起心跳抑制，随即将该心脏的灌流液转移灌流未被刺激的心脏B，后者的心跳也慢了下来。同样地刺激心脏A的交感神经，将其灌流液转至心脏B，后者的心跳也出现加速。这些实验结果第一次在历史上证明：迷走神经末梢释放一种化学物质可抑制心脏活动，而交感神经末梢释放另一种加速心脏活动的物质。

Loewi当时并不知道这两种物质究竟是什么物质，直至1926年他才初步把迷走递质确定为乙酰胆碱。英国的H. Dale等又于1926年发现乙酰胆碱是动物体内一个正常组成成分，进一步支持了Loewi的上述观点。至于交感递质，由于技术上的困难，经过多年的争论直到40年代中期才由瑞典的Euler确定为去甲肾上腺素。

Loewi和Dale在1936年荣获诺贝尔医学或生理学奖。

(三)调质的概念

在神经系统中，有一类化学物质，虽由神经元产生，也作用于特定的受体，但它们并不是在神经元之间起直接传递信息的作用，而是调节信息传递的效率，增强或削弱递质的效应，因此这类化学物质被称为神经调质(neuromodulator)，调质所发挥的作用则被称为调制作用(modulation)。

(四)递质的代谢

递质的代谢包括递质的合成、贮存、释放、降解、再摄取和再合成等步骤。乙酰胆碱和胺类递质的合成是在有关酶的催化下进行的，合成多在胞浆中进行，然后被摄入囊泡内贮存。肽类递质的合成由基因调控，并在核糖体上通过翻译而合成。突触前膜释放递质的过程称为出胞或胞裂外排，小泡破裂释出递质，递质作用于受体产生效应后很快被消除，其消除过程是多途径的，如乙酰胆碱的消除依靠突触间隙中的胆碱酯酶，胆碱酯酶能迅速水解乙酰胆碱为胆碱和乙酸，胆碱则被重摄取回末梢，用于重新合成乙酰胆碱；去甲肾上腺素的消除则通过末梢的重摄取和酶解失活，重摄取是其消除的主要方式。肽类递质的消除主要依靠酶促降解。

(五)受体

受体(receptor)是指细胞膜或细胞内能与某些化学物质(如递质、调质、激素等)发生特异性结合并诱发生物效应的特殊生物分子。能与受体发生特异性结合并产生生物效应的化学物质称为激动剂(agonist)，只发生特异性结合，但不产生生物效应的化学物质则称为拮抗剂(antagonist)(或称受体阻滞剂)，两者统称为配体(ligand)。一般认为受体与配体的结合具有相对特异性、饱和性和可逆性。

1. 胆碱能受体　以乙酰胆碱为配体的受体称为胆碱能受体。胆碱能受体可分为毒蕈碱受体(muscarinic receptor，M受体)和烟碱受体(nicotinic receptor，N受体)两种(表10-3)。

表 10-3　胆碱能受体、肾上腺素能受体的分布及效应

受　体	部位及主要作用	阻断剂
胆碱能受体		
M 受体	副交感节后纤维支配的效应器，产生副交感神经兴奋的效应，汗腺分泌增多，骨骼肌血管舒张	阿托品
N 受体		筒箭毒碱
N_1 受体	自主神经节神经元兴奋	六烃季胺
N_2 受体	骨骼肌终板膜兴奋	十烃季胺
肾上腺素能受体		
α 受体	大多数内脏平滑肌，腺体兴奋	酚妥拉明
α_1 受体	血管收缩	哌唑嗪
α_2 受体	小肠平滑肌舒张	育亨宾
β 受体		普洛萘尔
β_1 受体	心肌兴奋	阿替洛尔
β_2 受体	平滑肌抑制	丁氧胺
β_3 受体	脂肪分解	

(1)毒蕈碱受体　这类受体广泛存在于大多数副交感节后纤维、少数交感节后纤维所支配的效应器细胞膜上。目前已分离出 M_1—M_5 受体 5 种亚型，均为 G-蛋白耦联受体。当乙酰胆碱作用于这些受体时，可改变细胞内第二信使(cAMP 或 IP_3 和 DG)的浓度(表 10-4)，进而产生一系列自主神经效应，包括心脏活动的抑制，支气管平滑肌、胃肠平滑肌、膀胱逼尿肌、虹膜环行肌收缩，消化腺、汗腺分泌增加和骨骼肌血管舒张等。这些作用称为毒蕈碱样作用，简称 M 样作用。毒蕈碱样作用可被 M 受体拮抗剂阿托品(atropine) 阻断。

(2)烟碱受体　这类受体存在于所有自主神经节神经元的突触后膜和神经-肌接头的终板膜上。当乙酰胆碱与这类受体结合后就产生兴奋性突触后电位和终板电位，兴奋自主神经节的神经元，也能引起骨骼肌收缩。这些效应不受阿托品影响，但可被从烟草叶上提取的烟碱所模拟，因此这些作用称为烟碱样作用(N 样作用)，其相应的受体称为烟碱受体(N 受体)。烟碱样作用不能被阿托品阻断，但能被筒箭毒碱(tubocurarine)阻断。N 受体可再分为 N_1 和 N_2 受体两种亚型。分布于中枢神经系统和周围神经系统的自主神经节突触后膜上的 N 受体为 N_1 受体，又称为神经元型烟碱受体(neuron-type nicotinic receptor)，可被六烃季胺(hexamethonium)特异性阻断；位于神经-肌接头处的 N 受体为 N_2 受体，又称为肌肉型烟碱受体(muscle-type nicotinic receptor)，可被十烃季胺(decamethonium)特异性阻断。两种 N 受体都是配体门控通道(属于化学门控通道)。

2. 肾上腺素能受体　能与肾上腺素和去甲肾上腺素结合的受体称为肾上腺素能受体。肾上腺素能受体主要分为两种：α 型肾上腺素能受体和 β 型肾上腺素能受体(表 10-3)。

(1)α 型肾上腺素能受体(简称 α 受体)：α 受体又有 α_1 和 α_2 受体两种亚型。α 受体兴奋后，主要使平滑肌产生兴奋效应，如扩瞳肌收缩，使瞳孔开大；血管收缩，使外周阻力增大，血压升高。但对平滑肌也有抑制效应，如使小肠平滑肌舒张(α_2 受体)。酚妥拉明可以阻断 α_1 和 α_2 受体；哌唑嗪可以选择性阻断 α_1 受体；育亨宾(yohimbine)可以选择性阻断 α_2 受体。突触前膜的受体称为突触前受体(presynaptic receptor)，其作用在于调节神经末梢的递质释放。例如，肾上腺素能纤维末梢存在 α_2 受体，当末梢释放的去甲肾上腺素超过一定量时，与 α_2 受

体结合负反馈抑制去甲肾上腺素的释放。临床上应用 α_2 受体激动剂可乐定治疗高血压，正是基于此理。

(2)β肾上腺素受体(β受体)：β受体又可分为 β_1，β_2 和 β_3 受体 3 种亚型。β受体兴奋后产生的平滑肌效应一般是抑制性的(β_2)，如冠状血管舒张、支气管舒张、小肠舒张。但对心肌的效应却是兴奋的(β_1 受体)，如促使心率加快、心缩力加强。普洛萘尔(propranolol，心得安)可阻断 β_1 和 β_2 受体；阿替洛尔(atenolol)可选择性阻断 β_1 受体；丁氧胺(心得乐)可选择性阻断 β_2 受体。所以当心绞痛患者伴有呼吸系统疾病时，常采用阿替洛尔以单独阻断心肌上的 β_1 受体，而不影响支气管平滑肌(有 β_2 受体)的舒张。β_3 受体主要分布于脂肪组织，与脂肪分解有关。

此外，肾上腺素能受体不仅对交感末梢释放的递质起反应，对肾上腺髓质分泌的肾上腺素和去甲肾上腺素，以及外源性的儿茶酚胺类药物也起反应。其中，去甲肾上腺素对α受体作用较强；肾上腺素对α和β受体作用都强；异丙肾上腺素主要对β受体发挥作用。肾上腺素能受体也属于G-蛋白耦联的受体。当去甲肾上腺素作用于这些受体时，可改变细胞内第二信使(cAMP 或 IP_3 和 DG)的浓度(表 10-4)，进而产生一系列效应。

表 10-4 部分递质受体的激活机制

递 质	受 体	第二信使	纯通道效应
乙酰胆碱	N	—	↑Na^+，其他小离子
	M_1	↑IP_3，DG	↑Ca^{2+}
	M_2(心)	↓cAMP	↑K^+
	M_3	↓cAMP	
	M_4(腺体)，M_5	↑IP_3，DG	
多巴胺	D_1，D_5	↑cAMP	
	D_2	↓cAMP	↑K^+，↓Ca^{2+}
	D_3，D_4	↓cAMP	
去甲肾上腺素	α_{1A}，α_{1B}，α_{1D}	↑IP_3，DG	↓K^+
	α_{2A}，α_{2B}，α_{2C}	↓cAMP	↑K^+，↓Ca^{2+}
	β_1，β_2，β_3	↑cAMP	
5-羟色胺	5-HT_{1A}	↓cAMP	↑K^+
	5-HT_{1B}	↓cAMP	
	5-HT_{1D}	↓cAMP	↓K^+
	5-HT_{2A}	↑IP_3，DG	↓K^+
	5-HT_{2C}	↑IP_3，DG	
	5-HT_3	—	↑Na^+
	5-HT_4	↑cAMP	
腺苷	A_1	↓cAMP	
	A_2	↑cAMP	
谷氨酸	促代谢型		
	促离子型		
	AMPA、KA	—	↑Na^+，Ca^{2+}
	NMDA	—	↑Na^+，Ca^{2+}
γ-氨基丁酸	$GABA_A$	—	↑Cl^-
	$GABA_B$	↑IP_3，DG	↑K^+，↓Ca^{2+}

3.其他受体　在神经系统中，存在有多种递质和受体系统，参与神经系统功能的调节和对外周效应器的作用。包括有嘌呤类受体，如腺苷受体，可分为 A_1、A_{2A}、A_{2B}和 A_3 等 4 种亚型，均为 G-蛋白耦联受体；多巴胺受体，可分为 D_1、D_2、D_3、D_4、D_5 五种亚型，均为 G-蛋白耦联受体，其中 D_1、D_5 受体激活后可升高 cAMP 水平，而 D_2、D_3、D_4 受体激活后则降低 cAMP 水平，哌迷清能阻断多巴胺受体，多巴胺系统主要参与对躯体运动、精神情绪活动、垂体内分泌功能以及心血管活动等的调节；5-羟色胺（5-hydroxytryptamine，简称 5-HT）受体，脑内 5-羟色胺受体可分为 5-HT_1～5-HT_7 等 7 种亚型，其中 5-HT_3 受体是离子通道型受体，其余大多数是 G-蛋白耦联受体，肉桂硫胺能阻断 5-HT 受体，5-羟色胺系统主要调节痛觉、精神情绪、睡眠、体温、性行为、垂体内分泌等功能活动；γ-氨基丁酸受体，可分为促离子型受体（$GABA_A$）和促代谢型受体（$GABA_B$）两种亚型，荷包牡丹碱、印防己毒能阻断 $GABA_A$ 受体；甘氨酸受体，能被士的宁阻断；阿片受体，可分 μ、δ、κ 等亚型，均为 G-蛋白耦联受体，能被纳洛酮所阻断。

四、神经的营养性作用

神经对所支配的组织能发挥两个方面的作用。一方面，通过传导神经冲动，使兴奋抵达末梢时突触前膜释放神经递质，递质作用于突触后膜并改变被支配组织的功能活动，这一作用称为神经的功能性作用；另一方面，神经末梢还经常释放某些营养物质，持续调整被支配组织的内在代谢活动，影响其形态结构、生理和生化的变化，这种作用称为神经的营养性作用（trophic action）。例如，实验切断动物运动神经后，神经轴索、甚至胞体发生变性，神经所支配的肌肉内糖原合成减慢，蛋白质分解加速，肌肉逐渐萎缩，这是由于肌肉失去了神经的营养性作用的缘故。目前认为，神经的营养性作用是通过神经末梢经常释放某些营养因子，作用于所支配的组织而完成的。营养因子是借助于轴浆流动由神经元胞体流向末梢的，营养因子的释放与神经冲动无关。因为用麻醉药持续阻断神经冲动的传导后，并不能使所支配的肌肉发生内在代谢变化。

神经元能生成营养性因子，维持所支配组织的正常代谢与功能；反过来，神经元也能接受一类称为神经营养因子（neurotrophin，NT）的蛋白质分子的支持，以维持其正常的形态和功能。NT 可产生于神经所支配的组织（如肌肉）和星形胶质细胞，它们在神经末梢由受体介导式入胞的方式进入末梢，再经逆向轴浆运输抵达胞体，促进胞体生成有关的蛋白质，从而发挥其支持神经元生长、发育和功能完整性的作用。也有一些 NT 由神经元产生，经顺向轴浆运输到达神经末梢，发挥其对突触后神经元形态和功能完整性的支持作用。目前已发现并分离到多种 NT，主要有神经生长因子（nerve growth factor）、脑源性神经营养因子（brain-derived neurotrophic factor）、NT-3、NT-4/5 和 NT-6 等。

第二节　神经胶质细胞

一、神经胶质细胞的特征

人类神经系统含有（1～5）×10^{12}个神经胶质细胞（neuroglia），其数量为神经元的 10～50 倍。神经胶质细胞广泛分布在周围和中枢神经系统，在周围神经系统，有包绕轴索形成髓鞘的施万细胞和脊神经节中的卫星细胞；在中枢神经系统，则主要有星形胶质细胞、少突胶质细胞和小胶质细胞。神经胶质细胞也有突起，但无树突和轴突之分；细胞之间不形成化学性突触，但普遍存在缝隙连接。它们也有随细胞外K^+浓度而改变的膜电位，但不能产生动作电位。在星形胶质细胞膜上还存在多种神经递质受体。

二、神经胶质细胞的功能

神经胶质细胞主要有以下几方面功能：

1. 支持作用　星形胶质细胞以其长突起在脑和脊髓内交织成网而构成支持神经元的支架，起连接和支撑作用。

2. 修复和再生作用　神经胶质细胞具有终生分裂的能力，尤其在脑或脊髓受伤时能大量增生。当神经元由于疾病、缺氧或损伤而发生变性时，小胶质细胞能够转变为巨噬细胞，与来源于血液的单核细胞和血管壁上的巨噬细胞共同吞噬变性的神经组织碎片。碎片被清除后留下的缺损，则由胶质细胞特别是星形胶质细胞的增生来充填，形成胶质瘢痕。

3. 免疫应答作用　星形胶质细胞可作为中枢的抗原呈递细胞，其细胞膜上有特异性的主要组织相容性复合物Ⅱ类蛋白分子，后者能与处理过的外来抗原结合，将其呈递给T淋巴细胞。

4. 物质代谢和营养性作用　星形胶质细胞的少数较长的突起其末端膨大，终止于脑毛细血管壁上，称为血管周足，其余的突起穿行于神经元之间，贴附于神经元的胞体和树突上（图10-4），便于神经元和毛细血管之间进行物质交换。

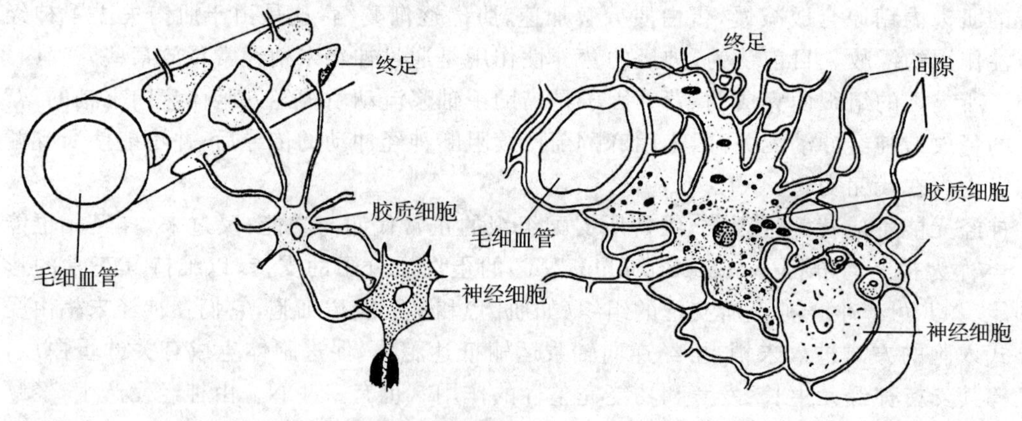

图10-4　神经胶质细胞和神经元、毛细血管联系图

5. 绝缘和屏障作用　在周围神经系统中，髓鞘是由施万细胞形成的；在中枢神经系统内，髓鞘是由少突胶质细胞形成的。髓鞘可防止神经冲动传导时的电流扩散，具有一定的绝缘作用。神经胶质细胞还参与血-脑屏障的形成。

6. 稳定细胞外的K^+浓度　星形胶质细胞膜上的钠泵活动可将细胞外过多的K^+泵入胞内，并通过缝隙连接将其分散到其他神经胶质细胞，以维持细胞外合适的K^+浓度，有助于神经元电活动的正常进行。当神经胶质细胞受损而过度增生时，将K^+泵入细胞内的能力减弱，可导致细胞外高K^+，使神经元的兴奋性增高，从而形成局部癫痫病灶。

7. 参与某些递质及生物活性物质的代谢　星形神经胶质细胞能摄取神经元释放的谷氨酸和γ-氨基丁酸，再转变为谷氨酰胺而转运到神经元内，从而消除氨基酸递质对神经元的持续作用，同时也为神经元合成氨基酸类递质提供前体物质。星形胶质细胞还能合成和分泌多种生物活性物质，如血管紧张素原、前列腺素、白细胞介素，以及多种神经营养因子等。

第三节　反射活动的一般规律

一、反射与反射弧

反射(reflex)是指在中枢神经系统的参与下，机体对刺激产生的规律性应答。神经系统活动的基本方式是反射。反射的结构基础和基本单位是反射弧，它包括五个基本组成部分：感受器、传入神经、神经中枢、传出神经和效应器(图 10-5)。在自然条件下，反射活动需要反射弧结构和功能的完整，如果反射弧中任何一个环节中断，反射将不能进行。

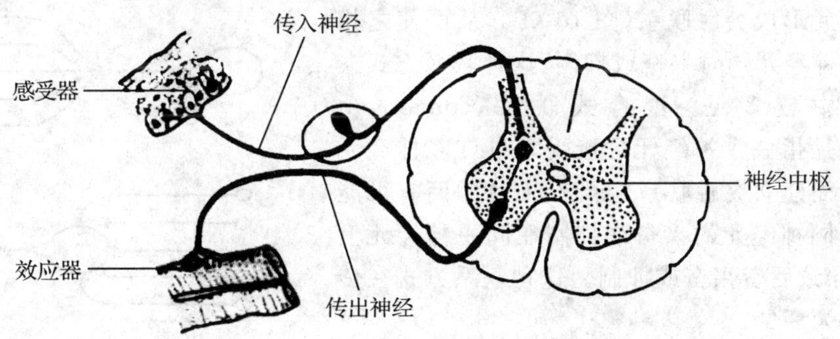

图 10-5　反射弧

反射的应用

由于正常的反射必须依赖于神经元功能的正常，反射常被应用于神经系统状态的检查。例如，麻醉师通过检测反射来确定麻醉药是否已发挥作用。同样，当神经系统某一部分受损，观察反射可显示受损的部位以及程度。

反射弧的任何一个部分受损都可以影响反射的功能。例如，锥体束或大脑皮质受损，可出现异常的反射，称为巴宾斯基征(Babinski sign)阳性，表现为以钝物划足底外侧时，出现大趾背屈，其他四趾向外展开如扇形。还有另外一些常用的生理反射，用于检查其反射弧所涉及范围的神经系统是否受损，例如：

(1) 肱二头肌腱反射(颈 5～6)：前臂半屈曲，检查者将拇指压在受检查者肘部内侧的二头肌肌腱上，手指轻叩，可见二头肌收缩，并且前臂在肘部弯曲。

(2) 肱三头肌腱反射(颈 6～7)：受试者的前臂弯曲，在肘尖部轻叩三头肌肌腱，出现三头肌收缩以及前臂轻度伸直。

(3) 腹壁反射：受试者仰卧，下肢屈曲，用一钝性的物体由外向中线或脐部划腹部的皮肤，可引起腹肌收缩以及脐牵向对侧。腹壁反射上部为胸 7～8，中部为胸 9～10，下部为胸 11～12 脊髓节段。腹壁反射消失，见于锥体系病变、周围神经损伤、脊髓灰质炎。

(4) 膝腱反射(腰 2～4)：坐位，两小腿自然下垂，叩击股四头肌腱，可引起小腿伸直。

(5) 跟腱反射(骶 1～2)：叩击跟腱可引起此反射。反射表现为足底内屈。锥体束病变时出现跟腱反射亢进，甚至踝阵挛。骶髓或周围神经损害时，跟腱反射消失。

二、中枢神经元的联系方式

神经元依其在反射弧中的不同地位可分为传入神经元、中间神经元和传出神经元，其中以中间神经元为最多。中枢神经元之间的联系主要有以下几种方式(图 10-6)：

1. 单线式联系　单线式联系是指一个突触前神经元仅与一个突触后神经元发生突触联系(图 10-6A)。例如，视网膜中央凹处的一个视锥细胞常只与一个双极细胞形成突触联系，而该双极细胞也可只与一个神经节细胞形成突触联系，这种联系方式可使视锥系统具有较高的分辨能力。其实，真正的单线式联系很少见，会聚程度较低的突触联系通常可被视为单线式联系。

2. 辐散和聚合式联系　辐散式联系(divergent connection)是指一个神经元可通过其轴突末梢分支与多个神经元形成突触联系(图 10-6B)，从而使之相联系的许多神经元同时兴奋或抑制。这种联系方式在传入通路中较多见。聚合式联系(convergent connection)是指一个神经元可接受来自许多神经元的轴突末梢而建立突触联系(图 10-6C)，因而有可能使来源于不同神经元的兴奋或抑制在同一神经元上发生整合，导致后者兴奋或抑制。这种联系方式在传出通路中较为多见。

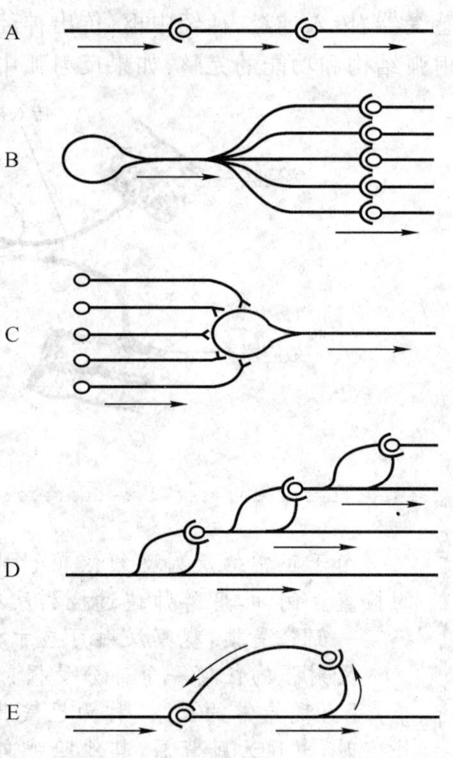

图 10-6　中枢神经元的联系方式

A. 单线式联系；B. 辐散式联系；C. 聚合式联系；D. 链锁式联系；E. 环式联系

在脊髓，传入神经元的纤维进入中枢后，既有分支与本节段脊髓的中间神经元及传出神经元发生联系，又有上升与下降的分支，它们再发出侧支在各节段脊髓与中间神经元发生突触联系。因此，在传入神经元与其他神经元发生的突触联系中主要表现为辐散式联系；传出神经元(如脊髓前角运动神经元)接受不同轴突来源的突触联系，主要表现为聚合式联系。

3. 链锁式和环式联系　在中间神经元之间，由于辐散与聚合式联系同时存在而形成链锁式联系(chain connection)或环式联系(recurrent connection)(图 10-6D，E)。神经冲动通过链锁式联系，在空间上可扩大作用范围；兴奋冲动通过环式联系，或因负反馈而使活动及时终止，或因正反馈而使兴奋增强和延续。在环式联系中，即使最初的刺激已经停止，传出通路上冲动发放仍能继续一段时间，这种现象称为后发放或后放电(after discharge)。后发放现象也可见于各种神经反馈活动中。

三、反射弧中枢部分兴奋的传递特征

兴奋在中枢的传递不同于在外周神经纤维上的传导，其基本原因在于反射弧中枢部分兴奋传递必须经过一次以上的突触传递，具有以下特征：

(一)单向传递

在反射活动中,突触传递只能朝一个方向进行,即从突触前神经末梢传向突触后神经元,而不能逆传。单向传递是由突触的性质决定的,这是因为,在通常情况下,递质是由突触前膜释放的。

(二)突触延搁

兴奋通过中枢部分比较缓慢,这是因为兴奋通过突触传递需要经历递质的释放、扩散、与突触后膜受体结合、产生突触后电位等一系列过程,均需消耗一定的时间。据测定,兴奋通过一个突触需时 0.3～0.5 ms。所以在反射活动中,通过的突触数目越多,反射时越长。

(三)总和

在反射活动中,由单根神经纤维传入的单一活动,一般不能引起反射性传出效应。但同一轴突末梢连续多次兴奋或许多轴突末梢同时传来一排冲动,就可使兴奋性突触后电位在时间上或空间上进行总和,产生较大的兴奋性突触后电位,使轴突始段去极化并达到阈电位水平,从而激发突触后神经元产生动作电位,这种现象称为兴奋的总和。抑制性突触后电位也可产生总和,使突触后膜进一步超极化,从而导致突触后神经元更难兴奋。

(四)兴奋节律的改变

在某一反射活动中,如同时分别记录传入与传出神经的冲动频率,发现两者的频率不同。这一现象说明兴奋通过神经中枢后,其兴奋节律发生了改变。传出神经的兴奋节律虽来自传入神经元,但传出神经元的兴奋节律与其本身的功能状态有关。在多突触反射中,冲动由传入神经进入中枢后,需通过中间神经元的传递,因此传出神经元发放冲动的频率还取决于中间神经元的功能状态和联系形式。

(五)后放

在反射活动中,刺激停止后,传出神经仍可在一定时间内继续发放冲动,使反射活动仍持续一段时间,这种现象称为后放。后放的原因是多方面的,中间神经元的环路式联系是产生后放的原因之一。

(六)对内环境变化的敏感性和易疲劳性

在反射活动中,突触部位是反射弧中最易疲劳的环节,疲劳的产生可能与突触前神经元内递质的耗竭有关。同时,由于突触间隙对内环境的开放性,突触部位也最易受内环境变化的影响,缺 O_2、CO_2 过多和酸性代谢产物等均可改变其传递能力。现在许多作用于中枢神经系统的药物,大都是作用于突触部位。

四、中枢抑制

中枢抑制是中枢神经系统的重要生理过程,它与兴奋过程保持着对立统一的关系,使反射活动能协调进行。一般将中枢抑制分为突触后抑制(postsynaptic inhibition)和突触前抑制(presynaptic inhibition)。

(一)突触后抑制

所有的突触后抑制都是由抑制性中间神经元的活动引起的。抑制性中间神经元释放抑制性递质,使与其发生突触联系的突触后膜出现抑制性突触后电位,引起突触后神经元产生抑制。突触后抑制可分为传入侧支性抑制和回返性抑制两种形式。

1. 传入侧支性抑制　感觉传入纤维进入中枢后,在兴奋某一中枢的神经元的同时,其侧支兴奋一个抑制性中间神经元，进而使另一个神经元抑制。这种现象称为传入侧支性抑制(afferent collateral inhibition)，又称为交互抑制。例如，伸肌的肌梭传入纤维进入脊髓后，直接兴奋支配伸肌的α运动神经元，同时发出侧支兴奋一个抑制性中间神经元，转而抑制支配屈肌的α运动神经元，导致伸肌收缩而屈肌舒张(图 10-7A)。这种抑制使不同中枢之间的活动得到协调。传入侧支性抑制不仅在脊髓中有，脑内也存在。

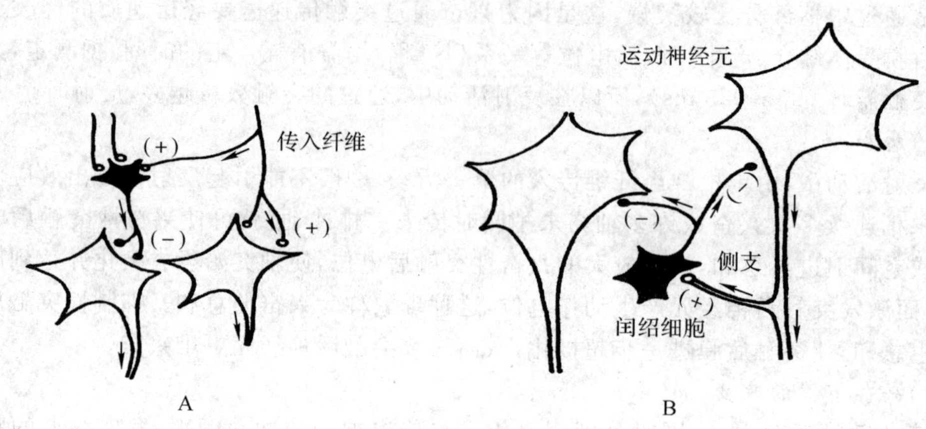

图 10-7 两类突触后抑制

A：传入侧支抑制； B：回返性抑制

黑色神经元代表抑制性神经元

2. 回返性抑制 这是一种典型的反馈抑制。某一中枢的神经元兴奋时，其传出冲动沿轴突外传，同时又经其轴突侧支兴奋一个抑制性中间神经元，该抑制性中间神经元兴奋后，其轴突释放抑制性递质，返回作用于原先发动兴奋的神经元及同一中枢的其他神经元，抑制它们的活动(图 10-7B)。脊髓前角运动神经元与闰绍细胞之间的联系，就是这种抑制的典型。其意义在于使神经元的活动及时终止，也促使同一中枢内许多神经元的活动步调一致。

(二)突触前抑制

突触前抑制是通过轴突-轴突式突触的活动而产生的(图 10-8)。轴突 A 和神经元 C 构成轴突-胞体式突触，当神经冲动到达轴突 A 末梢，能够引起神经元 C 产生兴奋性突触后电位。轴突 B 和轴突 A 构成轴突-轴突式突触，而不与神经元 C 直接构成突触联系。轴突 B 末梢兴奋冲动到达时，神经元 C 并不产生反应。当轴突 A 兴奋时可以引起神经元 C 产生一个约 10 mV 的兴奋性突触后电位(图 10-8A)。但如在轴突 A 兴奋之前，先使轴突 B 兴奋，则神经元 C 的兴奋性突触后电位的幅度大大减小，约达 5 mV(图 10-8C)。其发生机制是轴突 B 兴奋时，其末梢释放递质 γ-氨基丁酸，激活轴突 A 上的 γ-氨基丁酸受体，引起轴 A 末梢的 Cl^- 电导增加，使传到轴突 A 末梢的动作电位幅度变小，转而使轴突 A 末梢 Ca^{2+} 的内流数量减少、释放的兴奋性递质量随之减少，最终导致神经元 C 的兴奋性突触后电位变小，神经元 C 不容易甚至不能发生兴奋，因而呈现抑制效应。由于这种抑制是改变了突触前膜的活动而发生的，因此称为突触前抑制。

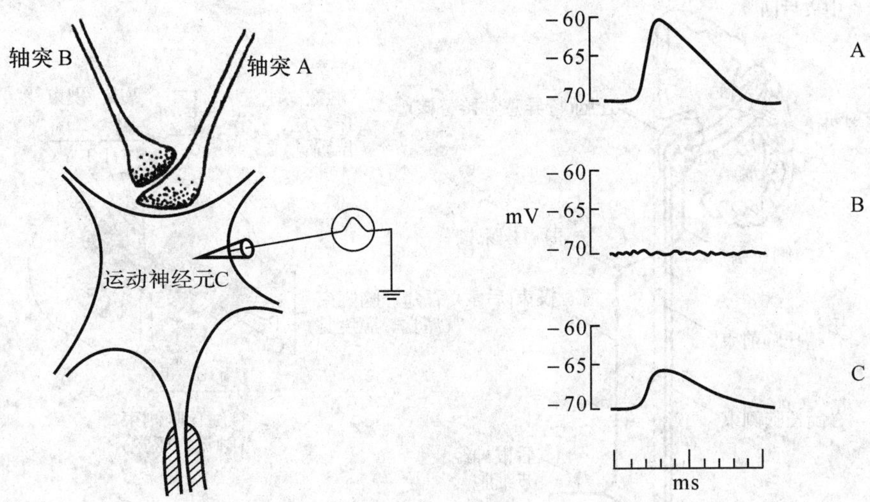

图 10-8　突触前抑制的产生

A:单独刺激轴突 A,引起的兴奋性突触后电位

B:单独刺激轴突 B,不引起突触后电位

C:先刺激轴突 B,再刺激轴突 A,引起的兴奋性突触后电位减小

第四节　神经系统的感觉分析功能

机体内外环境中的各种刺激,首先由感受器将各种刺激形式的能量转换为感觉传入神经的动作电位,通过各自的传导通路传向中枢,经过中枢神经系统的分析和综合,从而形成各种感觉。

一、脊髓与脑干的感觉传导功能

来自躯体与内脏各种感受器的神经冲动(视觉、听觉、嗅觉、味觉除外)经脊髓后根传入脊髓后,沿着特定的上行传导路径到达大脑皮层。其中外侧部的纤维较细,多无髓鞘,主要传导痛觉、温度觉和触压觉,称为浅感觉传导路径。这些纤维传入脊髓,在脊髓同侧后角更换神经元,在中央管前交叉到对侧,再向上形成脊髓丘脑前束(传导触压觉)和脊髓丘脑侧束(传导痛、温觉)抵达丘脑。内侧部的纤维较粗,有髓鞘,主要传导精细触觉(辨别两点间距离和感受物体表面性状及纹理等)和肌肉的本体感觉,称为深感觉传导路径。这些纤维由后根内侧部进入脊髓后,先在同侧上行组成薄束或楔束,终止于同侧延髓下部的薄束核或楔束核,更换神经元后再发出二级纤维交叉到对侧并向上形成内侧丘系至丘脑(图 10-9)。由此可见,浅感觉传导路径是先交叉再上行,而深感觉传导路径是先上行再交叉。因此,当脊髓半离断后,浅感觉障碍发生在离断的对侧,深感觉障碍则发生在离断的同侧。

头面部的痛、温觉由三叉神经脊束核中继,触觉和本体感觉由三叉神经主核和中脑核中继,二级纤维越至对侧组成三叉丘系,上行至丘脑。

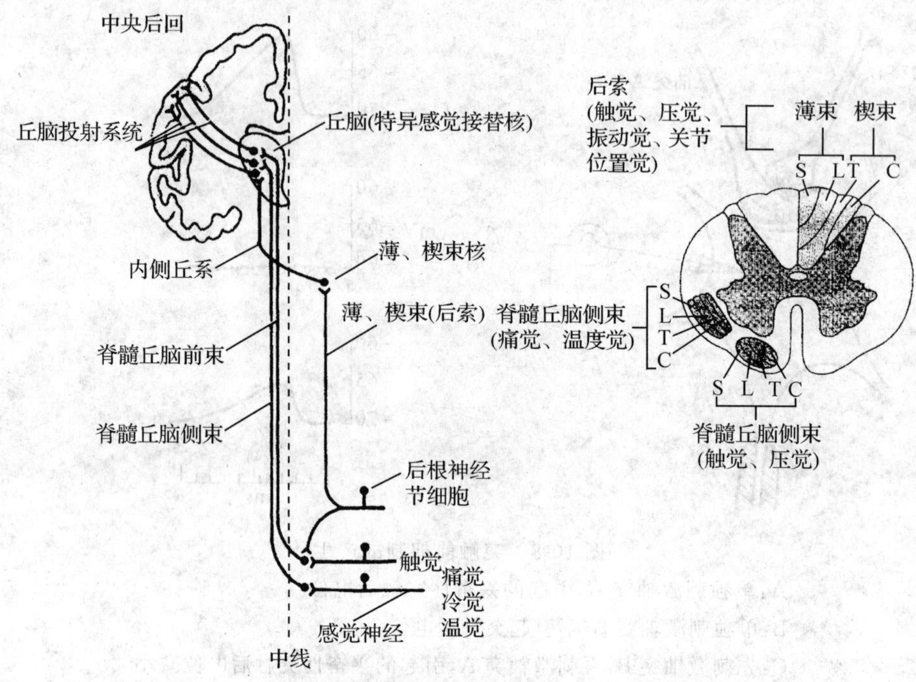

图 10-9 四肢和躯干的体表感觉传导通路及脊髓横断面

S:骶;L:腰;T:胸;C:颈

二、丘脑及其感觉投射系统

丘脑是位于大脑皮层下的卵圆形灰质块,由近 40 个神经核组成。各种感觉通路(除嗅觉外)都要在此换神经元,然后再向大脑皮层投射。因此,它是感觉的总转换站,同时也能对感觉进行粗略的分析与综合。

(一)丘脑的核团

我国生理学家张香桐将丘脑的各种细胞群大致分为三大类(图 10-10)。

1. 感觉接替核 它们接受感觉的投射纤维,经换元后进一步投射到大脑皮层的特定感觉区。主要包括后腹核(接受来自躯干、肢体、头面部的纤维,换元后投射到大脑皮层中央后回体表感觉区)、内侧膝状体(接受听觉传入纤维,换元后投射到大脑皮层颞叶听区)和外侧膝状体(接受视觉传入纤维,换元后投射到大脑皮层枕叶视区)。

2. 联络核 接受丘脑感觉接替核和其他皮层下中枢来的纤维,换元后发出纤维投射到大脑皮层的某些特定区域。在功能上与各种感觉在丘脑和大脑皮层水平的联系协调有关,称为联络核。其主要的神经核团有丘脑前核、外侧腹核、丘脑枕等。

3. 髓板内核群 是靠近中线的内髓板以内的各种结构。主要包括中央中核、束旁核、中央外侧核等,属于丘脑的古老部分。一般认为,这些核群接受来自脑干网状结构的纤维,不能向大脑皮层直接投射,但可以间接地通过多突触接替,弥散地投射到大脑皮层的广泛部分,起着维持大脑皮层兴奋状态的重要作用。

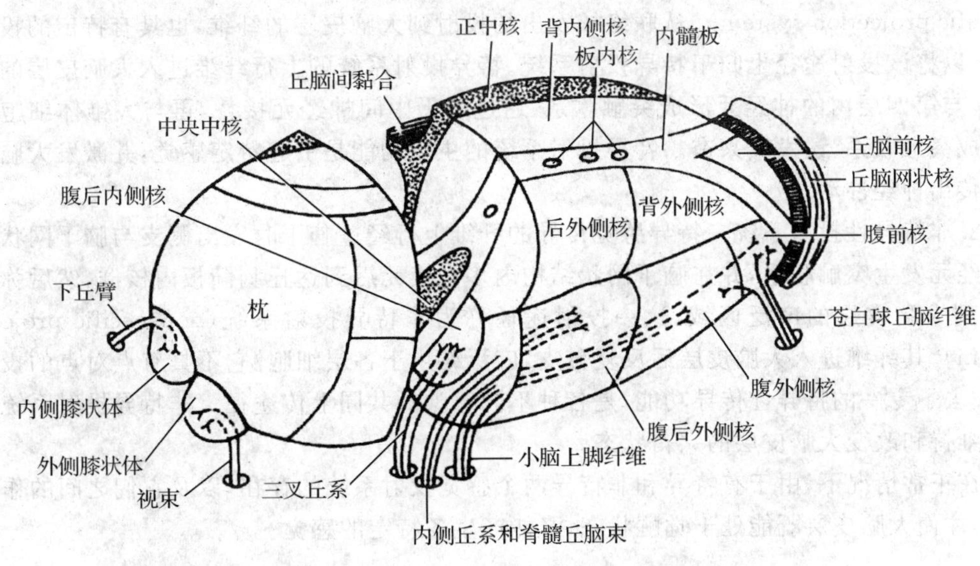

图 10-10　右侧丘脑主要核团示意图

(二)丘脑的两个感觉投射系统

根据丘脑各部分向大脑皮层投射特征的不同,可把感觉投射系统分为两大系统(图10-11)。

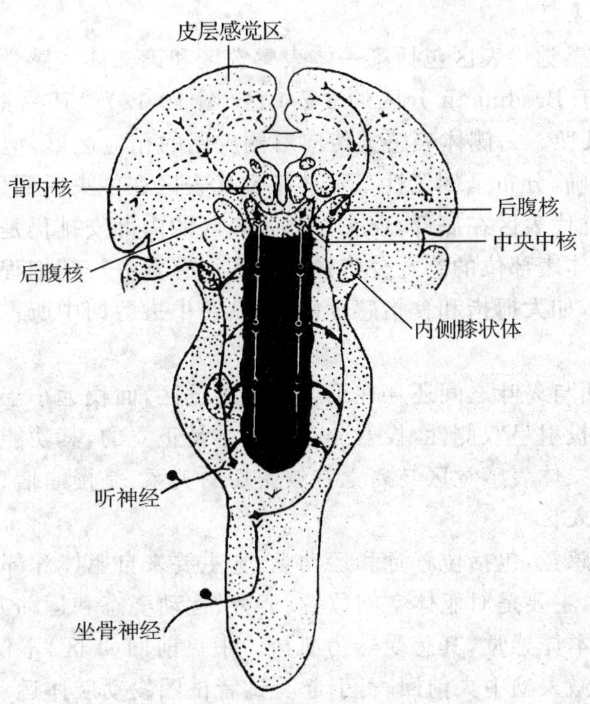

图 10-11　感觉投射系统示意图

实线代表特异投射系统,虚线代表非特异投射系统

1. 特异性投射系统　丘脑的感觉接替核接受各种特异感觉传导通路来的神经纤维,投射到大脑皮层特定区域,并具有点对点投射特征的感觉投射关系,故称为特异投射系统

(specific projection system)。从联络核发出的投射到大脑皮层的纤维，也具有特定的投射关系，所以将该投射途径也归于特异投射系统。特异投射系统的上行纤维进入大脑皮层的第四层后，与第四层内的神经元形成突触联系，通过若干中间神经元接替，再与大锥体细胞的胞体形成突触联系，诱发其兴奋。特异投射系统的主要功能是引起特定感觉，并激发大脑皮层发出传出神经冲动。

2.非特异性投射系统　特异感觉传导的纤维上行经过脑干时发出侧支与脑干网状结构的神经元发生突触联系，并在脑干网状结构内多次换元后到达丘脑髓板内核群，然后弥散地投射到大脑皮层的广泛区域，这一投射途径称为非特异投射系统(nonspecific projection system)。其纤维进入大脑皮层后反复分支，广泛终止于各层细胞。它不具有点对点的投射特征，失去了专一的特异性传导功能，是各种不同感觉的共同上传途径。非特异投射系统的功能是维持和改变大脑皮层的兴奋状态。

在正常情况下，由于有特异和非特异两个感觉投射系统的存在，以及它们之间的作用和配合，才使大脑皮层既能处于觉醒状态，又能产生各特定的感觉。

三、大脑皮层的感觉代表区

各种感觉传入冲动，最终都抵达大脑皮层，通过分析和综合，产生感觉。因此，大脑皮层是感觉分析的最高级中枢。不同性质的感觉在大脑皮层有不同的代表区。

(一)体表感觉代表区

大脑皮层的体表感觉代表区包括第一体表感觉区和第二体表感觉区。第一体表感觉区位于中央后回，相当于 Brodmann 分区的 3-2-1 区(图 10-12)。其感觉投射有如下特征(图 10-13)：①投射呈交叉性。一侧体表感觉传向对侧皮层的相应区域，但头面部的感觉投射是双侧性的。②定位精确，分布呈倒置性。下肢感觉代表区在中央后回顶部，上肢感觉代表区在中间部，头面部感觉代表区在底部，但头面部代表区的内部安排仍是正立的。③代表区面积的大小决定于不同体表部位的感觉分辨精细程度。感觉分辨精细程度愈高的部位在中央后回的代表区也愈大，如大拇指和食指感觉敏感，其在中央后回中所占面积也比胸部所占面积要大几倍。

在人脑，中央前回与岛叶之间还存在第二体表感觉区，面积远小于第一体表感觉区。全身体表感觉在此区的投射呈双侧性，投射分布的安排是正立的，其功能是对感觉信息进行粗糙分析。有人认为，第二体表感觉区与痛觉有较密切的关系，是慢痛信息的皮层终末投射区。

(二)本体感觉代表区

本体感觉是深部感觉，包括位置觉和运动觉。它主要来自躯体深部的肌肉、肌腱、骨膜和关节等处的组织结构，主要是对躯体空间位置、姿势、运动姿态和运动方向的感觉。来自肌肉的这些感觉即为肌肉本体感觉，其感受器为肌梭。中央前回(4 区)不仅是运动区，也是肌肉本体感觉投射区。刺激人脑中央前回，可引起受试者试图发动肢体运动的主观感觉。

(三)内脏感觉代表区

内脏感觉在大脑皮层的投射范围较广。首先，与体表感觉代表区有一定重叠。如上腹部内脏传入投射到躯干体表感觉代表区；盆腔内脏的传入投射到下肢体表感觉代表区；电刺激第二体表感觉区，可产生味觉、恶心或排便感。此外，边缘系统的某些皮层部位也是内脏感觉的投射区。

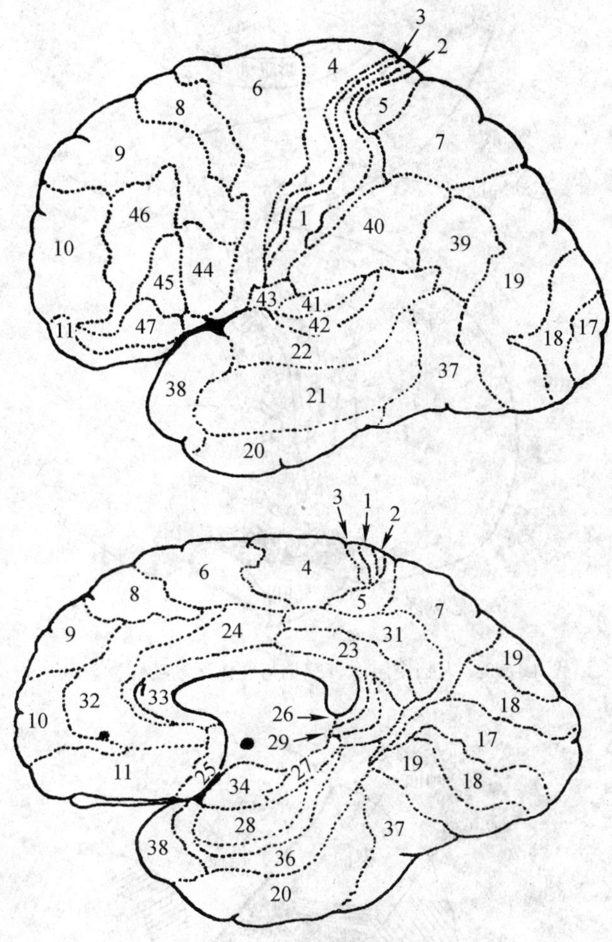

图 10-12　人类大脑皮层分区

上:大脑半球外侧面　下:大脑半球内侧面

（四）视觉代表区

枕叶距状裂周围的皮层(17 区)为视觉投射的区域,左侧枕叶皮层接受来自左眼颞侧视网膜和右眼鼻侧视网膜传入纤维的投射;右侧枕叶皮层接受来自右眼颞侧视网膜和左眼鼻侧视网膜传入纤维的投射。视网膜上半部投射到距状裂的上缘,下半部投射到下缘,视网膜中央的黄斑区投射到距状裂的后部,视网膜周边区投射到距状裂的前部(图 10-14)。因此,一侧枕叶皮层受损引起双眼偏盲,双侧枕叶损伤才引起全盲。

（五）听觉代表区

人的听觉皮层代表区位于颞横回和颞上回(41 和 42 区),听觉的投射是双侧性的,即一侧耳蜗的传入冲动投射到两侧皮层。电刺激听觉代表区能引起受试者产生铃声样或吹风样的主观感觉。

（六）嗅觉和味觉代表区

嗅觉在大脑皮层的投射区随着动物进化而缩小。高等动物的嗅觉代表区只有边缘皮层的前底部区域,包括梨状区皮层的前部、杏仁核的一部分等。刺激这些部位可引起特殊的主观感觉,如焦橡皮气味等。味觉投射区在中央后回头面部感觉投射区的下方(43 区)。

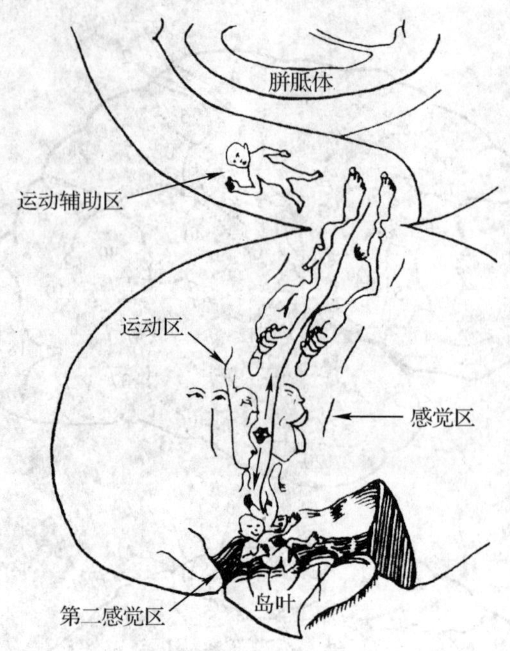

图 10-13　大脑皮层体表感觉与躯体运动功能代表区

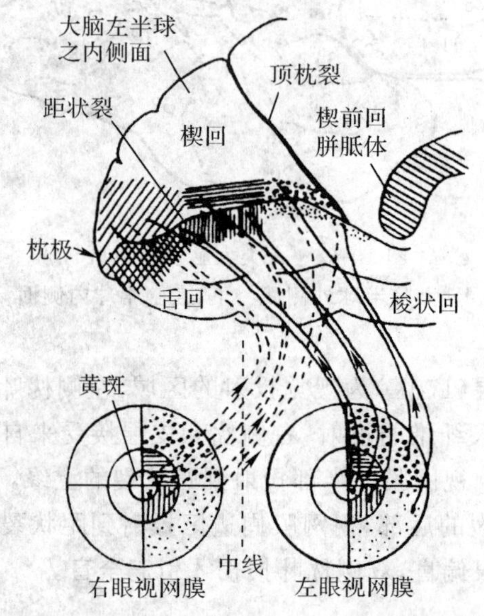

图 10-14　视网膜各部分投射到大脑皮层枕叶

五、痛觉

痛觉是机体受到伤害性刺激时产生的一种不愉快的感觉，常伴有不愉快的情绪活动和防卫反应。脊髓损伤后的病人，不能感觉身体受压部位的皮肤因缺血所致的疼痛，容易产生皮肤溃疡；先天性痛觉缺失症的病人，往往发生严重损伤而不感觉疼痛，甚至因此而导致死亡。所以，疼痛具有警报作用，是生命不可缺少的一种保护功能。但是，疼痛又是许多疾病常见的症状，往往伴有组织细胞的损伤，长期、剧烈的疼痛对机体构成一种难以忍受的折磨。因此，疼痛和镇痛的研究一直成为医学科学工作者热衷和关切的课题。

(一)痛觉感受器和致痛物质

痛觉感受器在形态上是游离的神经末梢，是专门传递关于损伤信息的特殊纤维，也称为伤害性感受器(nociceptor)。它们广泛分布于皮肤、肌肉、关节和内脏器官。痛觉感受器的特异性不如其他感受器，对各种强烈刺激如温热性刺激、电刺激也能起反应。此外，痛觉感受器还具有不易产生适应、容易产生敏感性增强的特点，这具有明显的保护性意义。

痛觉感受器换能机制中最有吸引力的假说是化学感受器。伤害性刺激使损伤的组织释放致痛化学物质，包括：①损伤细胞溢出的 K^+、H^+、组织胺、5-羟色胺、ACh 和 ATP 等；②损伤细胞合成的缓激肽和前列腺素 E_2 等；③伤害性感受器释放的 P 物质等。这些致痛物质可以激活不同的受体(离子通道型受体、G 蛋白耦联受体、酪氨酸激酶受体和细胞内甾体型受体等)，使伤害性感受器去极化，产生传入冲动。

(二)皮肤痛

当伤害性刺激作用于皮肤时，可先后出现两种性质不同的痛觉，即快痛和慢痛。快痛是受到刺激时立即发生的尖锐而定位明确的“刺痛”，撤除刺激后便很快消失；慢痛是一种定位不明确的“烧灼痛”，一般在刺激后 0.5～1.0 s 才被感觉到，疼痛强烈而难以忍受，撤除刺激后还持续几秒钟，并伴有情绪反应及心血管和呼吸等内脏反应，也可引起同一脊髓节段支配的骨骼肌发生紧张性反射。例如，骨折时可以引起周围肌肉的痉挛。这种局部制动具有一定的保护性。

皮肤痛觉的传入纤维有两类：一类是有髓 A_δ 纤维，它直径较粗、有髓鞘、传导速度较快而兴奋阈较低，与传导快痛有关，一般认为 A_δ 类纤维进入脊髓后在后角更换神经元并发出纤维交叉到对侧上行，抵达丘脑后腹核，换元后投射至大脑皮层的第一感觉区，产生定位明确的快痛；另一类是无髓 C 纤维，其直径较细、无髓鞘、传导速度慢而兴奋阈较高，与传导慢痛有关，C 类纤维在脊髓内弥散上行，抵达脑干网状结构和丘脑的髓板内核群，而后弥散投射到大脑皮层和边缘系统，引起慢痛和情绪反应。

(三)内脏痛和牵涉痛

1. 内脏痛　内脏痛是内脏器官受到伤害性刺激时产生的疼痛感觉。与皮肤痛相比，它具有如下特征：①发生缓慢、疼痛持续、定位不精确。例如，腹痛时不易明确分清疼痛发生的确切部位。②对于机械性牵拉、痉挛、缺血、炎症和化学刺激十分敏感，而对于切割、烧灼等刺激不敏感。如心肌缺血产生的心绞痛、胃肠痉挛引起的腹痛等。③常伴有不愉快或不安等精神感觉和出汗、恶心、血压降低等自主神经反应。

几乎所有起源于胸腔、腹腔和盆腔的内脏痛都是由交感神经中的 C 纤维传递的；部分盆腔脏器如尿道、子宫颈、直肠等的痛觉由盆神经传入；食道、气管的痛觉是通过迷走神经传入中枢的。内脏痛的传入途径较分散，即一个脏器的传入纤维可经几个节段的脊髓进入中枢，而一条脊神经又可包含几个脏器的传入纤维。因此，内脏痛是弥散的，且定位不明确。

内脏疾患除了引起患病脏器本身的疼痛外，还可由于体腔壁浆膜受到炎症等刺激而产生疼痛，称为体腔壁痛(parietal pain)。这种痛与躯体痛相类似，也是由躯体神经，如膈神经、肋间神经和腰上部脊神经传入的。

2. 牵涉痛　内脏疾患往往引起体表一定部位发生疼痛或痛觉过敏，这种现象称为牵涉痛(referred pain)。例如,心肌缺血时,可发生心前区、左肩和左上臂的疼痛;胆囊病变时,右肩胛区会出现疼痛;阑尾炎时,常感到上腹部或脐区有疼痛等(表 10-5)。显然,牵涉痛现象对疾病的诊断具有一定的意义。

表 10-5 常见内脏疾病牵涉痛的部位和压痛区

患病器官	心(绞痛)	胃(溃疡)、胰(腺炎)	肝(病)、胆囊(炎)	肾(结石)	阑尾(炎)
牵涉痛部位	心前区 左臂尺侧	左上腹 肩胛间	右肩胛	腹股沟区	上腹部 脐区

关于牵涉痛的发生原因目前尚不十分清楚,但鉴于患病内脏的传入纤维和发生牵涉痛的皮肤的传入纤维由同一水平进入脊髓这一事实,人们提出两种学说来解释牵涉痛的形成机制:(1)会聚学说:发生牵涉痛的躯体组织与患病内脏的传入纤维在进入脊髓时位于同一水平。因而设想,来自内脏痛和躯体痛的传入纤维会聚到同一个后角神经元,由于平时躯体痛经常发生,而内脏痛很少发生,所以将来自内脏的痛觉传入冲动误认为来自体表,这可能是产生牵涉痛的原因。(2)易化学说:来自患病内脏的传入纤维到达脊髓后角同一区域内彼此非常接近的不同神经元,由患病内脏传来的冲动经侧支可提高邻近的躯体感觉神经元的兴奋性,即产生易化效应,因而较弱的躯体传入也能引起痛觉。这可能是内脏疾患引起躯体相应部位产生痛觉过敏的原因。

急性阑尾炎与牵涉痛

急性阑尾炎是一种外科常见病,临床上分为急性阑尾炎和慢性阑尾炎。

急性阑尾炎起病急,临床上主要症状是腹痛,其腹痛的轻重取决于阑尾本身的炎症程度,常伴有发烧、恶心、呕吐等胃肠不适。转移性腹痛是急性阑尾炎的特点。70%～80%的病人开始表现为上腹部或脐周疼痛,数小时至十几小时后转移至右下腹。右下腹部疼痛是阑尾炎的一个最典型特征,检查时,局部可有压痛、反跳痛,血液化验时白血球升高。随着阑尾炎症的加重,阑尾可发生穿孔,出现持续性的腹部胀痛,腹痛面积扩大,压痛更加明显,伴有高烧。治疗上有保守疗法和手术疗法。所谓保守疗法就是指用药物治疗,很多阑尾炎早期及时用药物治疗,是可以治愈的。但以后有复发的可能,反复发作易变为慢性。如用药物治疗无效时,可采用手术治疗,切除阑尾。患了急性阑尾炎,一定要尽快求医诊断治疗,因为这直接关系到治疗和康复的效果。

临床实践表明,如果在早期发现急性阑尾炎而且治疗及时,病人会很快康复。要是延误了治疗,会引起严重的并发症甚至威胁生命。由于阑尾炎的形态、位置各不相同,腹痛的压痛点有可能不一样,有时诊治比较困难。所以,有腹痛时不要把它当做小事,要及时就医,及时采取治疗措施。

(陈宝平　虞燕琴)

第五节　神经系统对躯体运动的调节

人类各种形式的躯体运动，都是以骨骼肌的收缩和舒张活动为基础。中枢神经系统对运动的调节主要是通过大脑皮层运动区、皮质下核团和脑干的下行系统及脊髓这三个水平的神经活动，调节各肌群的相互协调和密切配合来实现的。

一、脊髓对躯体运动的调节

脊髓是调节躯体运动最基本的初级反射中枢。脊髓本身可以完成一些简单的反射活动。

(一)脊髓前角运动神经元和运动单位

在脊髓灰质的前角中存在大量的运动神经元，即α、γ和β运动神经元。它们的轴突构成躯体运动神经纤维，这些纤维直达所支配的骨骼肌。

α运动神经元的数量较多，约占前角运动神经元的2/3，它们发出的轴突支配梭外肌，其中大的α运动神经元的轴突支配快肌纤维，小的α运动神经元支配慢肌纤维。α运动神经元既接受来自外周深、浅感受器的传入信息，又接受来自各级高位中枢的下传信息，经过整合后，产生一定的反射传出冲动，引起梭外肌的收缩活动，故α运动神经元被认为是脊髓躯体反射的最后公路(脑干躯体运动神经元也是如此)。α运动神经元的轴突末梢在其所支配的肌肉中分成若干小支，每一小支支配一条肌纤维。由一个α运动神经元及其分支所支配的全部肌纤维组成一个功能单位，称为运动单位(motor unit)。运动单位大小不一，一般是肌肉愈大，运动单位也愈大。如一个支配四肢肌肉的α运动神经元所支配的肌纤维数目可达2000条左右，这有利于肌肉收缩时产生较大的肌张力。而一个支配眼外肌的α运动神经元仅支配10条左右的肌纤维，这有利于眼外肌进行精细灵巧的活动。

γ运动神经元的数目较少，约占前角运动神经元总数的1/3，其胞体体积也较小，属于小运动神经元，它们所发出的轴突支配骨骼肌内的梭内肌纤维，可调节肌梭感受器的敏感性，与肌紧张的产生有关。

此外，还有较大的β运动神经元，它们发出的纤维对骨骼肌的梭内肌和梭外肌都有支配，但其功能尚不清楚。

(二)脊休克

由于脊髓的活动经常受到高位中枢的调控，其本身的功能不易表现出来。为方便观察，在动物实验中可将脊髓与延髓的联系切断。为了保留膈神经对膈肌的支配，以保持动物的腹式呼吸功能，通常在第五颈椎体水平以下将动物的脊髓切断，这种动物称为脊动物。在脊动物可以观察到一些脊髓的反射活动，但由于失去了高位中枢的调节，因而不能完全反映正常的脊髓功能。当脊髓突然与高位中枢离断后，离断面以下的脊髓会暂时丧失所有的反射活动能力而进入无反应的状态，这种现象称为脊休克(spinal shock)。

脊休克的主要表现为：离断面以下的脊髓所支配的躯体和内脏反射活动消失、肌紧张减退甚至消失、外周血管扩张、血压下降、发汗停止、大小便潴留。以后，各种脊髓反射活动可逐渐恢复。脊休克恢复的快慢与动物的进化水平有关。动物愈低等，恢复愈快，如蛙几分钟即可恢复，猫、犬数小时乃至数日恢复，猴数日或数周恢复，人则需数周乃至数月才能恢复。在反射恢复过程中，首先是一些比较简单的、原始的反射恢复，如屈肌反射和腱反射等。然后是比较复杂的反射恢复,如对侧伸肌反射和搔爬反射等。内脏反射也能部分恢复,排尿和排便反射可以恢复,但难以用意识控制。离断面以下脊髓的随意运动和知觉将永远丧失。

脊休克的产生,并非是由于脊髓损伤刺激所引起,因为在脊休克恢复后,在断面以下的脊髓作再次横断时,脊休克的现象不再重现。现在认为,脊休克的产生原因是脊髓失去了高位中枢(如大脑皮层、前庭核和脑干网状结构的下行纤维)对它的易化作用,使脊髓的兴奋性处于极度低下的状态,以至任何反射均暂时消失。

(三)骨骼肌的牵张反射

受神经支配的骨骼肌,当受到外力牵拉而使其伸长时,可反射性地引起被牵拉的同一肌肉发生收缩,这称为骨骼肌的牵张反射(stretch reflex)。

1.牵张反射的类型　牵张反射可分为两种类型,即腱反射(tendon reflex)和肌紧张(muscle tonus)。

(1)腱反射:是指快速牵拉肌腱时引起的牵张反射。它表现为受牵拉肌肉快速明显地同步性缩短,使关节屈或伸,肢体位置移动,故又称位相性牵张反射。腱反射的反射时很短,约0.7 ms,只够一次突触接替的时间延搁,因而是单突触反射。人体内重要的腱反射有膝反射、跟腱反射、肱二头肌反射和肱三头肌反射等。临床上检查腱反射的意义是可以了解相应的反射弧是否完整,以及高位中枢的功能状态。如脊髓灰质炎病毒侵犯腰部脊髓,使反射弧中断,会使膝反射消失。内囊出血病人,高位中枢受损,对侧肢体的腱反射会亢进。

(2)肌紧张:是指缓慢持久牵拉肌腱时引起的牵张反射。它表现为受牵拉肌肉产生紧张性收缩,产生一定的肌张力,以阻止肌肉被拉长,不表现为明显的动作,故又称紧张性牵张反射,此种反射的中枢突触接替不止一个,故肌紧张是多突触反射。肌紧张的生理意义是维持身体的姿势,是姿势反射的基础。如人体取直立体位时,由于地心引力的作用,头部将趋向前倾,膝关节将趋向屈曲,颈部及下肢的某些伸肌群就会受到牵拉,继之反射性地引起这些肌肉发生收缩,肌紧张加强,对抗关节屈曲,使人能抬起头、立直腿,从而保持人体的直立姿势。当相应的反射弧受损或高位中枢病变时,会使肌紧张减退或亢进。

2.牵张反射的反射弧　腱反射和肌紧张的感受器主要是肌梭(muscle spindle)。肌梭是一种感受肌肉长度变化或感受牵拉刺激的特殊的梭形感受装置,属于本体感受器。肌梭长约几个毫米,外层为一结缔组织囊(图10-15),肌梭囊内一般含6～12根肌纤维,称为梭内肌纤维(intrafusal fiber),而囊外的一般肌纤维称为梭外肌纤维(extrafusal fiber)。整个肌梭附着于梭外肌纤维上,并与其平行排列呈并联关系。梭内肌纤维的收缩成分位于纤维的两端,而感受装置位于其中间部,两者呈串联关系。因此,当梭外肌纤维收缩时,梭内肌感受装置所受牵拉刺激将减少;而当梭内肌收缩成分收缩时,梭内肌感受装置对牵拉刺激的敏感性将增高。梭内肌纤维分两类:其中一类细胞核集中于中央部称为核袋纤维(nuclear bag fiber);另一类细胞核分散于整个纤维称为核链纤维(nuclear chain fiber)。肌梭的传入神经纤维也有两类:一类传入纤维为直径较粗的(12～20 μm)Ⅰa类纤维,其末梢环绕在核袋纤维和核链纤维的感受装置部位;另一类传入纤维为直径较细的(4～12 μm)Ⅱ类纤维,其末梢呈花枝样分布于核链纤维的感受装置部位。两类纤维都终止于脊髓前角的α运动神经元。α运动神经元发出α传出纤维(直径12～20 μm)支配梭外肌纤维,而γ运动神经元发出γ传出纤维(直径2～6 μm)支配梭内肌纤维。γ传出纤维的末梢有两种组织学类型,一种为板状末梢,支配核袋纤维,另一种为蔓生状末梢,支配核链纤维。此外,β运动神经元发出的纤维同时支配梭内肌和梭外肌(图 10-16A)。

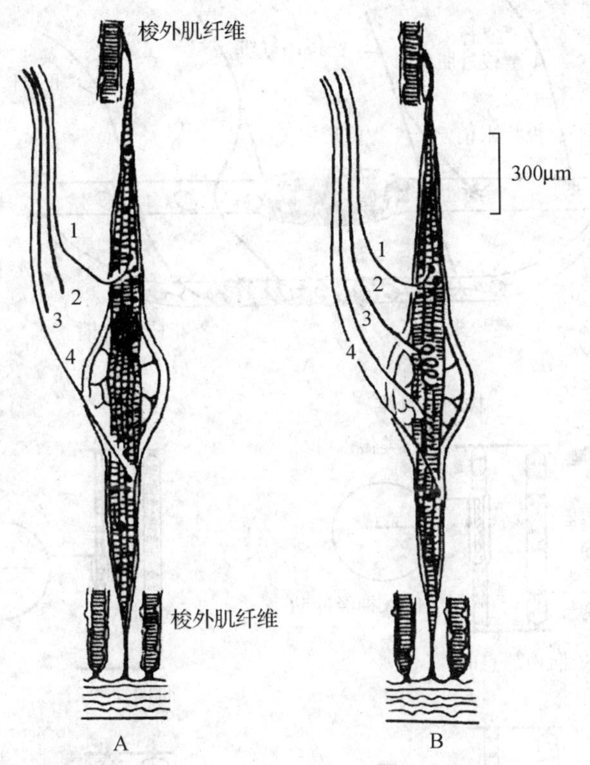

图 10-15　肌梭

A. 显示传出神经支配　B. 显示传出和传入神经支配

1,4:γ 传出纤维　2:Ⅰ类传入纤维　3:Ⅱ类传入纤维

当肌肉受到外力牵拉时,梭内肌感受装置被动拉长,使螺旋形末梢发生变形而导致Ⅰa类纤维的神经冲动增加,神经冲动的频率与肌梭被牵拉的程度成正比,肌梭的传入冲动引起支配同一肌肉的α运动神经元的活动和梭外肌收缩,从而形成一次牵张反射反应。刺激γ传出纤维并不能直接引起肌肉的收缩,因为梭内肌收缩的强度不足以使整块肌肉缩短。然而,γ传出纤维的活动使梭内肌的收缩,能牵拉核袋感受装置部分,并引起Ⅰa类传入纤维放电,再导致肌肉收缩(图 10-16B)。所以γ传出放电增加可增加肌梭的敏感性。在整体情况下,γ传出在很大程度上还受到来自许多高位中枢的下行传导通路的调节,通过调节和改变肌梭的敏感性和躯体不同部位的牵张反射的阈值,以适应控制姿势的需要。Ⅰa和Ⅱ类纤维的传入冲动进入脊髓后,除产生牵张反射外,还通过侧支和中间神经元接替上传到小脑和大脑皮层感觉区。核链纤维上Ⅱ类纤维的功能可能与本体感觉的传入有关。

肌梭能产生动态和静态两种反应形式。γ和β两种运动轴突可能分别参与这两种反应型式。当梭内肌被牵拉时,核袋纤维和核链纤维上的螺旋形末梢(Ⅰa类纤维感觉末梢)都受到刺激而兴奋,但反应的形式不同。核袋纤维上的螺旋形末梢的神经反应表现为动态性反应,即在牵张速率增加的过程中放电频率显著增加,而在维持一定牵张刺激强度但牵张速率不变时,放电频率虽有所增加,但不如在牵张速率增加时那么显著。核链纤维上的螺旋形末梢的神经反应表现为静态性反应,即在整个牵张刺激时期内,其放电频率的增加呈平稳状态

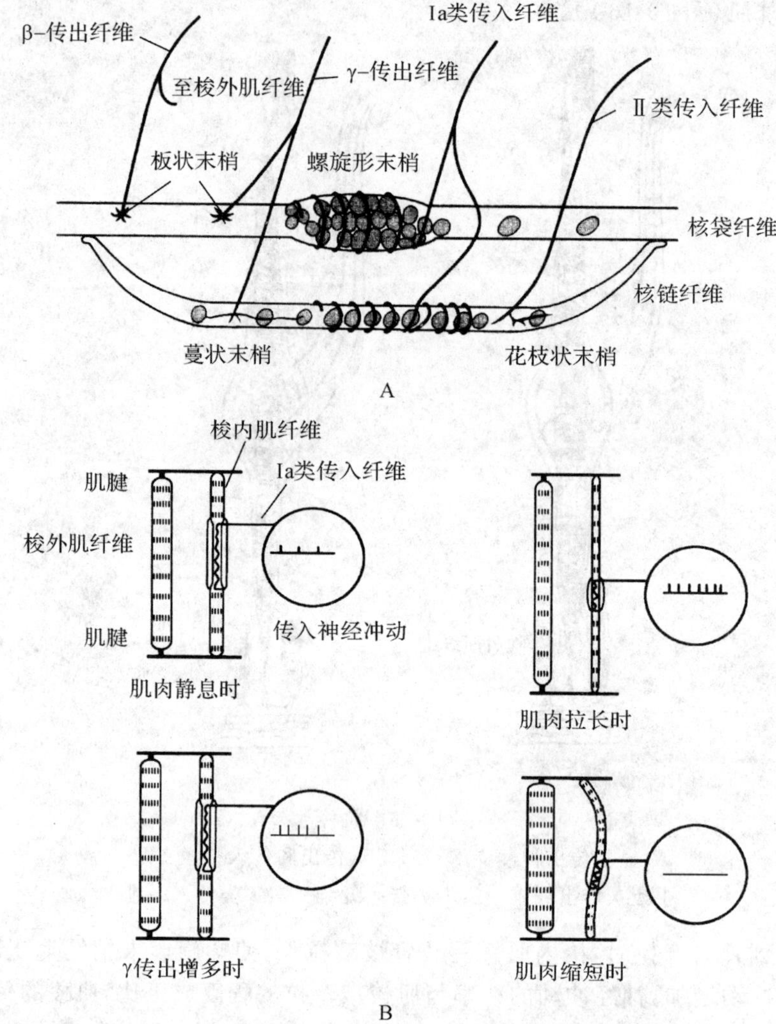

图 10-16 肌梭的主要组成及在不同状态下传入神经放电改变示意图

A. 肌梭的主要组成;B. 肌梭在不同状态下传入神经放电的改变:静息时(左上小图),肌梭长度和Ⅰa类传入纤维放电处于一定水平;当肌肉受牵拉而伸长时(右上小图),或肌梭长度不变而γ传出增多时(左下小图),Ⅰa类传入纤维放电频率增加;当梭外肌收缩而肌梭缩短时(右下小图),Ⅰa类传入纤维放电频率减少或消失

(图 10-17)。所以,螺旋形末梢对肌梭长度的改变和牵张速率的改变都起反应。螺旋形末梢对位相的和静态的牵张反射具有重要意义,因为在调节肌肉长度的反馈环路中,由于传导延搁而引起的震荡可因迅速、显著的位相反应(核袋纤维)而得到衰减,使肌肉运动趋于平稳。

此外,还有一种分布于肌腱胶原纤维之间的牵张感受装置,称为腱器官(tendon organ)。它的传入神经是直径较细(约 12 μm)的Ⅰb类纤维。腱器官与梭外肌纤维呈串联关系,其功能与肌梭不同,是感受肌肉张力变化的装置。当梭外肌纤维发生等长收缩时,腱器官的传入冲动发放频率增加,肌梭的传入冲动不变;当梭外肌纤维发生等张收缩时,腱器官的传入冲动发放频率不变,肌梭的传入冲动减少;当肌肉受到被动牵拉时,腱器官和肌梭的传入冲动发放频率不变,肌梭的传入冲动减少;当肌肉受到被动牵拉时,腱器官和肌梭的传入

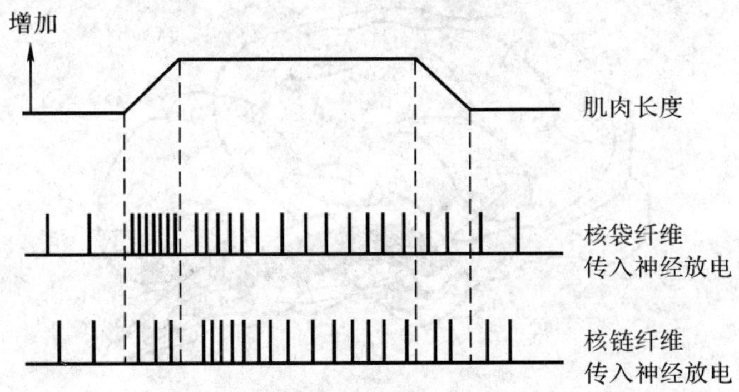

图 10-17　不同类型肌梭对牵张刺激的不同反应型式

上线表示肌肉受牵张刺激而长度增加；中线和下线分别表示核袋纤维和核链纤维传入神经放电频率的改变，核袋纤维传入神经放电表现为动态性反应，而核链纤维传入神经放电表现为静态性反应

冲动发放频率均增加。因此，腱器官是一种张力感受器，而肌梭是一种长度感受器。此外，腱器官的传入冲动对同一肌肉的 α 运动神经元起抑制作用，而肌梭的传入冲动对同一肌肉的 α 运动神经元起兴奋作用。一般认为，当肌肉受到牵拉时，首先兴奋肌梭而发动牵张反射，引致受牵拉的肌肉收缩；当牵拉力量进一步加大时，则可兴奋腱器官，使牵张反射受到抑制，这样可避免被牵拉的肌肉受到损伤。

二、脑干对躯体运动的调节

1. 脑干对肌紧张的调节　在中脑上、下丘之间切断脑干的去大脑动物，由于脊髓与低位脑干相连接，因此不出现脊休克现象，很多躯体和内脏的反射可以完成，血压不下降，但肌紧张出现亢进现象，动物四肢伸直，坚硬如柱，头尾昂起，脊柱挺硬，称为去大脑僵直(decerebrate rigidity)(图10-18)。去大脑僵直主要是一种伸肌紧张亢进状态。

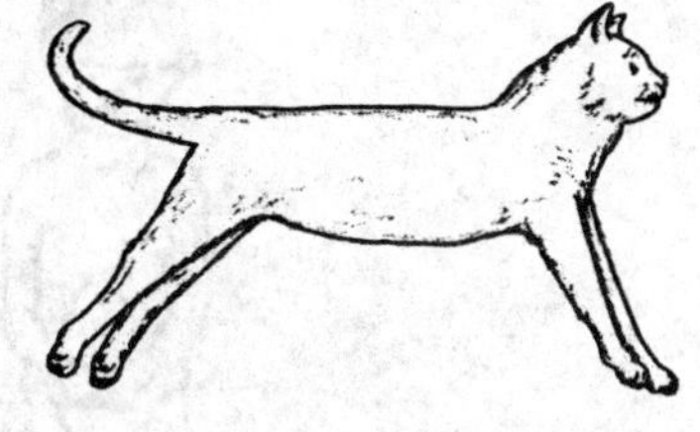

图 10-18　去大脑僵直

在去大脑动物，如以局部麻醉药注入某一肌肉中，或切断相应的脊髓背根，以消除肌梭传入冲动进入中枢，则该肌的僵直现象就消失。可见去大脑僵直是在脊髓牵张反射的基础上发展起来的，是一种增强的牵张反射(肌紧张)。

实验证明，网状结构中存在抑制或加强肌紧张和肌运动的区域，前者称为抑制区，后者称为易化区。抑制区较小，位于延髓网状结构的腹内侧部分；易化区较大，包括延髓网状结构的背外侧部分、脑桥的被盖、中脑的中央灰质及被盖，也包括下丘脑和丘脑中线核群等部位(图 10-19)。从活动的强度来看，易化区的活动较强，抑制区的活动较弱，因此在肌紧张的平衡调节中，易化区略占优势。

除脑干外，大脑皮层运动区、纹状体、小脑前叶蚓部等区域也有抑制肌紧张的作用；而前庭核、小脑前叶两侧部等部位则有易化肌紧张的作用。这些区域的功能可能都是通过脑干网状结构内的抑制区和易化区来完成的。

去大脑僵直是由于切断了大脑皮层和纹状体等部位与网状结构的功能联系，造成抑制区和易化区之间活动的失衡，易化区活动明显占优势的结果。去大脑僵直主要是抗重力肌的肌紧张明显加强。在人类某些疾病中，也可出现类似现象。例如，蝶鞍上囊肿引致皮层与皮

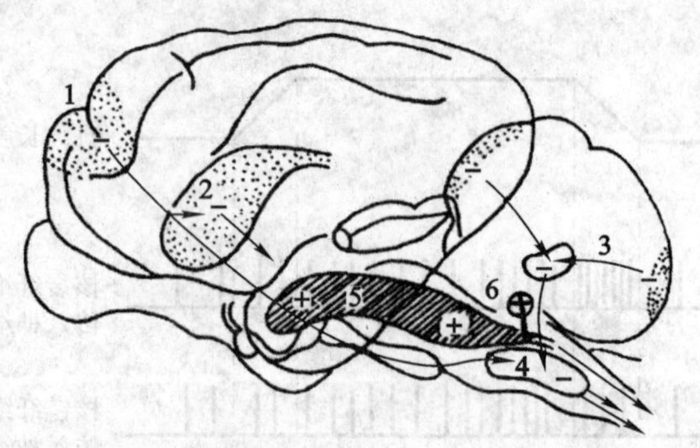

图 10-19　猫脑各部位，特别是脑干网状结构下行抑制（一）和易化（十）系统示意图

抑制作用（一）的路径：4 为网状结构抑制区，发放下行冲动抑制脊髓牵张反射，这一区接受大脑皮层（1）尾状核（2）和小脑（3）传来的冲动

易化作用（十）的路径：5 为网状结构易化区，发放下行冲动加强脊髓牵张反射。6 为延髓的前庭核，有加强脊髓牵张反射的作用

层下失去联系时，可出现明显的下肢伸肌僵直及上肢的半屈状态，称去皮层僵直（decorticate rigidity）。因为人的正常体位是直立的，所以上肢的半屈状态是抗重力肌肌紧张增强的表现。人类的去大脑僵直，有时可在中脑疾患时出现，表现为头后仰，上下肢均僵硬伸直，上臂内旋，手指屈曲（图 10-20）。临床上如见到患者出现去大脑僵直现象，往往表明病变已严重侵犯脑干，是预后不良的信号。

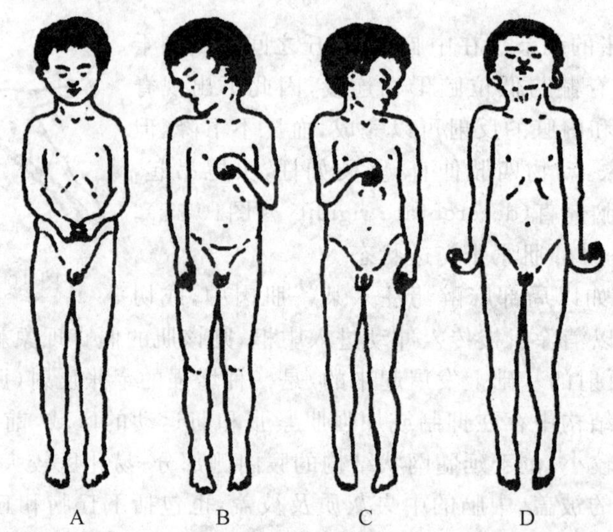

图 10-20　人类去皮层僵直及去大脑僵直

A,B,C. 去皮层僵直　A. 仰卧，头部姿势正常时，上肢半屈

B 和 C. 转动头部时，上肢姿势　D. 去大脑僵直，上下肢均伸直

从牵张反射的原理分析，去大脑僵直的产生机制有两种：α 僵直和 γ 僵直。前者是由于高位中枢的下行性作用，直接或间接通过脊髓中间神经元提高 α 运动神经元的活动而出现的僵直；而后者是高位中枢的下行性作用，首先提高 γ 运动神经元的活动，使肌梭的传入冲动增多，转而增强 α 运动神经元的活动而出现的僵直（图 10-21）。实验证明，在猫中脑上、下

丘之间切断造成去大脑僵直时，如切断动物腰骶部背根以消除肌梭传入的影响，则可使后肢僵直消失，说明经典的去大脑僵直主要属于γ僵直；如果在上述切断背根的去大脑猫，进一步切除小脑前叶，能使僵直再次出现，这种僵直属于α僵直，因为此时背根已切断，γ僵直已不可能发生。如在此基础上进一步切断第Ⅷ对脑神经，以消除由内耳半规管和前庭传到前庭核的冲动，则僵直再次消失，说明α僵直主要是通过前庭脊髓束而实现的。而γ僵直则主要是通过网状脊髓束而实现的，因为当刺激完整动物网状结构易化区时，肌梭传入冲动增加，由于肌梭传入冲动的增加可以反映梭内肌纤维的收缩加强，因此认为，当易化区活动增强时，下行冲动首先改变γ运动神经元的活动。

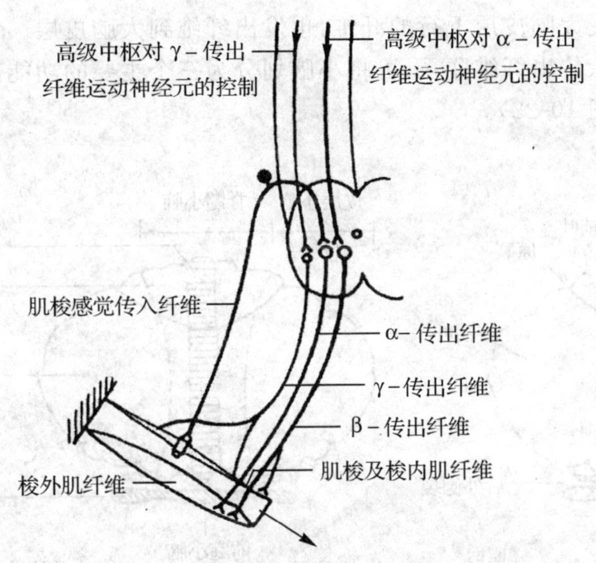

图 10-21 高级中枢对骨骼肌运动控制的模式图

2. 脑干对姿势的调节 由脑干整合而完成的姿势反射有状态反射、翻正反射、直线和旋转加速度反射等。

(1)状态反射：头部在空间的位置改变以及头部与躯干的相对位置改变时，可以反射性地改变躯体肌肉的紧张性，这种反射称为状态反射(attitudinal reflex)。状态反射包括迷路紧张反射(tonic labyrinthine reflex)和颈紧张反射(tonic neck reflex)。

迷路紧张反射是指内耳迷路耳石器官(椭圆囊和球囊)的传入冲动对躯体伸肌紧张性的调节反射。其反射中枢主要是前庭核。在去大脑动物中，当动物取仰卧位时伸肌紧张性最高，而取俯卧位时伸肌紧张性则最低。这是在头部位置不同时，由于重力对耳石膜的作用，囊斑上各毛细胞顶部不同方向排列的纤毛所受到的刺激不同，因而引起内耳迷路的刺激不同所致。

颈紧张反射是颈部扭曲时颈上部椎关节韧带和肌肉本体感受器的传入冲动对四肢肌肉紧张性的调节反射。其反射中枢位于颈部脊髓。当头向一侧扭转时，下颏所指一侧的伸肌紧张性加强；如头后仰，则前肢伸肌紧张性加强，而后肢伸肌紧张性降低；如头前俯时，则前肢伸肌紧张性降低，而后肢伸肌紧张性加强。人类在去皮层僵直的基础上，也可出现颈紧张反射，即当颈部扭曲时，下颏所指一侧上肢伸直，而对侧上肢则处于更屈曲状态(图 10-20)。在正常情况下，由于高级中枢的作用，状态反射受抑制而不易表现出来。

(2)翻正反射:正常动物可保持站立姿势,如将其推倒则可翻正过来,这种反射称为翻正反射(righting reflex)。如将动物四足朝天从空中落下,则可观察到动物在下坠过程中的一系列反射活动:首先是头部位置不正常,刺激视觉与内耳迷路,引起头部的位置翻正;头部翻正后,头与躯干的位置不正常,刺激颈部关节韧带及肌肉,从而使躯干的位置也翻正,最后灵巧地以四肢着地。

三、小脑对躯体运动的调节

小脑的主要功能是维持身体平衡、调节肌紧张和协调随意运动。小脑与大脑皮层有双向纤维联系,即小脑接受大脑皮层下行的纤维,也发出纤维到大脑皮层。

根据小脑的传入、传出纤维联系,可将小脑划分为三个主要的功能部分,即前庭小脑、脊髓小脑和皮层小脑(图 10-22)。

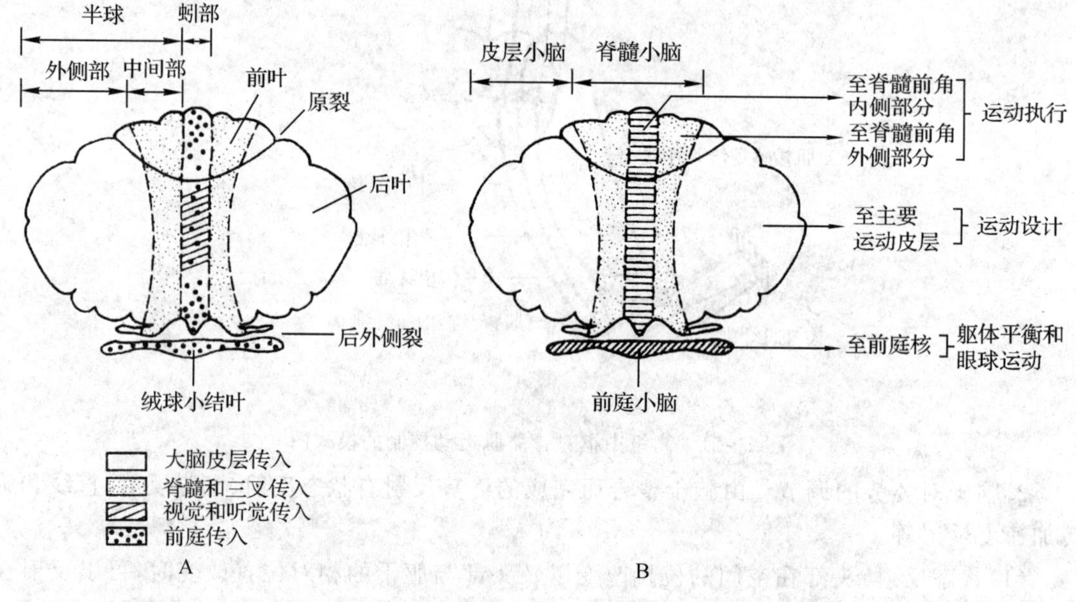

图 10-22 小脑的分区与传入、传出纤维联系示意图

A. 小脑的分区和传入纤维联系:以原裂和后外侧裂可将小脑横向分为前叶、后叶和绒球小结叶三部分;也可纵向分为蚓部、半球的中间部和外侧部三部分,小脑各种不同的传入纤维联系用不同的图例(见图下方)表示;B. 小脑的功能分区(前庭小脑、脊髓小脑和皮层小脑)及其不同的传出投射,脊髓前角内侧部分的运动神经元控制躯干和四肢近端的肌肉,与姿势的维持和精细的运动有关;而脊髓前角外侧部分的运动神经元控制四肢远端的肌肉,与精细的、技巧性的运动有关

(一)小脑内的局部神经元回路

小脑皮层各区的组织结构都是相似的。进入小脑皮层的纤维只有攀缘纤维和苔藓纤维两类,两者均起兴奋作用。小脑皮层内有五类神经元,即颗粒细胞、高尔基细胞、篮状细胞、星状细胞和浦氏细胞。除颗粒细胞为兴奋性神经元外,其余均为抑制性神经元。浦氏细胞的轴突是小脑皮层惟一的传出纤维,它与小脑深部核团(顶核、间置核、齿状核)发生突触联系,抑制这些核团兴奋性神经元的紧张性放电活动。攀缘纤维主要来自延髓的下橄榄核,进入小脑皮层后直接与浦氏细胞发生突触联系,对浦氏细胞起到兴奋作用。苔藓纤维是进入小脑皮层

的主要传入纤维，来源很广泛，进入小脑皮层后与颗粒细胞发生突触联系，对颗粒细胞起兴奋作用。颗粒细胞的轴突进入小脑皮层浅层后形成平行纤维，转而兴奋其他神经元。例如兴奋高尔基细胞，高尔基细胞兴奋后即反馈抑制颗粒细胞的活动。由于高尔基细胞轴突的分布比较广泛，能同时抑制许多颗粒细胞的活动，造成颗粒细胞的兴奋反应在空间局限起来。也就是说，由苔藓纤维直接兴奋的颗粒细胞处在兴奋状态，而其外围的颗粒细胞处在抑制状态。又如平行纤维可以兴奋浦氏细胞、篮状细胞和星状细胞，而篮状细胞和星状细胞能抑制浦氏细胞的活动，由于篮状细胞的轴突分布较广，浦氏细胞受抑制的范围较大，造成浦氏细胞的兴奋反应的空间局限起来，也就是说，由平行纤维直接兴奋的浦氏细胞处在兴奋状态，其邻旁的浦氏细胞则处在抑制状态。因此，通过上述局部神经元回路的作用，使许多不同来源的苔藓纤维的冲动进入小脑后，出现许多兴奋与抑制的区域，这对于小脑精确地调节不同部位肌肉的肌紧张或协调随意运动都是很重要的(图 10-23)。

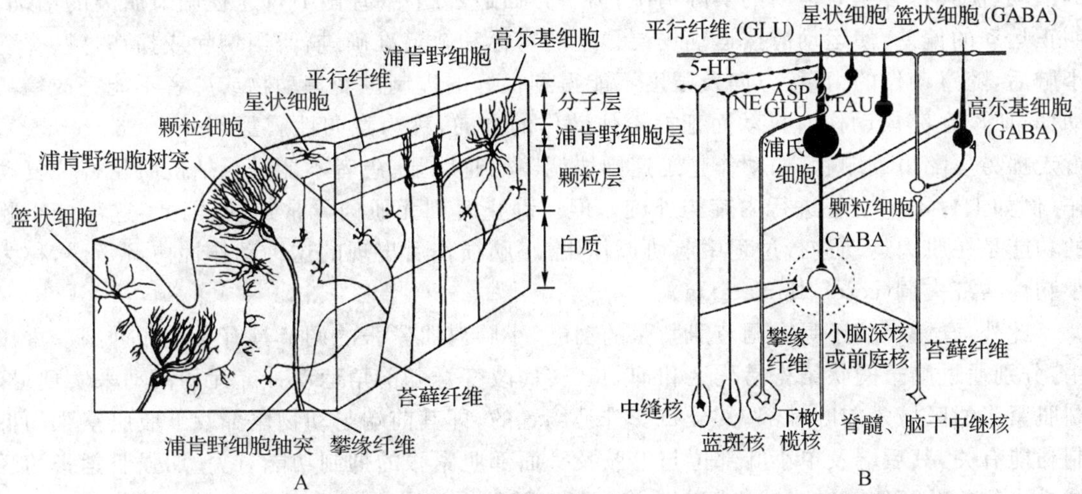

图 10-23　小脑皮层组织结构及神经元回路示意图

A. 小脑皮层的组织结构和神经元的相互联结：左侧为矢状切面，右侧为横切面；B. 小脑的神经元回路及其有关递质：黑色的为抑制性神经元，空心的为兴奋性神经元；ASP：门冬氨酸，GABA：γ-氨基丁酸，GLU：谷氨酸，5-HT：5-羟色胺，NE：去甲肾上腺素，TAU：牛磺酸

（二）小脑的运动调节功能

1. 前庭小脑

前庭小脑(vestibulocerebellum)主要由绒球小结叶构成，与身体平衡的调控有密切关系。实验观察到，切除绒球小结叶的猴不能保持身体平衡，由于站立不稳，只得在墙角里依墙而站立，但其随意运动仍很协调，能很好地完成进食动作。第四脑室附近患有肿瘤的病人，由于肿瘤压迫绒球小结叶，病人不能站稳，但其随意运动仍很协调，能很好地完成吃食动作。绒球小结叶的身体平衡功能与前庭器官及前庭核活动有密切关系，其反射途径为：前庭器官→前庭核→绒球小结叶→前庭核→脊髓运动神经元→肌肉。在动物实验中还观察到，切除犬的绒球小结叶后，不再出现运动病；切除猫的绒球小结叶后，可出现位置性眼震颤(positional nystagmus)，当头位固定于特定位置时即出现眼震颤。

2.脊髓小脑

脊髓小脑(spinocerebellum)由蚓部和半球中间部构成。这部分小脑主要接受脊髓小脑束和三叉小脑束传入纤维的投射,也接受视觉和听觉的传入信息。蚓部的传出纤维主要在顶核换元,经脑干网状结构下行到脊髓前角内侧部分,有些纤维经丘脑外侧腹核上行至大脑皮层运动区;半球中间部的传出纤维向间置核投射,经红核下行到脊髓前角外侧部分,有些纤维再投射到丘脑外侧腹核,最后抵达大脑皮层运动区。

脊髓小脑的主要功能是调节正在进行过程中的运动,协助大脑皮层对随意运动进行适时的控制。目前认为,当运动皮层向脊髓发出运动指令时,还通过皮层脊髓束的侧支向脊髓小脑传递有关运动指令的"副本";另外,运动过程中来自肌肉与关节等处的本体感觉传入以及视、听觉传入也到达脊髓小脑。脊髓小脑将来自这两个方面的反馈信息加以比较和整合,觉察运动执行情况和运动指令之间的误差,一方面向大脑皮层发出矫正信号,修正运动皮层的活动,使其符合当时运动的实际情况;另一方面通过脑干-脊髓下行途径调节肌肉的活动,纠正运动的偏差,使运动能按运动皮层预定的目标和轨道准确进行。当切除或损伤这些脊髓小脑后,随意动作的力量、方向及限度不能得到很好的控制。受害动物或患者不能完成精巧动作,肌肉在完成动作时抖动而把握不住动作的方向,称为意向性震颤(intention tremor),行走摇晃呈酩酊蹒跚状,如动作越迅速则协调障碍越明显。患者不能进行拮抗肌轮替快复动作(例如上臂不断交替进行内旋与外旋),但在静止时则无肌肉异常运动,因此,这部分小脑的功能是在肌肉运动进行过程中起协调作用。小脑损伤后出现的这种动作性协调障碍,称为小脑性共济失调(cerebellar ataxia)。

此外,脊髓小脑还具有调节肌紧张的功能。小脑对肌紧张的调节具有易化和抑制双重作用,分别通过脑干网状结构易化区和抑制区转而改变脊髓前角运动神经元的活动来实现。抑制肌紧张的区域是前叶蚓部。其分布安排是倒置的,即其前端与动物尾部及下肢肌紧张的抑制功能有关,其后端及单小叶部位与上肢及头面部肌紧张的抑制功能有关。加强肌紧张的区域是小脑前叶两侧部和半球中间部。前叶两侧部的空间安排也是倒置的。在进化过程中,前叶的肌紧张抑制作用逐渐减退,而易化作用逐渐占主要地位。所以脊髓小脑损伤后,主要表现为肌紧张降低,造成肌无力等症状。

3.皮层小脑

皮层小脑(cerebrocerebellum)是指半球外侧部,它不接受外周感觉的传入信息,仅接受由大脑皮层广大区域(感觉区、运动区、联络区)传来的信息。这些区域的下传纤维均经脑桥核换元,转而投射到对侧的后叶外侧部,后叶外侧部的传出纤维经齿状核换元,再经丘脑外侧腹核换元,然后投射到皮层运动区。

皮层小脑与大脑皮层运动区、感觉区、联络区之间的联合活动和运动计划的形成及运动程度的编制有关。在学习某种精巧运动的过程中,开始时大脑皮层通过皮层脊髓束和皮层脑干束所发动的运动是不协调的。大脑皮层与小脑之间不断进行联合活动,同时小脑不断接受感觉传入冲动的信息,逐渐纠正运动过程中所发生的偏差,使运动逐步协调。精巧运动逐渐熟练完善后,皮层小脑中就贮存了一整套程序,以后大脑皮层再次发动这种运动时,首先通过下行通路从皮层小脑中提取贮存的程序,并将程序回输到大脑皮层运动区,再通过皮层脊髓束和皮层脑干束发动运动。此时发动这种运动,不加思索动作便可协调而精巧地完成。例如,学习体操动作或演奏乐器,都是这样的过程。

四、基底神经节对躯体运动的调节

基底神经节是指大脑基底部的一些神经核团，主要包括尾状核、豆状核，也包括丘脑底核和中脑的黑质及红核。尾状核和豆状核合称为纹状体，其中豆状核的苍白球被称为旧纹状体，而尾状核和豆状核的壳核被称为新纹状体。上述神经核团之间有错综复杂的神经纤维联系，而苍白球是纤维联系的中心。

基底神经节具有重要的躯体运动调节功能，它对随意运动的产生和稳定、肌紧张的调节、本体感受器传入冲动信息的处理都有关系。但基底神经节各部分究竟是如何调节躯体运动的，目前仍未阐明。

基底神经节损伤后的主要表现为肌紧张的异常，可分为两大类，一类是肌紧张亢进，随意运动过少的僵直综合征，如震颤麻痹（又称帕金森病）；另一类是肌紧张减退，运动过多的低张力综合征，如舞蹈病（又称亨廷顿病）和手足徐动症。

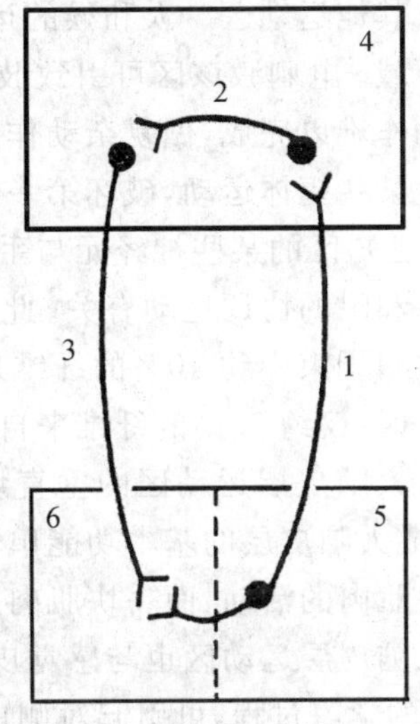

图 10-24　黑质-纹状体环路示意图
1：多巴胺能神经元　2：胆碱能神经元
3：γ-氨基丁酸能神经元　4：纹状体
5：黑质致密部　6：黑质网状部

震颤麻痹患者中脑黑质有病变，黑质多巴胺神经元受损，黑质-纹状体多巴胺递质系统功能低下，脑内多巴胺含量明显下降，对纹状体乙酰胆碱递质系统的抑制功能减退，导致后者的功能亢进。表现为全身肌紧张增高、肌肉强直、随意运动减少、动作十分缓慢、面部表情呆板如假面具状。同时，患者常伴有静止性震颤，以手部多见，其次是下肢与头部。震颤节律为每秒钟 4～6 次，静止时出现，情绪激动时增加，进行自主运动时减少，入睡后停止。应用多巴胺的前体左旋多巴（易通过血脑屏障）治疗，则症状好转。应用 M 受体阻断剂如阿托品、东莨菪碱或安坦以削弱乙酰胆碱系统的作用，也可以治疗震颤麻痹（图 10-24）。

舞蹈病患者的主要病变部位在纹状体。病理学研究表明，该病患者的纹状体神经元发生病变，新纹状体严重萎缩，其中的胆碱能神经元和γ-氨基丁酸能神经元功能减退。但黑质-纹状体通路完好无损，脑内多巴胺含量也正常，该系统功能相对亢进而使肌紧张减退。主要表现为头面部和上肢出现不自主的、无目的的舞蹈样动作。用利血平消耗多巴胺类递质，使两大递质系统维持新的平衡，可以缓解本病的症状。

五、大脑皮层对躯体运动的调节

（一）大脑皮层的运动区

1. 主要运动区　大脑皮层运动区主要位于中央前回和运动前区，相当于 Brodmann 分区的 4 区和 6 区。它们接受来自关节、肌腱及骨骼肌深部的感觉冲动，以感受身体在空间的姿势、位置以及身体各部分在运动中的状态，并根据这些运动器官的状态来控制全身的运动。运动区具有下列特点：①对躯体运动的调节支配具有交叉的性质，即一侧皮层支配对侧躯体的肌肉。但在头面部肌肉的支配中，除面神经支配的下部面肌和舌下神经支配的舌肌主要受对侧支配以外，其余部分均是双侧性支配。因此，在一侧内囊损伤产生麻痹时，头面部多数肌肉并不完全麻痹，但对侧下部面肌及舌肌发生麻痹。②具有精细的功能定位，即刺激一定部位的皮层引起一定肌肉的收缩。功能代表区的大小与运动的精细复杂程度有关，运动愈精细和复杂的肌肉，其代表区的面积愈大。例如，手与五指所占皮层区域的面积几乎与整个下肢所占区域的面积相等。③运动区定位从上到下的安排是倒置的，即下肢的代表区在皮层顶部，膝关节以下肌肉的代表区在皮层内侧面；上肢肌肉的代表区在中间部；而头面部肌肉的代表区在底部，但头面部代表区内部的安排仍为正立的。运动区的前后安排为：躯干和肢体近端肌肉的代表区在前部(6 区)；肢体远端肌肉的代表区在后部(4 区)；手指、足趾、唇和舌的肌肉的代表区在中央沟前缘。

2. 其他运动区　人和猴的运动辅助区位于两半球纵裂的内侧壁，扣带回沟以上，4 区之前的区域。电刺激该区可引致肢体运动和发声，反应一般为双侧性的。破坏该区可使双手协调性动作难以完成，做复杂动作显得笨拙。刺激第一感觉区、第二感觉区等后部顶叶皮层也能产生某些躯体运动，破坏第一感觉区可导致已学得的操作性运动能力(如用刀、叉吃饭)的缺失。已知区的某些神经元与手伸向目标物体并调节这一动作的运动有关，7 区的一些神经元与手和眼的协调运动有关。此外，5、7、8、18、19 区也与运动有关。有证据表明，皮层脊髓束和皮层脑干束中约 40％的纤维来自后部顶叶皮层，尤其是来自感觉皮层；约有 30％的纤维来自 6 区；仅约 30％的纤维来自 4 区。

在大脑皮层运动区的垂直切面上，可以见到该区细胞和感觉区类似，也呈纵向柱状排列，组成大脑皮层的基本功能单位，称为运动柱(motor column)。一个运动柱可控制同一关节几块肌肉的活动，而一块肌肉可接受几个运动柱的控制。

大脑皮层运动区也与感觉皮层一样，具有可塑性。例如，训练猴作快速手指运动，经过 1～4 周的学习过程，可引起对侧皮层手运动代表区的面积扩大。当运动学习还包括其他肌肉训练时，支配这些肌肉的皮层面积也增大。反之，当猴大脑皮层的手运动代表区上发生一小块局部缺血性损害时，则这个手运动代表区能够迁移至邻近的未损区，所以运动皮层的图像也是可以改变的。

(二)运动传导系统及其功能

由皮层发出，经内囊、脑干下行到达脊髓前角运动神经元的传导束，称为皮层脊髓束；而由皮层发出，经内囊到达脑干内各脑神经运动神经元的传导束，称为皮层脑干束。皮层脊髓束中约 80％的纤维在延髓锥体跨过中线到达对侧，在脊髓外侧索下行，纵贯脊髓全长，是为皮层脊髓侧束；其余约 20％的纤维不跨越中线，在脊髓同侧前索下行，是为皮层脊髓前束。前束一般只下降到胸部，大部分逐节段经白质前连合交叉，终止于对侧的前角运动神经元。在人类，皮层脊髓前束在种系发生上较古老，它们通过中间神经元的接替后，再与脊髓前角内侧部分的运动神经元形成突触联系。脊髓前角内侧部分的运动神经元控制躯干和四肢近端的肌肉，尤其是屈肌，与姿势的维持和粗大的运动有关。相反，皮层脊髓侧束在种系发生上较新，它们的纤维终止于脊髓前角外侧部分的运动神经元，而这些神经元控制四肢远端的肌肉，与精细的、技巧性的运动有关。

此外，上述通路发出的侧支和一些直接起源于运动皮层的纤维，经脑干某些核团接替后形成顶盖脊髓束、网状脊髓束和前庭脊髓束，它们的功能和皮层脊髓前束相似，参与近端肌肉有关粗大运动和姿势的调节；而红核脊髓束的功能可能和皮层脊髓侧束相似，参与四肢远端肌肉有关精细运动的调节。

皮层脊髓束和皮层脑干束作为发起随意运动的初级通路，是在进化过程中逐渐发展起来的。非哺乳类的脊椎动物基本上没有皮层脊髓和皮层脑干系统，但它们的运动非常灵巧。猫和犬即使完全破坏了这一系统，仍能站立、行走、奔跑和进食，仅在灵长类动物中破坏后或在人类由于某些疾病受损后才产生相当明显的运动缺陷。在灵长类动物实验中，仔细地横切延髓锥体，高度选择性地破坏皮层脊髓侧束，运动迅速出现并持久地丧失用两手指夹起细小物品的能力，但仍保留腕部以上部位的运动能力，动物仍能大体上应用其手，并能站立和行走。这些缺陷与失去神经系统后对远端四肢肌肉进行精细的、技巧性的运动控制是一致的。另一方面，损伤皮层脊髓前束后，由于近端肌肉失去神经控制，身体平衡、行走和攀登均发生困难。

运动传导通路损伤后，在临床上常出现柔软性麻痹（软瘫）和痉挛性麻痹（硬瘫）两种表现。两者都有随意运动的丧失，但前者伴有牵张反射减退或消失的表现；而后者伴有牵张反射亢进的表现。目前认为，单纯损伤皮层脊髓束和皮层脑干束时可能仅表现为软瘫；当合并损伤姿势调节通路后才出现硬瘫。

损伤人类皮层脊髓侧束后将出现巴宾斯基征(Babinski's sign)阳性体征：以钝物划足跖外侧时，出现拇趾背屈和其他四趾外展呈扇形散开的体征。平时由于脊髓受到高位中枢的控制，这一原始的屈肌反射被抑制而不表现出来。但婴儿因皮层脊髓束发育尚未完全，以及成人在深睡或麻醉状态下，也可出现巴宾斯基征阳性。临床上常用来检查皮层脊髓侧束功能是否正常。

需要提及的是，运动传导通路通常分为锥体系(pyramidal system)和锥体外系(extrapyramidal system)两个系统。前者是指皮层脊髓束和皮层脑干束；后者是指锥体系以外所有控制脊髓运动神经元活动的下行通路。但由于这两个系统在皮层起源的部位相互重叠，以及两者在脑内下行途径中不断发生纤维联系，所以由皮层到脑干之间的通路损伤而产生的运动障碍往往难于分清是单纯的锥体系功能缺损，还是单纯的锥体外系功能缺损所致。临床上所谓的锥体束综合征，实际上是这两个系统合并损伤的结果。

此外，以前将运动神经元分为上运动神经元(upper motor neuron)和下运动神经元(lower motor neuron)。前者的概念与锥体系基本相同；而后者则指脊髓和脑运动神经元。上运动神经元损伤后表现为硬瘫，但肌肉不萎缩。下运动神经元损伤则表现为软瘫和肌肉萎缩等。由于这与上述单纯的锥体系损伤出现软瘫，合并锥体外系损伤才出现硬瘫的事实并不相符，所以区分上、下运动神经元已无实际意义。

中风“三偏”症状

中风“三偏”症状是指偏瘫、偏身感觉障碍、偏盲三症同时出现的一组症状，是内囊部位病变的主要体征，多见于出血性中风。

(1)偏瘫：是指患者半侧随意运动障碍。支配随意运动的锥体束是从大脑皮层运动区中央前回的大锥体细胞发出的纤维，下行经过内囊到延髓下端交叉，到对侧相应的脊髓前角细胞，再从前角细胞发出纤维支配骨骼肌。如内囊出血时，受损的锥体束是在交叉平面以上，故瘫痪发生在病变的对侧，出现对侧面、舌瘫及肢体瘫。

(2)偏身感觉障碍：指患者半侧身体的痛觉、温度觉和本体觉障碍。传导痛温觉的神经纤维从皮肤感受器经神经纤维传入脊髓后角，交叉到对侧侧索上行，经内囊后支到大脑皮层中央后回感觉中枢。感觉中枢对传入的刺激进行综合分析作出是热、冷，还是痛刺激的判断。如内囊部位受损，则中断了对侧偏身痛温觉传导，故痛温觉障碍。传导本体感觉的感受器受刺激后传入脊髓后索上行至延髓楔束核和薄束核，再从该两核发出的神经纤维交叉到对侧上行经内囊到中央后回。若内囊受损，则中断对侧偏身本体感觉的传导，出现位置觉丧失等本体感觉障碍。

(3)偏盲：一侧视束和视放射的神经纤维，是由来自两眼同侧的视网膜神经节细胞发出的神经纤维组成，它们经内囊后支投射到矩状裂视觉中枢，反映对侧视野。如内囊或视放射受损，则对侧视野偏盲。

第六节 神经系统对内脏活动的调节

调节内脏活动的神经系统称自主神经系统(autonomic nervous system)或内脏神经系统。自主神经系统也受中枢神经系统的控制，它包括交感神经系统和副交感神经系统两部分(图 10-25)。

一、自主神经系统的结构和功能特征

(一)自主神经系统的结构特征

交感神经系统起源于脊髓胸腰段(T1～L3)灰质侧角；副交感神经系统起源于脑干的副交感神经核和脊髓骶段(S2～4)灰质相当于侧角的部位。

与躯体运动神经不同，自主神经从中枢发出到达效应器之前，需要进入外周神经节内换元(支配肾上腺髓质的交感神经例外)。故自主神经有节前纤维和节后纤维之分，由中枢发出的纤维称为节前纤维，由神经节发出的纤维称节后纤维。因为一根交感神经节前纤维与神经节内多个节后神经元联系，故刺激交感神经节前纤维，引起的反应比较弥散；而副交感神经的一根节前纤维与神经节内较少的节后神经元发生联系，故刺激副交感神经节前纤维，引起的反应比较局限。

人体多数器官都受交感和副交感神经双重支配，但交感神经的分布要比副交感神经广泛得多，有些器官如大部分血管、一般的汗腺、竖毛肌、肾及肾上腺髓质只受交感神经的支配。

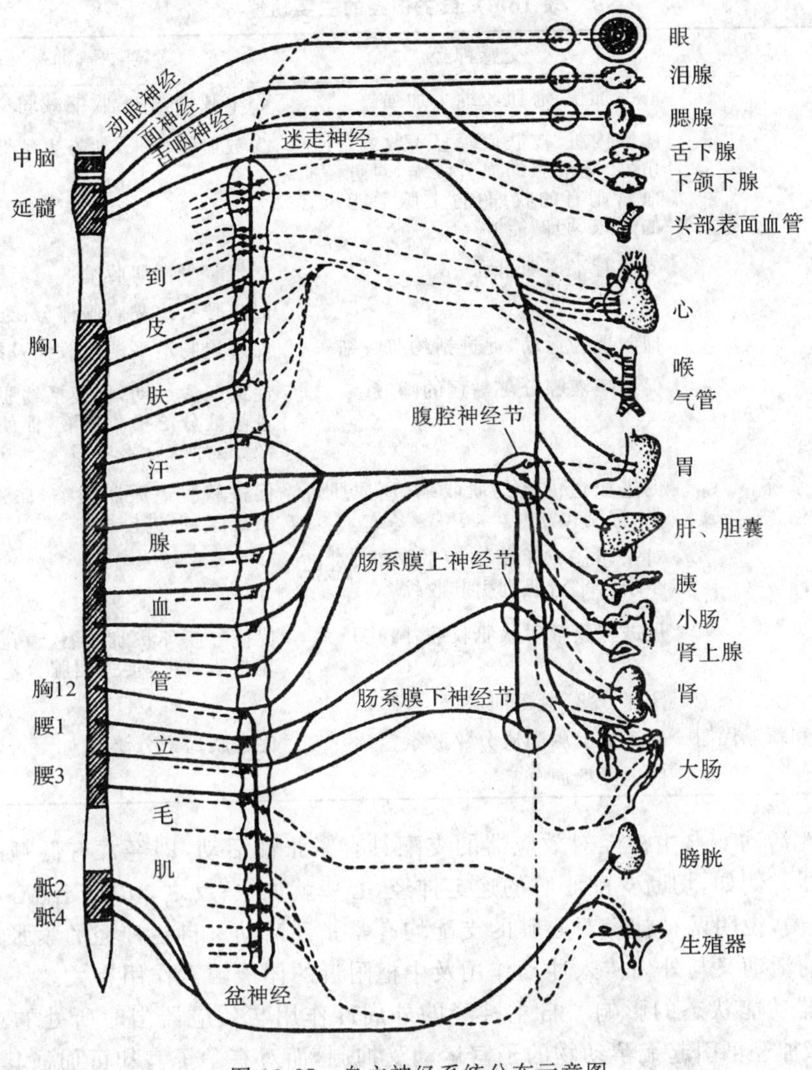

图 10-25 自主神经系统分布示意图

——节前纤维 ---节后纤维

(二)自主神经系统的功能特征

自主神经系统的功能在于调节心肌、平滑肌和腺体(消化腺、汗腺、部分内分泌腺)的活动(表 10-6)。

自主神经系统的主要功能特征:

1. 双重支配和互相拮抗 大部分器官受交感和副交感神经的双重支配,但它们对同一器官的作用往往是互相拮抗的,如交感神经使心脏兴奋、支气管平滑肌舒张;而副交感神经使心脏抑制、支气管平滑肌收缩。少数情况下,交感和副交感神经对某一器官的作用也可以是一致的,如交感神经和副交感神经均促进唾液分泌,但前者引起的唾液分泌量少而黏稠,后者则量多而稀薄。

表 10-6 自主神经的主要功能

	交感神经	副交感神经
循环系统	心率加快、心肌收缩力加强	心率减慢、心房收缩减弱
	腹腔内脏、皮肤血管显著收缩,外生殖器、唾液腺的血管收缩,对骨骼肌血管则有的收缩(肾上腺素能),有的舒张(胆碱能)	少数血管舒张,如外生殖器血管
呼吸系统	支气管平滑肌舒张	支气管平滑肌收缩
		促进呼吸道黏膜腺体分泌
消化系统	抑制胃肠运动,促进括约肌收缩	促进胃肠道平滑肌收缩及蠕动
	促进唾液腺分泌黏稠的唾液	促进胆囊运动,促使括约肌舒张,促进唾液分泌稀薄唾液,促使胃液、胰液、胆汁的分泌增多
泌尿生殖系统	促进尿道内括约肌收缩,逼尿肌舒张,抑制排尿	促进膀胱逼尿肌收缩,尿道内括约肌舒张,促进排尿
	对未孕子宫平滑肌引起舒张,对已孕子宫平滑肌则引起收缩	
眼	促进虹膜辐射状肌收缩,瞳孔开大	促使虹膜环状肌收缩,瞳孔缩小,使睫状肌收缩,促进泪腺分泌
皮肤	汗腺分泌,竖毛肌收缩	
内分泌腺和新陈代谢	促进肾上腺髓质分泌激素 促进肝糖原分解	促进胰岛素分泌

2. 紧张性活动　自主神经对效应器的支配具有紧张性活动,即经常有低频的神经冲动传出至效应器。例如,切断支配心脏的迷走神经,心率就加快;反之,切断支配心脏的交感神经,心率就变慢,说明两种神经对心脏的支配均有紧张性活动。自主神经的紧张性来源于中枢。而后者的活动又与外周传入冲动作用及中枢附近的体液因素作用有关。

3. 效应器功能状态的影响　自主神经的外周性作用与效应器当时所处的功能状态有关。刺激交感神经可引起无孕动物的子宫运动受抑制,而对有孕子宫却可加强其运动。刺激迷走神经可使处于收缩状态的胃幽门舒张,使处于舒张状态的胃幽门发生收缩。

4. 对整体生理功能调节的意义　在环境急骤变化的条件下,交感神经系统可以动员机体许多器官的潜在功能以适应环境的急变。例如,在剧烈肌肉运动、窒息、失血或寒冷环境等情况下,机体出现心率加快、皮肤与腹腔内脏血管收缩、血液贮存库排出血液以增加循环血量、红细胞计数增加、支气管扩张、肝糖原分解加速以致血糖浓度上升、肾上腺素分泌增加等现象。

副交感神经系统的活动相对比较局限。其整个系统的活动主要在于保护机体、休整恢复、促进消化、积蓄能量以及加强排泄和生殖功能等方面。例如,机体在安静时副交感神经活动往往加强,此时心脏活动抑制、瞳孔缩小、消化功能增强以促进营养物质吸收和能量补充等。

二、各级中枢对内脏活动的调节

(一)脊髓

脊髓是调节内脏活动的初级中枢,能完成血管张力反射、发汗反射、排尿反射、排粪反射及勃起反射等。仅有脊髓的动物或人,其脊髓的内脏反射不能很好地适应生理功能的需要。如脊髓离断的病人,由平卧位转成直立位时就会感到头晕,因此时体位性血压反射的调节能力很差,外周血管阻力不能及时发生改变。排尿反射和排便反射虽能进行,但膀胱往往不能完全排空,更不能有意识地控制,可出现大、小便失禁。由此可见,脊髓对许多内脏反射虽有一定的调节作用,但调节能力较差。

(二)低位脑干

延髓是Ⅶ、Ⅸ、Ⅹ三对脑神经中的副交感神经起源部。另外,在延髓网状结构内还集中了许多与内脏活动功能有关的中枢,如心血管运动中枢、呼吸中枢、咳嗽中枢、喷嚏中枢、吞咽中枢、唾液分泌反射中枢及呕吐中枢等。延髓一旦受到损伤,心跳、呼吸会立即停止,所以延髓被视为生命中枢。

脑桥中存在呼吸调整中枢和角膜反射中枢,中脑是瞳孔对光反射中枢和视、听探究反射的中枢所在。

(三)下丘脑

下丘脑是调节内脏活动的较高级中枢。它能把内脏活动和其他生理活动联系起来,调节体温、营养摄取、水平衡、内分泌、情绪反应、生物节律等生理过程。

1.调节体温　体温调节的基本中枢位于下丘脑。视前区-下丘脑前部(PO/AH区)存在温度敏感神经元,它们既能感受所在脑部的温度,也能对传入的温度信息进行整合。同时PO/AH亦起着调定点的作用。当脑的温度超过或低于调定点时,即可通过调节散热和产热过程,使体温保持相对稳定。

2.调节摄食行为　动物实验证明,电刺激下丘脑外侧区可引起动物多食,而破坏此区后则动物拒食;电刺激下丘脑腹内侧核可引起动物拒食,而破坏此区后则动物食欲大增而逐渐肥胖。因此认为,下丘脑外侧区存在摄食中枢(feeding center),而下丘脑腹内侧核存在饱中枢(satiety center)。用微电极分别记录下丘脑外侧区和下丘脑腹内侧核的神经元的放电活动,可观察到动物在饥饿情况下,前者的放电频率较高而后者放电频率较低;如静脉注射葡萄糖,则前者放电频率减少而后者放电频率增多,这说明摄食中枢与饱中枢的神经元活动具有交互抑制的关系。用微电泳法将葡萄糖透入下丘脑腹内侧核,也能使神经元放电频率增高,进一步说明饱中枢神经元对葡萄糖敏感。

3.调节水平衡　水平衡包括水的摄入与排出两个方面。下丘脑内控制摄水的区域与摄食中枢极为靠近。实验观察到,破坏下丘脑外侧区后,动物除拒食外,饮水也明显减少;刺激下丘脑外侧区某些部位,则可引起动物饮水增多。但是,控制摄水的中枢的确切部位还不清楚,不同动物的实验结果也不一致。下丘脑控制排水的功能是通过改变抗利尿激素的分泌来实现的。下丘脑前部存在渗透压感受器,它能按血液中的渗透压变化来调节视上核和室旁核的神经元合成抗利尿激素。一般认为,下丘脑控制摄水的区域与控制抗利尿激素分泌的核团在功能上是有联系的,两者协同调节水平衡。

4.调节腺垂体功能　下丘脑促垂体区的神经分泌小细胞能合成九种调节腺垂体分泌功

能的肽类物质，称为下丘脑调节肽(hypothalamus regulatory peptide)，经垂体门脉输送至腺垂体，调节腺垂体激素的分泌。此外，下丘脑内还存在着一些神经元，称为监察细胞，它们能感受血液中某些激素浓度的变化，从而反馈调节下丘脑调节肽的分泌。

5.调节情绪反应　在间脑水平以上切除大脑的猫，可自发出现或者轻微刺激后就能出现猛甩尾巴、张牙舞爪、挣扎，以及一系列交感神经系统兴奋的表现如毛发竖起、心跳加速、血压升高、瞳孔扩大等现象，好似发怒一样，故称之为假怒(sham rage)。在平时，下丘脑的这些活动由于受到大脑皮层的抑制作用而不能表现出来，一旦这种抑制作用被消除，即出现假怒反应。近年来的研究发现，下丘脑内存在防御反应区(defense zone)，它主要位于下丘脑近中线两旁的腹内侧区。刺激该区，动物可表现出防御性行为。临床上，人类下丘脑疾病也往往伴随着异常的情绪反应。

6.调节生物节律　机体内的各种生理活动常按一定时间顺序发生变化，这种变化的节律称为生物节律(biorhythm)。人和动物的生物节律，按其频率高低，可分为高频(如周期小于一天的心动周期、呼吸周期等)、中频(如以日为周期的体温波动、促肾上腺皮质激素分泌的波动等)和低频(如以月为周期的月经周期及以年为周期的候鸟迁徙等)三种节律。这种节律可能是生物在长期的进化及适应的过程中形成的。日周期节律是最重要的生物节律。研究表明，日周期节律的控制中心可能位于下丘脑的视交叉上核。破坏小鼠的视交叉上核，可使原有的日周期节律性活动的日周期丧失。

(四)大脑皮层

1.新皮层　新皮层与内脏活动有关。电刺激新皮层的某些区域，除了引起躯体运动外，还可以引起内脏活动的变化，如膀胱、直肠运动改变、上下肢血管舒缩反应、唾液分泌、呼吸运动改变、竖毛与出汗改变等。

2.边缘系统　是指边缘叶以及与其有密切相关的皮层及皮层下结构。大脑半球内侧面皮层与脑干连接部和胼胝体的环周结构被称为边缘叶，包括海马、穹窿、海马回、扣带回、胼胝体回等。边缘叶与大脑皮层的岛叶、颞极、眶回以及皮层下的杏仁核、隔区、下丘脑前核等在结构和功能上密切相关，故统称为边缘系统。

边缘系统是调节内脏活动的重要中枢，又称内脏脑。刺激边缘系统的不同部位，可以找到各种内脏活动的代表区，引起不同的功能反应，如呼吸、消化、泌尿、生殖及心血管和瞳孔等活动的改变。此外，边缘系统还与情绪、摄食、记忆等功能有关。如海马环路和杏仁核的活动与情绪反应关系密切，杏仁核活动也影响摄食行为。当海马、穹窿、乳头体及乳头体丘脑束等受到损伤时会导致近期记忆能力丧失。

第七节　脑的高级功能

一、学习与记忆

学习是指人和动物通过神经系统接受外界环境信息而影响自身行为的过程。记忆则是指获得的信息或经验在脑内贮存和“读出”的神经活动过程。两者密切相关。

(一)学习形式

1.非联合型学习　非联合型学习是一种简单的学习形式，在刺激与机体反应之间不存在某种明确的联系。例如人们对有规律出现的强噪音会逐渐减弱反应(习惯化)。相反,在强的伤害性刺激后,对弱刺激的反应会加强(敏感化)。这两者都属于非联合型学习。

2.联合型学习　联合型学习需要在神经系统接受刺激与机体产生反应之间建立某种确定的联系。经典的条件反射和操作式条件反射都属于联合型学习。从这个意义上说,学习的过程实际上就是建立条件反射的过程。

经典的条件反射:巴甫洛夫在狗的唾液分泌实验中,在每次给狗吃食物(非条件刺激)之前出现一次铃声(无关刺激),然后再给予食物,这样多次结合以后,当铃声一响,狗就会出现唾液分泌。此时铃声由无关刺激变成食物就要来到的信号刺激(条件刺激),于是便建立了唾液分泌的条件反射。可见,条件反射是无关刺激与非条件刺激在时间上的结合而建立起来的。这个过程称为强化。条件反射建立之后,如果反复应用条件刺激而不给予非条件刺激强化,条件反射就会减弱,最后完全不出现。这称为条件反射的消退。巴甫洛夫认为,条件反射的消退不是条件反射的丧失,而是由于在不强化的条件下,条件刺激转化为引起中枢发生抑制的刺激。

操作式条件反射:这种学习过程比较复杂,它要求动物完成一定的操作。例如将猴子固定在特制的坐椅上,红灯亮时训练猴子用手压杠杆,随即猴子得到食物的奖赏,如此多次强化,猴子学会了见红灯亮就压杠杆。这样就建立了操作式条件反射。

在人类,除可以用现实具体的信号如光、声、嗅、味、触等感觉刺激直接作用于眼、耳、鼻、舌、身等感受装置来形成条件反射外,抽象的语词也可以代替具体的信号而引起条件反射。因此,巴甫洛夫提出人类具有两个信号系统,现实具体的信号称为第一信号,而相应的语词称为第二信号,第二信号是第一信号的信号。人类大脑皮层对第一信号发生反应的功能系统即为第一信号系统;而对第二信号发生反应的功能系统则为第二信号系统。动物只有第一信号系统,所以第二信号系统是人类区别于动物的主要特征。

(二)记忆的过程及机制

1.记忆的过程　通过感觉器官接受而进入大脑的信息量是十分巨大的,但大约只有1%的信息可长久贮存,绝大部分都被遗忘。心理学家通过实验揭示了遗忘发展的规律:遗忘进程不是均衡的,在识记的最初时间遗忘很快,后来逐渐减慢,而一段时间过后几乎不再遗忘,即遗忘的发展规律是先快后慢。能够被长期贮存的信息都是对个体具有重要意义的,而且是反复作用的信息。因而在信息的贮存过程中包含着对信息的选择和遗忘两个因素。人类的记忆过程包括四个连续的阶段,即感觉性记忆、第一级记忆、第二级记忆和第三级记忆。前两个阶段为短时性记忆(即此时信息的贮存是不牢固的,很快遗忘),记忆的后两个阶段为长时性记忆(信息被反复运用,记忆牢固不易遗忘)(图10-26)。

(1)感觉性记忆:是指通过感觉器官来的信息在大脑的感觉区内贮存的阶段,这个阶段的贮存时间很短,一般不超过1秒钟,转瞬即逝。

(2)第一级记忆:将感觉信息经过注意和处理形成新的连续的印象,就可将感觉性记忆转入第一级记忆。信息在第一级记忆中停留的时间仍然很短暂,平均约几秒钟。

(3)第二级记忆:引起第一级记忆的信息,通过反复运用学习,信息就可以贮存较长时间,数分钟至数年不等,这称为第二级记忆。第二级记忆是一个大而持久的贮存系统。

(4)第三级记忆:引起第二级记忆的信息,通过长年累月的运用,最后形成一种非常牢固的永久的记忆,这便是第三级记忆。如自己的名字、出生年月、国籍、民族、住址及每天都在进

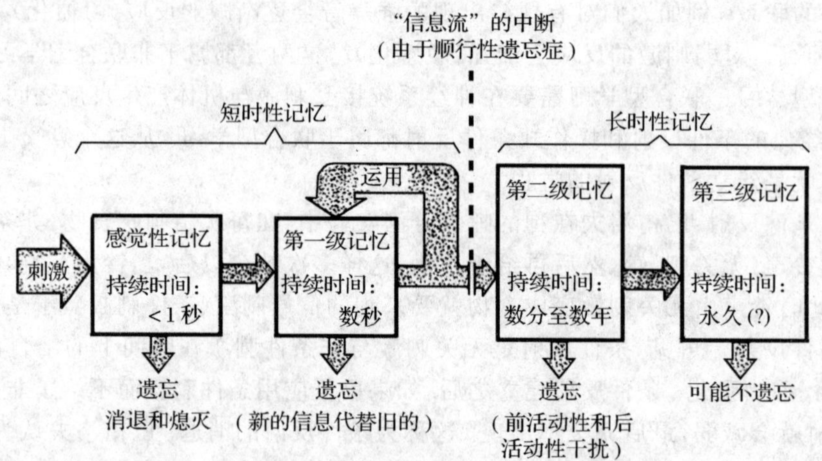

图 10-26 人类记忆过程四个阶段示意图

行操作的工艺等等。

"聪明鼠"的提示

"聪明鼠"是美国普林斯顿大学华裔科学家钱卓领导的研究小组,通过移植 NR2B 基因,于 1999 年培育出的世界上首批学习和记忆能力明显高于普通老鼠的转基因鼠。当时美国正巧在播放一部天才少年医生的电视剧,那位天才少年的名字叫杜奇·霍瑟,在学生们的提议下,钱卓遂将这些聪明的转基因鼠命名为"杜奇鼠"。"聪明鼠"的意义在于第一次发现了学习和记忆的开关——NR2B。由于哺乳类动物的脑细胞很相似,在决定智商的 NR2B 这个基因上,人类与老鼠的相似性达 98%,因此将来有可能通过三个途径来提高人类的智商:第一是将 NR2B 基因片段植入脑细胞中,用于治疗先天性智力障碍的儿童,或是患有老年痴呆症(又称为阿尔采默氏病,Alzheimer's disease)的患者;第二是把 NR2B 基因表达的神经蛋白注射到大脑中,以提高大脑的学习与记忆能力;第三则是利用转基因技术,把 NR2B 基因植入人类胚胎中。钱卓的这项成果被国际学术界誉为"为人脑基因活动开启了一扇天窗","是脑科学研究领域的重要里程碑"。也许用不了多久,假如您觉得自己不够聪明,就可以通过基因治疗来进行补救了。

2. 记忆的机制 神经元的活动具有一定的后作用,在刺激作用过去以后,活动仍能存留一定时间,感觉性记忆的机制可能属于这一类。神经元之间存在许多环路联系,环路的连续活动也是记忆的一种形式,第一级记忆的机制可能属于这一类。当海马受损时,海马环路中断,则引起近期记忆功能的丧失就是例证。可见短时性记忆与神经元生理活动的功能性表现有关。第二级记忆的机制可能与脑内的物质代谢,尤其是与脑内蛋白质的合成有关。在金鱼建立条件反射的过程中,如将嘌呤霉素注入动物脑内以抑制脑内蛋白质的合成,则动物学习记忆能力发生明显障碍。第三级记忆的机制可能与新的突触关系的建立有关。生活在复杂环境中的大鼠,学习记忆活动多,其大脑皮层的厚度大,突触联系较多。可见,长时性记忆与脑内物质代谢及结构的变化有关。

此外,学习与记忆活动还与某些化学物质有关。如给动物注射拟胆碱药、γ-氨基丁酸、儿茶酚胺类物质、加压素、纳洛酮等能增强记忆;而抗胆碱药、利血平、脑啡肽、催产素等则使记忆减退。

二、大脑皮层的语言功能和一侧优势

(一)大脑皮层的语言中枢

临床发现,人类大脑皮层一定区域的损伤,可引致各种特殊的语言活动功能障碍:①运动性失语症,若中央前回底部前方的 Broca 三角区(44 区,图 10-27)受损,病人可以看懂文字与听懂别人的谈话,但自己却不会说话,不能用语词来口头表达自己的思想;与发音有关的肌肉并不麻痹。②失写症,因损伤额中回后部接近中央前回的手部代表区所致,病人可以听懂别人说话,看懂文字,自己也会说话,但不会书写;手部的其他运动并不受到影响。③感觉性失语症,由颞上回后部的损伤所致,病人可以讲话及书写,也能看懂文字,但听不懂别人的谈话;病人并非听不到别人的发音,而是听不懂谈话的含义,好像听到听不懂的外国语一样。④失读症,如果角回受损,则病人看不懂文字的含义;但他的视觉和其他语言功能(包括书写、说话和听懂别人谈话等)均健全。由此看来,语言活动的完整功能与广大皮层区域的活动有关,各区域的功能是密切相关的,严重的失语症可同时出现上述四种语言活动功能的障碍。

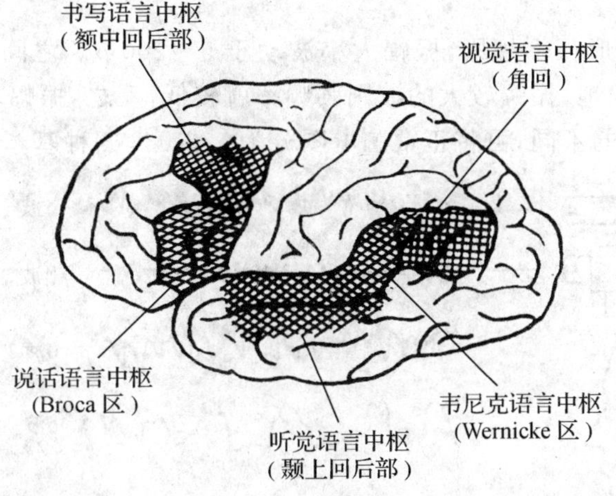

图 10-27 人类大脑皮层语言功能区域示意图

(二)大脑皮层语言功能的一侧优势

对于主要使用右手(右利者)的成年人而言,与语言有关的中枢主要集中在左侧大脑皮层。当左半球受损时,会产生各种语言功能的障碍。因此一般称左侧半球为优势半球,这种语言功能的一侧优势现象为人类所特有。它的出现虽然与一定的遗传因素有关,但主要是在后天生活实践中逐步形成的,与人类习惯使用右手有密切关系。成人之前,左优势半球尚未完善,当左侧大脑半球受损害后,还可能在右侧皮层建立语言活动中枢。但成年之后,左优势半球已经形成,如果左侧大脑半球损伤,就很难在右侧大脑皮层建立起语言活动中枢。上述语言功能左优势半球现象不是绝对的,部分左利者及左右手混用的人,甚至部分右利者,它们的语言优势半球可位于右半球。

一侧皮层优势的现象,反映了人类两侧大脑半球的功能是不对等的。左侧半球在语言功能上占优势,而右侧半球则在非语词性的认识功能上占优势,如对空间的辨认、深度知觉、触觉认识、音乐欣赏等。但是,上述的优势半球也是相对的,即左侧半球也有一定的非语词性认识功能,而右半球也有一定的简单的语词功能。

第八节　脑的电活动与觉醒睡眠

一、脑电图和皮层诱发电位

与肌肉等细胞的生物电现象一样,大脑皮层的神经细胞也具有生物电活动。其表现形式有两种:一种是在安静时、无任何外界刺激的情况下,大脑皮层神经元经常性的、自发产生的节律性电位变化,称为自发脑电活动。将引导电极置于头皮上,用脑电图机将这种电变化描记成图,称为脑电图(electroencephalogram,EEG)。在动物实验或进行脑外科手术时,将引导电极置于皮层表面所记录到的电位变化称为皮层电图。后者的波形与前者基本相同,但振幅比前者大10倍左右。另一种是感觉传入系统受到刺激时,在皮层某一局限区域引导出的形式较为固定的电位变化称为皮层诱发电位(evoked cortical potential)。

(一)脑电图

1. 脑电图的波形

人类的脑电图波形很不规则,振幅大小波动于5～200 μV之间,频率高低波动于每秒0.5～30次之间。一般地,振幅较大的波则其频率就较低,反之,振幅较小的波则其频率就较高。根据频率与振幅的不同,可将正常脑电图分为α、β、θ、δ四种基本波形(图10-28)。

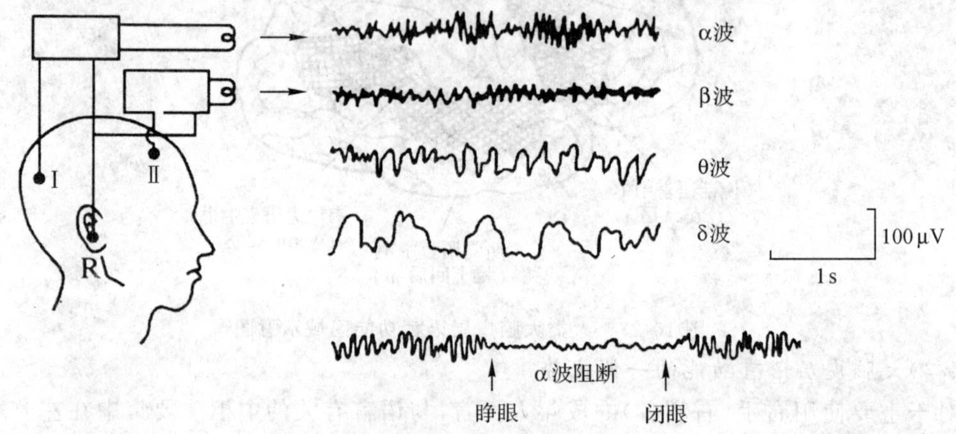

图10-28　脑电图记录方法与正常脑电图波形

Ⅰ、Ⅱ. 引导电极放置位置(分别为枕叶和额叶);

R. 无关电极放置位置(耳廓)

1. α波　α波的频率为每秒8～13次,波幅为20～100 μV。在枕叶及顶叶后部记录到的α波最为显著,是成人安静、清醒、闭眼时出现的主要脑电波。α波的幅度有节律地变化着,即由小变大,再由大变小,如此反复形成梭形,称α波的梭形。每一梭形持续1～2 s。当睁开眼睛或受到其他刺激时,α波立即消失呈现β波,这一现象称为α波阻断。当再次安静闭眼时,α波又重新出现,α波占正常脑电图的大多数。

2. β波　β波的频率最快,每秒14～30次,通常称为快波,其振幅最小,约为5～20 μV。

当受试者睁眼视物或突然听到音响或受到其他刺激时，出现β波，代表大脑皮层处于兴奋状态。在额叶和顶叶比较显著。

3. θ波 θ的频率为每秒4～7次，波幅为100～150 μV，成人困倦时出现此波，表示皮层处于抑制状态，幼儿期也可见到此波。

4. δ波 δ波的频率最慢，每秒0.5～3次，波幅最大，为20～200 μV。成人极度疲劳、睡眠、麻醉及缺氧和大脑器质性病变时可记录到此波。婴儿时期也可常见到δ波。

一般认为，脑电波由高振幅低频率转化为低振幅高频率时称为去同步化，表示大脑皮层兴奋过程的增强；反之，由低振幅高频率转化为高振幅低频率时，称为同步化，表示大脑皮层抑制过程的加深。

临床上，癫痫、脑肿瘤（占位性病变）、脑炎、脑血管疾病、颅脑损伤等疾病时，脑电图会出现明显异常，故脑电图检查有一定的诊断价值。如癫痫病人的脑电图可出现棘波、尖波、棘慢综合波等。

2. 脑电波的形成机制

应用微电极记录皮层神经元细胞内的电位变化，发现细胞的突触后电位（EPSP或IPSP）波动与皮层表面出现的α波节律相一致。因此可以认为，皮层表面的电位变化是由大量的神经元同步性的突触后电位总和所形成的。锥体细胞在皮层排列整齐，其顶树突相互平行并垂直于皮层表面，其同步电活动易于发生总和而形成强大电场，从而改变皮层表面的电位。

大量皮层神经元的同步电活动须依赖丘脑的功能。在中度麻醉的动物，即使没有其他感觉传入的刺激，皮层也会出现每秒8～12次的自发脑电活动。这种脑电活动与人脑电波中的α波节律极为相似。如果切断皮层与丘脑之间的纤维联系，上述类似α波的电活动就大大减少。如果用每秒8～12次的节律性电刺激作用于丘脑的非特异性核团（如髓板内核群、网状核等），则大脑皮层会出现类似α波的电活动。所以丘脑的一些核团及其非特异性投射系统的节律性活动可能是α波的起步点。

脑电图检查

脑电图检查对癫痫、脑炎、肿瘤、脑血管疾病、颅脑外伤有一定的诊断价值，CT并不能完全代替脑电图。

脑电图检查对癫痫的诊断、分型、抗癫痫药物的选择、剂量调整、停药时机、外科治疗、预后判断和法医鉴别等均有较大价值。

脑肿瘤，主要表现为肿瘤部位局限性慢波、棘波、痫波、位相倒置和病理性电静息，有颅内压增高时，可呈弥漫性波异常。

脑血管疾病，多呈广泛性或局限性慢波异常，与病情有很好的平行关系，随病情好转而改善，此可与脑瘤鉴别。

颅内炎症，多呈弥漫性慢波异常，与病情有较好的平行性。

颅脑外伤时，作脑电图检查则有助于发现受伤部位，判断受伤程度、预后，有无颅内血肿，并发脓肿和继发癫痫的可能性。

(二)皮层诱发电位

在动物实验中,当人工刺激某一感觉传入系统(可以是感觉器官、感觉神经或感觉传导途径上的任何一点)时,即可在皮层相应的感觉区表面引出皮层诱发电位。皮层诱发电位一般分为两个部分:①主反应:为一先正后负的电位变化,出现在一定的潜伏期之后,潜伏期的长短决定于刺激部位离皮层的距离、神经纤维的传导速度和所经过的突触数目等因素;②后发放:为一系列正相的周期性电位波动(图 10-29)。由于皮层诱发电位时常出现在自发脑电活动的背景上,因此很难分辨;在运用计算机将电位变化叠加和平均处理后,能使皮层诱发电位突出地显示出来。用这种方法记录到的电位称为平均诱发电位。利用记录诱发电位的方法,有助于了解各种感觉投射的定位,皮层感觉代表区的投射规律就是应用诱发电位的方法获得的。诱发电位也可以在人体颅外头皮上记录到。临床常用的诱发电位有体感诱发电位、听觉诱发电位和视觉诱发电位等,对于中枢损伤部位的诊断具有一定价值。此外,诱发电位的概念有所扩展,如在动物实验中,电刺激脊髓前根,冲动沿运动神经逆向传至脊髓前角引起的电位变化,也可称为诱发电位。

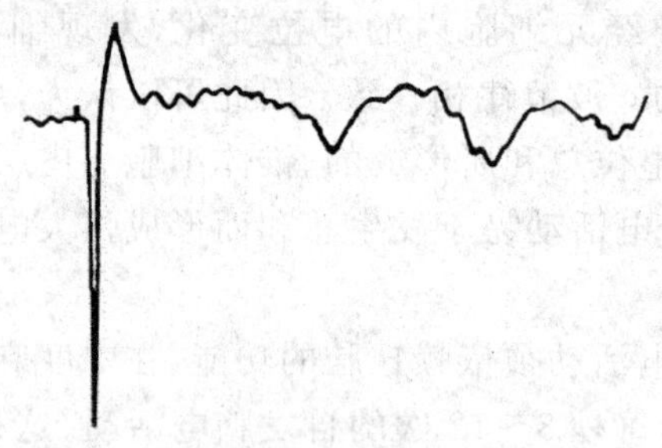

图 10-29 家兔大脑皮层感觉运动区诱发电位

上线:诱发电位记录,向下为正,向上为负;下线:时间,50 ms

第一个向上小波为刺激桡浅神经记号,间隔 10 ms 后即出现先正后负的主反应,再间隔 100 ms 左右后,即相继出现正相波动的后发放

二、觉醒与睡眠

觉醒和睡眠是人和动物必需的两种生理过程。这两种生理活动以近似于昼夜节律的方式周期地交替着,是一种日周期的生物节律。只有在觉醒状态下,人才能进行各种有意识的活动,如学习、工作以及感知和应付各种环境变化。通过睡眠使机体的体力和精力得以恢复,并对大脑皮层起保护作用。

(一)觉醒状态的维持

各种传入冲动,经脑干网状结构上行激动系统的传导,并以乙酰胆碱为递质,使大脑皮层处于觉醒状态。

觉醒状态可分为脑电觉醒(脑电波呈现快波表现)和行为觉醒(通常的清醒状态下的各种行为表现)两种状态。它们的维持有不同的机制。动物实验观察到,单纯破坏中脑黑质多巴胺递质系统后,则动物在行为上不表现为觉醒状态。对光、声等新异刺激无探究行为,但脑电波仍可呈现快波的觉醒状态。因此认为,黑质多巴胺系统对行为觉醒的维持有关。破坏蓝斑上部的去甲肾上腺素递质系统后，动物脑电的快波明显减少，即脑电觉醒不能维持，因此认为蓝斑上部的去甲肾上腺素递质系统与脑电觉醒的维持有关。脑干网状结构上行激动系统的乙酰胆碱递质系统对上述作用起调制作用。

(二)睡眠的时相

用脑电图描记跟踪睡眠过程，发现睡眠可分为两种不同的时相，分别称慢波睡眠和快波睡眠。

1. 慢波睡眠　慢波睡眠的脑电图特征是呈现同步化的慢波。慢波睡眠时的一般表现为：各种感觉功能减退，骨骼肌反射活动和肌紧张减退，自主神经功能普遍下降，但胃液分泌和发汗功能增强，生长素分泌明显增多。故慢波睡眠有利于促进生长和恢复体力。

2. 快波睡眠　又称异相睡眠或快动眼睡眠。此睡眠时相的脑电图特征是呈现去同步化的快波。各种感觉和躯体运动功能进一步减退。此外，还可有间断性的阵发性表现：如出现眼球快速运动、部分肢体抽动、心率变快、血压升高、呼吸加快等表现。此时易导致心绞痛、哮喘、阻塞性肺气肿缺氧的发作。快波睡眠期间，脑内蛋白质合成增加，新的突触联系建立，这有利于幼儿神经系统的成熟、促进学习记忆活动和精力的恢复。在快波睡眠时，将受试者唤醒，80%的人报告说正在做梦，所以做梦也是快波睡眠的一个特征。

3. 睡眠时相的转换

成人睡眠开始后首先进入慢波睡眠，持续80～120分钟后转入快波睡眠，持续约20～30分钟，然后又转入慢波睡眠，如此互相交替，反复4～5次即完成睡眠过程。成人觉醒状态只能进入慢波睡眠而不能直接进入快波睡眠(睡眠被剥夺者例外)，但两种时相的睡眠都可以直接转为觉醒状态。

(三)睡眠产生的机制

研究表明，睡眠并非是脑活动的被动抑制，而是由脑干尾端的睡眠中枢发出的上行抑制系统主动地将抑制过程向大脑皮层广泛扩散引起的，并与上行激动系统的作用相拮抗，从而调节睡眠与觉醒的相互转化。

目前认为，睡眠的发生机制还与不同的中枢递质系统活动有关。脑干中缝核上部的5-羟色胺递质系统与慢波睡眠有关，该部受损则慢波睡眠明显减少。中缝核下部的5-羟色胺递质系统作用于蓝斑下部去甲肾上腺素递质系统引起快波睡眠，该两个部位受损则快波睡眠明显减少。

嗜睡症

嗜睡症是一种过度的白天睡眠或睡眠发作。主要特点是：②白天睡眠过多或睡眠发作，睡眠发作不能用睡眠时间不足来解释，清醒时达到完全觉醒状态的过渡时间延长；③每天出现这种睡眠障碍，持续1个月以上或反复睡眠发作，引起明显的苦恼或影响工作或家庭生活；④排除各种器质性疾病引起的白天嗜睡和发作性睡病，嗜睡症的发病多与心理因素有关。

嗜睡症的治疗多采用心理治疗，去除与发病有关的不良心理因素，避免精神刺激，帮助病人建立正常的生活规律。此外，还可在医生指导下应用小剂量的精神兴奋药物，如苯丙胺和哌醋甲酯等。

【复习思考题】

1. 名词解释

轴浆运输　突触　兴奋性突触后电位　抑制性突触后电位　非突触性化学传递　神经递质　调质　反射　突触后抑制　突触前抑制　特异性投射系统　非特异性投射系统　牵涉痛　脊休克　骨骼肌的牵张反射　腱反射　肌紧张　去大脑僵直　γ-环路　脑电图　皮层诱发电位

2. 试述突触传递的过程和原理。
3. 比较兴奋性突触和抑制性突触传递原理的异同。
4. 何谓突触前抑制和突触后抑制？简述其产生机理。
5. 乙酰胆碱受体和肾上腺素受体各可分为哪几种类型？各有何生理作用？
6. 什么是特异性和非特异性投射系统？它们在结构和功能上各有何特点？
7. 内脏痛有何特征？简述牵涉痛产生的原因。
8. 简述小脑的结构与功能。
9. 何谓锥体系统和锥体外系统？各有何生理功能？
10. 简述下丘脑的功能。
11. 简述睡眠的时相及睡眠时身体生理功能的变化。

（梁华为　虞燕琴）

第十一章

内分泌

【教学要求】

了解激素的一般特征，下丘脑与腺垂体的细胞分类和机能联系。掌握下丘脑、腺垂体、神经垂体、甲状腺、肾上腺、胰岛激素及调节钙磷代谢激素的生物学作用及其分泌的调节。了解松果体激素与前列腺素。

【内容提要】

1. 内分泌系统是由内分泌腺和分散于某些器官组织中的内分泌细胞所组成的信息传递和调节系统。由内分泌腺或散在的内分泌细胞所分泌的高效能生物活性物质称为激素。激素分为四大类：含氮激素、类固醇激素、固醇类激素、脂肪酸衍生物。

2. 下丘脑-垂体功能单位包括下丘脑-神经垂体系统和下丘脑-腺垂体系统。下丘脑-神经垂体系统产生释放的激素为催产素和血管升压素（抗利尿激素）；下丘脑-腺垂体系统中，下丘脑产生 9 种下丘脑调节肽调节腺垂体的活动，腺垂体产生 7 种激素。

3. 腺垂体激素的主要功能：生长激素主要促进个体生长发育和代谢，催乳素主要促进乳腺发育、引起并维持泌乳，促黑激素主要促进黑素细胞合成黑色素，促甲状腺激素、促肾上腺皮质激素、黄体生成素、卵泡刺激素分别调节相应靶腺的发育与功能活动。

4. 甲状腺激素的主要作用是促进人体代谢，促进机体生长发育。甲状腺机能活动主要受下丘脑-垂体-甲状腺轴的调节，有一定程度的自身调节和神经调节。

5. 糖皮质激素的主要作用是促进糖异生、抑制葡萄糖的利用，促进脂肪分解和重新分布，促进蛋白质分解，参与应激反应，并提高机体对应激刺激的耐受能力和生存能力。糖皮质激素的分泌受下丘脑-腺垂体-肾上腺皮质轴的调节。

6. 肾上腺髓质激素包括肾上腺素和去甲肾上腺素，其生理作用广泛而多样，参与应急反应并影响机体代谢。

7. 调节钙、磷代谢的激素主要有：甲状旁腺激素、维生素 D 和降钙素。通过对骨、肾和肠的作用，维持血中钙和磷水平的相对稳定。

8. 胰岛素的主要作用是促进合成代谢、维持血糖正常水平。胰岛素是机体惟一降低血糖的激素。其分泌调节除受神经体液调节外，调节胰岛素分泌的最重要因素是血糖浓度。升高血糖的激素有胰高血糖素、糖皮质激素和生长素。

第一节 概 述

内分泌(endocrine)是指细胞所分泌的物质直接进入血液或其他体液的过程。内分泌系统(endocrine system)则是由内分泌腺和分散于某些器官组织中的内分泌细胞所组成的一个体内重要的信息传递系统，它与神经系统密切联系，相互配合，共同调节机体的各种功能活动，维持内环境相对稳定。

人体主要的内分泌腺有垂体、甲状腺、甲状旁腺、肾上腺、胰岛、性腺和松果体等。散在的内分泌细胞分布比较广泛，如胃肠道黏膜、下丘脑、心脏、血管、肺、肾脏、胎盘、皮肤等。

由内分泌腺或散在的内分泌细胞所分泌的高效能的生物活性物质，由体液传递，作为"化学信使"对组织细胞发挥调节作用从而影响机体的生理功能，此种化学物质称为激素(hormone)。接受激素信息的细胞、组织或器官分别称为靶细胞(target cell)、靶组织(target tissue)和靶器官(target organ)。

随着内分泌学研究的进展，激素这一经典概念已发生很大的改变。一些非内分泌细胞分泌的化学信使物质，如神经细胞释放的肽类、组织细胞产生的前列腺素和生长因子以及免疫活性细胞分泌的细胞因子等，均在细胞与细胞之间传递着特定的信息。因此，从机体功能调节中传递信息的化学物质角度来看，激素与神经递质、调质和细胞因子之间的界限已不像过去那样绝对了。激素作为细胞与细胞之间传递信息的化学信号物质，经体液传递到靶器官或靶细胞，发挥刺激或抑制作用，调节其功能。大多数激素经血液运输到远距离靶组织或靶细胞而发挥作用，这种方式称为远距分泌(telecrine)；某些激素，可不经血液运输，而由组织液扩散作用于邻近细胞发挥作用，这种方式称为旁分泌(paracrine)；如果内分泌细胞所分泌的激素在局部扩散，又返回作用于该内分泌细胞而发挥反馈作用，这种方式称为自分泌(autocrine)。下丘脑有许多具有内分泌功能的神经细胞，这类神经细胞既能产生和传导神经冲动，又能合成和释放激素，故称神经内分泌细胞，它们所产生的激素称神经激素，可沿轴突借轴浆流动运送至末梢而释放入血液，这种方式称神经分泌(neurocrine)。

一、激素的分类

激素的种类繁多，来源复杂，按其化学性质分为四大类(表 11-1)。

(一)含氮激素

1. 蛋白质激素　主要有胰岛素、甲状旁腺激素和腺垂体激素等。

2. 肽类激素　包括下丘脑调节性多肽、神经垂体激素、降钙素和胃肠激素等。

3. 胺类激素　如去甲肾上腺素、肾上腺素、甲状腺激素等。

(二)类固醇激素

类固醇激素是由肾上腺皮质和性腺分泌的激素，如皮质醇、醛固酮、雌激素、孕激素以及雄激素等。

(三)固醇类激素

固醇类激素包括胆钙化醇(维生素 D_3)、25-羟胆钙化醇(25-羟维生素 D_3)和 1,25-二羟胆钙化醇(1,25-二羟维生素 D_3)。

(四)脂肪酸衍生物

如前列腺素。

表 11-1　主要激素及其化学性质

主要来源	激　　素	英文缩写	化学性质
下丘脑	促甲状腺激素释放激素	TRH	3 肽
	促性腺激素释放激素	GnRH	10 肽
	生长素释放抑制激素(生长抑素)	GHRIH	14 肽
	生长素释放激素	GHRH	44 肽
	促肾上腺皮质激素释放激素	CRH	41 肽
	促黑(素细胞)激素释放因子	MRF	肽
	促黑(素细胞)激素释放抑制因子	MIF	肽
	催乳素释放因子	PRF	肽
	催乳素释放抑制因子	PIF	多巴胺(?)
	血管升压素(抗利尿激素)	VP(ADH)	9 肽
	催产素	OXT	9 肽
腺垂体	促肾上腺皮质激素	ACTH	39 肽
	促甲状腺激素	TSH	糖蛋白
	促卵泡激素	FSH	糖蛋白
	黄体生成素	LH	糖蛋白
	促黑(素细胞)激素	β-MSH	18 肽
	生长素	GH	蛋白质
	催乳素	PRL	蛋白质
甲状腺	甲状腺素(四碘甲腺原氨酸)	T_4	胺类
	三碘甲腺原氨酸	T_3	胺类
甲状腺 C 细胞	降钙素	CT	32 肽
甲状旁腺	甲状旁腺激素	PTH	蛋白质
胰岛	胰岛素		蛋白质
	胰高血糖素		29 肽
	胰多肽		26 肽
肾上腺:皮质	糖皮质激素(如皮质醇)		类固醇
	盐皮质激素(如醛固酮)		类固醇
髓质	肾上腺素	E	胺类
	去甲肾上腺素	NE	胺类
睾丸:间质细胞	睾酮	T	类固醇
支持细胞	抑制素(卵巢也可产生)		糖蛋白
卵巢及胎盘	雌二醇	E_2	类固醇
	雌三醇	E_3	类固醇
	孕酮	P	类固醇
	人绒毛膜促性腺激素	hCG	糖蛋白
消化道及脑	促胃液素		17 肽
	缩胆囊素	CCK	33 肽
	促胰液素		27 肽
心房	心房钠尿肽	ANP	21～23 肽
松果体	褪黑素	MT	胺类
胸腺	胸腺激素		肽类、蛋白质
皮肤、食物	胆钙化醇(维生素 D_3)	VD_3	固醇类激素
肝脏	25-羟胆钙化醇(25-羟维生素 D_3)		固醇类激素
肾脏	1,25-二羟胆钙化醇(1,25-二羟维生素 D_3)		固醇类激素

二、激素作用的一般特性

激素种类很多,其化学结构也各不相同,但它们的作用具有某些共同特征。

(一)激素的信息传递作用

内分泌系统以激素这种化学形式在细胞与细胞之间进行信息传递,不论何种激素,只能对靶细胞的生理生化过程起加强或减弱的作用,如甲状腺激素的产热作用,生长激素促进生长发育等。在这些作用中,激素既不能添加成分,也不能提供能量,仅仅起将生物信息传递给靶细胞的"信使"作用,从而调节靶细胞固有的生理生化反应。它在信息传递完成以后,便被分解失活。

(二)激素作用的相对特异性

激素的作用具有较高的组织特异性与效应特异性,即具有选择地作用于靶细胞的特性,称为激素作用的特异性。

靶细胞能识别特异激素信号,是因为靶细胞表面或胞浆或胞核内存在着与该激素发生特异性结合的受体(receptor)。

(三)激素的高效能生物放大作用

各种激素在血液中的含量均极微,一般在 nmol/L,甚至在 pmol/L 数量级。但微量激素却具有显著作用,因为激素作用于受体后,在细胞内发生一系列酶促放大作用。例如 0.1 μg 促肾上腺皮质激素释放激素可引起腺垂体释放 1 μg 促肾上腺皮质激素,再引起肾上腺皮质分泌 40 μg 糖皮质激素,放大了 400 倍。因此,体液中激素浓度的变化会对机体生理功能产生巨大的影响。

(四)激素间的相互作用

内分泌系统可看做是一个整合系统,激素与激素之间往往存在着相互影响,表现为竞争作用、协同作用、拮抗作用和允许作用,以维持机体功能活动的稳态。

1. 竞争作用　化学结构相似的激素可竞争同一受体位点,它取决于激素与受体的亲和性和激素的浓度。如孕酮与醛固酮受体亲和性很小,但当孕酮浓度升高时则可与醛固酮竞争同一受体而减弱醛固酮的生理作用。

2. 协同作用　如生长素、肾上腺素等,虽然作用于代谢的不同环节,但都可升高血糖。

3. 拮抗作用　胰高血糖素和胰岛素通过各自作用的酶系以相反方向影响代谢,前者促进糖原分解,使血糖升高,后者促进糖原合成,使血糖降低,表现了不同程度的拮抗作用。

4. 允许作用　有的激素本身并不能直接对某些器官组织或细胞产生生物效应,但在它存在的条件下,却可使另一种激素的作用明显增强,这种现象称为激素的允许作用(permissive action)。如糖皮质激素本身对心肌和血管平滑肌并无收缩作用,但是,只有在它存在时,儿茶酚胺才能充分发挥对心血管的调节作用。某些低血压患者单独使用去甲肾上腺素升压,效果欠佳,但同时给予少量的皮质醇,升压效果明显增强。这种作用表现了激素的允许作用。允许作用的机制尚不十分清楚。

三、激素的作用机制

近年来随着分子生物学的发展,关于激素作用机制的研究,获得了迅速进展,现就含氮激素与类固醇激素的作用机制加以讨论。

(一)含氮激素的作用机制——第二信使学说

体内大多数蛋白质和肽类激素通过第二信使系统实现跨膜信号传递。跨膜信号转导途径从膜受体与激素结合开始,通过受体变构,激活 G 蛋白,后者再激活 G 蛋白效应器酶(AC、PLC 等),导致第二信使的生成量改变,进而使相应的蛋白激酶活性改变,产生一系列的生理效应(图 11-1A)。

作为含氮类激素发挥作用的第二信使除了 cAMP 之外,还有 IP_3、DG、Ca^{2+}、cGMP 和前列腺素等(图 11-1B)。

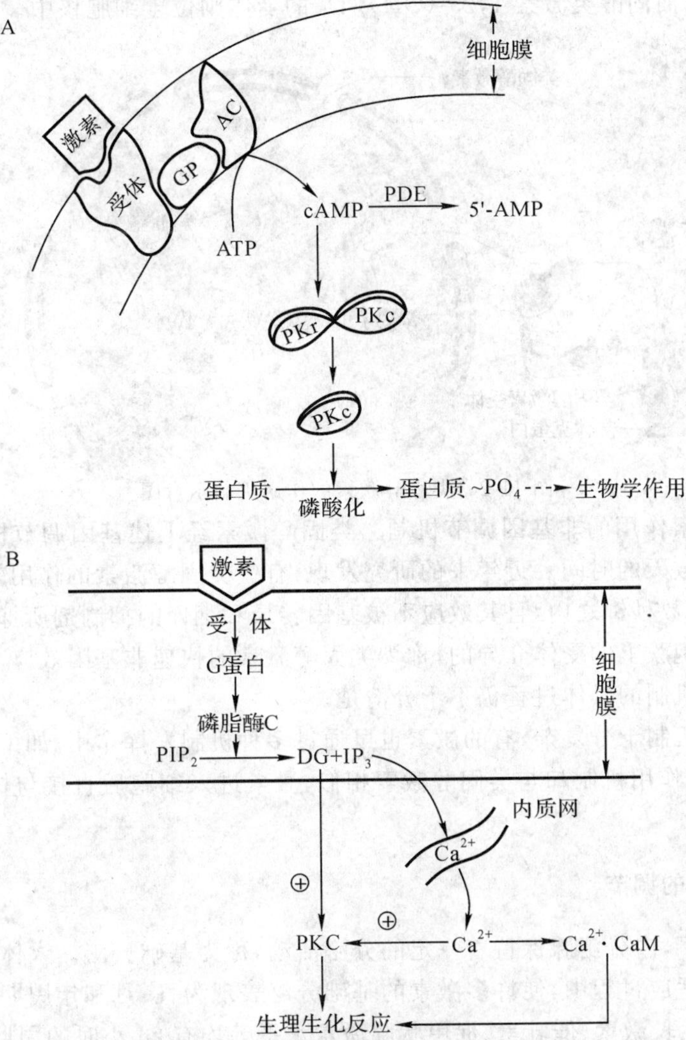

图 11-1　含氮激素的作用机制示意图

GP:G 蛋白　AC:腺苷酸环化酶　PDE:磷酸二酯酶　PKr:蛋白激酶调节亚单位
PKc:蛋白激酶催化亚单位　PIP2:磷脂酰二磷酸肌醇　DG:二酰甘油
IP_3:三磷酸肌醇　PKC:蛋白激酶 C　CaM:钙调蛋白

(二)类固醇激素的作用机制

类固醇激素的作用机制包括基因调节机制和非基因调节机制。

1. 类固醇激素作用的基因调节机制　类固醇激素分子小，为脂溶性，可通过细胞膜进入细胞内，与胞质受体结合，形成激素-胞质受体复合物。此复合物在 Ca^{2+} 参与下发生变构，能进入核内与核受体结合形成复合物。此激素-核受体复合物结合在染色质的非组蛋白的特异位点上，激发 DNA 转录过程，生成新的 mRNA，诱导相应蛋白质的合成而产生生物效应。也有的类固醇激素在进入细胞后，直接经胞质进入核内与核受体结合，调节基因表达。这一过程称为类固醇激素作用的基因调节机制，也称为基因表达学说(图 11-2)。一般认为，糖皮质激素和盐皮质激素的受体主要存在于胞质中，性激素(雌激素、孕激素与雄激素)受体在胞质与胞核中均存在，而固醇类激素 1,25-$(OH)_2$-D_3 的受体则位于细胞核中。

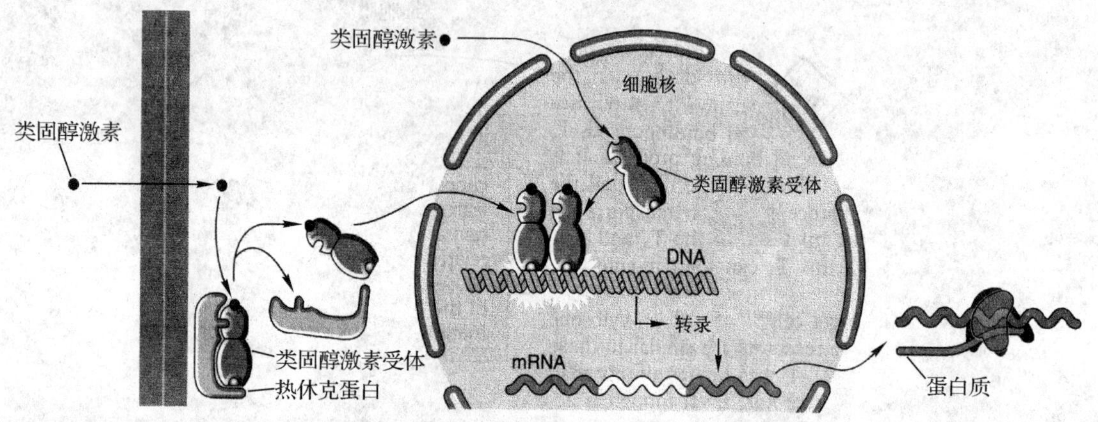

图 11-2　类固醇激素的作用机制示意图

2. 类固醇激素作用的非基因调节机制　类固醇激素经上述基因调节机制发挥作用，一般需要数小时或数天的时间。近年来的研究发现，有些类固醇激素的作用效应出现很快，往往在数分钟，甚至数秒钟之内，且其效应不被基因转录和翻译的抑制剂所抑制。因而推测此快速作用是由细胞膜上的受体介导的，称为类固醇激素的快速非基因效应。目前对于类固醇激素非基因作用机制的具体过程仍不十分清楚。

激素的作用机制十分复杂，有的激素也可通过多种机制发挥作用。如甲状腺激素虽然属于含氮激素，但其作用机制却与类固醇激素相似，激素进入细胞后直接与核受体结合，调节基因表达。

四、激素分泌的调节

在正常情况下，内分泌腺保持着一定的分泌活动，称为基础分泌。人体在对自然环境和社会环境的长期适应过程中，使许多激素的基础分泌表现为日、月和年周期性活动。如血中 ACTH、皮质醇、生长激素、催乳素、促甲状腺激素水平等均有 24 小时的周期性波动。这种周期性活动对于维持人体的一些基本功能活动和内环境稳态，起着十分重要的作用。

激素分泌的调节，可概括为两种方式，即反馈调节和非反馈调节。

(一)反馈调节

反馈调节是一种自我调节。即受控的内分泌细胞或腺体产生的激素可对控制部分的内分泌细胞或腺体发挥调节作用(图 11-3)。

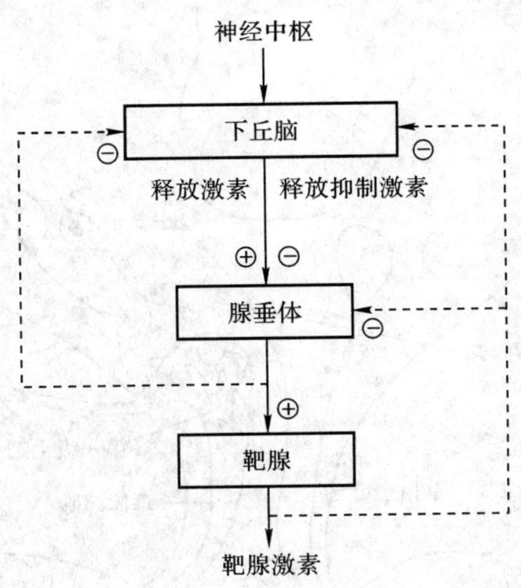

图 11-3　激素分泌的反馈调节示意图

(二)非反馈调节

非反馈调节也称开环调节。中枢神经系统可接受外界环境中的各种刺激,通过下丘脑调控内分泌系统的活动,使内分泌系统的活动适应于环境的变化,是通过开环调节实现的。

激素分泌随内外环境的变化而变化,主要是通过神经调节完成的;而体内激素水平维持相对稳定,则主要是通过反馈调节实现的。反馈调节对激素分泌保持相对恒定起重要作用。两种调节紧密联系,共同维持机体激素的浓度以适应内外环境变化的需要。

第二节　下丘脑与垂体

下丘脑与垂体在形态与功能上的联系非常密切,可将它们看作一个下丘脑-垂体功能单位。这个功能单位包括下丘脑-神经垂体系统和下丘脑-腺垂体系统(图 11-4)。

下丘脑的一些神经元既能分泌激素(神经激素),具有内分泌细胞的作用,又保持典型神经细胞的机能。它们可将从大脑或中枢神经系统其他部位传来的神经信息,转变为激素的信息,起着换能神经元的作用,从而以下丘脑为“枢纽”,把神经调节与体液调节紧密联系起来。

一、下丘脑-神经垂体系统

下丘脑前部的一组肽能神经元轴突延伸终止于神经垂体,形成了下丘脑-垂体束,构成下丘脑-神经垂体系统(hypothalamo-neurohypophysis system)。这一系统所产生、释放的激素称神经垂体激素,包括催产素(oxytocin, OXT)和血管升压素(vasopressin, VP)。血管升压素也称抗利尿激素(antidiuretic hormone, ADH)。人血管升压素的第 8 位氨基酸为精氨酸,故称精氨酸血管升压素(arginine vasopressin, AVP)。两者均为 9 肽。催产素与血管升压素分子结构相似,因而生理作用也有交叉。

血管升压素和催产素由下丘脑视上核和室旁核合成分泌的,但视上核以合成分泌血管升压素为主,室旁核以产生催产素为主。它们在下丘脑合成后沿下丘脑-垂体束的轴浆流动运送并贮存于神经垂体的神经末梢处,在适宜的刺激作用下,由神经垂体释放进入血液循

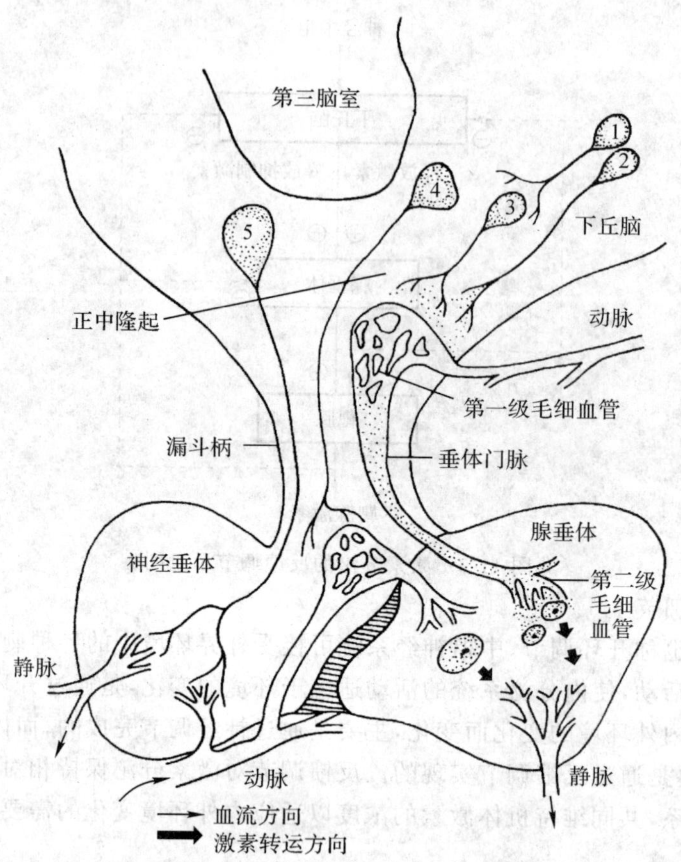

图 11-4 下丘脑-垂体功能单位模式图

环，神经垂体本身无合成神经垂体激素的能力。

（一）血管升压素的生理作用及分泌调节

生理剂量的血管升压素并没有升压作用，只有抗利尿作用，因此，血管升压素称为抗利尿激素较为恰当，但在大失血的情况下，血中抗利尿激素浓度明显升高时，才表现出缩血管作用，对维持血压有一定的意义。

抗利尿激素的生理作用及分泌调节已在第八章讨论。

（二）催产素的生理作用及分泌调节

1.生理作用 催产素具有促进乳汁排出和刺激子宫收缩的作用，以前者为主。

（1）对乳腺的作用：催产素是促进乳汁排出的关键激素。催产素可使乳腺周围肌上皮细胞收缩，使具有泌乳功能的乳腺排乳。此外，还有营养乳腺，维持哺乳期乳腺不致萎缩的作用。

（2）对子宫的作用：催产素可促进子宫收缩，但其作用与子宫的功能状态有关。催产素对非孕子宫作用较弱，但对妊娠子宫作用较强，使之强烈收缩。雌激素增加子宫对催产素的敏感性，而孕激素的作用则相反。

此外，催产素对机体的神经内分泌、学习与记忆、痛觉调制、体温调节等生理功能也有一定的影响。

2.分泌调节

(1)吸吮乳头反射性引起下丘脑-神经垂体系统催产素的分泌与释放，导致乳汁排出，称射乳反射。射乳反射可建立条件反射。焦虑、烦恼、恐惧、不安都可抑制排乳。

(2)在临产或分娩时，子宫和阴道受到压迫和牵拉可反射性引起催产素的分泌与释放。催产素在临床上的应用，主要是诱导分娩(催产)，及防止或制止产后出血。

二、下丘脑-腺垂体系统

下丘脑内侧基底部存在一个“促垂体区”，主要包括正中隆起、弓状核、视交叉上核、室周核和腹内侧核等核团。这些核团的神经元能合成和分泌至少九种具有活性的多肽，经垂体门脉系统运送至腺垂体，调节腺垂体功能，构成了下丘脑-腺垂体功能系统(hypothalamo-adenohypophysis system)。下丘脑促垂体区肽能神经元分泌的肽类激素的主要作用是调节腺垂体的活动，因此称为下丘脑调节肽(hypothalamic regulating-peptides, HRP)。下丘脑调节肽的生理作用是刺激或抑制腺垂体激素的分泌。此外，由于“促垂体区”的神经元还接受来自中脑、边缘系统及大脑皮层等处的神经纤维，因此能将来自大脑皮层等处的神经信息转变为激素信息，具有重要生理意义。

(一)下丘脑调节肽对腺垂体的作用

下丘脑调节肽对腺垂体激素的合成和分泌具有兴奋或抑制作用。其化学结构已被确定的，称为释放激素或释放抑制激素；化学结构尚未被确定的，称释放因子或释放抑制因子。下丘脑调节肽的化学性质及主要作用见表11-2。近年来，从绵羊的下丘脑中提取到一种能激活腺垂体细胞腺苷酸环化酶的肽，称为垂体腺苷酸环化酶激活肽(pituitary adenylyl cyclase activating polypeptide, PACAP)。PACAP是一种新发现的下丘脑促垂体激素，它和其他已知的下丘脑调节肽一样，可通过垂体门脉系统到达腺垂体，与滤泡星形细胞上的Ⅰ型受体结合，激活腺苷酸环化酶，使细胞内cAMP的水平升高，从而促进某些生长因子或细胞因子的生成，这些因子再以旁分泌的方式调节腺垂体细胞的生长发育及分泌功能。

表11-2　下丘脑调节肽的化学性质与主要作用

种　类	化学性质	主要作用
促甲状腺激素释放激素(TRH)	3肽	促进促甲状腺激素的分泌
促性腺激素释放激素(GnRH)	10肽	促进黄体生成素、促卵泡激素的分泌
生长素释放激素(GHRH)	44肽	促进生长素的分泌
生长抑素(GIH)	14肽	抑制生长素的分泌
促肾上腺皮质激素释放激素(CRH)	41肽	促进促肾上腺皮质激素的分泌
催乳素释放因子(PRF)	肽	促进催乳素的分泌
催乳素释放抑制因子(PIF)	多巴胺(?)	抑制催乳素的分泌
促黑激素释放因子(MRF)	肽	促进促黑激素的分泌
促黑激素释放抑制因子(MIF)	肽	抑制促黑激素的分泌

(二)腺垂体激素的生理作用及分泌调节

腺垂体是体内最重要的内分泌腺，主要的内分泌细胞有5种，能分泌7种不同的激素：生长激素(growth hormone, GH)、促甲状腺激素(thyroid-stimulating hormone, TSH)、促肾上腺皮质激素(adrenocorticotropic hormone, ACTH)、促卵泡激素(follicle-stimulating hormone, FSH)、黄体生成素(luteinizing hormone, LH)、催乳素(prolactin, PRL)和促黑(素细胞)激素(melanophore stimulating hormone,MSH)。

其中TSH、ACTH、FSH和LH均有各自的靶腺,通过靶腺发挥作用,形成下丘脑-垂体-甲状腺轴、下丘脑-垂体-肾上腺皮质轴和下丘脑-垂体-性腺轴。GH、RPL和MSH直接作用于靶组织或靶细胞,调节物质代谢、个体生长、乳腺发育与泌乳及黑色素代谢等活动。

1. 腺垂体激素的生理作用

(1)生长激素(GH):其化学结构与人催乳素近似,故两者的作用有一定程度的交叉,即生长激素有较弱的泌乳始动作用,催乳素也有较弱的促生长作用等。GH是腺垂体含量较多的激素,人生长激素(human growth hormone, hGH)是由191个氨基酸残基组成的蛋白质激素。在腺垂体GH的含量无明显的年龄差别。在安静、空腹的情况下,成人男性血浆hGH浓度不超过5 μg/L(一般为2 μg/L),女性高于男性。儿童血浆hGH浓度高于成人。血浆hGH浓度还受睡眠、锻炼、血糖及性激素水平等因素影响。GH有显著的种属差异,除猴以外,其他动物的GH对人类无效。近年来利用DNA重组技术可以大量生产人GH,供临床应用。生长激素的作用如下:

1)促进个体生长发育:机体生长发育受多种激素的影响,GH是起关键作用的激素。幼年动物切除垂体后,生长立即停滞,如及时补充GH,可使其恢复生长发育。人幼年期若GH分泌不足,将出现生长停滞,身材矮小,称侏儒症(dwarfism),其智力正常;若幼年期GH分泌过多可引起巨人症(gigantism)。若在成年时,生长激素分泌过多,此时由于骨骺已闭合,只能使软骨成分较多的手足、肢端短骨、面骨及其软组织生长异常,以致形成手足粗大,鼻大唇厚,下颌突出,内脏器官也产生肥大现象,称肢端肥大症。

2)促进代谢:GH对代谢过程有广泛的影响,具有促进蛋白质合成,促进脂肪分解和升高血糖的作用。同时,它使机体的能量来源由糖代谢向脂肪代谢转移,促进生长发育和组织修复。GH可促进氨基酸进入细胞,加强DNA、RNA的合成,使尿氮减少,呈氮的正平衡;GH可激活对激素敏感的脂肪酶,促进脂肪分解,增强脂肪酸的氧化,提供能量,并使组织特别是肢体的脂肪量减少;还可抑制外周组织摄取和利用葡萄糖,减少葡萄糖的消耗,升高血糖水平。GH分泌过多时,可因血糖升高而引起糖尿,称为垂体性糖尿。

GH促进骨、软骨、肌肉及其他组织细胞分裂增殖,蛋白质合成增加,这一作用是通过生长素介质(somatomedin, SM)的间接作用造成的。GH能刺激肝、肾及肌肉组织产生SM,它是一种多肽,因其化学结构与胰岛素相似,故又称为胰岛素样生长因子(insulin-like growth factor, IGF)。目前已分离出两种生长素介质,即IGF-Ⅰ和IGF-Ⅱ。GH的促生长作用主要由IGF-Ⅰ介导。IGF的主要作用是促进软骨生长。它除了可促进硫酸盐进入软骨组织外,还促进氨基酸进入软骨细胞,增强DNA、RNA和蛋白质的合成,促进软骨组织增殖与骨化,使长骨加长。

GH在发挥作用的过程中,首先与靶细胞膜上的GH受体结合,主要使JAK2蛋白的酪氨酸发生磷酸化,随后使细胞内蛋白质分子发生磷酸化,最后使转录因子STAT磷酸化而激活,并转入细胞核内,加速DNA转录过程,促进蛋白质的合成。此外,GH受体还可激活蛋白激酶C(PKC),经PLC-DG系统等跨膜信号转导途径引起靶细胞的生物效应(图11-5)。

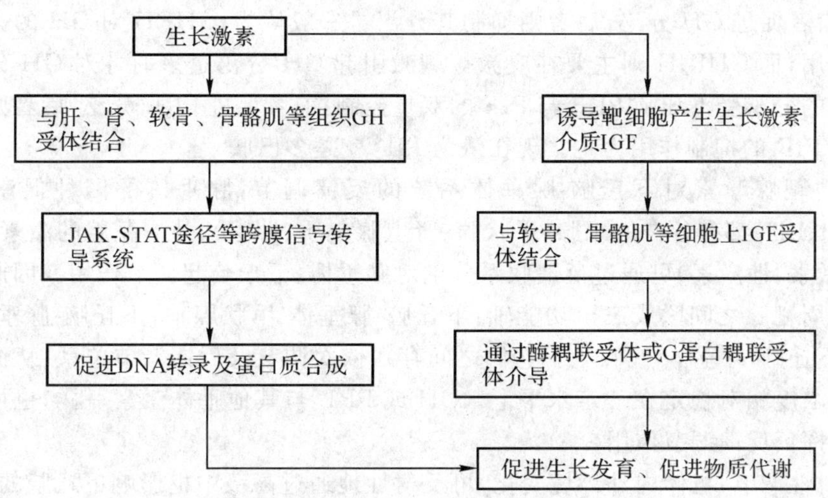

图 11-5　生长激素的作用机制

(2)催乳素(PRL):PRL 也是一种由 199 个氨基酸组成的蛋白质激素,其作用极为广泛。

1)对乳腺与泌乳的作用:PRL 促进乳腺发育,引起并维持泌乳。女性青春期乳腺的发育主要由雌激素的刺激,糖皮质激素、生长素、孕激素及甲状腺激素也起一定协同作用;在妊娠期,PRL、雌激素和孕激素使乳腺进一步发育,但因为此时血中雌激素和孕激素水平很高,可抑制 PRL 的泌乳作用,故此时乳腺虽已具备泌乳能力却不泌乳。分娩后,血中雌、孕激素明显降低后,PRL 才能与乳腺细胞受体结合,发挥始动和维持泌乳作用。

2)对性腺的作用:PRL 对卵巢黄体功能与性激素合成有一定作用。小剂量 PRL 能促进排卵和黄体生长,并刺激雌激素、孕激素分泌。在男性,PRL 可促进前列腺和精囊腺的生长,还可增强 LH 对间质细胞的作用,促进睾酮合成。

3)在应激反应中的作用:在应激状态下,血中 PRL 浓度升高,与 ACTH 和 GH 的浓度增加一同出现,是应激反应中腺垂体分泌的激素之一。

4)对免疫的调节作用:PRL 可协同一些细胞因子共同促进淋巴细胞的增殖,直接或间接地促进 B 淋巴细胞分泌 IgM 和 IgG,增加抗体产量。同时,某些免疫细胞,如 T 淋巴细胞和胸腺淋巴细胞,又可以产生 PRL,以自分泌或旁分泌的方式发挥作用。

(3)促黑(素细胞)激素(MSH):MSH 作用的靶细胞为黑色素细胞。在人体,黑色素细胞主要分布于三处:皮肤与毛发、眼虹膜和视网膜的色素层、软脑膜。MSH 的主要作用是促进黑素细胞中的酪氨酸酶的合成和激活,从而促进酪氨酸转变为黑色素,使皮肤与毛发等的颜色加深。

(4)促激素:有四种,即促甲状腺激素(TSH)、促肾上腺皮质激素(ACTH)、黄体生成素(LH)、卵泡刺激素(FSH),它们分别作用于各自靶腺,主要功能是刺激靶腺组织增生、发育,并促进其激素的合成分泌。

2. 腺垂体功能活动的调节　腺垂体的功能直接受下丘脑控制,同时也受外周靶腺激素的反馈调节。

(1)下丘脑对腺垂体的调节:如前所述,下丘脑神经元能分泌多种活性肽,通过垂体门脉,作用于腺垂体细胞,调节其分泌功能。腺垂体 GH 的分泌受下丘脑 GHRH 与 GHRIH 的双重调节，前者促进 GH 分泌，后者则抑制其分泌。一般认为，GHRH 对 GH 的分泌起经常性的调节作用，而 GHRIH 则主要在应激等刺激引起 GH 分泌过多时才对 GH 分泌起抑制作用。PRL 的分泌受下丘脑 PRF 与 PIF 的双重控制，前者促进 PRL 分泌，后者则抑制其分泌。平时以 PIF 的抑制作用为主。现在认为 PIF 就是多巴胺。

(2)外周靶腺激素对下丘脑-腺垂体系统的反馈调节：腺垂体的四种促激素（TSH、ACTH、FSH、LH）都有各自的靶腺（甲状腺、肾上腺皮质、性腺），外周靶腺的激素（甲状腺激素、糖皮质激素、性激素）可通过反馈联系分别对腺垂体、下丘脑起调节作用。因此，下丘脑、腺垂体与外周靶腺之间联成三个功能轴：下丘脑-腺垂体-甲状腺轴；下丘脑-腺垂体-肾上腺（皮质）轴；下丘脑-腺垂体-性腺轴。它们之间存在依次调节及反馈调节关系，从而使血液中的有关激素浓度相对稳定在一定水平上。GH 或 PRL 与其他垂体激素一样，也可对下丘脑和腺垂体发挥负反馈调节作用。

(3)反射性调节：机体内外环境变化，可反射性地通过高级中枢影响下丘脑的活动，从而影响腺垂体的分泌功能。例如，吸吮乳头可反射性地促进下丘脑 PRF 和腺垂体 PRL 的分泌增加；应激刺激（麻醉、手术、创伤、大出血、剧烈运动等）可引起 ACTH 分泌增加；低血糖可使 GHRH 和 GH 分泌增加等。

第三节 甲状腺

甲状腺是人体内最大的内分泌腺，其重量约为 20～25 g。甲状腺的主要结构是腺泡（也称滤泡），腺泡上皮细胞是甲状腺激素合成与释放的部位。腺泡腔是激素的贮存库。在甲状腺组织中，还有滤泡旁细胞，可分泌降钙素。

一、甲状腺激素的合成与运输

甲状腺激素主要有两种，即甲状腺素，又称四碘甲腺原氨酸（thyroxine，3，5，3′，5′-tetraiodothyronine，T_4）和三碘甲腺原氨酸（3，5，3′-triiodothyronine，T_3），在腺体或血液中 T_4 含量较 T_3 多，约占总量的 90%，但 T_3 的生物学活性较 T_4 强约 5 倍，是甲状腺激素发挥生理作用的主要形式。

(一)甲状腺激素的合成

甲状腺激素合成的主要原料是碘和酪氨酸。碘主要来源于食物，人每天从食物中摄取的无机碘约 100～200 μg，其中约 1/3 被甲状腺摄取。因此，甲状腺与碘的代谢关系极为密切。酪氨酸来源于腺泡上皮细胞分泌的甲状腺球蛋白。甲状腺激素的合成过程包括三个步骤：

1. 甲状腺腺泡的聚碘　由肠道吸收的碘，以 I^- 的形式存在于血液中，浓度约为 250 μg/L，而甲状腺内 I^- 浓度比血液高 20～25 倍。甲状腺对碘的摄取是逆电化学梯度的主动转运过程。一般认为，I^- 的转运是与 Na^+ 耦联的继发性主动转运过程。甲状腺的强大聚碘能力已成为临床上应用放射性碘来测定甲状腺功能和治疗甲状腺功能亢进的依据。

2. 碘的活化　摄入的 I^- 在腺泡上皮细胞内的过氧化酶的作用下氧化成具有活性的碘原子 I^0，I_2，或与酶的结合物，这一过程称为碘的活化。

3. 酪氨酸的碘化与甲状腺激素的合成　腺泡上皮细胞可生成一种大分子糖蛋白——甲状腺球蛋白(TG)，碘化过程就是发生在 TG 的酪氨酸残基上。甲状腺球蛋白的酪氨酸残基上的氢原子被碘原子取代或碘化，首先合成一碘酪氨酸残基(MIT)和二碘酪氨酸残基(DIT)，然后两个分子的DIT耦联生成四碘甲腺原氨酸(T_4)，或一个分子的MIT与一个分子的DIT发生耦联形成三碘甲腺原氨酸(T_3)。一个TG分子上，T_4与T_3之比为20∶1。

以上I^-的活化、酪氨酸碘化以及耦联过程主要发生在腺泡上皮细胞微绒毛与腺泡腔交界处(图11-6)。它们都是在同一过氧化酶系的催化下完成的。能够抑制这一酶系的药物，如硫脲嘧啶等，有阻断T_4、T_3合成的作用，可用于治疗甲状腺功能亢进。

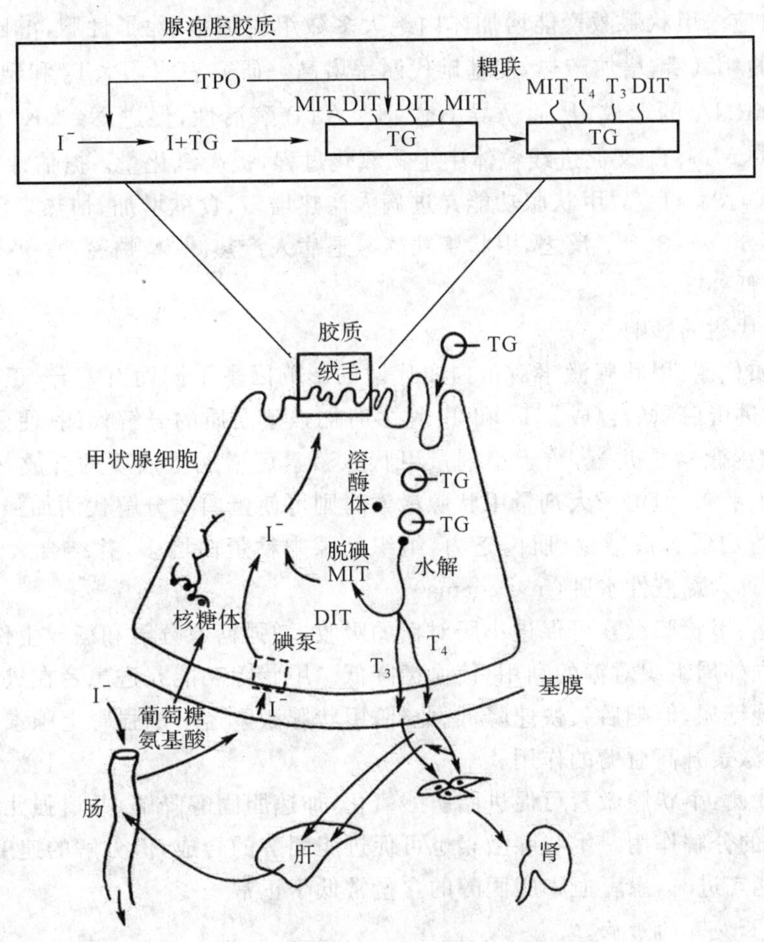

图11-6　甲状腺激素合成及代谢示意图

(二)甲状腺激素的贮存、释放、运输和代谢

合成的T_4和T_3是以甲状腺球蛋白的形式贮存于腺泡腔的胶质中，其储存量很大，可供人体利用50～120天。在适宜刺激下，甲状腺上皮细胞通过胞饮作用将腺泡腔中的甲状腺球蛋白吞入上皮细胞内，在溶酶体蛋白水解酶的作用下，释放T_3、T_4进入血液。T_3、T_4释放入血后，99%是以蛋白质结合的形式存在，1%以游离形式存在，且主要为T_3。只有游离型的甲状腺激素才能进入组织，发挥其生理效应。血中游离的和结合的甲状腺激素保持动态平衡。临床上可通过测定血液中T_3、T_4的含量了解甲状腺的功能。正常成人血清T_4浓度约为51～142 nmol/L，T_3浓度约为1.3～3.4 nmol/L。血浆中T_4的半衰期约为7天，T_3的半衰期为7天。肝、肾、垂体、骨骼肌是甲状腺激素降解的主要部位。脱碘是T_4和T_3降解的主要方

式。80%的 T_4 在外周组织脱碘酶的作用下生成 T_3 和 rT_3，成为血液中 T_3 的主要来源。

二、甲状腺激素的生物学作用

甲状腺激素作用广泛，几乎对各组织细胞均有影响，其主要作用是促进人体代谢和生长发育的过程。

(一)对代谢的影响

1. 产热效应　甲状腺激素能增加体内绝大多数组织细胞(除了性腺、淋巴结、肺、皮肤、脾和脑之外)的耗氧量，增加产热，使基础代谢率增高。研究表明，T_4、T_3 和靶细胞的核受体结合可刺激 mRNA 的形成，从而诱导 Na^+-K^+-ATP 酶活性，促进 Na^+、K^+ 主动转运消耗 ATP，增加产热。T_4、T_3 又促进线粒体中生物氧化过程，提高氧化量。据估计，1 mg T_4 可使人体产热增加 4184 kJ。故甲状腺功能亢进病人产热增多、食欲增加、怕热多汗、基础代谢率可较正常人高 60%～80%。反之，甲状腺功能减退病人产热减少、怕冷、食欲不佳、基础代谢率可较正常人低 30%～50%。

2. 对物质代谢的影响

(1)蛋白质代谢：甲状腺激素对蛋白质代谢的影响因量不同而有差异，正常生理水平的甲状腺激素促进蛋白质的合成。T_3 和 T_4 增多时加强蛋白质的分解代谢，使尿氮排出增多。对于缺乏甲状腺激素的儿童，给予小剂量甲状腺激素可增加蛋白质的合成，使尿氮排出减少，出现氮的正平衡；但给予大剂量甲状腺激素时则可使蛋白质分解代谢加强。甲状腺功能低下的病人，蛋白质合成减少，肌肉乏力，组织间隙中粘蛋白增多，并结合大量离子和水分子，形成水肿，称为黏液性水肿(myxedema)。

(2)糖代谢：甲状腺激素可促进小肠对糖的吸收，增强糖原分解和糖异生作用，使血糖升高；同时又增强外周组织对糖的利用，使血糖降低。甲状腺功能亢进患者在进食后血糖迅速升高，甚至出现糖尿，但随后又快速降低。此外，甲状腺激素还可加强肾上腺素、胰高血糖素、皮质醇和生长激素升高血糖的作用。

(3)脂肪代谢：甲状腺激素可促进脂肪酸氧化，加速胆固醇降解，并增强儿茶酚胺与胰高血糖素对脂肪的分解作用。甲状腺激素也可促进胆固醇的合成，但分解的速度超过合成，因此，甲状腺功能亢进时，患者血中胆固醇的含量常低于正常。

(二)对生长发育的影响

T_4、T_3 是促进机体生长、发育的重要激素，尤其是对婴儿脑和长骨的生长发育影响极大。切除甲状腺的蝌蚪，生长与发育停滞，不能变成蛙。若及时给予甲状腺激素，又可恢复生长发育，包括长出肢体，尾巴消失，躯体长大，发育成蛙。T_4、T_3 对生长发育的影响，在出生后最初的 4 个月内最为明显。先天性甲状腺功能不足的患者，不仅身材矮小，而且脑不能充分发育，智力低下，称呆小症(克汀病)。故治疗呆小症必须抓住时机，应在出生后三个月以前补给甲状腺激素。

甲状腺激素影响生长、发育的机制与它促进神经细胞的生长以及骨的生长有关，此外，在儿童生长发育的过程中，甲状腺激素和生长激素有协同作用，如缺乏甲状腺激素，则可影响生长激素发挥正常作用。这可能与甲状腺激素能增强生长激素介质的活性及增加骨更新率的作用有关。

（三）其他作用

1. 对神经系统　T_4、T_3 的作用主要是提高中枢神经系统的兴奋性。因此，甲亢病人有烦躁不安、多言多动、喜怒无常、失眠多梦等症状；甲状腺功能低下的病人则有言行迟钝、记忆减退、淡漠无情、少动思睡等表现。

2. 对心血管系统　T_4、T_3 可使心跳加快、加强，心输出量增大，外周血管扩张。甲亢病人可因心脏做功量增加而出现心肌肥大，最后可导致充血性心力衰竭。研究表明，T_4、T_3 增强心脏活动是由于它们直接作用于心肌，促使心肌细胞的肌质网释放 Ca^{2+} 的缘故。

甲状腺激素虽然属于含氮激素，但其作用机制却与类固醇激素相似，T_4、T_3 进入细胞后直接与核受体结合，调节基因表达（图 11-7）。

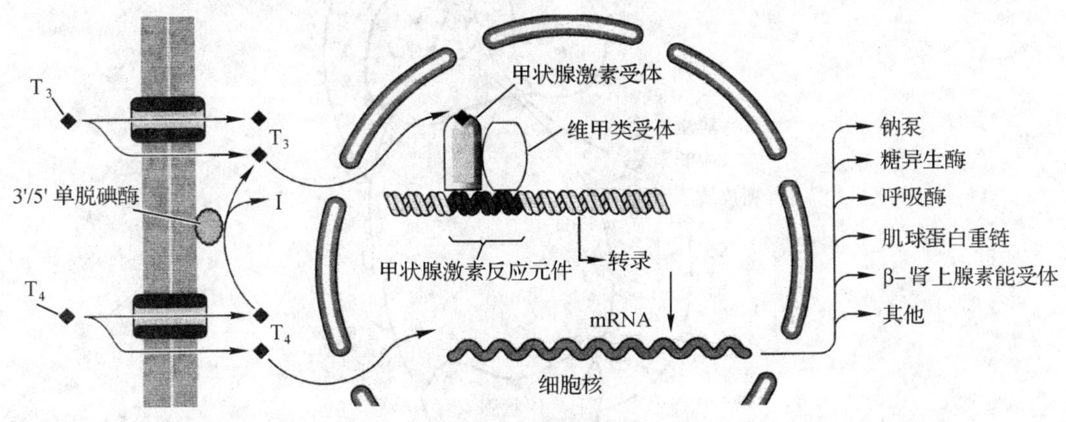

图 11-7　甲状腺激素的作用机制

三、甲状腺激素分泌的调节

甲状腺机能活动主要受下丘脑-垂体-甲状腺轴的调节。此外，还可进行一定程度的自身调节和神经调节（图 11-8）。

（一）下丘脑-垂体-甲状腺功能轴

1. 下丘脑促甲状腺激素释放激素的作用

下丘脑分泌的促甲状腺激素释放激素（TRH）经垂体门脉系统至腺垂体，有促进甲状腺激素（TSH）合成和释放的作用。下丘脑神经元可受某些环境因素的影响而改变 TRH 的分泌量，最后影响甲状腺的分泌活动。例如寒冷刺激的信息到达中枢后，通过一定的神经联系使 TRH 分泌增多，继而通过 TSH 的作用促进 T_4、T_3 的分泌。

2. 腺垂体促甲状腺激素的作用

TSH 是调节甲状腺功能活动的主要激素，对甲状腺激素合成、释放的每个环节，从细胞聚碘到甲状腺球蛋白水解释放 T_4、T_3，均有促进作用。TSH 还能刺激甲状腺腺泡细胞核酸与蛋白质的合成，使腺细胞增生，腺体增大。因此，TSH 对甲状腺具有全面的促进作用。

在某些甲状腺功能亢进患者的血液中可出现一些免疫球蛋白，其中之一是人类刺激甲状腺免疫球蛋白（human thyroid-stimulating immunoglobulin, HTSI），其化学结构和功能均与 TSH 相似，并可与 TSH 竞争甲状腺腺泡细胞膜上的受体，从而刺激甲状腺分泌，使 T_3、T_4 释放增加，甲状腺腺体增生肥大。这可能是甲状腺功能亢进的原因之一。

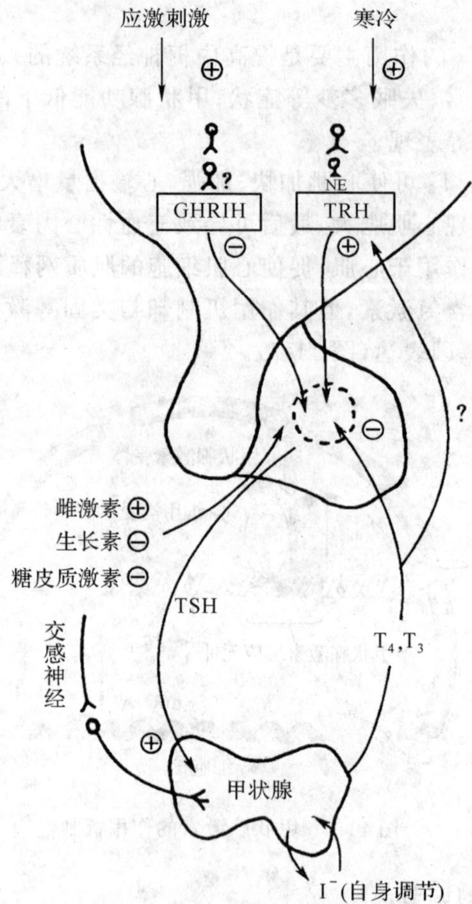

图 11-8 甲状腺激素分泌调节示意图

3. 甲状腺激素的反馈作用

T_4、T_3 能与腺垂体促甲状腺激素细胞核的特异受体结合产生一种抑制性蛋白，它能抑制 TSH 的合成与分泌，同时还可降低腺垂体对 TRH 的反应性。因此，血液中 T_4、T_3 浓度升高时，TSH 的合成与分泌即减少，T_4、T_3 的释放也随之减少；反之则增多。这种负反馈作用是体内 T_4、T_3 浓度维持生理水平的重要机制。例如，当饮食中缺碘造成甲状腺激素合成减少时，甲状腺激素对腺垂体的负反馈作用减弱，TSH 的分泌量增多，从而刺激甲状腺细胞增生，甲状腺肿大，临床上称为单纯性甲状腺肿。

(二)甲状腺的自身调节

甲状腺能根据碘供应的情况，调整自身对碘的摄取和利用以及甲状腺激素的合成与释放，这种调节完全不受 TSH 的影响，故称自身调节或自我调节。

外源碘量增加时，最初 T_4、T_3 合成增加，但超过一定限度后，T_4、T_3 合成速度不再增加，反而明显下降。过量的碘产生的抗甲状腺效应称 Wolff-Chaikoff 效应。自身调节作用使甲状腺机能适应食物中碘供应量的变化，从而保证腺体内合成激素量的相对稳定。利用过量碘产生的抗甲状腺效应，临床上常用大剂量碘处理甲状腺危象和作手术前准备。

(三)自主神经对甲状腺功能的作用

甲状腺受自主神经的支配。甲状腺腺泡细胞膜上存在 α、β 肾上腺素能受体和 M 胆碱能受体。刺激交感神经可使甲状腺激素合成、分泌增加；刺激支配甲状腺的副交感神经乙酰胆碱纤维，则使甲状腺激素合成、分泌减少。

目前认为，下丘脑-腺垂体-甲状腺轴主要调节甲状腺激素水平的稳态；而自主神经主要是在内外环境变化引起机体应急反应时对甲状腺的功能起调节作用。

此外，有些激素也可以影响垂体 TSH 的分泌。例如雌激素能增加腺垂体细胞上 TRH 受体的数量，使 TSH 分泌增多；糖皮质激素和生长激素则能抑制腺垂体分泌 TSH。

甲状腺功能亢进症

甲状腺功能亢进症简称甲亢，是由于甲状腺激素分泌过多所引起的一组内分泌疾病。甲亢时血中可检出一种称为长效甲状腺刺激物的免疫球蛋白，它不受垂体控制，直接缓慢而持久地促进甲状腺激素的合成和释放，从而导致发病。甲亢多见于 20～40 岁女性，大多起病缓慢，其典型表现如下：

1. 甲状腺激素过多综合征：①精神神经系统表现：神经过敏，易于激动，多言善虑，多急躁，双手平举出现震颤；②代谢率增高表现：怕热多汗，皮肤温暖潮湿，食欲亢进而体重减轻；③心血管系统表现：心悸气急，心率超过 100 次/分，第一心音亢进，脉压差增大，心律失常，心脏扩大致心力衰竭；④消化系统表现：食欲亢进，大便变稀及次数增加。此外还可以发生营养不良、肌无力、月经失调、男性阳痿、黏液性水肿等。

2. 甲状腺肿大：甲状腺弥漫性肿大，可听到血管杂音和摸到震颤。

3. 突眼：眼裂增宽，双眼炯炯有神，闭目时眼睑震动，注视近物时双眼聚合不良；若出现怕光、流泪、复视、眼内异物感时称为恶性突眼。

4. 甲状腺危象：高热，烦躁不安，眩晕出汗、心率常超过 140 次/分，常有腹泻、呕吐，血中白细胞及中性粒细胞增多，心律失常或心力衰竭，急性肺水肿等。

5. 辅助检查可见基础代谢率高于 15%；^{131}I 摄取率超过正常；T_3、T_4 增高。

治疗甲亢病人首先应减少精神紧张以及避免各种刺激，保证充分休息，必要时使用镇静剂、巴比妥类等；给以高热量、高蛋白和高维生素饮食；心动过速者可用心得安等药物。同时还应给予抗甲状腺药物（他巴唑），放射性 ^{131}I 治疗。甲状腺大部分切除适用于各种非手术治疗无效的患者。

第四节　肾上腺

肾上腺由皮质和髓质两部分组成，两者在形态发生、结构和功能方面均不相同，实际上是两个独立的内分泌腺。肾上腺皮质分泌类固醇激素，其作用广泛，对维持机体的基本生命活动十分重要。肾上腺髓质分泌儿茶酚胺类激素，在机体应急反应中起重要的作用。

一、肾上腺皮质

肾上腺皮质分泌三类激素，即盐皮质激素、糖皮质激素和性激素。这些激素统称为类固醇激素（steroid hormones）。各类皮质激素是由肾上腺皮质不同层上皮细胞所分泌。球状带细胞分泌盐皮质激素，主要是醛固酮（aldosterone）；束状带细胞分泌糖皮质激素，主要是皮质醇(cortisol);网状带细胞分泌性激素,主要是雄性激素,也有少量雌激素,如脱氢异雄酮(dehydroepiandrosterone)和雌二醇(estradiol),也能分泌少量的糖皮质激素。脱氢异雄酮是女性体内雄激素的主要来源,患肾上腺皮质瘤的女病人,由于肾上腺皮质分泌的雄激素大量增加,可出现男性特征与多毛等。

摘除动物的肾上腺后,动物很快衰竭死亡;如能及时给予肾上腺皮质的提取物,则可以维持动物的生命,可见肾上腺皮质对于生命活动的维持极为重要。肾上腺皮质的作用主要表现在两方面,其一是通过释放盐皮质激素调节机体的水盐代谢,维持循环血量和动脉血压;其二是通过释放糖皮质激素调节糖、蛋白质、脂肪的代谢,提高机体对伤害性刺激的抵抗力。

关于醛固酮的生理作用和分泌调节在第八章中已经介绍,有关性激素的问题将在生殖章中详细叙述,这里着重讨论束状带所分泌的糖皮质激素。

(一)糖皮质激素的生理作用

正常人血浆中的糖皮质激素主要为皮质醇,其次为皮质酮。糖皮质激素的作用广泛而复杂,对多种器官、组织都有影响。

1.对物质代谢的影响

(1)糖代谢　糖皮质激素是调节机体糖代谢的重要激素之一,它促进糖异生,升高血糖,这是由于它促进蛋白质分解,促进较多的氨基酸进入肝,同时增强肝脏内与糖异生有关酶的活性,致使糖异生过程大大加强。此外,糖皮质激素又有抗胰岛素作用,降低肌肉与脂肪等组织细胞对胰岛素的反应性,以致外周组织对葡萄糖的利用减少,促使血糖升高。如果糖皮质激素分泌过多(或服用此类激素药物过多),可使血糖升高,甚至出现糖尿。相反,肾上腺皮质功能低下的病人(如艾迪生病)则可发生低血糖。

(2)蛋白质代谢　糖皮质激素促进肝外组织,特别是肌肉组织蛋白质分解,加速氨基酸转移至肝,生成肝糖原。柯兴氏综合征患者可出现肌肉消瘦、骨质疏松、皮肤变薄,以致可见皮下血管分布而呈现紫纹。伤口亦可因大量使用皮质醇而不易愈合。

(3)脂肪代谢　糖皮质激素促进脂肪分解,增强脂肪酸在肝内的氧化过程,有利于糖异生作用。但全身不同部位的脂肪组织对糖皮质激素的敏感性不同,四肢敏感性较高,面部、肩、颈、躯干部位敏感性较低却对胰岛素(它可促进脂肪合成)的敏感性较高,因此,柯兴氏综合征患者,体内脂肪重新分布、面部和肩颈部脂肪多而呈现"满月脸"、"水牛背",四肢脂肪相对减少消瘦,形成特殊的向心性肥胖。

(4)水盐代谢　皮质醇有较弱的贮钠排钾的作用,即对肾远曲小管和集合管重吸收Na^+和排出K^+有轻微的促进作用。肾上腺皮质功能低下的病人,水代谢可发生明显障碍,甚至出现"水中毒",如补充适量的糖皮质激素可得到缓解,但补充盐皮质激素无效。

2.在应激反应中的作用

当机体遇到感染、缺氧、饥饿、创伤、疼痛、手术、寒冷及精神紧张等刺激时,垂体分泌ACTH增加,导致血中糖皮质激素浓度升高,并产生一系列的非特异性反应,称之为应激反应。引起应激反应的刺激称应激刺激。

在应激反应中,下丘脑-腺垂体-肾上腺皮质系统功能增强,提高机体对应激刺激的耐受能力和生存能力。实验表明,动物切除肾上腺皮质后,给以维持量的皮质醇,虽然可以生存,但遇到应激刺激动物则难免死亡。由此可见糖皮质激素在应激反应中的重要作用。

此外,交感-肾上腺髓质系统也参与应激活动,使血中儿茶酚胺含量增加,近年发现应激反应中生长素、催乳素、胰高血糖素、血管升压素和醛固酮等分泌也增加。

药理剂量的糖皮质激素有抗炎、抗过敏、抗中毒、抗休克的作用。

3.对其他器官组织的作用

(1)对血液系统的影响　糖皮质激素可促进骨髓造血功能,使血液中红细胞和血小板的数量增多。同时它能促使附着在小血管壁边缘的粒细胞进入血液循环,使血液中中性粒细胞增多。糖皮质激素还能抑制淋巴细胞DNA的合成过程,因而使淋巴细胞数量减少。此外,它对巨噬细胞系统吞噬和分解嗜酸粒细胞的活动有增强作用,使血中嗜酸粒细胞的数量减少。

(2)对循环系统的影响　糖皮质激素能增强血管平滑肌对儿茶酚胺的敏感性(允许作用),有利于提高血管的张力和维持血压。另外,糖皮质激素可降低毛细血管壁的通透性,减少血浆的滤出,有利于维持血容量。离体实验表明,糖皮质激素可增强心肌的收缩力,但在整体条件下对心脏的作用并不明显。

(3)对消化系统的影响　糖皮质激素能增加胃酸分泌和胃蛋白酶原的生成,因而有加剧和诱发溃疡病的可能。因此,溃疡病人应用糖皮质激素时应加以注意。

(4)对神经系统的影响　糖皮质激素有提高中枢神经系统兴奋性的作用。小剂量可引起欣快感,大剂量则引起思维不能集中、烦躁不安和失眠等现象。

此外,糖皮质激素还可增强骨骼肌收缩力,促进胎儿肺泡表面活性物质的合成等。

(二)糖皮质激素分泌的调节

糖皮质激素的分泌可分为基础分泌和应激分泌两种形式。前者是指在正常生理状态下的分泌,后者是指应激刺激时机体发生适应性反应时的分泌。但无论是基础分泌还是应激分泌,均由下丘脑-腺垂体-肾上腺皮质轴进行调节,以维持血中糖皮质激素的相对稳定和在不同状态下的生理需要。

下丘脑促垂体区神经细胞合成释放的促肾上腺皮质激素释放激素(CRH)是一种小分子肽类激素,它通过垂体门脉系统被运送到腺垂体,促使腺垂体合成、分泌促肾上腺皮质激素(ACTH),ACTH可促进肾上腺皮质合成、分泌糖皮质激素,同时也刺激束状带和网状带发育生长。ACTH的分泌受体内“生物钟”节律的影响,呈日周期性分泌,一般早晨6～8时达最高峰,以后逐渐减少,到下午6～11时最低。糖皮质激素分泌也随之表现昼夜周期变化。

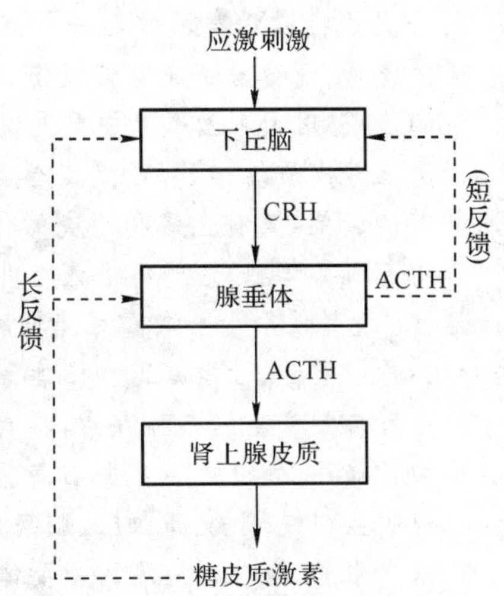

图11-9　糖皮质激素分泌的调节示意图

在下丘脑-垂体-肾上腺皮质轴中,还存在着反馈调节。当垂体分泌的ACTH在血中浓度达到一定水平时通过短反馈作用于下丘脑CRH神经元,抑制CRH的释放。当血液中糖皮质激素浓度升高时又可反馈作用于下丘脑和腺垂体,抑制CRH和ACTH的分泌,这种反馈即长反馈(图11-9)。但在应激状态下,可能由于下丘脑和腺垂体对反馈刺激的敏感性降低,使这些负反馈作用暂时失效,ACTH和糖皮质激素的分泌大大增加。

值得注意的是,由于糖皮质激素对下丘脑-腺垂体的负反馈作用,在医疗中长期大量使用糖皮质激素时,可抑制腺垂体合成和分泌ACTH,甚至使病人的肾上腺皮质发生萎缩,分泌功能停止。如果突然停用糖皮质激素制剂，则可由于患者ACTH水平很低和肾上腺皮质萎缩，血中糖皮质激素水平低下而引起肾上腺皮质危象，甚至危及生命。因此，在治疗中最好是糖皮质激素与ACTH交替使用；在停药时，要逐渐减量。

兴奋剂与激素

兴奋剂指运动员在训练和比赛时，为改善体力或心理状态，提高运动成绩，而使用的化学的、合成的或异常途径进入体内的生理物质。使用兴奋剂的惟一目的在于以人为的不正当手段提高竞赛中的运动成绩。兴奋剂种类包括刺激类、麻醉止痛剂、激素类、β阻滞剂和利尿剂等。激素类兴奋剂主要有蛋白同化制剂（合成类固醇）、肽和蛋白类激素及其类似物，所有的合成雄性激素类固醇都有与睾酮相似的化学结构。这类药物除具有增加肌肉体积和力量，并在主动或被动减体重时保持肌肉体积的作用外，还具有雄激素的作用。此外，还可加快训练后的恢复，有助于增加训练强度和时间。合成雄性激素类固醇具有许多危险和严重的副作用，主要包括：导致心理与行为异常，大剂量服用常会出现发怒、暴力倾向等躁狂症行为，以及神经系统障碍和失眠。少数人会出现幻觉，许多人患妄想狂和精神病、停药综合征。心理方面的停药症状包括各种精神和心理障碍，如神经质、焦虑不安、感觉不适、嗜睡、注意力不集中、性欲减退、沮丧、自杀意念，甚至出现自杀行为。身体方面的停药症状包括自感浑身无力、工作和训练能力下降、睾丸萎缩和阳痿，通常肌肉和关节还会出现不适或疼痛。如果是女运动员使用合成雄性激素类固醇，则会因改变了体内的激素平衡而出现一系列的身体变化，例如：面部汗毛和体毛增生、痤疮、嗓音低沉、脱发、乳房扁平、阴蒂肥大和月经不调。如果儿童或青少年运动员服用了这类药物，则会使身高停止增长。长期服用合成雄性激素类固醇会增加患心血管病的危险，还可引起严重的肝、肾损害和肝癌。此外，还容易造成肌腱损伤。肽和蛋白类激素及类似物有：①绒毛膜促性腺激素(hCG)，被用于刺激睾丸中睾丸激素的形成。②促肾上腺皮质激素(ACTH)，具有刺激肾上腺皮质的作用，可使其产生更多的皮质醇。皮质醇及合成类似物可减轻肌腱和关节的炎症，具有止痛和消炎的作用。③人体生长激素(hGH)，具有合成代谢作用，可增长肌肉体积。还能促进人在儿童期和青少年期骨的生长，并加强肌腱和增大内脏器官。过量使用生长激素可降低胰岛素敏感度，引起葡萄糖耐受性降低。其他副作用包括月经紊乱、性欲减退和阳痿等。④红细胞生成素(EPO)，红细胞生成素是人体肾脏中可自然产生的一种激素，具有促进红细胞增生及维持血中红细胞数稳定的作用。运动员滥用EPO严重威胁自身健康，由于额外增加了血液中的红细胞数量比，可使血流明显减慢，引发高血压、脑病发作，造成组织缺氧、凝血加快，会导致静脉血栓、肺栓塞或中风。兴奋剂检测的主要体液是尿液，但对个别单纯用尿液检查难以确定结果的物质目前正在探索采用血样分析来予以弥补。

二、肾上腺髓质

肾上腺髓质嗜铬细胞分泌肾上腺素(epinephrine，E)和去甲肾上腺素(norepinephrine，NE)，它们属于儿茶酚胺(catecholamine)类化合物。体内最重要的儿茶酚胺有肾上腺素、去甲肾上腺素和多巴胺三种，它们都是以酪氨酸为原料，在一系列酶的作用下合成的。

肾上腺髓质嗜铬细胞是分泌贮存肾上腺素及去甲肾上腺素的场所，其胞浆中存在大量的苯乙醇胺氮位甲基移位酶(PNMT)，可使去甲肾上腺素转化为肾上腺素，交感神经末梢不含 PNMT，故不能产生肾上腺素。正常情况下，肾上腺髓质释放的肾上腺素与去甲肾上腺素的比例大约为 4∶1，在不同生理情况下，两者比例可能发生变化。

(一)肾上腺髓质激素的生理作用

肾上腺素与去甲肾上腺素的生理作用广泛而多样，其主要生理作用已在有关章节中分别介绍。这里主要讨论其在应急反应中的作用和对代谢的影响。

1. 在应急反应中的作用　当机体内外环境急剧变化时，如运动、低血压、创伤、寒冷、恐惧等紧急情况，不仅肾上腺皮质激素大量分泌，而且出现交感神经系统与肾上腺髓质同时活动的现象。人们把交感-肾上腺髓质系统活动的加强称为应急反应(emergency reaction)。当这一系统活动加强时，髓质激素大量分泌，作用于中枢神经系统，提高其兴奋性，使反应灵敏；同时心率加快，心缩力加强，心输出量增加；呼吸频率增加，每分通气量增加；促进肝糖原与脂肪分解，使糖与脂肪酸增加，为骨骼肌、心肌等活动提供更多的能源。这些变化，有利于随时调整机体各种机能，以应付环境急变，使机体渡过紧急时刻而“脱险”。需要指出的是，应急与应激是两个不同但有关联的概念，引起应急反应的刺激，同样也引起应激反应，两者既有区别又相辅相成，使机体的适应能力更加完善。现在有人主张把交感-肾上腺髓质系统的反应也包括在应激反应中。

2. 对代谢的作用　加强肝糖原、肌糖原分解；加速脂肪分解，促使乳酸合成糖原，抑制胰岛素的分泌，使血糖升高，另外，还增加组织耗氧量和机体产热量。

(二)肾上腺髓质激素分泌的调节

支配肾上腺髓质的神经属交感神经节前纤维，其末梢释放乙酰胆碱，通过 N 型胆碱受体引起细胞释放肾上腺素和去甲肾上腺素。在应激情况下，可使肾上腺素和去甲肾上腺素分泌量增加到基础分泌量的 1000 倍，较长时间的交感神经兴奋可促进儿茶酚胺某些合成酶的数量增加和活性增强。

ACTH 与糖皮质激素也可增强某些合成酶的活性，促进肾上腺素和去甲肾上腺素的合成和分泌。

肾上腺髓质激素的分泌也存在负反馈调节，当血中儿茶酚胺的浓度增加到一定程度时，又可反馈地抑制儿茶酚胺的某些合成酶类的活性，使儿茶酚胺合成减少，浓度下降。

第五节　调节钙、磷代谢的激素

血浆钙离子水平与机体的许多重要生理功能有密切关系，机体中直接参与钙、磷代谢调节的激素主要有三种，即甲状旁腺激素、维生素 D 和降钙素，它们通过对骨、肾和肠三种靶组织的作用，维持血中钙和磷水平的相对稳定。

一、甲状旁腺激素

甲状旁腺激素(parathyroid hormone，PTH)是由甲状旁腺主细胞合成分泌的激素。PTH 是由 84 个氨基酸组成的直链多肽。

(一)生物学作用

PTH 的生理作用主要是升高血钙和降低血磷,是调节血钙和血磷水平的最重要激素。动物甲状旁腺摘除后,血钙水平逐渐下降出现低钙抽搐,并可导致死亡。而血磷水平则往往呈相反变化,逐渐升高。在人类甲状腺手术时,误将甲状旁腺去除,可造成严重的低血钙。可见 PTH 对生命活动是十分重要的。

1. 对骨的作用　PTH 动员骨钙入血,使血 Ca^{2+}浓度升高。

其作用包括快速效应与延迟效应两个时相。快速效应在 PTH 作用后数分钟即可出现,使骨细胞膜对 Ca^{2+} 的通透性迅速增高,骨液中的 Ca^{2+} 进入细胞,然后钙泵活动增强,将 Ca^{2+}转运至细胞外液中,引起血钙升高。延迟效应在 PTH 作用后 12～14 h 出现,经数天甚至几周后才达高峰,其效应是通过激活破骨细胞的活动而实现的,加速骨组织的溶解,使钙、磷进入血液。

2. 对肾脏的作用　PTH 抑制近球小管对磷酸盐的重吸收,增加尿磷排出,使血磷下降。同时,PTH 促进远球小管对钙的重吸收,减少尿钙排出,使血钙升高。

3. 对肠道的作用　PTH 可激活肾内的 1α-羟化酶,后者可促使 25-OH-D_3 转变为有高度活性的 1,25-$(OH)_2$-D_3。1,25-$(OH)_2$-D_3 进入小肠黏膜,可促进对钙和磷的吸收。

(二)PTH 的分泌调节

血浆钙浓度是调节 PTH 分泌的最重要因素。血钙浓度降低可直接刺激甲状旁腺细胞分泌 PTH。血中钙浓度是以负反馈形式调节 PTH 分泌的,当血钙浓度升高时,甲状旁腺活动减弱,PTH 分泌减少。当血钙浓度降低时,PTH 分泌增多。在 PTH 作用下,促进肾脏重吸收钙增多,并促使骨内钙的释放,结果使已降低了的血钙浓度迅速回升。较长时间的低血钙,可刺激甲状旁腺增生。

此外,血磷浓度升高也可引起 PTH 的分泌,这是由于血磷浓度升高可使血钙降低,间接地引起了 PTH 的释放。儿茶酚胺、降钙素等也能促进 PTH 的分泌。

二、降钙素

降钙素(calcitonin, CT)主要是由甲状腺腺泡旁细胞或称"C"细胞合成和分泌的肽类激素,胸腺也有分泌 CT 的功能。正常血清 CT 浓度为 10～20 ng/L,其主要作用是降低血钙和血磷。人的血液中存在一种与降钙素来自同一基因的含有 37 个氨基酸残基的肽,称为降钙素基因相关肽(calcitonin gene-related peptide, CGRP),主要分布于神经和心血管系统,具有强烈的舒张血管和心脏变力效应。

(一)生物学作用

降钙素的主要作用是降低血钙和血磷,其受体主要分布在骨和肾。

1. 对骨的作用　CT 抑制破骨细胞活动,使成骨细胞活动增强。由于溶骨过程减弱和成骨过程加速,骨盐沉积,导致血钙、血磷浓度下降。

2. 对肾脏的作用　CT 降低肾小管对钙、磷、钠、氯等的重吸收,增加它们在尿中的排出量。此外,还可抑制小肠吸收钙和磷。

(二)分泌调节

降钙素的分泌主要受血钙浓度的调节,血钙浓度增加时分泌增加,反之,分泌减少。

此外,胰高血糖素和某些胃肠道激素,如促胃液素、缩胆囊素也可促进 CT 分泌。

三、维生素 D_3

维生素 D 族中，以维生素 D_3(VD_3)最重要，它可由食物中摄取，以肝、乳、鱼肝油等食物含量丰富。而体内的 VD_3 主要由皮肤合成，即在紫外线照射下，皮肤 7-脱氢胆固醇转化为无生物活性的 VD_3，在肝脏中羟化为 25-羟维生素 D_3(25-OH-D_3)，这是 VD_3 在循环血液中存在的主要形式，然后进一步在肾脏羟化为 1,25-二羟维生素 D_3(1,25-$(OH)_2$-D_3)，这是 VD_3 发挥作用的主要形式。

1. 对肠道的作用　促进小肠黏膜上皮细胞对钙的吸收，这是因为它作用于小肠黏膜上皮细胞，促进钙结合蛋白合成，同时促进其他蛋白质如钙依赖的 ATP 酶、碱性磷酸酶的生成，并能增加膜的通透性，这些均有利于钙的吸收。如 VD_3 缺乏，正常成骨作用不能进行，在儿童可产生佝偻病。

2. 对骨的作用　对骨钙动员和骨盐沉积均有作用，一方面 VD_3 促进磷的吸收，增加血浆钙、磷含量，增加成骨细胞的活动，促进骨盐沉积；另一方面当血钙下降时，提高破骨细胞的活性，动员骨钙入血、升高血钙。但总的效应是血钙浓度升高。

3. 对肾脏的作用　1,25-二羟维生素 D_3 促进近曲小管对钙、磷的重吸收，升高血钙。

1,25-二羟维生素 D_3 的生成受血钙、血磷水平，PTH，肾 1α-羟化酶活性及雌激素等因素的影响。在体内，1,25-二羟维生素 D_3 与 PTH 和 CT 共同对钙、磷代谢进行调节(图 11-10)。

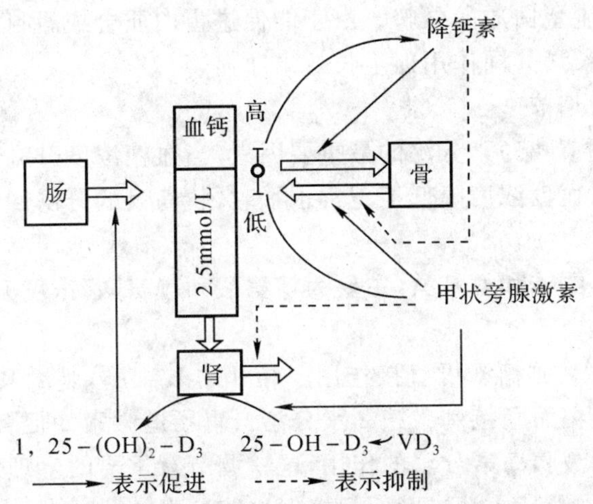

图 11-10　1,25-二羟维生素 D_3、PTH 和 CT 对血钙的调节

第六节　胰　岛

胰岛是存在于胰腺中的内分泌组织，介于分泌胰液的腺泡组织之间，人胰腺中约有 100 万 ～ 200 万个胰岛。胰岛细胞可分为五种类型：A 细胞约占胰岛细胞的 20%，分泌胰高血糖素；B 细胞约占 75%，分泌胰岛素；D 细胞占 5%左右，分泌生长抑素(somatostatin, SS)；D_1 细胞可分泌血管活性肠肽(vasoactive intestinal peptide, VIP)；而 PP 细胞数量很少，分泌胰多肽。本节主要介绍胰岛素和胰高血糖素。

一、胰岛素

胰岛素(insulin)为含51个氨基酸残基的小分子蛋白质，相对分子质量为5808，由含有21个氨基酸的A链和含有30个氨基酸的B链借助2个二硫键联结而成。正常成人空腹血清胰岛素浓度为35～145 pmol/L。血液中的胰岛素部分以游离形式存在，部分与血浆蛋白结合。只有游离型的有生物活性，半衰期为5～6分钟，主要在肝灭活，肌肉和肾也能灭活部分胰岛素。

(一)胰岛素的生物学作用

胰岛素是促进合成代谢、维持血糖正常水平的主要激素。

1.对糖代谢的影响　胰岛素加速全身组织，特别是肝脏、肌肉和脂肪组织摄取和利用葡萄糖，促进肝糖原和肌糖原的合成，抑制糖异生，从而使血糖降低。胰岛素缺乏时，血糖浓度升高，如超过肾糖阈，尿中将出现葡萄糖，引起糖尿病。

2.对脂肪代谢的影响　胰岛素可促进脂肪的合成与储存，促进葡萄糖进入脂肪细胞，合成甘油三酯和脂肪酸。胰岛素还抑制脂肪酶的活性，减少脂肪的分解。胰岛素缺乏时，糖的利用受阻，脂肪分解增强产生大量脂肪酸，在肝内氧化生成大量酮体，引起酮血症与酸中毒。同时血脂升高易引起动脉硬化。

3.对蛋白质代谢的影响　胰岛素可促进氨基酸进入细胞内；促进脱氧核糖核酸、核糖核酸和蛋白质的合成；抑制蛋白质的分解。由于能促进蛋白质合成，所以胰岛素对机体的生长有调节作用，但需与生长素共同作用促生长效果才显著。

(二)胰岛素分泌的调节

1.血糖水平　是调节胰岛素分泌的最重要因素。当血糖浓度升高时，胰岛素分泌明显增加，从而促进血糖降低；血糖浓度降低至正常水平时，胰岛素的分泌回到基础水平，从而维持血糖浓度相对稳定。

此外，血中脂肪酸、酮体和氨基酸(主要为精氨酸和赖氨酸)浓度升高均可促进胰岛素分泌。

2.激素的作用　胰高血糖素可直接作用于相邻的B细胞，刺激其分泌胰岛素。胰高血糖素又可以通过升高血糖而间接刺激胰岛素分泌。胃肠道激素如促胃液素、促胰液素、缩胆囊素和抑胃肽等都有刺激胰岛素分泌的作用，这一调节有重要的生理意义。生长素、糖皮质激素、甲状腺激素可通过升高血糖浓度而间接促进胰岛素的分泌，肾上腺素则抑制胰岛素的分泌。

3.神经调节　胰岛受迷走神经和交感神经支配。迷走神经兴奋时，可通过胰岛B细胞膜上的M受体，引起胰岛素的释放，也可刺激胃肠道激素的分泌而间接促进胰岛素分泌。交感神经兴奋B细胞膜上α受体，抑制胰岛素的分泌。

糖尿病和胰岛素抵抗

糖尿病是由遗传和环境因素相互作用而引起的一种常见病，临床以高血糖为主要标志，常见症状有多饮、多尿、多食以及消瘦等。糖尿病患者若得不到有效的治疗，可引起身体多个系统的损害。

糖尿病分1型糖尿病和2型糖尿病。其中1型糖尿病多发生于青少年，其胰岛素分泌缺乏，必须依赖胰岛素治疗维持生命。2型糖尿病多见于30岁以后中、老年人，其胰岛素的分泌量并不低甚至还偏高，病因主要是机体对胰岛素不敏感(即胰岛素抵抗)。

胰岛素是人体胰腺B细胞分泌的身体内惟一的降血糖激素。胰岛素抵抗是指体内周围组织对胰岛素的敏感性降低，组织对胰岛素不敏感，外周组织如肌肉、脂肪对胰岛素促进葡萄糖摄取的作用发生了抵抗。

研究发现，胰岛素抵抗普遍存在于2型糖尿病中，几乎占90%以上，可能是2型糖尿病的主要发病因素之一。因此，糖尿病的药物治疗应针对其病因，注重改善胰岛素抵抗，以及对胰腺B细胞功能的保护，必须选用能改善胰岛素抵抗的药物。这些药物主要是胰岛素增敏剂，使糖尿病患者得到及时有效及根本上的治疗，预防糖尿病慢性并发症的发生和发展。

二、胰高血糖素

胰高血糖素(glucagon)是由29个氨基酸组成的直链多肽，相对分子质量为3485。胰高血糖素在血清中的浓度为50～100 ng/L，血浆中的半衰期为5分钟，主要在肝脏内降解失活。

(一)生物学作用

与胰岛素的促进合成代谢作用相反，胰高血糖素是体内促进分解代谢、促进能量动员的激素。胰高血糖素最重要的作用是升高血糖，它能促进肝糖原分解，促进糖异生，使血糖浓度升高，并能使氨基酸加快进入细胞转化为葡萄糖。胰高血糖素还能促进脂肪分解，生成酮体增多。

(二)胰高血糖素分泌的调节

血糖浓度是最重要的调节因素。血糖升高抑制胰高血糖素的分泌，下降则起促进作用。饥饿可促进胰高血糖素的分泌，比正常时高3倍。这对于维持血糖水平，保证脑的代谢和能量供应具有重要作用。氨基酸可促进胰高血糖素的分泌。

胰岛素可直接作用于A细胞，抑制胰高血糖素的分泌，也可通过降低血糖间接刺激胰高血糖素的分泌。

交感神经兴奋，通过β受体促进胰高血糖素的分泌，迷走神经则通过M受体抑制其分泌。

血糖浓度相对稳定是机体内环境稳态的内容之一。血糖浓度主要受胰岛素和胰高血糖素调节，而血糖浓度对它们的分泌又有调节作用。这就构成一个闭合的自动反馈调节系统，使血糖浓度稳定于正常水平。

第七节 其他激素

一、松果体激素

松果体细胞分泌的激素主要有褪黑素(melatonine, MT)和肽类激素。

MT 对哺乳动物最明显的作用是抑制下丘脑-腺垂体-性腺轴和下丘脑-腺垂体-甲状腺轴的活动。切除幼年动物的松果体,出现性早熟,性腺的重量增加,功能活动增强。

松果体分泌 MT 呈现明显的昼夜节律变化,白天分泌减少,黑夜分泌增加。近年来的研究表明,在人和哺乳动物,生理剂量的 MT 具有促进睡眠的作用,而且 MT 的昼夜分泌节律与睡眠的昼夜时相完全一致,因此认为 MT 是睡眠的促发因子,并参与昼夜睡眠节律的调控。

二、前列腺素

前列腺素(prostaglandin, PG)是广泛存在于人和动物体内的一组重要的组织激素。根据其分子结构的不同,可把 PG 分为 A、B、D、E、F、G、H、I 等型。

大部分 PG 不进入血液循环,因此在血液中浓度很低。它在局部产生和释放,并在局部发挥作用。前列腺素由花生四烯酸转化而成。由于各组织内合成 PG 的酶系不同,生成的 PG 在结构上有所差异。

PG 的生物学作用极为广泛而复杂,几乎对机体各个系统的功能活动均有影响。但各种 PG 对不同组织和细胞的作用不同,其具体作用已在有关章节叙述。

三、瘦素

瘦素(leptin)是由肥胖基因(ob gene)编码的蛋白质。人类循环血液中的瘦素为 146 个氨基酸残基构成的肽,相对分子质量为 16000。瘦素主要由白色脂肪组织合成和分泌。褐色脂肪组织、胎盘、肌肉和胃黏膜也可合成少量瘦素。瘦素的分泌具有昼夜节律,夜间分泌水平高。

瘦素具有调节体内脂肪贮存量和维持能量平衡的作用。瘦素可直接作用于脂肪细胞,抑制脂肪的合成,降低体内脂肪贮存量,并动员脂肪,使脂肪贮存的能量转化和释放。循环血液中的瘦素可作用于下丘脑的弓状核,使摄食量减少。瘦素的生物学效应比较广泛,不但可影响下丘脑-腺垂体-性腺轴的活动,对 GnRH、LH 和 FSH 的释放起双相调节作用,还能抑制饥饿引起的应激反应,对下丘脑-腺垂体-甲状腺轴和下丘脑-腺垂体-肾上腺轴的活动发生影响。

【复习思考题】

1. 名词解释

内分泌系统　　激素　　激素的允许作用　　下丘脑调节肽　　生长素介质

应激反应　　应急反应

2. 激素有哪些共同特点？其作用原理如何？
3. 试述生长素的生理作用及其分泌调节。
4. 神经垂体激素有哪些？各有何生理作用？
5. 催乳素有何生理作用？哪些因素可影响催乳素的分泌？
6. 试述下丘脑与腺垂体之间的机能联系。
7. 甲状腺激素的主要生理作用有哪些？简述甲状腺功能的调节。
8. 试述机体缺碘引起甲状腺肿大的机制。
9. 试述胰岛素的生理作用及其分泌调节。
10. 促进机体生长的激素有哪些？它们如何发挥作用？
11. 糖皮质激素的主要生理作用有哪些？简述糖皮质激素分泌的调节。
12. 长期使用糖皮质激素的病人为何不能骤然停药？

（王会平　虞燕琴）

第十二章

生殖与性生理

【教学要求】

了解睾丸与卵巢的主要生理功能，妊娠期间的激素及其临床意义以及性生理。掌握雄激素，雌激素和孕激素的主要生理作用及其分泌调节。

【内容提要】

1. 睾丸具有生成精子和内分泌功能。睾丸曲细精管生成精子，间质细胞分泌雄激素。雄激素主要促进男性附性器官的生长发育、促进副性征的出现、维持生精作用，并有促进合成代谢作用。睾丸的活动主要受下丘脑-腺垂体-睾丸轴的调节。

2. 卵巢具有生卵和内分泌功能。卵巢颗粒细胞主要分泌雌激素和少量雄激素，黄体细胞分泌孕激素和雌激素。雌激素主要促进女性附性器官的生长发育、促进副性征的出现，并可影响代谢。孕激素的主要作用是为胚泡着床做准备和维持妊娠，但需在雌激素作用基础上发挥作用。卵巢的活动受下丘脑-腺垂体-卵巢轴的调控。

3. 妊娠是指母体内胚胎的形成及胎儿的生长发育过程，包括受精、着床、妊娠的维持及胎儿的生长发育。妊娠期间胎盘产生多种激素以维持妊娠和促进胎儿生长发育，主要有人绒毛膜促性腺激素、雌激素、孕激素和人绒毛膜生长素。分娩是成熟胎儿及其附属物从母体子宫产出体外的过程。

生物体生长发育成熟后，能够产生与自己相似的子代个体的功能称为生殖(reproduction)，生殖是保持种族延续的各种生理过程的总称。人类的生殖过程必须由男女两性共同完成，其过程非常复杂，包括生殖细胞(精子和卵子)的形成、受精、着床、胚胎发育和分娩等。本章主要阐述人类生殖的基本过程及其调节因素以及性生理的基本理论。

第一节　男性生殖

男性的主性器官是睾丸，附性器官有附睾、输精管、前列腺、精囊腺、尿道球腺、阴茎等。睾丸由曲细精管和间质细胞组成，前者是生成精子的部位，而后者具有内分泌功能，可分泌雄激素。睾丸的功能受下丘脑-腺垂体-睾丸轴活动的调节。

一、睾丸的生精功能

睾丸曲细精管是男性生殖细胞发生和发育的场所，曲细精管上皮由生精细胞和支持细胞构成。原始的生精细胞为精原细胞，属于干细胞，紧贴于曲细精管的基膜上。青春期开始，在有关激素的作用下，精原细胞即进入分裂、分化，依次经过初级精母细胞、次级精母细胞、精子细胞等阶段，最后形成精子并进入管腔。精原细胞发育成为精子约需60余天，一个精原细胞经过大约7次分裂可产生近百个精子。在精子生成的过程中，支持细胞构成了特殊的“微环境”，既对生精细胞起支持作用，又为生精细胞提供多种必要的营养物质(图12-1)。精子的生成还需要适宜的温度，阴囊内温度比腹腔内低1～8℃，适合于精子生成；有些人因胚胎发育原因，睾丸未能下降到阴囊内而仍留于腹腔(称为隐睾症)，影响了精子的生成，这是男性不育症的原因之一。

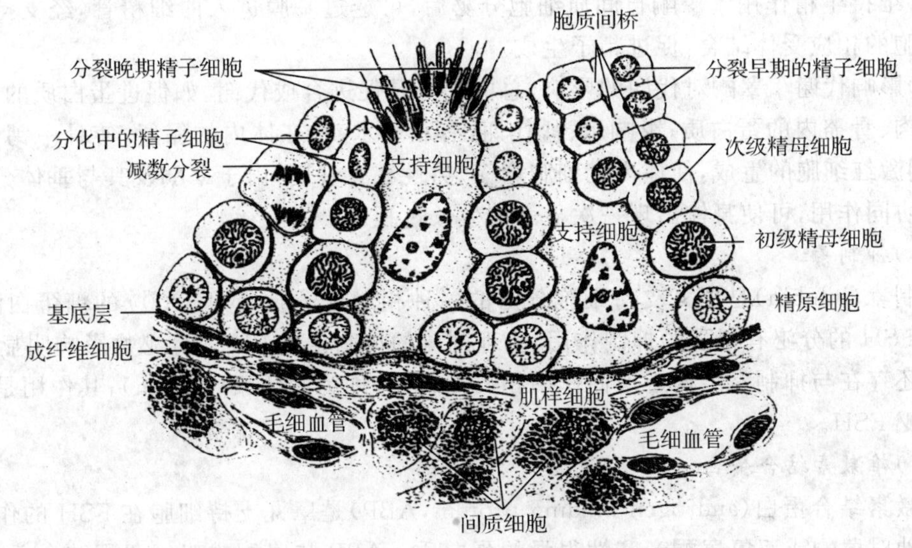

图12-1　睾丸曲细精管生精过程

精子产生后运送至附睾，在其中发育成熟并获得运动能力。在男性性活动过程中，精子连同附睾和输精管内的液体一起被移送到阴茎根部的尿道内，与精囊腺、前列腺和尿道球腺等分泌的液体混合在一起，组成精液，在性高潮时射出体外，此即为射精。射精过程为一复杂的反射，其初级中枢在脊髓骶段。正常男性每次射精射出精液约3～6ml，每1ml精液中含精子2000万至4亿个，少于2000万个则不易使卵子受精。

二、睾丸的内分泌功能

睾丸间质细胞能分泌雄激素，支持细胞则分泌抑制素与雄激素结合蛋白。

(一)雄激素

睾丸间质细胞分泌的雄激素主要有睾酮（testosterone，T）、双氢睾酮(dihydrotestosterone，DHT)、脱氢异雄酮(dehydroisoandrosterone，DHIA)和雄烯二酮(androstenedione)几种。雄激素的生物活性以双氢睾酮为最高，睾酮次之，其余雄激素的生物活性仅及睾酮的1/5。

1.雄激素的运输与代谢　正常男子的睾丸每日分泌睾酮4～9 mg。绝大部分睾酮在血液中与蛋白质结合，只有约2%处于游离状态。睾酮主要在肝中被灭活，形成17-氧类固醇的代谢物主要由尿排出。

2.雄激素的生理作用

(1)促进男性附性器官的生长发育　睾酮能刺激前列腺、阴茎、阴囊、尿道球腺等附性器官的生长发育。

(2)促进副性征的出现　青春期开始，男性外表出现一系列区别于女性的特征，称为男性副性征或第二性征。主要表现有：胡须长出、喉结突出、嗓音低沉、毛发呈男性型分布、骨骼粗壮、肌肉发达等，睾酮能刺激并维持这些特征，还能产生并维持性欲。

(3)维持生精作用　睾酮自间质细胞分泌后，可透过基膜进入曲细精管，经支持细胞与生精细胞的相应受体结合，促进精子生成。

(4)影响代谢　睾酮对代谢的影响，总的趋势是促进合成代谢。如促进蛋白质的合成，特别是肌肉、骨骼内的蛋白质；影响水、盐代谢，有利于水、钠在体内的保留；使骨中钙、磷沉积增加；刺激红细胞的生成，使体内红细胞增多。男性在青春期，由于睾酮及其与垂体分泌的生长素的协同作用，可使身体出现一次显著的生长过程。

(二)抑制素

抑制素(inhibin)是睾丸支持细胞分泌的一种相对分子质量为32000的糖蛋白激素，对腺垂体FSH的分泌有很强的抑制作用，生理剂量的抑制素对LH的分泌物影响明显。此外，在性腺还存在与抑制素结构近似而作用相反的物质，称为激活素(activin)，其作用是促进腺垂体分泌FSH。

(三)雄激素结合蛋白

雄激素结合蛋白(androgen binding protein，ABP)是睾丸支持细胞在FSH的作用下产生的一种对睾酮或双氢睾酮亲和性很强的蛋白质。ABP与睾酮或双氢睾酮结合后，转运至曲细精管内，提高与维持雄激素在曲细精管的局部浓度，有利于生精过程。

三、睾丸功能的调节

睾丸的生精功能与内分泌功能均受下丘脑-腺垂体-睾丸轴的调节，此外，还存在睾丸局部调节的作用。

(一)下丘脑-腺垂体对睾丸活动的影响

下丘脑分泌的促性腺激素释放激素(GnRH)经垂体门脉系统到达腺垂体，促进腺垂体合成和分泌促性腺激素，包括促卵泡激素(FSH)和黄体生成素(LH)。FSH主要作用于曲细精管的各级生精细胞和支持细胞，LH 主要作用于间质细胞。

1. 腺垂体对睾丸生精功能的调节　睾丸的生精功能既受 FSH 的调节，又受 LH 的调节，两者对生精功能都有促进作用，只是 LH 的作用是通过睾酮实现的。另外，在 FSH 的作用下，睾丸支持细胞还可产生抑制素，抑制素可抑制腺垂体分泌 FSH，从而使 FSH 的分泌稳定在一定水平，保证睾丸生精功能的正常进行。

2. 腺垂体对睾丸内分泌功能的调节　睾丸的内分泌功能直接受 LH 的调节，故 LH 又称间质细胞刺激素(interstitial cell stimulating hormone，ICSH)。腺垂体分泌的 LH 与间质细胞膜上受体结合，通过 G 蛋白介导，使细胞内 cAMP 生成增加，加速细胞内功能蛋白质的磷酸化过程，导致胆固醇酯水解增强，并促进胆固醇进入线粒体，从而促进间质细胞分泌睾酮。同时，LH 还可通过增强与睾酮合成有关酶系的活性以加速睾酮的合成；通过增高细胞内的 Ca^{2+} 浓度以促进睾酮的分泌。

(二)睾丸激素对下丘脑-腺垂体的反馈调节

血液中的睾酮对下丘脑和腺垂体具有负反馈作用。当血中睾酮达到一定浓度，将分别抑制 GnRH 和 LH 的分泌，另外支持细胞产生的抑制素对腺垂体 FSH 分泌具有负反馈调节作用(前已提及)。这些作用使血液中睾酮的浓度保持在一个相对稳定的水平(图 12-2)。

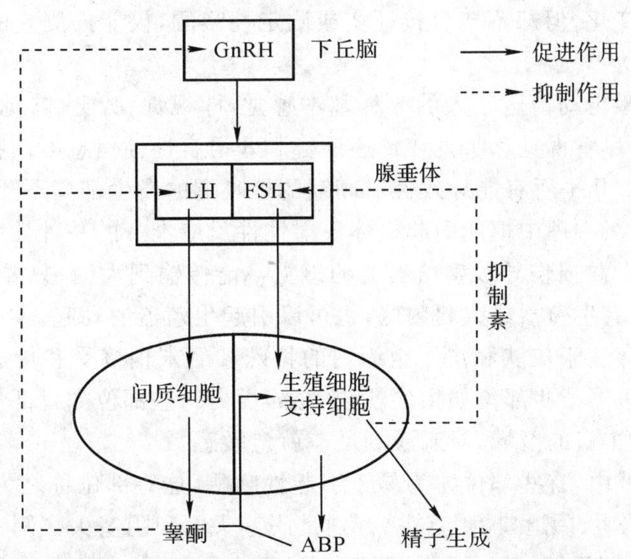

图 12-2　下丘脑-腺垂体-睾丸轴的调节作用示意图

GnRH：促性腺激素释放激素　FSH：卵泡刺激素(精子生成素)

LH：黄体生成素(间质细胞刺激素)　ABP：雄激素结合蛋白

睾丸的功能除受下丘脑-腺垂体-睾丸轴的调节外，睾丸的支持细胞与生精细胞、间质细胞与支持细胞之间，还以旁分泌或自分泌的方式，在局部调节睾丸的功能。

四、男性的性反应

(一)性刺激

对性刺激发生反应是人类的普遍特性。虽然性刺激的种类较多，但机体基本的生理反应却比较一致。这里所说的性刺激包括本来含义上的与性有关的因素，也包括对多数人来说并不引起性欲要求的那些刺激。

性刺激在不同人群之间以及同一人群不同个体之间存在着明显的生物学差异,而对性刺激的感受性差异则取决于人群的文明程度,在同一文明程度的人群内,个体的这种感受性差异又受到个体感受特异性的影响。

1.刺激-反应模式与性唤醒　多数感性刺激来自于环境。性欲刺激可由眼、耳、鼻等感官的感受而引起。但除了这些外在的刺激外,许多内在的因素也能触发性欲,如想像、记忆、幻想等。激素改变也属于内在刺激,正是由于激素的变化才使得人们产生性欲念和性行为。研究性行为的进展之一是将性行为看作是性刺激和性行为反应之间的相互作用。这一模式使我们能更清楚地区分各种激发性行为的因素以及由此引起的性行为反应。

但是单凭刺激-反应模式是难以圆满解释性行为的。在动物实验中发现,激素水平的变化(刺激)使雌鼠进入发情期(反应),雌鼠此时的发情行为便成为对雄鼠的刺激,继之雄鼠接触雌鼠而产生性反应和性行为。这两阶段反应短暂相连,但仍需要有一个中介过程来说明上述性行为。由此,提出了性唤醒(sexual arousal)的概念。激素的影响首先使雌鼠性唤醒而进入发情期,反过来,雌鼠的行为与其他因素一起,使雄鼠性唤醒而导致交配。

性唤醒是一个抽象的概念,目前能够测定刺激鼠发情的激素水平,描述性行为反应,测量伴随反应的生理变化,但却不能直接证实或测定性唤醒,仅能推测它的存在和强度,对其可能的机制尚不清楚。

2.肉体的性刺激与动情区　人的5种基本感觉,即视觉、听觉、味觉、嗅觉和触觉,都可以向脑输送性信息。尽管视觉和听觉在传递语言和非语言性性信息方面特别重要,但最能激发性欲的则是触觉。几乎所有能导致性欲高潮的性唤醒的发生都离不开身体间的接触。实际上,触觉是脱离高级心理中枢能引起机体反射性性反应惟一的一种性刺激方式。所以即使一个人失去知觉或脊髓损伤导致生殖器上的感觉不能传输到大脑,只要低段脊髓的性协调中枢完好无损,抚摩其生殖器或大腿内侧,也可以引起生殖器的勃起。

触觉信息通过存在于皮肤和皮下组织内的特殊神经末梢接受和传递,这种触觉小体呈不均匀分布,所以,机体某些部位如指尖就较敏感,而另一些部位如背部皮肤就不太敏感。一般来说,神经分布愈丰富的区域,对刺激的反应就愈敏感。

体表的敏感区域中,有些部位尤为易于引起性唤醒,这些部位称之为动情区(erogenous zones),包括阴蒂、阴唇、阴道口、阴茎头(特别是阴茎头冠和阴茎头腹侧)、阴茎体、外生殖器和肛门之间的区域、肛门、臀部、大腿内侧面、嘴(尤其是嘴唇)、耳(尤其是耳垂)、乳房(尤其是乳头)。

上述区域对性刺激最为敏感,但身体的其他部位也可以感受性刺激。对少数人来说,对颈部、手掌、指尖、脚底和脚趾、腹部、腹股沟、背部下方的中央区域甚或身体的任何部位的抚摸都可激发性欲。

(二)性反应

1.性反应模式　由玛斯特斯和约翰逊通过观察而总结出来的性反应模式表明,男性有一种性反应模式,女性有三种性反应模式,每种模式均包括四个期,即兴奋期、平台期、高潮期和消退期。这些模式与刺激类型无关。

性反应周期中各阶段的持续时间差别很大,性兴奋期和消退期最长,平台期次之,高潮期最短,仅几秒钟。完整的性反应周期持续时间变异很大,从几分钟到几小时不等。

虽然两性的性反应基本生理模式相似，但存在差异。部分差异是由解剖学上的不同引起的。

男性的性周期存在不应期，这导致了男性在第一次性交后必须经历一个强制性休息期后才能对进一步的性刺激再次发生反应。这种性不应期紧随高潮期并延续至消退期。这一期间，男性不能完全勃起和再次达到性欲高潮。由于性不应期的存在，男性很难产生多重性欲高潮。

生殖器和其他器官在性反应周期的各个阶段均会产生相应的生理反应。但要注意的是，并不是所有的生理反应都会像阴茎勃起那样存在于整个周期中，大部分的生理变化仅在某时期的一定阶段出现。

2.男性的性反应　男性的性反应除心理性活动外，主要表现为阴茎勃起和射精。

(1)阴茎勃起　阴茎勃起(erection)是指受到性刺激时阴茎迅速胀大、变硬并挺伸的现象。勃起时阴茎的血流动力学发生改变。阴茎内动脉扩张，阴茎血流量明显增加是引起勃起的主要因素；阴茎的静脉回流受阻可起维持勃起的作用。勃起时阴茎的血容量可达到80～200 ml，阴茎海绵体内的压力可达75 mmHg。阴茎血管内的特殊结构，即动脉内膜嵴和静脉瓣，对勃起时的血流分布起决定性作用。

阴茎勃起是心理活动和外生殖器官局部机械性刺激引发的反射活动，其传出神经主要是副交感舒血管纤维，通过释放共存于神经元内的乙酰胆碱和血管活性肠肽，使阴茎的血管舒张。副交感神经中还有含一氧化氮合酶(nitric oxide synthase)的神经纤维，其末梢释放的一氧化氮具有强烈的舒血管效应。在动物实验中，给予一氧化氮合酶抑制剂可阻断刺激盆神经引起的阴茎勃起，故认为一氧化氮是引起阴茎勃起的重要因素。此外，降钙素基因相关肽(calcitonin gene-related peptide，CGRP)也可能参与阴茎勃起。实验证明，向狗的阴茎内灌注CGRP，可引起阴茎勃起，阴部内动脉血流增加和海绵体内压升高。CGRP的作用机制可能与促进前列腺素释放有关。临床上应用局部注射PGE1治疗阴茎勃起功能障碍，也取得一定的效果。

(2)射精　射精(ejaculation)是男性性高潮时精液经尿道射出体外的过程。射精的过程分为移精和排射两个阶段。首先是腹下神经兴奋，附睾、输精管平滑肌按一定的顺序收缩，将精子输送至尿道，并与前列腺、精囊的分泌物，即精浆混合，组成精液(semen)，此过程称为移精(emission)。然后，阴部神经兴奋，使环绕阴茎基底部的尿道海绵体肌发生节律性的收缩，压迫尿道，使精液射出。

射精是一种反射活动，其基本中枢位于脊髓腰骶段；高位中枢可通过儿茶酚胺和5-羟色胺系统对脊髓中枢的活动进行调节，前者起激活作用，而后者起抑制作用。

(3)性高潮　射精的同时伴有强烈的快感，即性兴奋达到性高潮(orgasm)。成年男性的性欲高潮是射精，它分为两个阶段，在第一阶段，射精的感觉强烈，此时已无法阻止射精的发生；第二阶段，阴茎根部明显的搏动性收缩，紧接着精液射出。

典型的性高潮常伴有四肢紧张、颤栗，面部扭曲或低声叫唤，生殖器不自主地节律性收缩、伴躯体抽动、全身僵硬、腿脚伸直、足趾屈起或张开、腹壁强直变硬、颈前曲、肩部肌肉紧张、手紧握、喘息、两眼突出呈呆滞或紧闭状，全身随生殖器不自主地收缩而抽搐、剧烈摇动，可发出呜咽、呻吟、尖叫。

(三)性功能的调控

1. 性功能的神经控制　性功能的调节主要是在中枢神经系统的控制下,通过条件反射和非条件反射实现的。

(1)性功能的脊髓控制:阴茎勃起的基本反射中枢位于脊髓腰骶段,同时受大脑皮层的性功能中枢及间脑、下丘脑的皮层下中枢调节。阴茎受自主神经系统和躯体神经系统的神经支配,自主神经来自盆神经丛,包括交感神经和副交感神经纤维;躯体神经纤维起自脊髓骶段,构成阴部神经。用免疫组织化学方法证实,阴茎海绵体上有肾上腺素能、胆碱能和非肾上腺素能非胆碱能的神经纤维分布,并有多种神经递质及受体。其中,乙酰胆碱可通过抑制去甲肾上腺素释放和使阴茎的血管内皮细胞释放一氧化氮等物质,引起血管舒张,促进阴茎勃起。去甲肾上腺素可与阴茎的血管平滑肌细胞的 α_1 受体结合,使阴茎血管收缩,阴茎不能勃起或由勃起状态转为非勃起状态。一氧化氮可引起阴茎海绵体的血管平滑肌舒张,组胺与 H_2 受体结合或 5-羟色胺与 5-HT_1 受体结合,均能促进勃起;而组胺与 H_1 受体结合或 5-羟色胺与 5-HT_2 受体结合,则能抑制阴茎勃起。

一般认为女性也有与男性的勃起和射精中枢相应的脊髓中枢,但由于实验中探知雌性动物性欲高潮比较困难,因而对该中枢了解甚少。

(2)大脑的控制机制:研究发现,应用电刺激可在脑的不同位置诱发出勃起、射精和交配活动。接近中央核上方和大脑半球最内侧边缘等这些分散的脑区属于边缘系统。这一系统包括海马、中隔、杏仁核和扣带回。边缘系统与丘脑下部密切联系,它参与控制动物的许多本能性活动,如觅食、攻击、逃避危险和性活动等。刺激雄性动物的中隔区可诱发阴茎勃起、交配行为、性萌动等。另外,如通过损坏哺乳动物视叶前的内侧区域可去除其交配行为,破坏下丘脑可去除雌性动物的性接受性。将猴的颞叶切除则导致自身性行为(如手淫)、与异性间或同性间的性活动明显增加,这些猴即便在静坐时也会引起阴茎勃起。这一称之为 Kluver-Bucy 综合征的现象在人类中通过切除双侧颞叶也可能会出现。

人的精神和心理因素可显著干扰性功能中枢的活动。

2. 性行为的激素调节　调节性发育和性行为的激素主要包括雄激素、雌激素和孕激素三种。

性欲(sexual desire)是性兴奋和性行为的基础。在男性,雄激素可刺激性欲,引起并维持阴茎勃起。在女性,雌激素也有刺激性欲的作用。但女性性欲的维持需要雄激素的存在。睾酮水平高的女性,阴道对性刺激的敏感性较高。有人认为,雄激素对女性的主要作用可能是对性的启动,通过提高靶器官对性刺激的敏感性,使附性器官做好接受性刺激的准备,而不直接激发性行为。

在动物实验中观察到,去势(切除主性器官)后的成年雄性动物(狗或猫)无性行为的发生,但少数动物偶可观察到模仿性交行为的发生。去势后的成年雌性动物(狗或猫)仍可与正常成年雄性动物发生性行为,但其发情期的表现基本丧失(月经及“叫春”等)。而幼年期即去势的雄性动物成年后无性行为的发生,也未观察到模仿性交行为的发生。从这项实验中部分表明雄激素与雌激素对性欲的作用。

此外,孕激素有抗动情,即降低性欲的作用;催产素对两性的性功能及性行为也有明显的影响。

第二节　女性生殖

女性的主性器官是卵巢，附性器官有输卵管、子宫、阴道、外生殖器等。卵巢也具有双重功能：生卵功能和内分泌功能。

一、卵巢的生卵功能

卵子（卵细胞）的前身是卵原细胞，它是在卵泡中生长发育的。出生后两侧卵巢中有30万～40万个原始卵泡，其内含初级卵母细胞。原始卵泡经历初级卵泡、生长卵泡，最后形成成熟卵泡。青春期女性通常每月有15～20个原始卵泡同时进入生长发育，但一般只有一个卵泡被选择为优势卵泡而得以发育成熟，其余卵泡则退化为闭锁卵泡。

卵泡成熟后破裂，卵细胞、透明带与放射冠同卵泡液一起排入腹腔，称为排卵（ovulation）。排卵后，残存卵泡内的颗粒细胞与内膜细胞转变为黄体细胞（luteal cells），形成黄体。若卵子未受精，则在排卵后9～10天黄体开始变性，成为白体；如卵子受精，黄体继续生长，体积增大，发育为妊娠黄体（图12-3）。

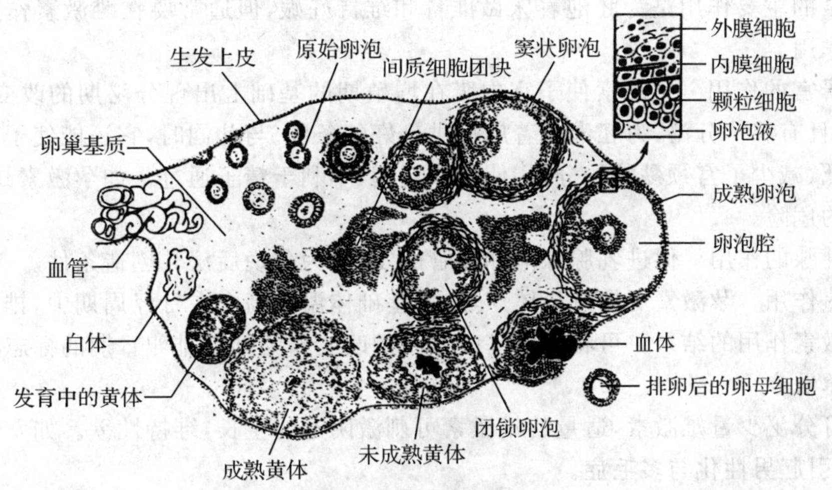

图12-3　卵巢生卵过程

二、卵巢的内分泌功能

卵巢是一个重要的内分泌腺，它可以分泌多种激素，其中主要有雌激素（estrogen，E）、孕激素（progestogen）和少量雄激素，这些激素均属类固醇激素。

排卵前，卵巢主要分泌雌激素和雄烯二酮。颗粒细胞主要产生雌激素，内膜细胞主要合成分泌雄烯二酮。排卵后形成了黄体，既分泌孕激素也分泌雌激素。一般认为，颗粒黄体细胞主要产生孕激素，而内膜黄体细胞主要产生雌激素。

（一）雌激素

雌激素有三种：雌二醇（estradiol，E_2）、雌三醇和雌酮，其中雌二醇的分泌量最大，活性也最强，雌三醇和雌酮的活性较弱。

雌激素的主要生理作用如下：

1. 促进女性附性器官的生长发育　雌激素对女性生殖器官的作用是多方面的，其中对子宫的作用较明显，可促进子宫肌的增生，提高子宫肌对催产素的敏感性；促使子宫内膜发生增殖期的变化，即内膜逐渐增厚，血管和腺体增生，但不分泌；可使子宫颈分泌稀薄的黏液，有利于精子的通过。此外，雌激素还具有促进输卵管的运动，刺激阴道上皮细胞分化，增强阴道抵抗细菌的能力等作用。

2. 促进副性征的出现　雌激素可促进乳房发育，刺激乳腺导管系统增生，产生乳晕；使脂肪和毛发分布具有女性特征，音调变高，骨盆宽大，臀部肥厚等，表现出第二性征，并保持之。

3. 影响代谢　雌激素对人体新陈代谢有多方面的影响，如影响钙和磷的代谢，刺激成骨细胞的活动，加速骨骼生长，促进骨骺与骨干的融合；促进肾小管对水和钠的重吸收，增加细胞外液的量，有利于水和钠在体内保留；促进肌肉蛋白质的合成等。可见雌激素对青春期的生长和发育起着重要作用。

（二）孕激素

孕激素主要是孕酮（progesterone，P）。在卵巢内主要由黄体产生，也称黄体酮。肾上腺皮质和胎盘也可产生孕酮。

孕激素的主要作用是为胚泡着床做准备和维持妊娠，但通常要在雌激素作用的基础上才能发挥作用。

1. 对子宫的作用　孕激素使子宫内膜在增殖期的基础上出现分泌期的改变，即进一步增生变厚，且有腺体分泌，为胚泡的着床提供良好的条件。与此同时，它还能使子宫平滑肌的兴奋性降低，减少子宫颈黏液的分泌，使黏液变稠，不利于精子通过。如孕激素缺乏，有导致早期流产的危险。

2. 对乳腺的作用　促进乳腺腺泡和导管的发育，为分娩后泌乳创造条件。

3. 产热作用　孕激素可促进机体产热，使基础体温升高。在月经周期中，排卵后体温升高便是孕激素作用的结果。可将这一基础体温的改变作为判断排卵日期的标志。

（三）雄激素

卵巢可分泌少量雄激素，适量的雄激素可刺激阴毛的生长，维持性欲。如女性雄激素分泌过量，可引起男性化与多毛症。

三、卵巢功能的调节

卵巢活动受下丘脑-腺垂体-卵巢轴的调控，而卵巢分泌的激素使子宫内膜发生周期性变化，同时对下丘脑和腺垂体进行反馈调节。下丘脑-腺垂体-卵巢轴中三者的相互作用和制约表现为正常女性的月经周期及生殖器官形态与功能的周期性变化。以下通过对月经周期及其形成机制的介绍，来阐述女性生殖器官的周期性活动及其调节机制。

（一）月经周期的概念

女性从青春期开始，除妊娠外，卵泡的生长发育、排卵与黄体形成呈现周期性变化，称为卵巢周期。在卵巢类固醇激素的作用下，子宫内膜发生每月一次的脱落出血，经阴道流出的现象，称为月经（menstruation）。因此，女性的生殖功能具有明显的周期性，这种生殖周期，称为月经周期（menstrual cycle，MC）。月经周期的时间界定为本次月经的第一天开始至下次月经来潮的前一天结束。

月经周期的长短因人而异，平均为 28 天，正常范围为 20～40 天，但每个女性自身的月经周期相对稳定。通常，女孩子成长到 12～14 岁可出现第一次月经，称为初潮。初潮后一段时间，月经周期可能不规则，约 1～2 年后才趋向规律，逐渐进入性成熟期。到更年期(45～50 岁)，月经周期又呈不规则型，而后月经周期停止，进入绝经期。

(二)月经周期中卵巢和子宫内膜的变化

在月经周期中，子宫内膜会出现一系列形态和功能的变化，根据子宫内膜的变化可将月经周期分为三期：依次为月经期，历时 3～5 天；增殖期，历时约 10 天；分泌期，历时约 14 天。相应地，卵巢周期活动包括卵泡期、排卵期和黄体期，月经周期的前两期处于卵巢周期的卵泡期，而分泌期则与黄体期相对应(图 12-4)。

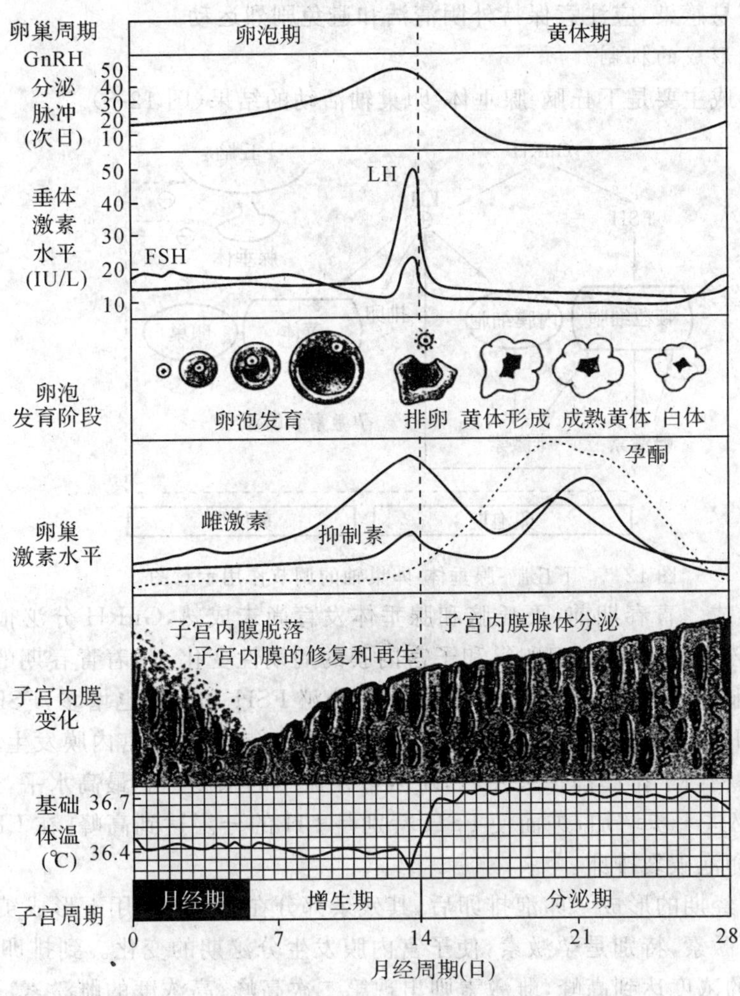

图 12-4　月经周期中子宫内膜与相关激素变化

1. 增殖期　从月经停止到排卵为止，即月经周期的第 5～14 天。此期内，卵巢中的卵泡处于发育和成熟阶段，并不断分泌雌激素。雌激素促使子宫内膜增生变厚，其中的血管、腺体增生，但腺体尚不分泌。此期末，卵泡发育成熟并排卵。

2. 分泌期　相当于黄体期，从排卵后到下次月经前，即月经周期的第 15～28 天。此期内，排卵后的残余卵泡形成黄体，继续分泌雌激素和大量孕激素。这两种激素，特别是孕激素能促使子宫内膜进一步增生变厚，其中的血管扩张充血，腺体迂曲并分泌。这样，子宫内膜变得松软并富含营养物质，子宫平滑肌相对较静止，为胚泡着床和发育作好充分准备。

如果排出的卵子受精，黄体则继续生长发育形成妊娠黄体，并继续分泌孕激素和雌激素，从而使子宫内膜不但不脱落，而且继续增厚形成蜕膜，故妊娠期间没有月经。

3.月经期　从月经开始至月经停止，即月经周期的第1～4天。此期与增殖期相连续，相当于卵泡期。月经期内，黄体开始退化、萎缩，孕激素、雌激素分泌迅速减少。子宫内膜由于突然失去这两种激素的支持，发生血管痉挛，导致内膜缺血、坏死，脱落和出血，即月经来潮。月经期出血量约为50～100ml，脱落的子宫内膜混于月经血中。由于子宫内膜组织中含有较丰富的纤溶酶原激活物，将月经血中的纤溶酶原激活为纤溶酶，故月经血不凝固。子宫内膜脱落形成的创面容易感染，应注意保持外阴清洁和避免剧烈运动。

(三)月经周期形成的机制

月经周期的形成主要是下丘脑-腺垂体-卵巢轴活动的结果(图12-5)。

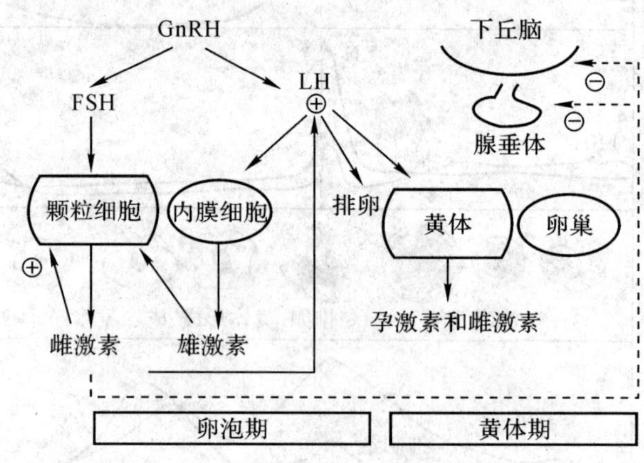

图12-5　下丘脑-腺垂体-卵巢轴的调节作用示意图

1.增殖期的形成　青春期前，下丘脑和腺垂体发育尚未成熟，GnRH分泌很少，使腺垂体的FSH、LH分泌极少，不能引起卵巢和子宫内膜的周期性变化。随着青春期的到来，下丘脑发育成熟，下丘脑分泌的GnRH增多，使腺垂体分泌FSH和LH也增多，FSH促使卵泡生长发育，并与LH配合，使卵泡分泌雌激素。在雌激素的作用下，子宫内膜发生增殖期的变化。此期末，也就是相当于排卵前一天左右，雌激素在血中的浓度达到最高水平，通过正反馈作用使GnRH分泌进一步增加，进而使FSH特别是LH的分泌达到高峰，在LH峰的作用下，已发育成熟的卵泡破裂排卵。

2.分泌期和月经期的形成　卵泡排卵后，其残余部分在LH的作用下形成黄体。黄体分泌雌激素和大量孕激素，特别是孕激素，使子宫内膜发生分泌期的变化。到排卵后第8～10天，孕激素在血中的浓度达到高峰，雌激素则出现第二次高峰。高浓度的雌激素、孕激素通过负反馈作用抑制下丘脑和腺垂体，使GnRH、FSH和LH分泌减少，致使黄体开始退化、萎缩，因而，雌激素和孕激素的分泌突然减少，使血中浓度迅速下降到最低水平。子宫内膜由于突然失去了这两种激素的支持，便脱落出血，进入月经期。

血中雌激素、孕激素浓度的降低，对下丘脑、腺垂体的抑制作用解除，GnRH、FSH和LH的分泌逐渐增多，15～20个原始卵泡被募集，进入发育轨道，新的月经周期又重新开始。到50岁左右，卵巢功能退化，卵泡停止发育，雌激素、孕激素分泌减少，子宫内膜不再呈现周期性变化，月经停止，进入绝经期。

由此可见，子宫内膜的周期性变化受到卵巢周期性活动的严密控制，而卵巢的周期性变化，又受到下丘脑-腺垂体内分泌活动的调控，而且大脑皮层也参与调节。因此，强烈的精神刺激、急剧的环境变化、生殖器官疾病以及体内其他系统的严重疾病，均可引起月经失调。

月经周期的正常与否可作为判断女性生殖功能与内分泌功能的指标。

四、女性的性反应

女性的性反应主要包括阴道润滑、阴蒂勃起和性高潮。

1. 阴道润滑　女性在受到性刺激后，阴道壁的血管充血，阴道分泌增加，黏性液体可由阴道流至外阴部，润滑阴道和外阴，有利于性交的进行。此外，由于阴道下 1/3 部分充血，使阴道口缩窄，对插入阴道的阴茎有"紧握"作用。同时，阴道上 2/3 部分扩张，子宫颈和子宫体抬高，使上阴道宽松，阴道可伸长 1/4，有利于性交和容纳精液。

2. 阴蒂勃起　阴蒂是女性的性感受器之一。阴蒂头部有丰富的感觉神经末梢分布，是女性性器官中最敏感的部位。性兴奋时，阴蒂充血、膨胀、勃起、敏感性升高，使女性获得性快感并达到性高潮。

3. 性高潮　当外阴和阴道受到的刺激达到一定程度时，子宫、阴道、会阴及骨盆部的肌肉会突然出现自主的节律性收缩，并伴有一定全身性反应，类似男性射精时的兴奋状态，称为女性性高潮。女性性高潮后的不应期并不明显。女性的心理因素对性高潮的出现有明显的影响，在情绪不佳或不安时，性反应往往不会出现，更不会达到性高潮。

实验发现，近尿道侧的阴道壁前端有一个动情区，性兴奋时，该区域增大向阴道腔方向突出，至性欲高潮时，它又回复到平常的大小。该动情区被命名为格拉芬波点或 G 点，G 点定位于阴道前壁距阴道口 0.5 cm 处。

第三节　妊娠与分娩

妊娠（pregnancy）是指母体内胚胎的形成及胎儿的生长发育过程，包括受精（fertilization）、着床（implantation）、妊娠的维持及胎儿的生长发育。分娩（parturition）是成熟胎儿及其附属物从母体子宫产出体外的过程。

一、受精与着床

精子和卵子结合的过程，称为受精。正常情况下，受精的部位在输卵管的壶腹部。因此，只有精子和卵子都能适时地到达这一部位，受精过程才有可能顺利实现。

1. 精子的运行　精子在女性生殖道内运行的过程较为复杂，需要穿过子宫颈管和子宫腔，并沿输卵管运行相当长的一段距离，才能到达受精部位。精子运行的动力，一方面依靠其自身尾部鞭毛的摆动，另一方面借助于女性生殖道平滑肌的运动和输卵管纤毛的摆动。一次射出的精液中含数亿个精子，但能到达受精部位的仅有数百个或更少。这是因为精子在运行过程中，要受到多种因素的影响，如阴道内的酸性液体（pH 4）、宫颈黏液的黏度等都可影响精子的运动。

2. 精子的获能　精子必须在女性生殖道内停留一段时间后，才能获得使卵子受精的能力，这一过程称为精子的获能。精子在附睾内虽然已经发育成熟，但尚不具备使卵子受精的能力，因为男性的生殖管道内可产生某种物质，对精子有抑制作用，而女性生殖道内，尤其是子宫和输卵管中，含有解除这种抑制作用的另一种物质，因此，在正常情况下，精子只有进入女性生殖道以后，才能获得受精的能力。

3.受精过程　卵子由卵泡排出后，很快进入输卵管的伞端，依靠输卵管平滑肌的运动和上皮细胞纤毛的摆动到达受精部位。精子在女性生殖道中可存活 1～3 天，但其受精能力仅可维持 20 h 左右。卵子排出若不受精，24 h 后即行退化。当精子与卵子相遇时，精子的顶体释放顶体酶以溶解卵子外围的放射冠与透明带，协助精子进入卵细胞，这一过程称为顶体反应。当精子进入卵细胞后，卵细胞的性质即发生变化，并产生一些物质，封锁透明带，使其他的精子难以再进入，保证单精受精，此称为透明带反应。精子进入卵细胞后，立即激发卵细胞完成第二次成熟分裂，并产生第二极体。进入卵细胞的精子尾部迅速退化，细胞核膨大形成雄性原核，随即与雌性原核融合，形成一个具有 46 条染色体的受精卵(图 12-6)。

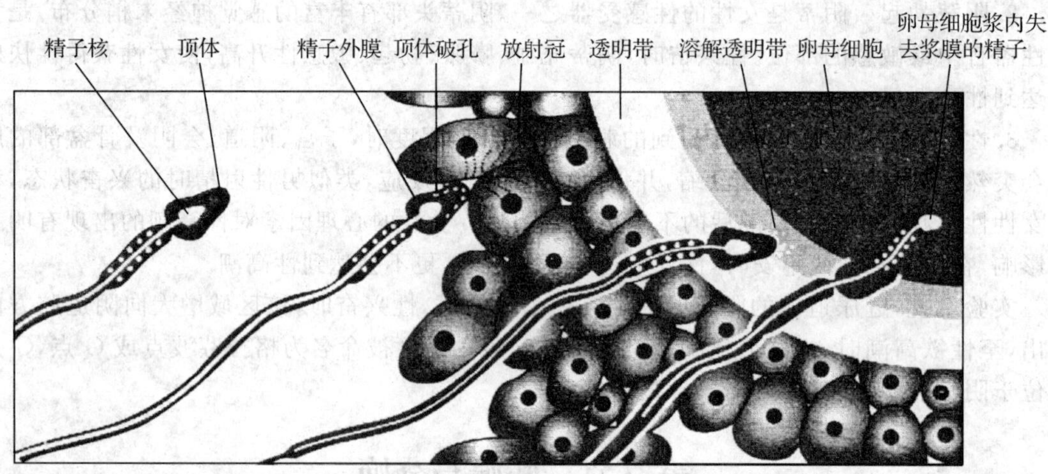

图 12-6　卵母细胞受精过程

4.着床　受精卵在向子宫腔运行途中，一面移动，一面不断进行细胞分裂。大约在受精后的第 4 天抵达子宫腔，此时，受精卵已经形成胚泡。进入子宫腔后，开始时处于游离状态，然后透明带消失(孵化)准备附着，大约在受精后的第 8 天，胚泡附着在子宫内膜上，并通过与子宫内膜的相互作用而逐渐进入子宫内膜，于受精后第 10～13 天，胚泡完全埋入子宫内膜中。这种胚泡进入子宫内膜的过程，称为着床(图 12-7)。

二、胎盘激素与妊娠的维持

胚泡着床后，其最外层的一部分细胞发育为滋养层，其他大部分细胞则发育成为胎儿。滋养层细胞发育很快，不久就形成绒毛膜，其绒毛突起可吸收母体血液中的营养成分以供给胎儿。与此同时子宫内膜也增殖成为蜕膜。这样，属于母体的蜕膜和属于胎儿的绒毛膜共同形成胎盘，实现母体与胎儿之间的物质交换，同时起到屏障作用。胎盘还可提供维持妊娠所必需的一些激素。因此，虽然正常妊娠的维持是由多种因素共同完成的，但胎盘在其中起着极重要的作用。下面就胎盘的内分泌功能加以讨论。

人工授精与试管婴儿

这两种方法均属于人工辅助生育技术，应用于不孕症。

人工授精(artificial insemination)是指将取得的男性精子注入女性阴道或子宫颈管内，以达到受孕的目的。人工授精属于体内受精，包括丈夫精液人工授精与供者精液人工授精等方法。

体外受精和胚胎移植(in vitro fertilization and embryo transfer, IVF-ET)是指从妇女体内取出卵子，放入器皿中培养后，加入受过处理的精子，待卵子受精后继续培养。当受精卵分裂成2～8个卵裂球时，再将它转移到妇女子宫内着床，发育成胎儿直至分娩。由于这个过程的最早阶段是在体外试管内进行，故俗称试管婴儿。这使人类实现了在试管中创造生命的理想。世界上首例试管婴儿在1978年7月25日诞生于英国；我国大陆首例试管婴儿诞生于1988年3月10日，由当时的北京医科大学第三临床医学院妇产科实施成功。

人工授精与试管婴儿技术的发展，使一些不能正常生育的夫妇获得生儿育女的可能，也有利于优生。然而，生殖工程技术发展的同时，也带来了伦理、道德、宗教和法律等一系列社会问题。目前，国内外都在着手制定有关人工辅助生育的法律和管理条例，将运用法律手段来监督和控制人工辅助生育技术的应用，使其真正为优化民族、造福人类服务。

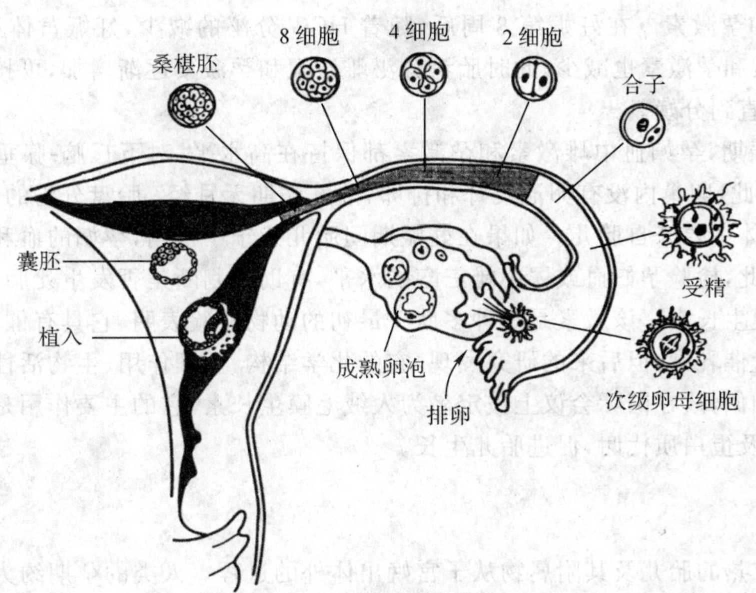

图12-7　受精卵形成、移行及着床

胎盘是妊娠期间一个重要的内分泌器官。人类胎盘可以产生多种激素，主要有人绒毛膜促性腺激素(human chorionic gonadotrophin, HCG)、雌激素、孕激素和人绒毛膜生长素(human chorionic somatomammotropin)等。

1. 人绒毛膜促性腺激素　该激素是一种糖蛋白，其生理作用主要有：①在妊娠早期刺激母体的月经黄体转变为妊娠黄体，并使其继续分泌大量雌激素和孕激素，以维持妊娠的顺利进行；②抑制淋巴细胞的活性，防止母体产生对胎儿的排斥反应，具有"安胎"的效应。

HCG在受精后第8～10天就出现在母体血中，随后其浓度迅速升高，至妊娠第8周左右达到顶峰，然后又迅速下降，在妊娠20周左右降至较低水平，并一直维持至分娩（图12-8）。由于HCG在妊娠早期即可出现在母血中，并由尿排出，因此，测定血或尿中的HCG，可作为诊断早期妊娠的指标。

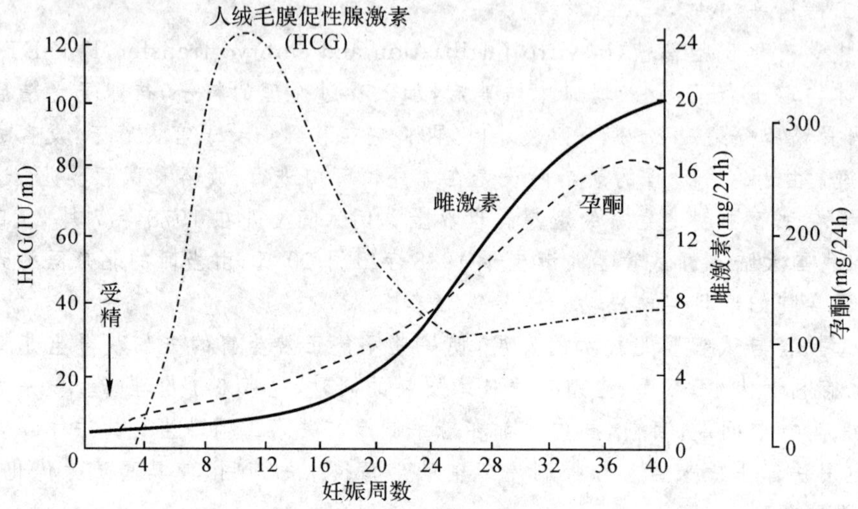

图12-8 妊娠期人绒毛膜促性腺激素、雌激素和孕酮分泌的变化

2. 雌激素和孕激素 在妊娠第8周后，随着HCG分泌的减少，妊娠黄体逐渐萎缩，由它分泌的雌激素和孕激素也减少。此时胎盘分泌雌激素和孕激素逐渐增加，可接替黄体的功能以维持妊娠，直到分娩。

在整个妊娠期，孕妇血中雌激素和孕激素都保持在高水平，对下丘脑-腺垂体系统起着负反馈作用。因此，卵巢内没有卵泡发育和排卵，故妊娠期无月经。胎盘分泌的雌激素，主要为雌三醇，其前体主要来自胎儿。如果在妊娠期间胎儿死于子宫内，孕妇的血和尿中雌三醇会突然减少，因此，检验孕妇血或尿中雌三醇的水平，有助于判断是否发生死胎。

3. 人绒毛膜生长素 该激素是一种多肽。最初的动物实验表明，它具有催乳作用，所以曾被称为人胎盘催乳素，但后来的研究发现，它的化学结构、生理作用、生物活性以及免疫特性均与生长素相似，故在国际会议上被定名为人绒毛膜生长素。它的主要作用是调节母体与胎儿的糖、脂肪及蛋白质代谢，促进胎儿生长。

三、分娩

分娩是指成熟的胎儿及其附属物从子宫娩出体外的过程。人类的孕期约为280天。妊娠末期，子宫平滑肌的兴奋性渐渐提高，最后引起强烈而有节律的收缩，驱使胎儿离开母体。分娩过程是一个正反馈过程。分娩时，子宫颈受刺激后可反射性地引起催产素的释放，催产素可加强子宫肌的收缩，使子宫颈受到更强的刺激，如此，直至分娩过程完成为止。分娩的发动机制至今尚未完全明了。

绝　育

绝育是指采用手术方法达到永久性不育的目的。女性绝育通常采用输卵管结扎术或黏堵术;男性绝育通常采用输精管结扎术或黏堵术。

1. 输卵管结扎术　基本方法是切断双侧输卵管,在断端结扎。该手术阻断了卵子与精子相遇,达到绝育目的,但不影响卵巢分泌雌激素、孕激素的功能和生卵作用,所生成的卵子和输卵管分泌的液体可通过某种机制被吸收。所以,结扎输卵管不影响女性副性征、性周期及性功能,也不影响机体的功能。

2. 输精管结扎术　基本方法是在阴囊根部剪断双侧输精管,在断端结扎,从而阻断了精子排出的途径,达到绝育目的。睾丸间质细胞分泌的雄激素,直接透入毛细血管,进入血液循环发挥作用;曲细精管产生的精子,运行到附睾后,由附睾吸收。而精液中的精浆是由精囊、前列腺、尿道球腺分泌的,输精管结扎后,性生活时仍有不含精子的精液,即精浆排出。故施行该手术,不影响男性副性征、性欲和性功能,亦无害于健康。

【复习思考题】

1. 名词解释

　抑制素　　月经周期　　排卵　　妊娠　　分娩

2. 睾酮、雌激素、孕激素各有哪些主要生理作用?

3. 月经周期中,子宫内膜有哪些变化?这些变化的产生机制如何?

4. 乳房的发育主要受哪些激素影响?试分别说明。

（叶治国　虞燕琴）

附录

专业词汇中英对照

2,3-diphosphoglycerate/2,3-二磷酸甘油酸
3,5,3',5'-tetraiodothyronine/四碘甲腺原氨酸
3,5,3'-triiodothyronine/三碘甲腺原氨酸
5-hydroxytryptamine/5-羟色胺

A

abdominal breathing/腹式呼吸
abnormal respiration/异常呼吸
absolute refractory period/绝对不应期
absorption/吸收
acetylcholine/乙酰胆碱
actin/肌动蛋白
action potential/动作电位
active transport/主动转运
activin/激活素
acute coronary syndrome/急性冠状动脉综合征
adaptation/适应
adenosine/腺苷
adenosine diphosphate/二磷酸腺苷
adenosine triphosphate/三磷酸腺苷
adenylyl cyclase/腺苷酸环化酶
adequate stimulus/适宜刺激
adhesion/黏附
adrenocorticotropic hormone/促肾上腺皮质激素
afferent collateral inhibition/传入侧支性抑制
after discharge/后发放或后放电
afterload/后负荷
agglutination/凝集
agglutinin/凝集素
agglutinogen/凝集原
aggregation/聚集
agonist/激动剂
air conduction/气传导
airway resistance/气道阻力
aldosterone/醛固酮
all-or-none phenomenon /"全或无"现象
alveolar dead space/肺泡无效腔
alveolar ventilation volume/肺泡通气量
Alzheimer's disease/老年痴呆症
ampulla/壶腹
anatomical dead space/解剖无效腔
androgen binding protein/雄激素结合蛋白
androstenedione/雄烯二酮
antagonist/拮抗剂
antidiuretic hormone/抗利尿激素
antiport/反向转运
antiporter/反向转运体
antithrombin Ⅲ/抗凝血酶Ⅲ
apneustic center/长吸中枢
aquaporin/水孔道蛋白
arginine vasopressin/精氨酸血管升压素
arterial blood pressure/动脉血压
arterial pulse/动脉脉搏
artificial insemination/人工授精
aspartate/天冬氨酸
astigmatism/散光
atelectasis/肺不张
atenolol/阿替洛尔
atrial natriuretic peptide/心房钠尿肽
atropine/阿托品
attitudinal reflex/状态反射
autocrine/自分泌
autonomic nervous system/自主神经系统
autoregulation/自身调节

autorhythmicity/自动节律性
axon/轴突
axoplasmic transport/轴浆运输

B

Babinski's sign/巴宾斯基征
baroreceptor reflex/压力感受性反射
basal electrical rhythm/基本电节律
basal metabolism/基础代谢
basal metabolism rate/基础代谢率
binocular vision/双眼视觉
biorhythm/生物节律
Biot breathing/Biot 呼吸
bleeding time/出血时间
blind spot/生理盲点
blood/血液
blood cells/血细胞
blood circulation/血液循环
blood clotting factors/凝血因子
blood coagulation/血液凝固
blood flow/血流量
blood group/血型
blood pressure/血压
blood volume/血量
body temperature/体温
Bohr effect/Bohr 效应
bone conduction/骨传导
Bötzinger complex/Bötzinger 复合体
bradykinin/缓激肽
brain-derived neurotrophic factor/脑源性神经营养因子
brain-gut peptides/脑-肠肽
bronchial asthma/支气管哮喘

C

Ca^{2+} release channel/Ca^{2+}释放通道
calcitonin/降钙素
calcitonin gene-related peptide/降钙素基因相关肽
calcium pump/Ca^{2+}泵
calcium-induced Ca^{2+} release/钙触发钙释放
calmodulin/钙调蛋白
captopril/卡托普利
carbon dioxide dissociation curve /CO_2 解离曲线
cardiac contractility/心肌收缩能力
cardiac cycle/心动周期
cardiac index/心指数
cardiac output/心输出量
cardiac reserve/心力贮备
cardiovascular center/心血管中枢
carrier/载体
catecholamine/儿茶酚胺
central chemoreceptor/中枢化学感受器
central venous pressure/中心静脉压
cerebellar ataxia/小脑性共济失调
cerebrocerebellum/皮层小脑
chain connection/锁式联系
channel/通道
chemically-gated ion channel/化学门控通道
chemoreceptor/化学感受器
chemotaxis/趋化性
Cheyne-Stoke breathing/陈-施呼吸
cholecystokinin/缩胆囊素
chymotrypsin/糜蛋白酶
cilium/纤毛
circadian rhythm/昼夜节律
cochlea/耳蜗
cochlear microphonic potential/耳蜗微音器电位
coding function/编码作用
colloid osmotic pressure/胶体渗透压
colony forming unit-spleen/脾集落形成单位
colony stimulating factor/集落刺激因子
committed progenitors/定向祖细胞
complete tetanus/完全强直收缩
compliance/顺应性
conditonal pacemaking cell/条件起步细胞
conduction/传导
cones/视锥细胞
consensual light reflex/互感性对光反射
constitutive pathway/组成型途径
contractility/收缩能力
convergence reflex/辐辏反射

convergent connection/聚合式联系
cortisol/皮质醇
cough reflex/咳嗽反射
crista ampullaris/壶腹嵴
cross-bridge cycling/横桥周期
crystal osmotic pressure/晶体渗透压
cyanosis/紫绀
cyclic adenosine monophosphate/环-磷酸腺苷
cyclic guanosine monophosphate/环-磷酸鸟苷

D

dark adaptation/暗适应
dark current/暗电流
decamethonium/十烃季胺
decerebrate rigidity/去大脑僵直
decorticate rigidity/去皮层僵直
deep breathing/深呼吸
defense zone/防御反应区
defensive respiratory reflex/防御性呼吸反射
deglutition/吞咽
dehydroepiandrosterone/脱氢异雄酮
dendrite/树突
depolarization/去极化
depressor reflex/降压反射
diacylglycerol/二酰甘油
diapedisis/渗出
diastolic pressure/舒张压
diffusion/扩散
diffusion coefficient/扩散系数
diffusion rate/扩散速率
digestion/消化
dihydrotestosterone/双氢睾酮
dipalmitoylphosphatidylcholine/二软脂酰卵磷脂
discrimination threshold/辨别阈
divergent connection/辐散式联系
dopamine/多巴胺
doping/兴奋剂
dorsal respiratory group/背侧呼吸组
dwarfism/侏儒症
dyspnea/呼吸困难

E

edema/水肿
effective filtration pressure/有效滤过压
effective refractory period/有效不应期
ejaculation/射精
ejection fraction/射血分数
elastic resistance/弹性阻力
electrocardiogram/心电图
electroencephalogram/脑电图
electrotonic propagation/电紧张性扩布
emission/遗精
endocrine system/内分泌系统
endocytosis/入胞
endolymph/内淋巴
endothelin/内皮素
endothelium-derived relaxing factor/内皮舒张因子
endothelium-derived vasoconstrictor factor/内皮缩血管因子
endplate membrane/终板膜
endplate potential/终板电位
energy metabolism/能量代谢
epinephrine/肾上腺素
erection/阴茎勃起
erogenous zones/动情区
erythrocyte/红细胞
erythrocyte sedimentation rate/红细胞沉降率
erythropoietin/促红细胞生成素
estradiol/雌二醇
estrogen/雌激素
eupnea/平静呼吸
evoked cortical potential/皮层诱发电位
exchange/交换
exchanger/交换体
excitability/兴奋性
excitable tissue/可兴奋组织
excitation/兴奋
excitation-contraction coupling/兴奋-收缩耦联
excitatory postsynaptic potential/兴奋性突触后电位
exocytosis/出胞

expiration/呼气
expiratory neuron/呼气神经元
expiratory reserve volume/补呼气量
extrafusal fiber/梭外肌纤维
extrapyramidal system/锥体外系
extrinsic pathway/外源性凝血途径

F

facilitated diffusion/易化扩散
far point of vision /远点
feed-forward/前馈
feeding center/摄食中枢
fertilization/受精
fluid-phase endocytosis/液相入胞
follicle-stimulating hormone/促卵泡激素
force/张力
forced breathing/用力呼吸
forced expiratory volume/用力呼气量
forced vital capacity/用力肺活量
functional residual capacity/功能余气量

G

G protein/G 蛋白
G protein effector/G 蛋白效应器
G protein-linked receptor/G 蛋白耦联受体
γ-aminobutyric acid/γ-氨基丁酸
gap junction/缝隙连接
gas transport/气体运输
gasping center/喘息中枢
gastric emptying/胃排空
gastric inhibitory peptide/抑胃肽
gastric juice/胃液
gastrin/促胃液素
gastrointestinal hormone/胃肠激素
gate/闸门
gating/门控
generator potential/发生器电位
gigantism/巨人症
glomerular filtration rate/肾小球滤过率
glucagon/胰高血糖素
glutamate/谷氨酸
glycine/甘氨酸
glycolipid/糖脂
glycoprotein/糖蛋白
growth hormone/生长素
guanine nucleotide-binding protein/鸟苷酸结合蛋白
guanylyl cyclase/鸟苷酸环化酶
guanylyl cyclase receptor/鸟苷酸环化酶受体
gustation/味觉

H

hearing/听觉
hearing threshold/听阈
heart failure/心力衰竭
hematocrit value/血细胞比容
hemoglobin/血红蛋白
hemopoietic stem cell/造血干细胞
hemostasis/止血
heparin/肝素
Hering-Breuer reflex/黑-伯反射
hexamethonium/六烃季胺
homeostasis/稳态
hormone/激素
human chorionic gonadotrophin/人绒毛膜促性腺激素
human chorionic somatomammotropin/人绒毛膜生长素
human growth hormone/人生长激素
human thyroid-stimulating immunoglobulin/人类刺激甲状腺免疫球蛋白
humoral regulation/体液调节
hypermetropia/远视
hyperpolarization/超极化
hypothalamo-adenohypophysis system/下丘脑-腺垂体功能系统
hypothalamo-neurohypophysis system/下丘脑-神经垂体系统
hypothalamus regulatory peptide/下丘脑调节肽

I

Implantation/着床
in vitro fertilization and embryo transfer/体外受精和胚胎移植
incomplete tetanus/不完全强直收缩
inhibin/抑制素
inhibitory postsynaptic potential/抑制性突触后电位
initial length/初长度
initial segment/始段
inositol triphosphate/三磷酸肌醇
inspiration/吸气
inspiratory capacity/深吸气量
inspiratory movement/吸气运动
inspiratory neuron/吸气神经元
inspiratory reserve volume/补吸气量
insulin/胰岛素
insulin-like growth factor/胰岛素样生长因子
integral protein/整合蛋白
intention tremor/意向性震颤
internal environment/内环境
interstitial cell stimulating hormone /间质细胞刺激素
intrafusal fiber/梭内肌纤维
intrapleural pressure/胸膜腔内压
intrapulmonary pressure/肺内压
intrinsic factor/内因子
intrinsic pathway/内源性凝血
ion channel/离子通道
ion pump/离子泵
ionotropic receptor/促离子型受体
isometric contraction/等长收缩
isotonic contraction/等张收缩

J

junctional cleft/接头间隙

K

K^+ equilibrium potential/K^+的平衡电位
kinocilium/动毛

L

labyrinth/迷路
laminar flow/层流
leptin/瘦素
leukocyte/白细胞
ligand/配体
light adaptation/明适应
local current/局部电流
local response/局部反应
lower motor neuron/下运动神经元
luteal cells/黄体细胞
luteinizing hormone/黄体生成素
lymph/淋巴液
lymphatic system/淋巴管系统

M

mastication/咀嚼
maximal voluntary ventilation/最大随意通气量
mean arterial pressure/平均动脉压
mechanically-gated ion channel/机械门控通道
melanophore stimulating hormone/促黑(素细胞)激素
melatonine/褪黑素
membrane traffic/膜交通
menstrual cycle/月经周期
menstruation/月经
microcirculation/微循环
migrating motor complex/移行性复合运动
minute ventilation volume/每分通气量
modulation/调制作用
motilin/促胃动素
motor column/运动柱

motor unit/运动单位
multi-unit smooth muscle/多单元平滑肌
muscarinic receptor/毒蕈碱受体
muscle spindle/肌梭
muscle tonus/肌紧张
muscle-type nicotinic receptor/肌肉型烟碱受体
myoglobin/肌红蛋白
myopia/近视
myosin/肌球蛋白
myosin light chain/肌球蛋白轻链
myosin light chain kinase /肌球蛋白轻链激酶
myxedema/黏液性水肿

N

Na^+/Ca^{2+}exchange/Na^+/Ca^{2+}交换
near point/近点
near reflex of the pupil/瞳孔近反射
negative feedback/负反馈
neonatal respiratory distress syndrome /新生儿呼吸窘迫综合征
nerve growth factor/神经生长因子
nerve impulse/神经冲动
nervous regulation/神经调节
neurocrine/神经分泌
neuroglia/神经胶质细胞
neuromodulator/神经调质
neuromuscular junction/神经-肌接头
neuron/神经元
neuron-type nicotinic receptor/神经元型烟碱受体
neurotransmitter/神经递质
neurotrophin/神经营养因子
nicotinic receptor/烟碱受体
nitric oxide/一氧化氮
nitric oxide synthase/一氧化氮合酶
nociceptor/伤害性感受器
non-protein respiratory quotient/非蛋白呼吸商
nonspecific projection system/非特异投射系统
norepinephrine/去甲肾上腺素
nuclear bag fiber/核袋纤维
nuclear chain fiber/核链纤维
nyctalopia/夜盲症
nystagmus/眼震颤

O

ob gene/肥胖基因
olfaction/嗅觉
opsin/视蛋白
optimal initial length/最适初长度
organ of Corti/螺旋器(柯蒂器)
orgasm/性高潮
osmotic diuresis/渗透性利尿
osmotic fragility/渗透脆性
osmotic pressure/渗透压
ovulation/排卵
oxygen capacity/氧容量
oxygen content/氧含量
oxygen dissociation curve/氧解离曲线
oxygen saturation/氧饱和度
oxygenation/氧合
oxyhemoglobin/氧合血红蛋白
oxytocin/催产素

P

pacemaker/起搏点
pacemaker/起步
pancreatic amylase/胰淀粉酶
pancreatic lipase/胰脂肪酶
papillary accommodation reflex/瞳孔调节反射
papillary light reflex/瞳孔对光反射
paracrine/旁分泌
parathyroid hormone/甲状旁腺激素
parietal pain/体腔壁痛
partial pressure/分压
parturition/分娩
passive transport/被动转运
pepsinogen/胃蛋白酶原
performance of contraction/收缩效能
perilymph/外淋巴
period of isovolumic contraction /等容收缩期

period of isovolumic relaxation /等容舒张期
period of rapid ejection /快速射血期
period of rapid filling /快速充盈期
period of slow ejection /减慢射血期
period of slow filling /减慢充盈期
peripheral chemoreceptor/外周化学感受器
peripheral protein/表面蛋白
peristalsis/蠕动
permeability/通透性
permissive action/允许作用
phagocytosis/吞噬
phasic contraction/时相性收缩
phasic smooth muscle/时相性平滑肌
phonocardiogram/心音图
phosphatidylinositol bisphosphate/二磷酸脂酰肌醇
phosphodiesterase/磷酸二酯酶
phospholipase A_2/磷脂酶 A_2
phospholipase C/磷脂酶 C
physiological dead space/生理无效腔
physiology/生理学
pinocytosis/吞饮
pituitary adenylyl cyclase activating polypeptide/垂体腺苷酸环化酶激活肽
plasma/血浆
plasma clearance/血浆清除率
plasminogen/纤溶酶原
platelets, thrombocyte/血小板
pneumotaxic center/呼吸调整中枢
pneumothorax/气胸
polarization/极化
pontine respiratoy group/脑桥呼吸组
positional nystagmus/位置性眼震颤
positive feedback/正反馈
postjunctional membrane/接头后膜
postsynaptic inhibition/突触后抑制
pregnancy/妊娠
prejunctional membrane/接头前膜
preload/前负荷
preoptic area-anterior hypothalamus/视前区-下丘脑前部
presynaptic inhibition/突触前抑制
presynaptic receptor/突触前受体
primary active transport/原发性主动转运
progesterone/孕酮
progestogen/孕激素
prolactin/催乳素
propranolol/普洛萘尔
prostacyclin/前列环素
prostaglandin/前列腺素
protein kinase/蛋白激酶
protein kinase C/蛋白激酶 C
protein kinase G/蛋白激酶 G
pulmonary capacity/肺容量
pulmonary circulation/肺循环
pulmonary diffusion capacity/比值肺扩散容量
pulmonary edema/肺水肿
pulmonary gas exchange/肺换气
pulmonary stretch reflex/肺牵张反射
pulmonary surfactant/肺表面活性物质
pulmonary ventilation/肺通气
pulmonary volume/肺容积
pulse oximetry/脉搏血氧测量法
pulse pressure/脉压
pyramidal system/锥体系

R

reabsorption/重吸收
receptive relaxation/容受性舒张
receptor/感受器
receptor/受体
receptor potential/感受器电位
receptor-mediated endocytosis/受体介导入胞
recurrent connection/环式联系
reduced eye/简化眼
referred pain/牵涉痛
reflex/反射
regulated pathway/调节型途径
relative refractory period/相对不应期
relaxed form/疏松型
renal glucose threshold/肾糖阈
repolarization/复极化
reproduction/生殖
residual volume/余气量
respiration/呼吸

respiratory center/呼吸中枢
respiratory membrane/呼吸膜
respiratory movement/呼吸运动
respiratory muscle fatigue/呼吸肌疲劳
respiratory muscle proprioceptive reflex /呼吸肌本体感受性反射
respiratory quotient/呼吸商
respiratory system/呼吸系统
resting potential/静息电位
retina/视网膜
retinene/11-顺视黄醛
rhodopsin/视紫红质
righting reflex/翻正反射
rods/视杆细胞
rouleaux formation/叠连形成

S

saccule/球囊
saliva/唾液
sarcomere/肌节
sarcoplasmic reticulum，SR/肌浆网
satiety center/饱中枢
second messenger/第二信使
secondary active transport/继发性主动转运
secretin/促胰液素
secretion/分泌
semen/精液
semicircular/半规管
sense organ/感觉器官
sensory threshold/感觉阈值
serum/血清
set point/调定点
sexual arousal/性唤醒
sexual desire/性欲
sham rage/假怒
shortening/缩短程度
simple diffusion/单纯扩散
single-unit smooth muscle/单单元平滑肌
size principle/大小原则
sleep apnea/睡眠呼吸暂停
sliding theory/滑行学说
slow component/慢动相
slow response cell/慢反应细胞
smooth muscle/平滑肌
sneeze reflex/喷嚏反射
sodium-potassium pump/钠-钾泵
somatomedin/生长素介质
somatostatin/生长抑素
specific compliance/比顺应性
specific dynamic effect/特殊动力效应
specific projection system/特异投射系统
spinal shock/脊休克
spinocerebellum/脊髓小脑
stereocilium/静毛
steroid hormones/类固醇激素
stimulus/刺激
stretch reflex/牵张反射
stroke volume/每搏输出量
summation/总和
supranormal period/超常期
surface tension/表面张力
surfactant protein/表面活性蛋白质
suspension stability/悬浮稳定性
symport/同向转运
symporter/同向转运体
synapse/突触
synaptic transmission/突触传递
systemic circulation/体循环
systolic pressure/收缩压

T

target cell/靶细胞
target organ/靶器官
target tissue/靶组织
taste bud/味蕾
telecrine/远距分泌
tendon organ/腱器官
tendon reflex/腱反射
tense form/紧密型
tension/张力
testosterone/睾酮

tetanus/强直收缩
thermal equivalent of food /食物的热价
thermal equivalent of oxygen /氧热价
thermogenesis/产热
thermolysis/散热
thick filament/粗肌丝
thoracic breathing/胸式呼吸
threshold potential/阈电位
thyroid-stimulating hormone/促甲状腺激素
tidal volume/潮气量
timed vital capacity/时间肺活量
tissue factor pathway inhibitor/组织因子途径抑制物
tonic contraction/紧张性收缩
tonic labyrinthine reflex/迷路紧张反射
tonic neck reflex/颈紧张反射
tonic smooth muscle/紧张性平滑肌
total lung capacity/肺总量
transducer function/换能作用
transducin/传递蛋白
transmembrane signal transduction/跨膜信号转导
transporter/转运体
traveling wave/行波
triad/三联管
trophic action/营养性作用
tropomyosin/原肌球蛋白
troponin/肌钙蛋白
trypsin/胰蛋白酶
tubocurarine/筒箭毒碱
tubular myelin/管髓体
turbulent flow/湍流
twitch/单收缩
tyrosine kinase receptor/酪氨酸激酶受体

U

upper motor neuron/上运动神经元
utricle/椭圆囊

V

vascular system/血管系统
vasoactive intestinal peptide/血管活性肠肽
vasomotion/血管运动
vasopressin/血管升压素
ventilation/通气
ventilation/perfusion ratio/通气/血流比值
ventral respiratory gorup/腹侧呼吸组
ventricular function curve/心室功能曲线
vestibular apparatus/前庭器官
vestibulocerebellum/前庭小脑
visual acuity/视敏度
visual angle/视角
visual field/视野
vital capacity/肺活量
voltage-gated ion channel/电压门控通道

W

water channel/水通道
work of breathing/呼吸功

Y

yohimbine/育亨宾